吕志杰 / 编著

大黄
治百病辑要

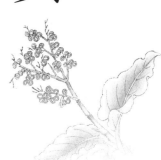

中国医药科技出版社

内 容 提 要

本书分总论、各论两大部分，共 19 章，1 个附录。内容囊括了单味大黄及以大黄为主的复方在古今临床上的应用与现代研究成果，是一本应用与研究大黄的专著，既有很高的临床实用价值，又有重要的研究价值。可供中医、中西医工作者以及中医药院校师生在医疗、教学、科研中参考使用。

图书在版编目（CIP）数据

大黄治百病辑要 / 吕志杰编著 . — 北京：中国医药科技出版社，2018.6
ISBN 978-7-5067-9906-5

Ⅰ . ①大… Ⅱ . ①吕… Ⅲ . ①大黄—研究 Ⅳ . ① R282.71

中国版本图书馆 CIP 数据核字（2018）第 013183 号

美术编辑　陈君杞
版式设计　也　在

出版　中国医药科技出版社
地址　北京市海淀区文慧园北路甲 22 号
邮编　100082
电话　发行：010—62227427　邮购：010—62236938
网址　www.cmstp.com
规格　710×1000mm $\frac{1}{16}$
印张　26
字数　371 千字
版次　2018 年 6 月第 1 版
印次　2018 年 6 月第 1 次印刷
印刷　三河市国英印务有限公司
经销　全国各地新华书店
书号　ISBN 978-7-5067-9906-5
定价　**68.00 元**

编写说明

大黄，一味古老而神奇的灵药，素有"将军"之称，为下法中的要药。下法诸多方剂多以大黄为主药，而大黄却不仅仅用于下法。大黄在古今临床治病中用途之广，疗效之著，令人赞叹不已！编著者有感于此，勤求古训，博采众方，精选1955~1992年（最早的《中医杂志》创刊于1955年）近40年的50余种杂志中的一次性文献及部分书籍资料为主，编著了本书。凡文中涉及"近几十年""近年来"等类似时间表述，均指"1955~1992"这段时间。

1. 本书分"总论"与"各论"两大部分。"总论"分为三章，力求简要而系统地概述古今名医、学者对大黄的临床应用及实验研究，并阐述了用好大黄应注意的十个问题。"各论"按科别分为十六章，第一至第九章为内科，随后为外科类三章（包括疮疡、皮肤、骨伤），尔后乃妇科、儿科、头面五官科与其他，各成一章。全书分列病症近200种，其分类以西医病名为主，这种以病统证的分类法，符合目前以病为主，按病辨证索方的时代需求。

2. 书中对具体病症的编写：首先是对该病作一概述，其内容包括西医本病属于中医何病、主要临床表现，西医对其病因病理的认识、诊治要点，中医对其病因病机的认识和辨证论治要点，力求言简意赅。中心内容是选录文献资料中有关大黄的应用，每病选材少者1则，多者10余则，一般为2~4则，治法雷同的资料只选1则，余者摘要综述于后，具有题录性质。排列的次序为时间早的在前、晚的在后，或是单味大黄的应用在前、复方在后。对资料内容做了必要的整理及个别删改，特此说明。书中

"体会"多为原文献内容之摘要。最后是编者按，对选录的内容进行讨论和总结，举其善，提其要，申其意，或质其疑，力求画龙点睛。

3.本书的编写，既注意到收病多，选材广，也注意到对文献资料的提炼与筛选、纵向比较与横向联系，着眼于传统特色与时代风貌。努力做到全书布局合理，各病选材精当，使之多者不杂，少者精当，具有实用性、理论性、资料性、可读性，以临床实用为主。

4.本书第1版书名《大黄实用研究》，出版后深受读者喜爱，故修订再版基本保持第1版原貌，但做了以下修订：①将杂志的代号改为本来的名称（如第1版将《中医杂志》用《1》为代号）；②为了眉目更清晰，再版在标题段落上作了调整；③为了全书布局更合理，再版对少数章节作了适当调整；④删去了"大黄与其复方所治病症页码索引"之附录，增补了附录一文。

5.附录：经方应用大黄概要与单方治验。此乃编者最近20年来对大黄研究内容的补充。附录于书末，以丰富本书。

总之，本书以编为主，以著为辅。编，是将大量的以大黄为主的文献作了精选、摘要；著，是力求提纲挈领，每种病症之前有概述，之后有"编者按"。

最后说明，我在河北中医学院国医堂门诊的随诊弟子曹晓慧（我退休前的本科学生、在读研究生）对本书做了全部校对；本院扁鹊医学社的22名弟子分别校对部分书稿；本书责任编辑认真负责。借此感谢他们对我从事中医事业的支持！学无止境，为了我的编著水平不断提高，诚请读者对本书提出批评指正。

河北中医学院（退休）

海南省中医院（特聘）　　吕志杰

2018年3月

目录

总论

各论

第一章　传染病与寄生虫病

第二章　内分泌与代谢性疾病

第三章　呼吸系统疾病

第四章　循环系统疾病

第五章　消化系统疾病

第六章 泌尿系统疾病

第七章 脑血管疾病

第八章 精神、神经性疾病

第九章 男科疾病

第十章　外科病通治方与疮疡等

第十一章　皮肤科疾病

第十二章　骨伤科疾病

第十三章　妇产科疾病

第十四章　儿科疾病

第十五章　头面五官疾病

第十六章　其他

附录　经方应用大黄概要与单方治验

总论

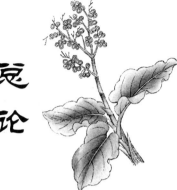

大黄，一味古老而神奇的灵药。中药学最古老的典籍神农本草经曰：『大黄，味苦寒，主下瘀血、血闭、寒热，破癥瘕积聚、留饮、宿食，荡涤肠胃，推陈致新，通利水谷，调中化食，安和五脏。』这说明，大黄具有多种功效。古今医家以此为根据，对大黄进行了广泛的应用和深入的研究，取得多方面的疗效及成就，总论概述其要点。

第一章　古代医家应用大黄文献概述

《素问·六元正纪大论》曰："攻里不远寒。"明代张景岳解释说："郁于里者多热邪，故攻里之治不远寒。"由此可知，"攻里不远寒"的实质是指治疗法则，即攻除里邪离不开苦寒泻下药。而此类药中的主要药物就是有"将军"之称的大黄。千百年来，在人类与疾病做斗争的历史上，大黄以将军之威，屡建奇功。这从历代医家治病的丰富经验中就可以充分地体现出来。

一、汉代

（一）张仲景

著《伤寒杂病论》（后世分为《伤寒论》和《金匮要略》两书，下文简称《金匮》），为"方书之祖"，奠定了中医辨证论治的科学基础。同时，也为后人系统、全面地揭示了汉代及汉代以前使用大黄的丰富经验。仲景用大黄，绳墨规矩有章可循，君臣佐使井然有序，可谓功效卓著，垂训千古！

《伤寒杂病论》全书载方252首（其中《伤寒论》112方，《金匮》140方，两书重出43方。详见笔者《经方新论》之统计方法）。内含以大黄组成的复方31首（两书重出的6首及《金匮》后三篇中的三物备急丸等3方不在其中），足见仲景对大黄的重视。

1.《伤寒论》中用大黄的15首方剂

（1）桂枝加大黄汤：即用桂枝汤原方，加大黄一两，芍药一倍，主治太阳之邪未解，误下而邪陷于脾，以致大实痛者。大黄入于桂枝汤中，欲其破脾实而不伤阴也。

（2）大柴胡汤：本证系太阳病传入少阳之"热结在里"的少阳病腑

证。方中柴胡与大黄，升降同用，柴胡升而散外邪，大黄降而泻内实，使病者热退气和而自愈。

（3）柴胡加龙骨牡蛎汤：是证本阴阳错杂之邪，是方亦攻补错杂之药。柴胡解未尽之邪，大黄与人参同用，大黄自能逐去里热坚积，决不伤正气。

（4）~（6）大承气汤、小承气汤、调胃承气汤：此三承气汤皆用大黄四两，由于辅佐及煎服法不同，功效有别。大者制大其服，欲急下其邪也。小者制小其服，欲缓下其邪也。调胃者，则有调胃承顺胃气之意，非若大小承气专取攻下也。

（7）桃核承气汤：主治蓄血轻证，方取大黄推陈致新，入血而助下行之性。

（8）抵当汤：主治蓄血重证，以行瘀热。

（9）抵当丸：变汤为丸，取峻剂缓图以下瘀血之意。

（10）大陷胸汤：主治水热互结于心下，热邪影响到肠胃。方用甘遂逐水破结，大黄、芒硝荡涤实热。

（11）大陷胸丸：为峻泻缓下以攻为和之方。

（12）麻子仁丸：主治脾约证。方中麻、杏润燥，白芍濡阴，并以枳、朴、大黄承气法行气破滞，则下不伤阴。

（13）大黄黄连泻心汤：以麻沸汤渍之须臾，绞去滓，其味甚薄，取其轻扬清淡，以泻心下热痞。

（14）附子泻心汤：以三黄之苦寒，泻热消痞，以附子之辛热，温经固表。寒热并用，攻补兼施，是偶方中反佐之奇法。

（15）茵陈蒿汤：治黄疸之主方，方中茵陈、栀子、大黄三味相伍，共建清泄瘀热之功。

2.《金匮》中用大黄的16首方剂

（1）鳖甲煎丸：主治疟母。此方用药23味，配大黄，取其祛邪攻瘀之功。

（2）风引汤：除热瘫痫。此方重在息风，故名风引，用大黄是取其导热下行之意。

（3）大黄䗪虫丸：主治五劳七伤所致的内有干血。本方重在祛瘀，故用大黄。

（4）厚朴三物汤：本方与小承气汤药味同，惟剂量不同，小承气汤意在荡积，故主大黄，本方意在行气，故主厚朴。

（5）厚朴七物汤：本方为小承气汤合桂枝去芍药汤，为解表攻里之法。

（6）大黄附子汤：本方治沉寒挟滞，为温下法。

（7）厚朴大黄汤：主治支饮胸满者，药味亦与小承气汤同，而用量不同。

（8）己椒苈黄丸：主治肠间有水气。本方用大黄，配合防己、椒目、葶苈，使水气从大小便排泄。

（9）苓甘五味加姜辛半杏大黄汤：主治水饮挟胃热上熏其面，面热如醉者，故用大黄通利大便以泄热。

（10）栀子大黄汤：主治酒黄疸。本方用大黄加入枳实栀子豉汤中，清胸中之郁热，除胃肠之积滞。

（11）大黄硝石汤：主治黄疸病热盛里实证。

（12）泻心汤：主治热盛气逆之吐血、衄血。方中大黄配芩、连苦寒清泄，使火热降则血自止。

（13）大黄甘草汤：主治食已即吐者。本证因胃肠实热，故采取通腑泄热的方法。

（14）大黄牡丹汤：主治急性肠痈。本方有泻热破瘀，散结消肿的作用。

（15）下瘀血汤：主治干血着脐下之产妇腹痛。本方用大黄、桃仁、䗪虫攻血之力颇猛，故以蜜为丸，缓其药性而不使骤发，以酒煎取其引药入血分。

（16）大黄甘遂汤：主治妇人产后，水与血俱结在血室也。

综合分析上述《伤寒论》《金匮》用大黄的 31 个方剂，可以总结出如下几点规律：

（1）大黄为主的诸方配伍特点，即适当配伍有解表、和解、清热、理气、活血、逐水、利湿、温阳、补中、滋阴、软坚等作用的药物。

（2）大黄在诸方中的主要作用可以归纳为三大方面，即攻下积滞、清热泻火、祛瘀止血。

（3）大黄的适应证：张仲景用大黄主要是用于胃肠、肝胆、血证、水饮等四个方面的病证。其中用于胃肠方面的有：大承气汤、小承气汤、调胃承气汤、厚朴三物汤、大黄甘草汤、大黄附子汤、桂枝加大黄汤、麻子仁丸等。用于肝胆方面的有：大柴胡汤、茵陈蒿汤、栀子大黄汤、大黄硝石汤等。用于血证方面的有：泻心汤、下瘀血汤、桃核承气汤、抵当汤（丸）、大黄䗪虫丸、鳖甲煎丸等。用于水饮方面的有：厚朴大黄汤、己椒苈黄丸、大陷胸汤（丸）、大黄甘遂汤等。

总之，张仲景用大黄制方治病可谓丰富多彩，活人于危急沉疴之时。后世诸家效法仲景，用大黄触类旁通，治愈了无数危重急症及疑难杂病。

（二）华佗

以外科著名，相传《中藏经》为其所撰。《中藏经》共载方62首，其中含大黄方15首，占24.2%，可见华佗用大黄之广。华佗用大黄治病处方，最少的仅一味，最多39味相伍。所治之病，涉及血病、心腹痛、积聚症瘕、虫症、痢疾、脚气、痔证、厥证、黄疸、传尸、暴喘、疔等。诸病病机病情，多为实证、急证。强调用大黄中病即止，勿使过之，以免伤其正也。

综上可见汉代医家对大黄的重视和应用，为后世奠定了基础。

二、唐代

（一）孙思邈

著《千金要方》与《千金翼方》两书。对大黄的应用，有精深的研究，开创了大黄治病的新领域。例如，用大黄复方治不孕症、消渴、寄生虫、久痔、瘢痕、眼息肉、耳聋、齿痛、酒渣鼻、乳痈以及预防传染病等。其应用大黄的特点：既有单味大黄方，也有由50味药组成的大复方（如"大金牙散"）；既有治病方，又有防病方；既有内服方，也有外治方；并注重道地药材及炮制。

（二）王焘

编著《外台秘要》。书中有不少以大黄治病的方剂。

三、宋代

（一）王怀隐等

编著《太平圣惠方》。书中有许多大黄单方与复方：单方有治内黄方；治热病狂语方；治面上疱子方（水调外用）；治小儿热毒方等。大黄复方则更多，如治小儿一切毒方；治小儿癣、痒痛不止，醋调外敷方；治瘰气初结方；治伤寒衄血数升不止，用飞雪汤方等。

（二）吴锡璜

著《圣济总录》。其中的"腹中瘀血"篇，有20张方剂治疗内出血，其中大黄复方占50%，如大黄散方、二黄丸方、大黄饮方等。

四、金元时代

（一）刘完素

其学术思想的核心是"火热论"，故用寒凉药较多，他所著《宣明论方》一书中共有348张方剂，其中含有大黄的方剂约有65张（约占19%）。目前广泛应用的防风通圣散、凉膈散均源出其书。刘氏强调，诸邪所伤，有可下之候，就可用大黄复方。

（二）张从正

著《儒门事亲》一书。为善用汗、吐、下三法的大师。病由邪生是张从正学术思想的出发点，攻邪祛病是张从正治疗疾病的立足点。张氏力主苦寒泻下，对里实热证常用大、小承气汤等方，特别重视大黄的作用。例如，《儒门事亲》第十二卷中约有167张方剂，含有大黄的方剂约44张（约占26%）。如用单味大黄治妇人血枯；芎黄汤治头目眩晕；夺命散治小儿胸膈喘满；八正散泄热利尿等。张氏提出下法即是补法的观点，他说："大积大聚，大病大秘，大涸大坚，下药乃补药也。"这种认识是符合辩证法的。张氏并指出，用大黄等苦寒攻下方法，应"中病即止，不必尽剂，过则生愆"。需要说明，张从正并非只攻不补，他承认疾病是有虚有实的，主张非实不下，虚则当补，"岂有虚者不可补，实者不可泻之理哉"。

（三）李东垣

著《脾胃论》等书。调补脾胃造诣颇深，并且对大黄也有研究，如他创立的复元活血汤、托里散、润肠丸、枳实导滞丸等均配用大黄。

（四）朱丹溪

提出"泻火即保阴"。因此也常常应用大黄，在《丹溪心法》一书中约有247张方剂内含有大黄。例如，用单味大黄治疗头痛如破，或治泻痢久不愈；大芎黄汤治破伤风；大黄复方煎汤熏洗治疗麻风等。

五、明代

（一）薛己

所著《外科心法》卷三中说："若脉沉欸肿寒热烦躁，此脉症俱实，宜泻之。非硝黄猛烈之剂不能除，投以王道之剂则非也……"因此他在治疗外科的许多疾病中常常应用大黄。

（二）张景岳

撰著《景岳全书》。张氏在该书《本草正·附子》条指出："夫人参、熟地、附子、大黄，实乃药中之四维。……人参、熟地者，治世之良相也；附子、大黄者，乱世之良将也。"同时对大黄之炮制及配伍也颇有研究，他说："欲速者生用，汤泡便吞，欲缓者熟用，和药煎服。"气虚配人参，血虚配当归等。

（三）吴又可

著《温疫论》。发明温疫为异气所感，邪伏膜原，创达原饮，善用承气，推重大黄。他说："承气本为逐邪而设，非专为结粪而设也"，而"三承气汤的功效皆在大黄，余皆治标之品。"吴氏主张，温疫"逐邪为第一要义"，提出"温病下不厌早"之说。对下法理论有很多阐发，认为"逐邪勿拘结粪"，"邪未尽可频下"，"一窍通诸窍皆通"等，这些独特的见解，给后人以很大的启示。其治疗温疫，但见苔黄，必用大黄；急证急攻，首选大黄；妊娠时疫，不忌大黄。指出"知邪之所在早去病根"为万全之策。

此外，明代还有不少医家对使用大黄有独到经验。例如，李时珍《本草纲目》强调大黄为"泻血分伏火之药"。孙一奎《赤水玄珠》介绍了用大黄复方止血的经验。陈实功《外科正宗》用大黄复方治疗外科感染性疾病等。

六、清代

（一）叶天士

为著名的温病大家，在其所著《外感温热篇》中，对温热病、湿热病用下法阐述了宝贵经验。叶氏指出："伤寒邪热在里，劫烁津液，下之宜猛；此多湿邪内搏，下之宜轻。伤寒大便溏为邪已尽，不可再下；湿温病大便溏为邪未尽，必大便鞭，慎不可再攻也，以粪燥为无湿矣。"如此详尽地论述湿温病证治，是对张仲景学术思想的继承和发展。叶氏并明确论及大黄的应用，他认为"脾湿胃热，郁热化风……用大黄磨入当用剂中"以清泄胃热。叶氏诊病非常重视舌诊，指出热病用大黄的体征"最紧要者莫过于验舌"。其辨舌之精细，补充了张仲景详脉证略舌诊之不足。

（二）吴鞠通

著《温病条辨》。该书对承气汤的运用颇多创新，新创了八个新方，即：牛黄、导赤、护胃、宣白、桃仁、增液承气汤，以及新加黄龙汤、承气合小陷胸汤等。把攻下法与开窍、行瘀、宣肺、利水、益气、养阴等法灵活地配合应用。如此变通承气汤，可谓善用下法及大黄者。

（三）唐宗海

所著《血证论》中第一方是仲景泻心汤，说此方"得力于大黄一味"，推崇大黄"止血而不留瘀，尤为妙药"，为后世以单味大黄止血奠定了基础，并创立了许多大黄复方以治疗诸病。

（四）吴师机

著《理瀹骈文》，又名《外治医说》。书中创立了许多大黄外用方以治疗多种疾病。如吴氏用大黄末以水为丸纳脐治热痢；用醋调大黄敷脐上治吐血等脐疗法，简便实用。

此外，何梦瑶《医碥》指出，虚证出血用大黄"加入补药可也"。邹润安《本经疏证》对虚证用大黄亦作了精辟分析。这皆是以大黄治虚证之倡导者。

七、近代

以张锡纯最著名，为中西医结合的先驱之一，著有《医学衷中参西录》。他认为："降胃止血之药，以大黄为最。"并用大黄治疗脑充血、疔毒等内外急症。关于大黄的用法用量，指出："一钱大黄散剂之力可抵煎汤者四钱。"这种经验之谈对后世深有启发。

上述历史的回顾，使我们更深刻地认识到古代医家对大黄的广泛应用和深入研究，这就为现代学者应用与研究大黄奠定了深厚的基础。

第二章　现代学者应用大黄

大黄的临床应用范围已经扩大到内、妇、儿、外、五官、皮肤等各科，并用于抗衰老等。特别令人鼓舞的是，大黄对于部分急症、重症、疑难病症的治疗取得了显著成就。本章就大黄对各科各种病症的应用加以概述。

一、临床应用

（一）急腹症

急腹症多病情危重，救治不及时，方法不得当，会危及生命。西医治疗常以手术为主。中医辨证多属里实热证，病位多在六腑，六腑以通为用，不通则痛，故治疗急腹症以通里攻下为首选法则，予苦寒攻下之大黄为首选要药。据统计，在《新急症学》（天津市南开医院等主编，人民卫生出版社，1978）所载 60 余首通里攻下方中，属寒下法者 48 首，用大黄者45 首，而以大黄为主药者达 44 首之多。以下简要谈谈以大黄为主的下法在急腹症中的应用。

1. 急性阑尾炎

属于中医肠痈范畴，以《金匮》大黄牡丹皮汤为主方，治疗病例甚众，据统计已达数万名，近期疗效多在 80% 以上。实验证明大黄牡丹皮汤能加速阑尾腔内钡剂的排空，有利于梗阻及炎症的消除。对单纯或早期化脓性阑尾炎，重用大黄通下常能及时控制炎症，痛随利减；对坏疽性及梗阻性阑尾炎通下药就不能重用，否则有加速其穿孔及扩散的可能；而对阑尾周围脓肿的治疗，除清、下外，尚需加强化瘀软坚。在阑尾炎穿孔合并腹膜炎的治疗方面，有人提出在用通下药的基础上加用大剂量清热药，并持久用化瘀药，再配合应用抗生素等，非手术率可达 80%，死亡率一般在 1% 以下。

2. 胆道蛔虫病

汉·张仲景关于蛔厥的记载与本病临床表现颇相类似，其后历代医家用其所创制的乌梅丸（汤）加减作为安蛔止痛的主方沿用至今。近年来不少报道认为，在安蛔的同时加以驱蛔和通下，疗效较为满意。实验证明泻药大黄及其复方等均有不同程度的利胆作用，有利于蛔虫自胆道排出。

3. 胆系感染和胆石症

临床表现类似《伤寒论》所载少阳阳明合病，见黄疸者多属湿热发黄。各地据此拟订的胆道排石汤、清胆汤等治疗了大宗病例，效果满意。亦有报道用单味大黄治疗急性胆囊炎取效者。1970 年后不少单位在疏肝利胆、通里攻下的治疗基础上采用"总攻疗法"治疗。实践证明这一疗法对促进排石、解除胆道梗阻和控制胆系感染等方面均有较好作用。综观各地的总攻方案，中药大黄和西药硫酸镁常必不可少，可见下法在总攻排石中的重要地位。急性梗阻性化脓性胆管炎过去死亡率在 20% 以上，自中西医结合运用下法为主的治疗以来，明显地提高了疗效，有些地区死亡率已降至 10% 以下。据观察用泻下药治疗后，胃管内大量混浊胆汁出现，特别是用大黄排便后，病情迅速好转，有的排出结石，表明下法能在一定程度上起关键作用。

4. 急性胰腺炎

我国的胰腺炎多继发于胆系疾病，因此在治疗胰腺炎时也应同样注重下法，其所用方药也常与治疗胆系疾病者相仿。如天津南开医院治疗胰腺炎的清胰汤与治疗胆道疾病的清胆汤相比较，方中除均有柴胡、木香、元胡外，通里攻下的大黄亦在必用之列；同样如遵义医学院的清胰Ⅱ号和清胰Ⅲ号方与该院胆道排石汤相比较，其药物组成亦颇多雷同。有的报道单用一味生大黄，或用硝、黄粉亦可取效，只待大便一通，疼痛即可明显缓解或消失。对于重型胰腺炎，不少单位主张早期重用下法。

5. 急性肠梗阻

除手术治疗外，西医保守疗法的指导思想多立足于"静"，即减少肠蠕动，减少分泌，以待肠壁水肿消退而解除梗阻。中医治疗的指导思想则立足于"动"，主张通下，因势利导，排除积滞以解除梗阻。一般采用大承气汤加减治疗。实验结果表明，大承气汤可以增加肠道运动，解除形成梗阻的因素，并能促使肠内容物通过部分梗阻点下行，有利于扩张肠道而复原。此外，不少单位简化处方，或选用三物备急丸（大黄、巴豆、干姜），或用单味大黄等，亦取得了满意的疗效。在用药途径方面，为避免患者呕吐，有报道将攻下中药保留灌肠，对大肠也有明显增强蠕动的作用。总之，自采用下法治疗以来，急性肠梗阻的手术率已明显降低，死亡率也由 10% 降至 3% 以下。

6. 胃、十二指肠溃疡急性穿孔

当疾病处于第二期，即穿孔闭合至腹腔渗液吸收期，辨证属里实热证者宜行通下。毒热炽盛患者并用大剂量清热解毒药治疗，效果亦好。也有不少单位采用清、下、消法合用取得疗效。有的主张在复方大柴胡汤的基础上加重通里攻下、清热解毒药，并配合灌肠疏通肠道。有的提出，加重通里攻下药能改善胃肠壁血液循环，促进腹肠渗液的吸收，有利于清除腹腔感染，预防肠粘连发生。

上述急腹症，都属于消化系统疾病，以大黄为主的下法用之得当，确有化险为夷、起死回生之功，疗效之著，胜于雄辩。还有不少急症用以大黄为主的方法治疗，详见各论有关章节。

（二）传染病与寄生虫病

传染病学是临床学科之一，但一般列为内科或儿科的一部分，我们在此提出来单独讨论。在人类与传染病做斗争的过程中，全球已于 1979 年消灭了烈性传染病——天花，这是一大丰硕成果！还有些传染病由于采取了强有力的预防措施和有效药物的问世，其发病率也有不同程度的降低。但近年来病毒性肝炎、流行性出血热等病的发病率则有所上升，细菌性痢疾、乙脑、流脑等仍屡有发生。不少传染病采用以大黄为主的方法及中西医结合的方法治疗，提高了疗效。

1. 黄疸型肝炎

多属湿热黄疸。《金匮·黄疸病》篇治疗黄疸的方子茵陈蒿汤、大黄硝石汤、栀子大黄汤等均有大黄。历代医家效法仲景，治疗黄疸病多以大黄为主组方。现代学者亦多认为重用大黄可消除脘胀，促进食欲，对消除黄疸有显著疗效。有人观察到茵陈配大黄对降低黄疸指数较单用茵陈或茵陈与栀子合用者为快。至于暴发型肝炎，因热毒化火，邪陷心包，且常见阳明腑实，用大剂清热解毒药配合大黄通腑泻火后常神志转清，对降低死亡率有积极意义。有不少报道用单味大黄30~50g，治疗重症肝炎取得良效。有人认为，大黄在退热方面有类似皮质激素的效果，而无引起出血、感染等副作用及使用激素时的禁忌证，并认为其退黄降酶的作用机制可能是由于疏通胆小管和微细胆小管内胆汁的淤积，增强胆管舒缩功能所致。

2.急性细菌性痢疾

中医认为本病系湿热壅遏大肠所致，但"无积不成痢"，故治疗时除清热利湿之外尚须通里攻下以推荡积滞，即所谓"通因通用"。临床上用含大黄之芍药汤、导气汤加减治疗的报道较多，尚有运用大黄丸等寒下药治疗取效者。特别是中毒型痢疾，发病急骤，阳明腑实，内陷心包，常因呼吸循环衰竭未及排便而即死亡。运用下法往往可以荡涤湿热，热去厥回，这可能是通下后使细菌及其毒素迅速排泄，从而减轻全身中毒反应。

3.流行性乙型脑炎

属中医暑温范畴。因三焦热炽，阳明腑实，邪陷心包，常须通腑泻热，于大剂清热解毒方内加硝、黄通下。有人认为本病为热极生风，宜泻火息风，而阳明为十二经之海，"六经实热总清阳明"，应用承气汤后，腑通便行，腠开汗出，随之热退神清，抽搐渐止，病情趋于好转。有人据临床观察认为攻下法可能有降低颅内压的作用。

4.流行性出血热

亦属温病范畴。不少患者有腹腔微循环障碍表现，如便秘、尿闭兼腹痛、呕吐、呃逆等，主张及早采用通下法。另有认为通下法具有抗感染、排泄毒素、防治肠源性内毒素休克和肺部损伤的作用，与活血化瘀药合用并可控制高血钾、水中毒，使病人能安全度过少尿期。有的医院发现，试用巴豆、大黄、芒硝、番泻叶导泻可以缓解高血容量，降低血钾，解除肺、脑水肿；并主张一旦休克好转，血压稳定，即可提前导泻，防止病情恶化。

5. 寄生虫病

对于虫证，中医常在使用驱虫药的同时，加用下剂通腑，可以提高驱虫效果。根据现代研究，寒下之大黄尚有杀灭变形虫、滴虫、蛲虫、血吸虫的功能，故下法为治疗寄生虫病所常用。

总之，大黄对不少传染病的阳热毒盛阶段都有较好疗效，详见各论第一章。

（三）内科疾病

内科疾病又称内伤杂病，其内容广泛，病情复杂。编者认为，凡不宜手术，以药物治疗为主的内脏疾病（除外具有妇科、儿科特点的疾病），都属于内科疾病的范畴。内科疾病虽然广泛而复杂，但八纲辨证只要具有里实热证的病机要点，就可以考虑采用以大黄为主的方法。

1. 急性热病

很多急性热病，包括感染性疾病在内，属于中医温热病范畴。根据中医学"实热者下之""急下存阴"和"泄热防陷"等理论，以大黄为主通腑泄热解毒，是救治热病必不可少的大法。柳宝诒说："温热病热结胃腑，得攻下而解者，十居其六七。"故热病凡属里实热证，均可在清热的同时加用大黄通下。关于其疗效机制，因热性病时消化液分泌减少，肠蠕动减弱，导致便秘，有利于肠内腐败过程的加剧和有害物质的吸收，通过感受器给中枢神经以不良影响。大黄之所以能退高热，可能是通过泻下以排除有害物质及其对局部肠神经丛的刺激作用，进而引起全身反应，改善机体状态的结果。

急性感染性疾病（如急性肺炎、上呼吸道感染、泌尿系感染、菌血症、败血症等）是内科多发病、常见病，尤其在急性期病情危重时，由于发展快、变化多，不及时抢救死亡率较高。因此，扭转和控制急性期的病势，是治疗急性感染性疾病的关键。急性感染性疾病的病因虽有不同，但实热证却为其共同之特征。急性期的主要见证是感染源（内外因、细菌、病毒、毒素等）与机体相互作用而产生的一系列临床症状。体温、舌象、二便是观察急性感染性疾病患者病情变化的重要指标。尽早运用通腑法祛除实热是治疗各类急性感染性疾病及重症感染的一个重要环节。在及时应用通腑泄热法治疗的同时，应根据病情需要，配合清热解毒药或西药抗生素治疗以及对症处理，可以加速降温除热，减少中毒症状，扭转病势，使之向愈。

2. 成人急性呼吸窘迫综合征

此系急性感染性疾病常见的严重并发症，死亡率高达 40%~80% 左右。主要表现为急性进行性呼吸困难及进行性低氧血症。患者呼吸急促、气喘躁动、发绀、腹胀、便结、舌质绛、脉弦滑数，证属实喘（腑结肺阻，水滞肺腑）。根据"实则泻之"的理论，以大黄为主通腑泄肺，可以改善肺的微循环及通气功能，解除肺膨胀受限和瘀血水肿状态，同时通腑可促进对肺组织有害的肠源性类毒素的排出。据临床观察，早期运用通腑治疗，药后大便通，腹胀减轻，呼吸困难随之得到改善，全身中毒症状好转，降低了死亡率。

3. 上消化道出血

中医认为，许多出血性疾病与血热妄行有关，故常用三黄泻心汤泄热止血。并有大量报道称采用单味大黄粉治疗，止血速度快，吸收热消退早。大黄之所以能止血，有谓与其可使血凝时间缩短，促进骨髓制造血小板，使毛细血管致密，改善其脆性而达止血目的有关；同时大黄所含鞣质及钙有使蛋白质凝固，进而起到局部直接收敛止血的作用。由此可见，除上消化道出血外，其他多种内外出血症大黄治疗亦当有效。

4. 急性脑血管疾病

其病机多为阴虚阳亢，甚则血之与气并走于上发生暴病。治之凡积热于内，肠腑不通者，均应在辨证论治的处方中加硝、黄以通腑，腑气通则头脑清，必能提高疗效。本病多见于老年人。

5. 慢性肾功能衰竭

本病病情复杂而危重，其基本病机为本虚标实，标实为湿浊、水毒、瘀血交阻为患。大量详实的临床观察与药理研究表明，大黄是一味理想的治疗本病的良药，口服剂或灌肠法均有疗效。大黄的功效不仅在于通腑降浊，还有其他多方面的药理作用。此外大黄对急性肾功能衰竭亦有一药多效的功用。

6. 泌尿系结石

本病多与湿热下注膀胱有关。一般主用清热利湿通淋的八正散、石韦散等治疗，加用大黄常有助于结石的排出。有人主张凡输尿管下段结石均须加用大黄。实验观察证明复方巴豆散（巴豆、大黄、桃仁）能增强输尿管蠕动，说明在用通淋利湿药促进尿液分泌和排泄的基础上加用通下药，可促进输尿管蠕动，有利于结石的排出。

大黄治疗内科疾病的广泛用途，以上只是简要举例，欲知其治疗各种疾病的具体良效，请看各论第一章至第九章。

（四）外科疾病

以大黄为主的方法不仅用于急腹症的治疗，并且在废除手术后的"两管一禁"、减少术后并发症的发生以及用于消化道检查清洁肠道诸方面，均能起到重要作用。大黄在治疗疮疡、外伤、冻伤、烧伤、烫伤等疾患，结合辨证内服或外用，都有较好疗效。还有，治疗皮肤科疾病，辨证以大黄加入疏风祛湿、清热解毒的处方中，能提高疗效。这可能与大黄的抗菌、抗病毒、抗过敏及消除炎症等多种药理作用有关。详见各论第十章。

（五）妇产科疾病

妇人以血为本，常易出现瘀血证，治宜活血化瘀，用药多选用大黄，因其不仅有攻下之功，并且有"下瘀血"之效。故凡是妇科疾病，辨证属瘀血证者用之多能奏效。更令人欣喜的是，大黄治疗滑胎、母儿血型不合有特殊疗效，值得深入研究。详见各论第十三章。

（六）儿科疾病

小儿体嫩，患病多发病急，病情重，变化快。其病机多阳盛邪实，失治则正虚邪陷，危候立至！不失时机地攻邪祛病，这对儿科疾病尤其重要。儿科与内、妇科疾病一样，若辨证为里热实证，均可选用以大黄为主的方法治疗。大黄不但救治小儿急症，而且在治疗小儿杂病方面也用途广泛。详见各论第十四章。

（七）头面五官疾病

火性炎上，故火热炽盛常侵犯头部而致目赤、鼻衄、口舌生疮、咽喉肿痛、牙痛等上窍疾患。根据"病在上，取之下"的法则，治疗用单味大黄或加入清热解毒方药之中，以通腑泄热降火，"釜底抽薪"，能较快地控制头面五官炎症，详见各论第十五章。

综上所述可知，大黄对临床各科各种疾病的用途之广、疗效之著，在本草中堪称第一。

古今医家长期的实践，丰富的经验，雄辩地证实了大黄的广泛作用，其广泛作用也已被现代实验研究所证实。

二、实验研究

大黄在古今临床上的广泛应用及其显著的疗效，激发了学者们浓厚的研究兴趣。近几十年来，人们对大黄药理的现代实验研究越来越广泛而深入，取得了不少成果。根据文献资料，笔者将大黄的药理作用归纳为如下二十个方面。

（一）止血作用

在历代中医药文献中，均记载了大黄的止血作用。大鼠实验性出血性胃炎胃黏膜的扫描电镜观察发现，给予大黄的动物在一天内即止血。有实验表明大黄能缩短出血时间，提高兔及人体离体血管条的紧张性和收缩力，增加其自发节律；另有实验指出大黄可使兔血液黏度升高，红细胞聚集性增加，微血管血流减速。上述作用均有利于血管闭合、血栓形成而止血。大黄尚能抑制胃蛋白酶活性、防止实验性胃溃疡形成，抑制上消化道运行，也都有利于上消化道出血的治疗。此外，大黄酚及钙等能促进血凝，大黄所含丰富鞣质有收敛止血效果。

上述可见，大黄的止血作用是其所含多种成分、多种作用的复合效果。还有的研究认为，大黄全成分的止血机制是活血止血，并认为大黄止血的有效单体止血机制是凝血止血、止血不留瘀。这种认识符合"见血休止血，首当祛瘀"的传统理论及前人对大黄功用的传统认识。总之，大黄用于消化道出血使西医学治疗该病症提高到一个新的水平。

（二）泻下作用

自古至今，大黄为苦寒泻下法的首选药，适用于急腹症及各种需用泻下的病症，其适当的泻下功能与理想的疗效密切相关。实验及临床均证明，下法方药多增强胃肠道推进功能，具有显著的泻下作用，但不同的方药，其作用特点和机制各有不同。如大黄、芒硝、巴豆、芫花等均有显著的泻下作用，但大黄主要是兴奋大肠而致泻，芒硝则为容积性泻药，主要兴奋小肠，而巴豆、芫花则为刺激性泻药。再如大承气汤及三物备急丸均可显著促进肠道推进功能，对肠梗阻均有良效，但两方泻下的作用机制不同。

研究表明，大黄含多种泻下成分，但以番泻苷类作用最强，番泻苷进入肠道后被肠道细菌之 β-糖苷酶分解，经单葡萄糖苷后进一步水解为苷元，并经异构化再经肠菌黄素酶的作用还原裂解为大黄酸蒽酮，这才是大黄真正起到泻下作用的主要成分。人类肠道中，多种芽孢杆菌等均有此转化能力，而人体肠内菌丛的构成又有个体特异性，并受多种原因的影响而使其种类、数量和活性发生改变，影响其转化番泻苷的能力，从而影响大黄的致泻效力。由于致泻是大黄药效的一个重要部分，因而临床应用大黄时应尽可能使剂量个体化，这是提高疗效、防止毒副作用发生的关键。

（三）止泻作用

大黄中含相当量鞣质，能沉淀蛋白质，降低毛细血管通透性和改善脆性，并能减少体液渗出而呈现收敛作用，故在服用大量大黄产生导泻作用后，能产生便秘的后作用。当服用小量（0.03~0.3g）大黄后，常出现便秘，这是由于收敛成分的作用掩盖了含量过少的导泻成分的作用所致。

（四）抗病原微生物作用

1. 抗细菌作用

泻下方药中以大黄的作用最强，其主要有效成分为大黄酸、大黄素及芦荟大黄素等游离蒽醌类物质，它们对多种细菌均有强烈的抗菌作用。由于去除游离蒽醌及鞣质后大黄仍有较强抗菌作用，提示尚有其他抗菌成分存在。加热可使大黄泻下作用减弱，但不影响其抗菌活性，表明大黄在治感染性疾病时常用酒炖或久煎是合理的，因其既可保留抗菌活性，又可减少或除去致泻成分所致之恶心、呕吐等副作用。大黄与黄连、黄柏、甘草合用时可发生协同抗菌现象，大为提高抗菌作用强度。

2. 抗真菌作用

大黄对多种真菌有抑制作用。

3. 抗病毒作用

大黄对流感病毒、副流感病毒、埃可病毒、腺病毒Ⅲ型、乙型脑炎病毒有较强的抑制作用；对肠道病毒有抑制灭活作用；对乙型肝炎抗原有抑制作用。

4. 抗寄生虫作用

大黄可杀死或抑制溶组织内阿米巴、阴道滴虫、人毛滴虫，对血吸虫有较弱的抑制作用。

（五）抗内毒素作用

内毒素是一种巨分子化合物类酚多糖体，存在于革兰阴性菌的胞壁外膜之最外层。内毒素可直接或间接作用于机体的多个系统引起微循环障碍，甚至导致休克，同时还可使循环免疫复合物增加并沉积在肺、肾、肝等脏器内，这是形成多脏器功能衰竭的病理基础。有的学者测定了阳明腑实证患者血中内毒素含量明显高于非阳明腑实证患者，这为以大黄为主的通里攻下法治疗阳明腑实证提供了依据，因此，增强机体对内毒素的清除和解毒有重要的临床意义。

大量临床观察表明，急性感染患者的全身性中毒症状（高热、神昏谵语、恶心呕吐、腹胀、大便不通等）经应用复方大黄或单味大黄煎剂后迅速减轻或消失。

动物实验结果提示，感染早期给予生大黄，可以减低内毒素血症的阳性率，对内毒素血症的发生有一定抑制作用。尤其是大黄的泻下作用可促进排除肠道内产生内毒素的细菌及已经产生的内毒素，还能促进肠管蠕动，降低毛细血管通透性，改善肠道微循环功能，从而减少内毒素的吸收。

综合临床观察及动物实验表明，大黄不但可以减轻已经发生的内毒素血症，而且早期应用大黄还可以抑制内毒素血症的发生。

（六）抗炎作用

（1）大黄含有鞣质，有局部收敛作用；大黄能使毛细血管致密，降低毛细血管通透性，从而减少疮面及炎症局部体液外渗；能改善血流量，增加微循环，有利于炎症控制、吸收和消散；对组织细胞的正常代谢及脏器功能的恢复，以及对感染性休克的防治均具有一定的作用。

（2）大黄能加速腹膜吸收，有利于腹腔炎症的吸收；可增强肠管蠕动，防止两浆膜面长期接触，并可降低肠壁毛细血管通透性，促进腹腔内血液吸收，减少纤维蛋白原渗出，防止肠粘连形成。

（3）大黄的导泻作用可使肠腔的炎性产物及毒素迅速从大便排出，从而防止肠腔腐败坏死，有利于控制肠道炎症并改善炎症性疾病引起的腹部胀气、食欲不振等症状。大黄不仅可以刺激并促进大肠蠕动，而且可以影响身体胸膈部位的血液趋向腹部，从而缓解脑、肺、眼等部位的充血或炎症。

（4）国外研究人员从大黄中分离出 0.2% 林德霉素，而林得霉素的消炎作用与阿司匹林相当。

（七）解热作用

对温病发热而伴腑实者，通腑泻热常有一泻而热解之效，攻下方药的这种立竿见影的效果与其因通下而排除肠道蕴积之细菌及其毒性产物、改善肠道微循环功能以消除肠源性内毒素的吸收密切相关。实验表明，一些通下方药本身也具有解热作用，如大黄能抑制酵母菌所致的大鼠发热。此外，人黄的利胆作用能加速内毒素的廓清，这也有利于发热的消退。

（八）利胆作用

大黄可促进肝细胞分泌胆汁，加强胆囊收缩，松弛奥迪括约肌，增加胆汁灌注量，是目前所知泻下方药中一种利胆作用最强的中药，能明显促进胆汁排出而不为阿托品所对抗。因其利胆作用，故同时具有退黄、排石等作用，这对于胆石症、胆道感染及胆性休克的治疗均有重要意义。此外，含大黄的方剂、制剂如大承气汤、茵陈蒿汤、清胆液、清解液等均有利胆作用。

（九）保肝作用

临床观察表明，单味大黄对急性重症黄疸型肝炎有明显疗效，能降低血清胆红素，消除黄疸，改善肝功能及临床症状。临床可见于方中重用大黄能显著降低黄疸指数，其退黄降酶机制可能还与疏通胆小管和微细胆小管内胆汁的淤积和增加胆管舒缩功能有关。

实验证明大黄及茵陈蒿汤均可降低四氯化碳所致肝损害小鼠的死亡率，并可使其所致肝损害大鼠血清谷丙转氨酶（GPT）明显下降，肝细胞变性坏死减轻，肝细胞内糖原含量显著上升，RNA 含量增加或恢复正常而显示良好的保肝作用。近有研究结果表明，大黄可推迟半乳糖胺所致急性肝损伤动物的肝昏迷发生时间，并可减少肝昏迷动物的死亡数和血氨增高的幅度。

（十）抑制胰消化酶作用

临床观察到，大黄治疗急性胰腺炎除有疗效显著、副作用小的优点外，尚有迅速通便、腹膜刺激征消失时间短、胃肠减压和禁食时间缩短等特点。人体及体外实验均证明大黄对多种消化酶有显著的抑制作用，尤其是对胰酶，如胰蛋白酶、胰凝乳蛋白酶、胰脂酶、胰淀粉酶，这是大黄治疗急性胰腺炎的重要药理基础。如上所述，由于生大黄既泻下又强烈抑制消化吸收功能，故长期给予动物可造成"脾虚证"模型。因此，临床对原有脾胃虚寒、消化吸收功能低下的患者不宜久用生大黄。

（十一）治疗心功能不全作用

研究发现，口服大黄醇提片后，心肌梗死病人和正常人的循环血栓素的代谢产物均有显著下降，而前列环素的代谢产物下降不显著，这是一对调节出血和血栓形成的因子，大黄对这对因子的平衡施以有利的影响，从而提示和证实了大黄的活血化瘀作用，可有效地治疗冠心病。用大黄复方注射液治疗心功能不全症，表明其对冠心病心绞痛、急性心肌梗死、心肌炎和肺心病均有较好的疗效。它具有降低全血黏度、血浆黏度、血小板聚集性和缩短细胞电泳时间等作用，因而能增加全身组织的血液灌流，使心功能及时改变，心率减慢，心肌耗氧量降低。

（十二）治疗肾功能衰竭作用

大黄及其复方对急慢性肾衰均有显著疗效，此与其因泻下而增加氮质、钾等的肾外清除效率有一定关系。大黄降低血清尿素氮的有效成分为大黄鞣质，其机制为通过抑制机体蛋白质分解，提高氨对谷酰胺生成的利用率而使尿素氮含量降低，实验还发现大黄鞣质还可以抑制腺嘌呤所致肾功能不全大鼠肾重量的增加，降低血尿素氮和肌酐水平，临床用于慢性肾衰患者也取得疗效。国内资料用大黄制剂经静脉注射、口服、灌肠三个不同给药途径治疗尿毒症疗效相似，提示泻下并非大黄及其复方治疗肾衰的唯一疗效机制。有的实验证明大黄复方治疗急性肾衰的疗效注射给药优于口服，其疗效机制与增加肾血流量、改善肾微循环等有关。

（十三）利尿作用

除峻下逐水药外，大黄亦有利尿作用。大黄利尿作用的成分是大黄酸、大黄素，大黄酸的利尿作用较强。口服大黄可使输尿管的蠕动增强，尿中钠、钾含量增加，尿的 pH 逐渐上升，pH 最高可达 8.4，经 10 小时可恢复正常。大黄具有通大便与利小便两方面的作用，可使体内蓄积的水分排出，为治疗严重水肿和体腔积液所常用。

（十四）健胃和助消化作用

大黄含苦味质，小剂量（0.3g）以下可促进胃液分泌；大黄还可以促进胆汁分泌，故有健胃和助消化作用。这符合《神农本草经》（简称《本经》）"调中化食"之说。

（十五）雌激素样作用

大黄所含的食用大黄素具有雌激素样作用，可使切除卵巢的雌性大鼠恢复性周期，对妇人病之经闭、痛经、子宫内膜炎等有类似雌激素的效能。

（十六）降血脂及降血压作用

大黄能降低血清总脂、总胆固醇、甘油三酯和 β-脂蛋白。大黄降低血清胆固醇及甘油三酯作用的有效成分可能与大黄酚有关。大黄酊剂、浸剂经家兔实验证明有降压作用。

（十七）抗肿瘤作用

大黄所含儿茶素对淋巴肉瘤有抑制作用，大黄乙醇提出物对肿瘤有抑制作用，大黄酸、大黄素对小鼠黑色素瘤、淋巴肉瘤有明显的抑制作用。

（十八）对免疫功能的作用

实验表明，生大黄能明显提高人外周血白细胞对金黄色葡萄球菌的吞噬活性，加味大黄牡丹汤能促进正常或阑尾炎兔阑尾及全身单核巨噬细胞增生和功能。此外，大黄尚能促进人体干扰素产生。

（十九）"安和五脏"及抗衰老作用

《神农本草经》论述大黄的功效有"安和五脏"一语，这似乎与其攻逐推荡的药性相悖，所以古代本草学中多以"邪去正安"来解释。现代不少学者以《本经》为根据，在临床中探索大黄在治疗老年病及"虚证"中的应用，获得了可靠的疗效，并于实验研究中也获得佐证。研究发现，大黄中的大黄鞣质和儿茶精类化合物有较强的超氧化合物歧化酶（SOD）活性，对体内超氧负离子自由基有较高的清除率；对其生成反应有较强的抑制率；大黄多糖有明显促进机体免疫功能，对心血管病有防治作用，具有多种延缓衰老的生物活性。除"邪去正安""祛邪扶正"等间接作用外，"安和五脏"的作用也有了现代科学研究的直接证据。

（二十）双向调节作用

迄今为止，已从大黄中分离到一百多个化合物，它们分别属于不同类型的化学结构。这些化合物具有不同的生理活性，它们是大黄这一味奇妙中药所具有多种治疗效果的物质基础。大黄的许多成分，除有各自独特的药理作用外，彼此之间尚有许多相互协同和拮抗的药理作用。例如，游离蒽醌可抑制机体免疫功能及核酸和蛋白质生物合成，降低白细胞数量，对肝脏有毒害作用；而大黄多糖则完全相反，有促进机体免疫功能及核酸和蛋白质生物合成、抗白细胞降低、抗突变及保肝作用。其次，蒽苷致泻，而大黄鞣质止泻；多糖抗凝血，而鞣质促凝血等。也有实验研究表明，剂量、剂型、炮制、制剂方法、配伍等是临床上出现大黄双向性（二向性）或双向调节的决定因素。总之，实验和临床都有证据表明，大黄存在着互相对立的功能，有其物质基础，在一定条件下，这些对立功能有可能单独表现。

综上所述，详细的现代实验研究证明，大黄的药理作用是多方面的。

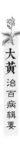

正因为大黄药性神奇，临床应用广泛，疗效显著，几千年来的应用与研究才长盛不衰。需要说明的是，中医的特色是辨证论治，要用好大黄，就要在辨证的基础上立法，在立法的基础上处方遣药，并应参考大黄的现代实验研究成果，古今结合，方为善用大黄者。

第三章　用好大黄应注意的十个问题

一、大黄的名称、品种、产地

全世界大黄属植物有 70 多种。就我国而言，大黄的应用历史悠久，始载于《神农本草经》，是最常用的中药之一。由于我国大黄的品种、产地及规格较多，故在文献中出现的名称繁多。为了全面地了解大黄，正确地使用大黄，特搜集国内有关资料，归纳如下。

（一）正名与异名

大黄为正名，因其根茎个大色黄而得名。根据其色、形、功用特点及产地的不同，在文献中大黄有不少异名，如黄良、火参、肤如（《吴普本草》），将军（李当之《药录》），锦纹大黄（《千金方》），川军（《中药材手册》），峻（藏名）等名称。

（二）基原

为蓼科植物掌叶大黄、唐古特大黄或药用大黄的根茎。

（三）原植物

一是掌叶大黄，又名葵叶大黄、北大黄、天水大黄，生于山地林缘半阴湿的地方，分布于四川、甘肃、青海、西藏等地。二是唐古特大黄，又名鸡爪大黄，生于山地林缘较阴湿的地方，分布于青海、甘肃、四川等地。三是药用大黄，又名南大黄，多生长于排水良好的山地，分布于湖北、四川、云南、贵州等地。

（四）采集

9~10 月间选择生长 3 年以上的植株，挖取根茎，切除茎叶、支根，刮去粗皮及顶芽，风干、烘干或切片晒干。

（五）药材

可分为正品大黄、非正品大黄及土大黄三大类。

1. 正品大黄

（1）北大黄：为掌叶大黄及唐古特大黄的干燥根茎。

商品有两类：①西宁大黄：多加工成圆锥形或腰鼓形，俗称"蛋吉"，长约 5~17cm，直径约 3~10cm；外皮已除去或有少量残留，外表黄棕色或红棕色，可见到类白色菱形的网状纹理，俗称"锦纹"。主产于青海同仁、同德等地。此外，尚有凉州大黄、河州大黄和岷县大黄，亦皆属西宁大黄一类。其中凉州大黄又名凉黄、狗头大黄。②铨水大黄：一般为长形，切成段块，个大形圆者常纵剖成片，质地较松。肉色较西宁大黄淡，锦纹不甚明显，断面星点亦排列成圈环状，其他与西宁大黄相似。主产于甘肃铨水、西礼等地。属于铨水大黄型的商品，尚有文县大黄、清水大黄、庄浪大黄等数种，产于甘肃文县、成县、清水等地。

（2）南大黄：又名四川大黄、马蹄大黄，为药用人黄的干燥根茎。多横切成段，一端稍大，形如马蹄，少数亦呈圆锥形或腰鼓形，长约 6~12cm，直径约 5~8cm，栓皮已除去，表面黄棕色或黄色，有微弯曲的棕色线纹（锦纹）。横断面黄褐色，多空隙，星点较大，排列不规则，质较疏松，富纤维性，气味较弱。

商品有雅黄、南川大黄等，主产于四川阿坝藏族自治州、甘孜藏族自治州、凉山彝族自治州及雅安、南川等地。此外，陕西、湖北、贵州、云南、西藏等地亦产。

以上各种大黄，均以外表黄棕色、锦纹及星点明显、体重、质坚实、有油性、气清香、味苦而不涩、嚼之发黏者为佳。古人早就认识到大黄有优劣之分，如《本草拾遗》载："若取泻热峻快、推陈去热、当取河西锦纹者。"

2. 非正品大黄

（1）山大黄：又名苦大黄，包括华北大黄、河套大黄，为同属植物波叶大黄的根茎及根。常呈不规则圆柱形，外表红褐色而黄，无横纹、质坚而轻，断面无星点，无绵纹，有细密而直的红棕色射线。气不香，味苦而涩。其质量低劣，总大黄酸及番泻苷类含量甚低，抑菌作用及致泻作用均很差。唐《新修本草》即已指出山大黄与正品大黄不同。由于山大黄味苦而涩，服后可引起较剧烈的腹痛，故一般仅作为外用药或兽药，主要供出口作染料用，所以也称为"非药用大黄"。

（2）少数民族地区及民间用大黄：①藏边大黄（西藏），原植物包括心叶大黄、穗序大黄、歧穗大黄，稍有泻下作用。藏医、蒙医用治肾炎，外用止血、治疮。②高山大黄、小大黄（西藏），亦稍具泻下作用，蒙藏医生用为祛风湿、利水、助消化。③天山大黄（新疆），泻下作用较差，当地作大黄用。④丽江大黄（云南），无泻下作用，可治外伤出血，内伤跌打，有类似三七的功能。⑤滇边大黄（云南），能清热解毒和止血，不致泻。以上五种大黄，当地人均有异名别称。⑥水黄（民间），此种大黄稍有泻下作用，民间用为消炎、止痛，外用亦可止血。以上六种大黄的叶形均为波状叶，药材的横切面不具星点，味苦涩，无大黄清香气，故列为非正品大黄。

3. 土大黄

（1）土大黄

原植物有钝叶酸模、红丝酸模（红筋大黄）。土大黄为同科多种酸模属植物的根茎，供药用，为大黄的近似品，多用于各种出血、癣疥、水火烫伤等，还可消肿、杀虫。

（2）羊蹄

原植物除羊蹄（土大黄、牛舌条）外，还有巴天酸模（土大黄、牛西西）、尼泊尔酸模（土大黄、牛耳大黄）。

综上所述，大黄可分正品大黄、非正品大黄、土大黄三大类。如以"致泻"的有无和强弱作用为治疗的指标来衡量，又可分为药用大黄、非药用大黄（包括山大黄、少数民族用大黄、土大黄）二种类型。在临床上用大黄后如发现泻下作用差或产生腹痛的副作用时，可怀疑有误配非正品大黄。市场常有非正品大黄及土大黄出售，应注意鉴别。实验观察表明，少数民族地区的三种非正品大黄与四种正品大黄的致泻和抑菌作用无明显差异。这需要进一步探讨。

二、大黄的炮制法

（一）大黄炮制的历史沿革

大黄见于历代文献的炮制工艺至少有 22 种之多，其中常用的有蒸制、酒蒸制、酒浸制、制炭、姜汁制、醋制、炒制等。酒制大黄始见于汉代，唐代始见有醋制大黄、蜜制大黄，"熬令黑"即可为炭药。宋代始见有米泔汁制、炒制。大黄炮制的作用原理，主要在于改变药性提高疗效。

（二）目前常用的大黄炮制品及其功效

目前，常用的大黄炮制品有生大黄（常用别名及处方名：大黄、西大黄、绵纹、生军、川军、生川军），熟大黄（制大黄、制军、制军炭），醋大黄（醋炒大黄）和清宁片（为大黄粉加蜂蜜、黄酒蒸制，然后搓条切片）。

传统认为：生大黄以攻积导滞、泻火解毒效好，多用于热毒便秘、火毒伤络（吐、衄）、眼目赤肿、口舌生疮及热毒痈疽等，也可外用（磨汁或研粉油调）于疮疡肿毒；熟大黄泻下力逊，清热化湿力胜，多用于湿热内阻之候如黄疸、淋证及湿热引起的痞满之证；酒大黄和（活）血行血力强，适用于跌打损伤、瘀血腹痛、肠痈等病证；大黄炭有收敛止血、止泻之效；醋大黄可泻血分实热，常与活血调经药配伍用以治疗实热壅于血分而致经闭、痛经及产后腹痛等症；清宁片为市售成药，亦常配方使用，泻下力缓，主治胸腹满闷、饮食停滞、便秘溲赤而无须峻攻者。

（三）大黄炮制的现代研究

现代药理研究证实，大黄不同炮制方法对大黄的泻下、收敛、抑菌及抗炎、解热、镇痛等有效成分的影响不同，因而其不同炮制品的药效也有所不同。

1. 不同炮制品的泻下作用

生大黄经水浸、酒炒、醋炒、酒蒸及炒炭后，其泻下成分依次降低。酒熟大黄和蒸熟大黄中都不再含番泻苷类，酒熟大黄中的泻下成分蒽醌含量明显减少。熟大黄、醋炒大黄泻下作用成分降低 30% 左右，酒大黄泻下作用成分降低 95% 左右，用药后开始出现腹泻的时间明显延长，腹泻次数减少，大黄炭几乎无泻下作用。

生大黄致泻作用强，不仅可引起大肠蠕动亢进，且可引起身体远隔部位的血液趋向腹部，可缓解脑、肺、眼等部位充血或炎症，此乃中医学所说的"病在上，取之下"的治疗原则。除此之外，生大黄尚可反射性地引起盆腔充血，故孕妇、经期妇女一般慎用或忌用。

2. 大黄炭的收敛止血、止泻作用

大黄的收敛成分鞣质经大黄炒炭存性后，含量无明显变化，且由于加热高温的作用，生成了一些炭素，故有收敛止血、止泻之效。

3. 各炮制品的抑菌、消炎、解热、镇痛作用

各种炮制品均有一定的抑菌能力，熟大黄、酒大黄与生大黄作用相似，且对绿脓杆菌、伤寒杆菌的抑菌活性优于生大黄；醋大黄、大黄炭对某些菌种抑菌活性减弱，但对绿脓杆菌仍保持了较好的抑菌活性；制大黄中的抗菌消炎成分芦荟大黄素和大黄素含量较高，分别为生大黄的 1.9 倍和 2.8 倍左右。各种不同的大黄炮制品的抗炎、解热镇痛效果无明显差异。因此，拟使用大黄作抗菌、消炎、解热、镇痛时，宜选用熟大黄、酒大黄，可避免使用大黄引起的峻泻副作用。

三、大黄的煎煮法

（一）医圣对大黄的煎煮法

张仲景对大黄的煎煮方法很有研究，他在《伤寒论》和《金匮要略》中论述了大黄有先煎、后下、同煎之分。如大陷胸汤中的大黄先煎，以治疗血热互结的大结胸证；大承气汤中的大黄后下，用作攻下实热、荡胃肠燥结；大黄附子汤中的大黄与他药同煎，以治疗寒实内结、阳气不足的邪实正虚证。其用意可能系取大黄先煎清湿热效好，后下苦寒迅降峻攻，同煎缓和泻下之意。这对后世合理煎制大黄，以提高临床疗效、扩大治疗范围有指导性启迪。徐灵胎说："煎药之法，最宜深讲，药之效不效，全在乎此。"（《医学源流论》）。徐氏如此强调煎药之法，意在说明煎法的重要性。

（二）大黄煎煮法与药效物质基础的现代研究

现代药理研究认为，大黄的不同煎煮方法对大黄的某些药效作用成分有不同的影响，因而药效作用不同。

1. 发挥泻下作用宜后下

大黄的泻下作用成分蒽醌为不耐热物质，长时间煎煮可受到破坏，其泻下作用强度随着受热时间的增加而减弱。实验结果表明，大黄后下或用酒浸一宿，大黄蒽醌提出率最高。

另有实验结果表明，大承气汤经典煎法（先煎厚朴、枳实，取药液下大黄，煎沸 15 分钟以后，最后将芒硝纳入药液），比大黄后下法及混煎法（群煎法）溶出的活性成分蒽醌多 11%~14%，对小鼠肠道的推进及排空作用和对离体大鼠大肠的蠕动作用比后下法、混煎法作用较强。经典煎法煎制的大承气汤还有明显的利尿作用；大黄煎煮时间适当（10~15 分钟）溶出的总蒽醌最多；煎煮时间过短，溶出不完全；煎煮时间过长，有效成分水解、破坏较多；人黄与其他药物同煎（混煎），有效成分（特别是泻下成分蒽醌类）可因其他药渣而影响溶出。

大黄中的收敛成分鞣质对热较能耐受，且易溶丁水，煎时液体越多越易游离，煎煮时间长，用酒浸，鞣质溶出量多，收敛作用增强，泻下作用减弱。故要取大黄的泻下作用，除煎沸时间不越过 10 分钟外，水量也应尽可能少加些。

2. 治疗胰腺炎宜后下

大黄所含抑制胰蛋白酶、胰脂肪酶、胰淀粉酶有效成分（活性成分）极易溶于沸水，一般 10~20 分钟即可溶出绝大部分，因此，用于治疗胰腺炎时，大黄久煎不能增加抑制胰蛋白酶、胰脂肪酶和胰淀粉酶活性的作用，反而减轻这种作用。

3. 发挥抑菌作用宜久煎

大黄的水溶性抑菌成分对热较耐受，较长时间的煎煮对抑菌活性无明显影响；抑菌有效成分大黄酸和大黄素结晶较稳定，其溶液也能耐热。大黄用于抑菌作用，以煎沸 30~60 分钟最理想。

4.溶出情况与煎煮时间无关的成分

大黄的抗炎、解热和镇痛成分对热也较耐受，煎煮时间较长，对抗炎、解热及镇痛药效无明显影响。大黄对抗原抗体反应阻断作用的有机成分对高热不稳定，但在100℃左右受热较长时间不受影响。

上述可见，对里实热证急腹症，欲求有效地、迅速地清除里热，大黄用量应较大，煎煮宜后下。

四、大黄的剂型

经方中用大黄组方的方剂剂型以汤剂为多见。汤剂易于吸收，发挥作用也较迅速，而丸剂吸收缓慢，但药力较持久。对于同一种疾病，根据病邪的甚微、病情的深浅和病位的高下，可通过剂型的变化做些调整，以适应具体治疗的需要。比如丸作汤服的大陷胸丸和汤作丸用的下瘀血汤，其用心之良苦、用法之巧妙，堪称尽善尽美，足供后人效法。

现代学者不仅继承了古人的宝贵经验，并且结合临床实践，创制了许多新剂型。例如，有的学者观察到，生大黄粉口服虽有较好的止血、抗菌、消炎效果，但在排便前有腹痛的副作用。针对上述问题，研制成大黄醇提片、大黄糖浆等剂型，既保证了疗效，且无明显反应及副作用。还有不少大黄新剂型，如大黄注射液、大黄口服液、新清宁片、精制大黄片、钙制大黄片等，可以治疗多种病证。

在外用大黄粉剂与大黄油剂治疗皮肤病时，对创面炎性渗出物较多者，宜先用收敛吸附作用较好的粉剂；而烧烫伤、创口红肿、热痛较剧时，选用大黄油剂，则有消肿、止痛和减少瘢痕形成之效。

酒有通行十二经、扩张血管、加速血液循环的作用，故大黄酊剂（大黄浸酒作药用）活血祛瘀作用较强。

大黄的复方制剂较多，可根据临床不同病情的需要而选用，以增强大黄的疗效，减少大黄的副作用，扩大治疗范围。

五、大黄的剂量

许多名医学子都说，中医不传之秘在于剂量，大黄多效功用之秘亦在于剂量。大黄主要用于泻实，若用之巧妙，亦可用于补虚。其攻补功效的关键在于用量的大小，小剂量以"补"为主，大剂量以攻为主；由实致虚者用量宜大，由虚致实者用量宜小。例如，大黄小剂量（0.3g以下）有健胃助消化作用；中等剂量（1~2g大黄粉冲服或6~12g煎服）有缓泻、逐瘀作用；大剂量（15~30g）其通泻攻逐之力颇强。近年来，有不少报道用大剂量（一般用30g，多达100~200g，甚至有重用500g的个案，均为汤剂）。大黄治疗急性胆囊炎、出血性坏死性肠炎、流行性出血热、急性胰腺炎及急性黄疸型肝炎等疾病取得了明显的疗效，未发生明显的毒性反应。由此也证实了张锡纯在《医学衷中参西录》中论述的经验："大黄之力虽猛，然有病则病当之，恒有多用不妨者……盖用药以胜病为准，不如此则不能胜病，不得不放胆多用也。"

六、大黄的配伍

以大黄治病，虽有单味独用建功者，但多配伍其他药组成复方，以应万变之病情。仲景书为制方之规范，下面以经方为例，简要探讨大黄的配伍规律：大黄配以汗剂，如厚朴七物汤；配以和剂，如大柴胡汤；配以下剂，如大承气汤；配以温剂，如大黄附子汤；配以清剂，如泻心汤；配以补剂，如大黄䗪虫丸；配以理气剂，如厚朴三物汤；配以理血剂，如下瘀血汤；配以逐水剂，如己椒苈黄丸等。如此汗、和、下并用，寒热并投，攻补兼施，气血兼顾，真可谓"一法之中，八法备焉"（《医学心悟》）。张仲景科学的配伍方法，已被现代研究所证实。例如治疗寒实内结的大黄附子汤，方中大黄可使胃排空加快，但对阳虚动物反可使运动发生障碍；若加入附子，则协同大黄促进胃肠蠕动排空。这就体现了变寒下为温下的科学与奥妙之处。

历代医家效法仲景，在大黄的配伍上触类旁通，各有创见，妙不可言。例如，现代有的老中医博采众方，用大黄治血证有不少独到之处，常采取对药形式配伍：以大黄配生地，一逐一止，逐不伤血，止不留瘀；配肉桂，一寒一热，"寒热相济，性归和平"（张锡纯）；配白及，一走一守，相反相成，无后顾之忧；配丹参，一急一缓，活血化瘀，相得益彰；配赭石，一气一血，性均下行，逆气降则血易止；配升麻，一升一降，欲降先升，妙在其中；配人参，一补一泻，虚实兼顾，法在变通……

七、大黄的用药途径

古代用大黄，多采用汤剂、丸剂口服或散剂外用。现代随着大黄的广泛应用，用药途径也有不少创新，并结合现代方法，观察了其疗效。

（一）口服

大黄口服，用药方便，剂型有粉剂、片剂、胶囊剂等，一般用后 2~3 小时血中药物浓度达最高峰，尔后缓慢下降。

（二）灌肠

大黄煎剂保留灌肠或肛肠滴注，给药后 1~2 小时血药浓度达到峰值，血药浓度高于口服浓度，对便秘及直肠、结肠的炎症性疾病疗效好，也可降低尿素氮，治疗尿毒症。肠道给药，主要依赖药物溶于直肠分泌液中，然后透过黏膜而被吸收。

（三）注射

大黄注射液，复方大黄注射液肌内注射或静脉给药，能较快提高血药浓度。

（四）外用

大黄外用的途径有三：一是皮肤用药，如用大黄粉剂、大黄油剂及三黄软膏等外用，对化脓性皮肤病、湿疹、烧烫伤、外伤类疾患有抗菌、消炎、镇痛、止血等效果。二是阴道用药，如大黄粉、大黄提取液等对阴道滴虫病、子宫颈炎有较好疗效。三是用大黄粉或配合他药，醋调后外敷涌泉穴，对不少疾病有效，尤其是对头面五官疾患有"釜底抽薪"之效。

八、大黄的适应证

大黄虽有多种功效，用途广泛，但不得要领，则难以发挥其专长。须知大黄苦寒、泻热毒、破积滞、行瘀血为其专长，通腑攻下为要药。故凡病机为里、实、热、阳证，均为大黄适应证。可酌情以大黄为君，或为辅佐药。具体临床表现为：全身症状多有高热、咽干舌燥，渴思冷饮，不欲食，面红目赤；神志状态可见烦躁，谵语或昏迷；胸满、喘促、痰多；腹胀或（和）腹痛拒按；小便短赤、灼热，大便秘结、不爽或自利清水；舌质红、绛，苔黄、厚、燥甚至起刺；脉大、滑数或沉实等。以上所述，为急症、热病的常见症状，应四诊合参，抓主症，但见数症便是，不必悉具。须要说明，若为杂病用大黄，另当别论，详见各论各章节。

九、大黄的禁忌证

何谓大黄禁忌证？可以这样说，凡是苦寒攻下法之禁忌证均为大黄之禁忌。归纳起来，有以下五点：一是太阳病禁用。病在表，当因势利导，发汗祛邪，误用大黄，引邪内陷，必生变证；但表证兼里实者例外。二是少阳病禁用。邪在少阳，法当和解；若少阳病兼里实证，可用大黄。三是呕吐禁用。吐虽为病态，但有时是正气驱邪于上的表现，亦当因势利导，应用催吐剂，使"病在上者，因而越之"，绝对不可用大黄；但呕吐因胃火肠实者可用大黄。四是虚寒证禁用。虚寒证候，脏气虚衰，阴寒内盛，不耐攻伐，故不可用大黄；但虚中挟实，寒实内结者，虚则当补，寒则当温，结实者当攻，数法结合，灵活变通，又当采用大黄。五是津伤血虚证禁用。虚者补之，实者泻之，百病皆然，故津血虚损，人法当补，误用大黄，使虚者更虚，医之过也；若津伤血枯，不能濡润，肠腑不通，大便不行，虽应"增水行舟"以治本，亦可稍通腑气以治标，故生津养血方可少佐大黄。

上述可见，大黄确有禁忌证，误用则伤津血、伤胃气、伤阳气、伤正气，此中规矩，不可忘记。而大黄又忌者不忌，应灵活变通，以求方圆，非此一药，诸药皆然。故曰：药诚灵也，法诚善也，用之中节也，而医或非良，其奈何哉！

十、大黄与西药的相互作用

大黄的应用，不仅中医辨证论治应掌握正确的适应证与禁忌证，与西药联用亦要明确宜忌。目前，大黄同西药联用的现象与日俱增。中西医结合、中西药联用为大势所趋，但结合不好，联用失当，会带来后患。

下面简要谈谈大黄与西药的合理配伍：一是大黄与小苏打配伍，制成复方大黄苏打片，对增进食欲、帮助消化有协同作用。二是大黄与碳酸镁配伍，制成大黄镁散用于小儿腹泻，消化不良等症，较单独应用疗效好。三是大黄与黄连素并用，有加强清热泻火之功，对抑制痢疾杆菌有协同作用。四是大黄与复方甘草片合用，抗菌作用增强。五是大黄与氧化锌、凡士林配伍，制成湿疹药膏，用于治疗湿疹、皮炎效果好。六是大黄粉与甘油和 60% 乙醇配制的大黄酊，有较好的健胃和缓泻作用。而大黄与西药的配伍禁忌也不少，常因配伍不合理，造成中西药竞争拮抗，以致降低疗效，甚至失效。因此，中西药配伍联用是一个有待深入探讨的问题，切忌盲目性，增强自觉性，发挥配伍之长，避免联用之短，为中西医结合闯出光明大道。

上述十个方面，都是用好大黄应注重的问题，应综合考虑，方为善用大黄者。

综合以上三章所述可知，大黄诚为良药、神药、奇药、妙药也。所以古往今来，苍生大医，无不善用大黄，以救治危急重症，调治疑难杂病。但欲用好大黄，并非易事，又并非难事，只要勤求古训，博采众长，精心临证，继承发扬，就一定能不断提高，用好大黄。要知古今名医、学者如何善用大黄治百病，请看各论之各章。

主要参考文献

（1）焦东海，杨如哲，施惠君，等. 我国历代名医应用大黄的文献概述［J］. 云南中医杂志，1984，（5）：56.

（2）戴佛延. 大黄在《伤寒论》《金匮要略》方剂中的应用［J］. 成都中医学院学报，1983，（2）：1.

（3）李鸣真. 对下法研究进展的回顾和体会［J］. 中医杂志，1981，（9）：62.

（4）赵淑颖，张淑文，王宝恩. 通腑法在内科急性感染性疾病的临床应用［J］. 中西医结合杂志，1982，（2）：90.

（5）邓文龙，龚世蓉. 下法方药的临床及实验研究进展［J］. 中成药研究，1986，（5）：36.

（6）王智华，洪筱坤. 中药大黄的临床应用［J］. 上海中医药杂志，1990，（12）：40.

（7）王智松. 我国大黄的临床应用与药理作用［J］. 实用中西医结合杂志，1989，（5）：16.

（8）赵淑颖，张淑文，刘凤奎，等. 大黄对急性感染内毒素血症影响的研究［J］. 北京中医，1992，（1）：46.

（9）高晓山，陈馥馨. 为了全人类健康用好大黄——首届国际大黄学术讨论会论文述要［J］. 中西医结合杂志，1990，（12）：754.

（10）江苏新医学院. 中药大辞典［M］. 第1版. 上海：上海人民出版社，1977：102.

（11）郭润康. 大黄名称考解［J］. 贵阳中医学院学报，1983，（2）：53.

（12）林娜，刘林祥，李建荣，等. 非正品大黄与正品大黄的致泻和抑菌作用［J］. 中药材，1990，（4）：36.

（13）王智松，金巧英. 影响大黄药效的有关因素［J］. 中西医结合杂志，1987，（3）：182.

（14）黄泰康. 中药大黄炮制沿革的研究［J］. 中成药研究，1983，（5）：11.

（15）陈馥馨，高晓山，刘林祥，等. 大黄十种不同煎煮法的部分药效学比较研究［J］. 中成药研究，1990，（7）：2.

（16）王卫中. 王少华老中医运用大黄治血证的经验［J］. 新中医，1987，（5）：4.

（17）孙宝忠，林桂玉，肖文义，等. 中药大黄与西药的相互作用［J］. 中国中西医结合杂志，1992，（3）：178.

（18）王翘楚. 大黄研究的思路与方法［J］. 中西医结合杂志，1990，（6）：383.

各论

各论16章共论及病症160多种。因此，单味大黄或以大黄为主的方剂，所治疗的各科病症不止百病也。大黄之所以治百病之多，这在中药学最古老的典籍神农本草经早已阐明，现代实验研究其众多药理作用与一百多个化合物也可以论证之。欲知大黄治百病的具体运用与良好疗效，请看各论中各章之各种病症。

第一章 传染病与寄生虫病

第一节 病毒性疾病

病毒性肝炎

病毒性肝炎属于中医黄疸、胁痛等范畴，重症肝炎符合"急黄"的特点。本病是由多种肝炎病毒引起的传染病，具有传染性较强、传播途径复杂、流行面广泛、发病率较高等特点。临床上主要表现为乏力、食欲减退、恶心、呕吐、肝肿大及肝功能损害，部分病人可有黄疸和发热。重症肝炎有嗜睡、烦躁不安、神志不清，甚至昏迷等中枢神经系统症状。根据黄疸的有无、病情的轻重和病程长短，临床上可分为急性肝炎（黄疸型和无黄疸型）、慢性肝炎（迁延性和活动性）、重症肝炎（急性和亚急性）和淤胆型肝炎。其病因为湿热疫毒。病机为湿热疫毒内瘀血分，熏蒸于外，甚则化火入营，内陷心包所致。目前西医一般采取护肝疗法，重症肝炎病死率高达70%~90%。中医采用大黄为主的方药，治疗急性黄疸型病毒性肝炎（简称急黄肝）、重症肝炎、慢性肝炎以及淤胆型肝炎，都取得良好效果。分述如下。

（一）单味大黄或以大黄为主的应用

1. 单味生大黄治疗急性黄疸型肝炎

吴才贤等（《中国中西医结合杂志》1984，2：88）用大剂量单味生大黄治疗急黄肝80例。

［治疗方法］除个别失水，消化道症状严重者在入院时输葡萄糖液1~2次外，一概用单味生大黄50g，儿童25~30g，煎成汤剂200ml左右，每日顿服1次，连服6天停1天，为1个疗程。年老体弱等病例可服两天停1天，

服完 6 次为 1 个疗程。一般均服两个疗程。

[结果] 80 例在改善症状、恢复肝功能等方面取得较好疗效，平均用药 16 天，有效率 95%，显效率 81.25%。本药使用简便，疗程短，疗效高，无严重副作用。

2. 精制大黄片治疗急性黄疸型肝炎

焦东海等（《中成药》1989，1：23）报道了精制大黄片对 192 例急黄肝的疗效观察。

[治疗方法] 对黄疸指数在 50 单位以下，发热在 38.5℃以下的急黄肝患者采用单味精制大黄片治疗，并与复方西药各 100 例进行了随机对比，治疗结果表明，精制大黄片在消退症状与消退黄疸速度方面明显优于复方西药（$P < 0.01$），疗效显著。

3. 生大黄清洁肠道治疗重症肝炎、肝昏迷

胡林华等（《中国中西医结合杂志》1986，1：41）用生大黄清洁肠道治疗重症肝炎、肝昏迷。

[治疗方法] 生大黄 12g，水煎后，再加温水至 1000ml，每日灌肠 1 次；连续 2 周左右，并配合其他方法。

[结果] 治疗 11 例重症肝炎（1983~1984 年），死亡 4 例，病死率为 36.3%；而 1982 年以前的 22 例重症肝炎，除不用生大黄外，其病情与治疗方法与本组基本相似，但死亡 17 例，病死率 77.3%。另外 7 例肝硬化，共发生 12 次肝昏迷，用生大黄灌肠或从胃管中注入，再加西药治疗，其中 11 次清醒。

[体会] 在急、慢性肝衰竭时，肠道内的许多有毒产物将加重肝脏的负担。由于肝衰竭患者的免疫功能低下，肠道的条件致病菌繁殖，因而肝衰竭患者常出现肠胀气及肠道感染。细菌产生的毒素可进一步加剧肝损害，从而促使或加重肝昏迷。为此，用生大黄及时清除肠道中的粪便、致病菌及毒素，主要作用有二：一是消除腹胀，以往重症肝炎患者常出现难治性腹胀，经用大黄后则几乎无腹胀出现；二是防治肠道感染、消化道出血及迅速排除消化道积血等作用，因而是防治肝昏迷的一种较好的辅助性措施，没有新霉素所致的明显消化道反应。

4. 大剂量单味生大黄治疗慢性重症肝炎

高水清等（《中国中西医结合杂志》1987，3：179）对3例慢性重症肝炎在其他药物治疗无效的情况下，停用所有药物，采用大剂量单味生大黄治疗，取得了显著疗效。

［治疗方法］生大黄50g，水煎服，每天1剂。3例分别连续服用57天、46天、41天。

［结果］3例的体征、临床表现及化验检查综合结果，2例治愈，1例显效。3例服药后昼夜腹泻次数最多为12次，最少为4次，均为稀便。无一例发生脱水和电解质紊乱。

［体会］如需减少患者的大便次数，只需适当延长大黄的煎熬时间，但不可过久。据观察，药物的疗效与患者的大便次数密切相关，这可能阻碍了胆红素的肠肝循环，使其吸收减少，从而达到治疗目的。一般将患者的昼夜大便次数控制在5~6次为宜。3例服药后食欲明显增加，这正是大黄祛邪而不伤正气的特点。3例患者出院后分别随访了4、5、7个月，肝功能正常，除时有肝区隐痛外，无特殊不适，均已参加工作，近期疗效满意。

5. 大黄治疗中毒性鼓肠

赵灿鑫（《中医杂志》1992，2：6）用大黄治疗中毒性鼓肠18例。在重症肝炎中有一部分患者出现腹部高度胀气，又叫中毒性鼓肠。

［治疗方法］18例中毒性鼓肠，在内服中药的同时，采用大黄60~100g，乌梅60~100g，煎水200ml左右，作保留灌肠，日1~2次，连续灌3~5天。

［结果］好转8例，显效6例，无效4例，总有效率为77.7%。

6. 大黄赤芍汤治疗高黄疸病毒性肝炎

王玉瑛等（《山东中医杂志》1992，1：20）用大黄赤芍汤治疗高黄疸病毒性肝炎取得明显疗效。

［治疗方法］治疗组50例，对照组40例。两组均用维生素C、复合维生素B、肌苷、羟甲烟胺等保肝利胆药作为基础治疗，病情重者给予静脉补液或输注白蛋白、血浆等对症支持疗法。治疗组：加用中药大黄25~50g，赤芍30~60g，水煎250ml，每日服1剂，大便保持每日2~3次，

不用激素治疗。对照组：单用西药综合治疗，其中有 18 例加用皮质激素治疗。治疗后每 2~4 周复查肝功能，同时观察症状、体征变化。用药 4 周，复查肝功能、胆红素定量下降大于 50% 为有效，继续服药至肝功正常为临床治愈，否则为无效。

[结果] 治疗组比对照组黄疸消退天数及住院天数分别缩短 20.5 天及 27.5 天，有显著差异，治愈率亦明显高于对照组。

[体会] 高黄疸系各型病毒性肝炎的严重症状之一。病毒性肝炎长期高胆红素血症可导致肝细胞水肿、坏死、肝小叶反应性炎症，甚至发展为胆汁性肝硬化、肝衰竭而死亡，而且高黄疸肝炎往往是重症肝炎的早期表现，慢性乙型肝炎合并重度黄疸或黄疸持续不退者，其治疗难度亦很大，死亡率高，因此消退黄疸是改善本病预后的关键之一。黄疸深且持续时间长，多见瘀血阻滞，而久病必郁，郁久化热。故认为血瘀血热是本病的基本病机。大黄、赤芍两药合用相辅相成，对消除难治性黄疸疗效显著，且使用安全，除少数病人因导泻引起轻度腹痛外，无毒副作用，尤其对激素有禁忌证的高黄疸肝炎更为适用。唯病重体弱者大黄应从小剂量开始，待适应后逐渐加量为宜。

此外，章氏（《中国中西医结合杂志》1990，3：184）采取凉血活血化瘀法为主治疗 6 例重度黄疸获较好疗效。治疗基本方：赤芍 60g，丹皮 20g，丹参 30g，泽兰 15g，生大黄 9g，生地 15g。水煎服，每日 1 剂，30 天为 1 个疗程。方中亦重用赤芍。

7. 大黄在亚急性重症肝炎中的应用

王崇国（《福建中医药》1989，6：9）观察了大黄在亚急性重症肝炎中的应用。

[治疗方法] 78 例随机分二组。一组：38 例综合治疗，包括 G-I 疗法，门冬氨酸钾镁注射液，间断使用冻、鲜血及白蛋白、胸腺素等治疗。二组：40 例综合治疗（同一组）加大黄制剂、取生大黄碾成粉，每次 10g，剂量视病人大便次数而定，一般使病人大便次数保持在每日 3~4 次为宜，用量因人而异，每日 10~80g 不等，病人开始每日 10g 后逐渐加大用量，最大剂量一例每日用量达 100g。

[结果] 一组 38 例，治愈 17 例占 44.7%，死亡 21 例占 55.3%。二组

40 例，治愈 24 例占 60%，死亡 16 例占 40%。几项主要反映肝脏功能的检查，二组平均恢复天数也短于一组平均恢复天数。

[**体会**] 应用大剂量大黄后，除有利于胆汁分泌和排泄外，更主要是导泻，使肠道氨类及氨原性物质排出，以清洁肠道，改变肠道环境，减少氨的吸收，能有效地预防肝昏迷等并发症的发生，提高治愈率等。

还有，刘永正等（《中国中西医结合杂志》1986，1：59）采用单味大黄治疗淤胆型肝炎 12 例；董圣群等（《浙江中医》1991，4：151）用单味大黄治疗急黄肝 57 例；吴氏等（《中级医刊》1983，10：53）用单味大黄煎服治疗早期重症肝炎 30 例；廖文化（《实用中西医结合杂志》1992，12：763）用单味大黄为主治疗黄疸甲型肝炎 10 例；胡林华等（《实用中西医结合杂志》1989，5：13）用大黄防治肝昏迷，均收到较好疗效。

石恩骏（《浙江中医》1988，11：513）在谈运用大黄之体会中说：治疗急黄肝，常用生大黄 60g，每日 1 剂，连用三五日，服后每有稀水样便，一般均可耐受。黄疸 1 周左右多可退净，肝功能迅速恢复正常，用大黄治湿热黄疸，小便量亦增多，其色深黄，因知其又兼有利小便之功。大小便之通利，为治湿热黄疸的关键。大量大黄泻下，每有身软乏力见症，用山药 90g 捣碎煎汤饮之，可补中益气，利小便而止泻。

编者按

大黄性寒味苦，走气分兼入血分，能泻火解毒，以清无形之邪热；通腑攻下，能除有形之积滞。具有利湿退黄、清心凉营、凉血止血、通腑、化瘀等诸多功效，故为治重症肝炎之良药。

单味大黄治疗黄疸历史悠久，最早见于宋朝《太平圣惠方》，书中以单味大黄为散治阴黄、诸黄，或煎服治内黄。上述文献报道表明，以单味大黄或以大黄为主，治疗急黄肝取得良效，现代药理及病理等对其作用机制的探讨，也佐证了大黄的治疗作用。

重症肝炎与中医学中的"急黄""瘟黄""疸胀"等很类似，具有发病急骤、病情凶险、变化迅速、预后不良等特点，病死率很高，迄今尚无特效疗法。采用大黄治疗重症肝炎可提高疗效。以大黄为主治疗重症肝炎的作用可以概括为六个要点：

（1）清热解毒，泻火降温。重症肝炎多见发热一症，其热有因实热火毒为患，也有湿热、瘀血、积滞使然。大黄苦寒能清热泻火解毒，既清湿热、化瘀去积，又清无形之邪热。故对重症肝炎发热，宜用大黄，或配茵陈、山栀、公英、丹皮、石膏、广角、白茅根等。

（2）祛湿利尿、消退黄疸。重症肝炎常见黄疸，身目黄如金色，小便如浓茶色，并在短时间内迅速加深。肝功能检查黄疸指数多100单位以上。《金匮要略》明确指出："诸病黄家，但利其小便。"因大黄有导湿去积、利湿通淋之功，故欲退黄，大黄又当必用。可配茵陈、金钱草、虎杖、瓜蒌、泽泻、车前子、滑石、白茅根等。

（3）凉血止血，以治血证。重症肝炎出血，当以清肝凉血止血为治。而大黄为气中之血药，有止血作用，且能祛瘀生新。因此对重肝之血证，亦多选用大黄炭配茵陈、金钱草、虎杖、生地、丹皮、犀角、水牛角、地榆组成基本方。

（4）通腑泄浊，消肿除水。重症肝炎邪毒损害肝脏，引起肝之疏泄功能失常，脾运不健，由气及血涉水，导致气滞血瘀水浊内阻。临床所见黄疸膨胀，治之颇为棘手，预后亦多不良。然而大黄气味俱厚，苦寒泄降，能通腑泄浊去滞。若再配以清湿热、行气利水之药治之，更切病情。

（5）凉营清心、开窍醒脑。重症肝炎之湿热邪毒若不及时清解，则易于壅遏内陷，深入营血，冲心犯脑。由于邪毒侵犯心包，使心无所主，神不静藏则见躁动不安、神昏谵语、便结溲赤等肝昏迷之危急证候，急当凉营清心，化浊开窍醒脑，釜底抽薪，引邪下行，大黄亦为首选药。

（6）祛邪安正、扶危固脱。部分重症肝炎患者，虽未步入昏迷阶段，但因邪毒持续伤正，导致气血阴阳俱损的衰竭状态，甚至出现虚脱危候。症见精神疲乏，低热或午后热甚，深度黄疸，口臭，或见神志恍惚，舌卷干瘦，舌绛无苔，脉细数；亦有久病重症，则见精神极度萎靡，四肢无力，脉细数，舌质偏红等。此等危重证候，法当攻补兼施，宜用大黄配西洋参、生地、丹参等益气养阴和血之品。

此外必须明确，大黄治疗肝炎，还有"治未病"的作用。因肝炎的病因，主要是湿热疫毒为患，若失治、误治，从湿热→湿热未尽→血瘀，病理反映是从急性肝炎→慢性肝炎→肝硬化的过程；慢性（迁延性、活动性）肝炎都是由于在急性期湿热未除所致。可见临床治疗的关键在于清除湿热毒邪。在肝炎的急性期及时除尽湿热，阻断病理演变的这一发展过程，可以减少病情迁延的机会，并有可能阻止轻型肝炎向重症转化。能否及时有效地清利湿热，除尽湿热毒邪，对提高临床治愈率，减少慢性肝炎及重症肝炎的发生有极其重要的意义。清除湿热毒邪的治法有多种，通腑泻下解毒是常用治法之一，大黄是其中常用而重要的药物。

综上，大黄用于肝炎的治疗无论从中医或西医学来看都有理论基础，能从多个环节发挥作用，疗效是明显的，给我们提示了良好前景，值得从临床及药理进一步探索。

（二）茵陈蒿汤为主的应用

1. 茵陈蒿汤加味治疗急性黄疸型肝炎

赵灿鑫（《中医杂志》1991，4：32）在应用茵陈蒿汤加味治疗急黄肝250例的观察中，发现大黄用量不同可直接影响其治疗效果。

[治疗方法] 临床分五组进行观察，每组各50例。第一至第四组：男性143例，女性57例，年龄在19~60岁之间；各组的性别、年龄分布基本一致；第五组：男性31例，女性19例，年龄在2~18岁之间。

本文250例均以茵陈蒿汤加味为治疗的基本方，在基本方加减的基础上，分组观察加入不同剂量大黄后的疗效。基本方：茵陈30g，栀子10g，银花30g，连翘15g，黄柏10g，赤芍15g，枳壳10g，郁金15g，金钱草30g，败酱草30g，炙甘草10g，红枣5枚（以上为1剂药量）。在每剂基本方中一组加大黄10g；二组加大黄20g；三组加大黄30g；四组加大黄60g；五组除按年龄大小酌减基本方药量外，所加大黄量2~6岁为8~10g，7~10岁为10~15g，11~18岁为15~20g。服药法：各组均日服中药1剂。中药煎沸10分钟，煎成500~1000ml，每日分4次服，呕吐患者少量频频凉服。一般均不用西药，不能进食患者对症处理。

[结果] 本文共五组250例，治疗后全部获近期临床治愈。经随访获痊愈240例，占96%。临床各项指标恢复正常时间多在10~20天。临床观察到，随着大黄用量的增加，临床各项指标恢复正常时间也随之缩短。其中第四组所用大黄的日剂量相当于其他三组大黄日剂量的总和。服药后获效时间，无论是临床症状的消失时间、黄疸消退时间、肝功能恢复时间等，第四组较其他三组均缩短。第五组临床各项指标的恢复正常时间较第四组更短，这可能与该组年龄小，均为少年儿童有关。由此可见，对急黄肝的

治疗，大黄每日用 30g 可视为常规剂量，每日用 60g 可视为大剂量。统计资料证明服用大剂量大黄可以缩短治疗时间。另据观察，服用大剂量大黄后 5~7 天，患者食量普遍增加，有的可超越病前的一倍，健康很快得到恢复。大黄应与其他中药同煎，不必后下。如出现每日便次在五次以上时，只需将大黄先煎沸 10 分钟后再与其他中药同煎，即可减少大便次数，且不影响疗效。

2. 茵陈蒿汤重用山栀子、大黄为主治疗急性病毒性肝炎高胆红素血症

易超文等（《新中医》1991，8：24）在住院患者中用茵陈蒿汤重用山栀子、大黄为主的中西医结合治疗急性病毒性肝炎高胆红素血症患者 60 例（治疗组），并随机设立单纯西药治疗 60 例为对照组。

［治疗方法］对照组采用包括卧床休息、静脉滴注葡萄糖、维生素、肌苷的基础疗法。治疗组在基础疗法的同时加服中药。基本方：茵陈、山栀子各 20g，大黄 30g。见泛恶甚或频繁呕吐者，加半夏、生姜；肝区疼痛者加丹参、赤芍等。日 1 剂煎服。均不用可能有退黄作用的药物如激素、门冬氨酸钾镁等，疗程 14 天。

［结果］治疗组 60 例中显效 40 例，有效 16 例，无效 4 例，有效率 93.33%；对照组 60 例中显效 20 例，有效 28 例，无效 12 例，有效率 80%。两组对比，$P < 0.05$，有显著性差异。

［体会］以茵陈蒿汤为主治疗急性病毒性肝炎高胆红素血症，对消除黄疸有明显效果，该疗法对缩短病程，提高临床治愈率，减少慢性肝炎及重症肝炎的发生有一定价值。

3. 通腑祛瘀重用大黄治疗病毒性肝炎高胆红素血症

申德林等（《河南中医》1988，4：30）用通腑祛瘀重用大黄治疗病毒性肝炎高胆红素血症 38 例，收到了较好的疗效。其中淤胆型肝炎 19 例，慢性活动性肝炎（简称慢活肝）12 例，肝炎后肝硬化 5 例，亚急性重型肝炎 1 例（肝穿活检证实），婴儿肝炎综合征 1 例。

［治疗方法］茵陈 60g，栀子 20g，大黄 20~60g（后下），金钱草 30g，枳实 20g，厚朴 20g，郁金 30g，丹参 30g，赤芍 40g。儿童及老年人酌情减量，大黄先从小剂量开始，以后逐渐递增。日服 1 剂，上午顿服，儿童日

服 1 剂，分 2~3 次。

[结果] 一般服后 2~3 小时开始腹泻，腹泻次数少者 1 日 3 次，多者 6 次。泻后多数病人感觉腹胀减轻，食量增加，少数病人服后腹部隐痛，排便后即可消失。多数病例服 7 剂后临床症状逐渐减轻，黄疸开始下降，特别是前 2 周黄疸消退较快，后期退黄速度缓慢。治疗后黄疸指数、谷丙转氨酶及蛋白比例呈同步改善，推测本法可能在多个环节发挥作用。

4.用大剂量茵陈蒿汤为主的综合疗法治疗重型肝炎及重型慢性活动性肝炎

阳大中等（《实用中西医结合杂志》1990，6：364）用大剂量茵陈蒿汤为主的综合疗法治疗重型肝炎及重型慢活肝 7 例，取得满意效果。

[治疗方法] 西药治疗组 7 例：静脉滴注葡萄糖液，小剂量肝素，654-2、短程肾上腺皮质激素、胰岛素-胰高血糖素，血及血液制品，支链氨基酸以及抗菌药物，酸化肠腔，自身腹水输入等。茵陈蒿汤治疗组 7 例：除同上西药治疗外，给予茵陈蒿汤日 1 剂：茵陈 50g，栀仁 30g，生大黄粉 50g。少量多次服用。昏迷患者采用鼻饲法给药。

[结果] 茵陈蒿汤组：急性、亚急性重肝 5 例，治愈 3 例，好转 2 例；重型慢活肝 2 例，治愈 1 例，无效 1 例。西药治疗组：急性、亚急性重肝 4 例，均无效；重型慢活肝 3 例，治愈 1 例，无效 2 例。茵陈汤组疗效优于西药治疗组（$P < 0.05$）。

[体会] 采用大剂量生大黄粉为主的茵陈蒿汤，多数患者服药 3~4 剂后症状开始好转，神志转清，食欲增加，腹水消失，出血停止。

5.用加味茵陈蒿汤治疗小儿急性黄疸型肝炎

吴声宏（《上海中医药杂志》1987，9：17）总结本院用加味茵陈蒿汤治疗小儿急黄肝 378 例。

[治疗方法] 茵陈 30g，生山栀、板蓝根各 10g，生大黄 5g（后下），蒲公英 15g。煎汤代茶饮，煎药时间不宜太长。1 日 1 剂，30 天为 1 个疗程。

[结果] 痊愈 372 例，好转 6 例。退黄最快者 3 天，最慢者 10 天，平均退黄 5~6 天。食欲好转 3~5 天，精神好转 5~8 天，肝肿大恢复正常 11~20 天，肝功能恢复 20~40 天。

还有，早在 20 世纪 50 年代，黄伟康（《上海中医药杂志》1957，8：19）与程国树（《上海中医药杂志》1959，4：20）等，就分别以茵陈蒿汤为主治疗急黄肝 20 例与 29 例，均收到较好疗效。尔后陈伯涛（《江苏中医》1962，2：17）统计用茵陈蒿汤治疗 1184 例，近期治愈率达 95% 以上，有效率 100%，若减去大黄，则疗效有所降低。丛月珠等（《江苏中医》1965，11：13）探讨了茵陈蒿的剂型改进，认为茵陈蒿汤改丸剂，便于携带、服用，且减少副作用，有一定优越性。赵灿鑫（《湖北中医杂志》1987，6：23）从 500 例急黄肝的治疗探讨茵陈、大黄的剂量与煎法，认为重用大黄有利于清除肠道积滞，促使疫毒排泄；茵陈久煎则易使茵蒿素遭到破坏，故以后下为宜。这与茵陈蒿汤原始煮法"先煎茵陈"有别。张瑞（《湖南中医学院学报》1992，1：32）用茵陈蒿汤加味治愈先天性胆道阻塞 2 例。均为男性婴儿，分别为 40 天与 48 天。高向社等（《云南中医杂志》1985，5：54）总结了近 35 年来茵陈蒿汤治疗传染性黄疸型肝炎的研究进展。

关于茵陈蒿汤药理作用的现代研究，目前取得了一些成就，为我们更好地运用本方提供了比较有价值的依据。如邹祖绳等（《中国药学会 1962 年学术会议论文集》1963：332）通过实验证明：茵陈蒿汤及其组成各药，均能降低小鼠四氯化碳中毒性肝炎的死亡率；茵陈蒿汤及其醇提取物，能促进大白鼠胆汁的分泌；茵陈蒿汤还有解热以及降低血中胆红素的作用。韩德五等（《山西医药杂志》1975，3：79）介绍，实验用四氯化碳致成大白鼠的急性肝损伤，观察茵陈蒿汤及其组成各药对肝损伤的防治作用。实验结果表明，接受药物治疗的动物，肝细胞的肿胀、气球样变、脂变与坏死，均有不同程度的减轻；肝细胞内蓄积的糖原与核糖核酸含量有所恢复或接近正常，血清谷丙转氨酶活力显著下降。为茵陈蒿汤的退黄作用和治疗肝炎提供了形态和功能的基础。吕维柏（《中医杂志》1979，2：45）也报道，茵陈、栀子、大黄这三味药都有明显的利胆作用。尤其是茵陈，已从中分离出至少 4 种有效成分（对羟基苯乙酮、二甲氧基香豆素、绿原酸、咖啡酸），大黄不仅促进胆汁分泌，还使奥迪括约肌松弛，胆囊收缩，使胆汁流畅。而且介绍这三味都有抗病毒作用（流感病毒），大黄还有在试管内抑制乙型肝炎抗原的作用，因此认为用本方治疗黄疸型肝炎是很合适的。矢数道明（《临床应用·汉方处方解说》6 页）也介绍日本人报道将本方的三味药物逐一进行利胆实验，茵陈蒿和大黄的利胆作用较弱，栀子根本没有利胆作用。然而，如三味相合，则可发生明显的利胆效果，足以说明本方组方配伍的合理性及科学性。

编者按

综上所述，茵陈蒿汤治疗急黄肝，无论是传统经验，或设对照观察，还是实验研究，都已证实其良好疗效，不失为一首治疗黄疸病湿热发黄的主方。茵陈蒿汤中大黄的用法用量至关疗效，应特别重视。大黄的煎法，多数学者的经验认为应与其他药同煎煮，这符合茵陈蒿汤的原始煮法；大黄的用量，不少学者认为应重用为宜，这与茵陈蒿汤的用量比例（茵陈蒿六两、栀子十四枚、大黄二两）不同，但却与吴又可的变通方相合。《温疫论·发黄》茵陈汤：茵陈一钱、山栀二钱、大黄五钱。方中大黄用量是茵陈的五倍。吴又可强调指出："设去大黄而服山栀、茵陈，是忘本治标，鲜有效矣。或用茵陈五苓，不惟不能退黄，小便间亦难利。"这说明，张仲景在茵陈蒿汤方后说的"小便当利……黄从小便去也"，其利尿退黄之功，不仅是茵陈，而且在大黄。总而言之，古今医家的经验都证实，茵陈蒿汤为治疗急黄肝的要方。本病治法可以归结为四点：退黄必利胆；退黄必通腑；退黄必解毒；退黄必逐瘀利湿（尿）。大黄一药四得，为的对之品，当任治黄主药。

（三）大黄䗪虫丸的应用

1. 大黄䗪虫丸治疗亚急性重症肝炎

舒冒杰等（《中国中西医结合杂志》1987，11：683）运用中成药大黄䗪虫丸治疗2例亚急性重症肝炎获得治愈。2例患者均有高度黄疸、腹水，难以治疗，病死率极高。

[治疗方法] 在入院早期均使用一定量血浆，同时1例坚持服用大黄䗪虫丸4个月，每日2次，每次2丸；1例连服一年半，半年后用量减半。

[结果] 在入院早期均使用一定量血浆，对提高抗病力有一定作用，但从整个治疗过程看，大黄䗪虫丸起到了关键作用。

2. 大黄䗪虫丸治疗慢性活动性肝炎

（1）舒冒杰（《中国中西医结合杂志》1983，5：277）用大黄䗪虫丸与五仁醇联合治疗乙型慢性活动性肝炎30例。并经长期随访与对照组20例比较，有较好的治疗效果。

[**治疗方法**] 治疗组：大黄䗪虫丸（中成药，某国药厂生产），每次2丸（每丸重3.3g），每日2次内服；五仁醇（五味子提取物），每次100~150mg，每日2次内服。每3个月为1个疗程，不另给保肝药物，每例患者至少治疗两个疗程，有效者坚持服药1年以上，并进行长期随访，一般停药后随访1年左右。对照组：给一般保肝药物如维生素、肝太乐及中成药逍遥丸、当归丸等，疗程及随访同上。

[**结果**] 治疗组30例经1~2个疗程治疗显效（肝功能各项全部正常）23例，好转2例，无效5例。对照组20例经治疗2个疗程后，显效仅2例。两组比较治疗组明显优于对照组。

[**体会**] 五仁醇本身虽无活血化瘀效力，但降酶作用好，对肝脏有一定保护作用，与大黄䗪虫丸联合使用可取长补短。通过30例患者治疗结果，初步看来治疗组症状改善、体力恢复均明显，而且肝功能改善较快，与对照组比较有显著性差异。根据该病病理变化恢复较慢的特点，在患者肝功能恢复正常后，继续坚持服药一段时间，有利病理改变得到稳定恢复。一般可先将五仁醇逐步减量或停服，大黄䗪虫丸则需服1年以上或更长时间。本组病例最长服用大黄䗪虫丸3年，服用期虽长，但未见明显副作用。原血小板偏低、出凝血时间稍长的患者随肝功能好转亦恢复正常。少数病人服用大黄䗪虫丸初期可能有短暂性腹泻，加之腹泻也是该病患者常有的症状之一，故可自小剂量开始，随患者适应情况再增加用量。妇女患者可在月经来潮时减量或停服数日以免月经过多。这样，一般患者均能耐受每日4丸用量。经长期服药后，腹胀、肝区痛等症状明显减轻，肝脾回缩。原有腹泻症状的患者经过治疗，不但未见加重，且可得到改善。

（2）舒氏等（《实用中西医结合杂志》1990，2：73）又用大黄䗪虫丸治疗乙型慢性活动性肝炎115例。结果在改善症状体征与肝功能等方面，均明显优于对照组（95例）。

（3）刘光汉（《陕西中医》1986，7：301）用大黄䗪虫丸治疗慢性活动肝炎 40 例。并设肌苷对照组。

[治疗方法] 大黄䗪虫丸组：某药材公司生产，每丸 3g，初服 1 丸，1 周后增至 2 丸，1 日 2~3 次，连服 2 个月至 1 年。孕妇忌服。肌苷组：用肌苷注射液 0.1g，每日 1 次，肌内注射。两组辅助治疗均用维生素 C 0.2g，1 日 3 次，肝太乐 0.2g，1 日 3 次；维生素 E 10mg，1 日 3 次，可连服 2~5 个月。

[结果] 大黄䗪虫丸组 40 例：治愈 17 例，有效 19 例，无效 4 例。肌苷组 20 例：治愈 4 例，有效 12 例，无效 4 例。

[体会] 大黄䗪虫丸服用方便，副作用小，长期服用，又能治疗和预防肝硬化，具有降酶、降浊、除黄、消退腹水的作用。临床中有推广应用的价值。

编者按

大黄䗪虫丸是《金匮要略》用于治疗虚极而久瘀的方子，具有缓攻（活血攻瘀）、补虚（补益阴血）的功效。上述用以治疗重症肝炎、慢性肝炎以及肝硬化（详见消化系统疾病），都取得较好疗效。动物实验证明，大黄䗪虫丸有对抗肝损伤、降酶及改善蛋白代谢异常等作用，而且还有抑制肝脏胶原形成，减少肝纤维化作用。为该药治疗肝病提供了实验依据，值得深入研究和临证辨证选用。

流行性乙型脑炎

流行性乙型脑炎（简称乙脑），属中医暑温、伏暑等范畴；多发于夏秋季，以 2~6 岁小儿为多；是乙型脑炎病毒由蚊虫叮咬传染所引起。其临床表现以突然高热、头痛、呕吐、嗜睡、烦躁，迅速出现昏迷、惊厥、强直性痉挛、脑膜刺激征，血液检测白细胞、中性粒细胞增多，补体结合试验阳性，脑脊液检查示细胞、蛋白增高，糖、氯化物正常为特征。其病因为暑热疫邪。病机为疫邪内侵，化火生痰，闭窍动风所致。目前西医认为，早期应用激素能使病变程度减轻，一般病死率在 10% 左右，有后遗症者 5%~20%。辨证采取以大黄为主的下法，可提高疗效。

1. 以"泻下法"为主治疗乙脑

广东省河源县蓝口公社卫生院（《新中医》1983，2：22）以"泻下法"为主收治乙脑18例。

[治疗方法] 小承气汤加味：大黄15g，厚朴、枳实、黄连、僵蚕各9g，钩藤12g，白芍12g，大青叶30g，板蓝根45g，生石膏45g；再加水牛角45g效果更好。一般1天两剂，水煎分2~4次口服或鼻饲灌入。极重型可4~6小时投1剂尽速达到通泻大便。并配合西药的支持疗法、对症疗法等。

[结果] 18例患者中，除1例极重型入院不到5小时死亡于脑疝外，其余17例全部治愈出院，并无一例后遗症。17例用药后均排出腥臭柏油样大便，继而症状很快改变，病情明显好转。

[体会] 治疗乙脑用下法，大黄用量一定要大，泻下力才够。18例中我们对2例用一般量病情未获好转，改用大剂量后1~2剂而收效。配合西药之对症疗法，早期使用脱水剂也极为重要。

2. 通下法为主配合西医对症支持疗法治疗重症乙脑

李留记等（《浙江中医》1989，7：299）收治重症乙脑58例，以通下法为主，配合西医对症支持疗法。

[治疗方法] 生大黄20~30g（后下），玄明粉15~25（冲服），生石膏60~120g（先煎），知母20g，蝉蜕、钩藤各15g，生地、板蓝根、银花、太子参各25g，甘草10g。加减法：高热加羚羊角粉、紫雪散、寒水石；昏迷加菖蒲、郁金、远志、安宫牛黄丸；抽搐加地龙、僵蚕；痰鸣加鲜竹沥、天竺黄、胆南星。每日2剂，分4次煎服。每次大约煎成200~250ml，经鼻饲管缓慢注入。一般服药后4~7小时即大便通泻，每天3~6次。以便出清稀无浊臭时停服泻下药。患儿均插胃管鼻饲，保证给药途径通畅，并维持水电解质、酸碱平衡。部分患儿尚应用西医对症、支持疗法。

[结果] 痊愈52例，占89.7%；死亡4例，占6.9%；留有后遗症2例，占3.4%。住院时间平均为16天。

编者按

上述以大黄通下为主的方法，配合清热解毒、凉血、息风等药治疗乙脑，收到了降低死亡率、减少后遗症的效果，值得推广。治乙脑用下法，并非单纯通便，主要是借助通便以泄热解毒，釜底抽薪。所谓"温病下不厌早"，概指此类疾患。须要说明，下法是治疗乙脑的重要法则，但要取得良效，还应辨证论治，配合其他有效方法。例如在20世纪50年代，石家庄市的郭可明先生运用治疗暑温的法则，采取辛凉重剂白虎汤治疗乙脑取得良效，受到全国重视。尔后北京地区结合临床实践，运用"暑温偏湿"的理论指导治疗，亦取得经验。蒲辅周先生等曾撰文（《中医杂志》1957，9：464）谈乙脑中医辨证施治的一般规律，总结出治疗乙脑的八法及常用方剂。八法是：辛凉透邪法、逐秽通里法、清热解毒法、开窍豁痰法、镇肝息风法、通阳利湿法、生津益胃法、清燥养阴法。最后指出："中医治乙脑，必须根据治疗温病的原则。"

流行性腮腺炎

流行性腮腺炎（简称腮腺炎），属于中医痄腮范畴。多发于冬春季节，以5~9岁小儿为多，是腮腺炎病毒出呼吸道传染所引起。其临床表现以发热、一侧或双侧腮腺非化脓性肿胀、疼痛、腮腺管口可见红肿等为主症。其病因为风温时毒。病机为风温时毒侵犯少阳胆经，气血壅滞不散所致。预后多良好，病程约10天。有的发生睾丸炎（成人）、脑膜炎、心肌炎等并发症。西医没有特效药物。以大黄为主药研末外敷患部或足心涌泉穴，效果良好。

1. 生大黄外敷治疗腮腺炎

苏日佼（《中国中西医结合杂志》1990，11：693）采用大黄外敷，治疗腮腺炎26例。

[治疗方法] 生大黄3~4g，研细加食醋调成糊状，涂于纱布上。涂布范围同肿胀部位大小，敷于患处。外加一层塑料薄膜，以防药液外渗，每日敷1~2次。同时忌酸饮食。有高热者给以退热处理。所有病例均未用其他抗病毒等药物。

[结果] 外敷3日，痊愈14例（占53.8%），好转12例（占吐46.2%），

总有效率100%。

2. 大黄、芒硝外敷治疗腮腺炎

叶长青（《山东中医杂志》1983，5：42）用大黄、芒硝外敷治疗腮腺炎。

[**治疗方法**] 大黄2份，芒硝1份，食醋适量。大黄、芒硝研碎为细末，醋调成糊状。应用时先将患部皮肤洗净，然后将药糊涂于患处，面积略大于肿胀部位，日敷1次。

[**结果**] 轻者2~3次，重者3~4次即可痊愈。饮食宜清淡，忌辛荤腥。本方对阳性疮疡初期、带状疱疹、急性乳腺炎亦有良效。

3. 疖腮膏治疗小儿腮腺炎

马晓红等（《黑龙江中医药》1991，6：29）采用祖传方药疖腮膏治疗小儿腮腺炎715例。

[**治疗方法**] 疖腮膏方药组成：大黄、川连、大青叶、雄黄等量，共为细末，以凡士林调之。观察组涂于患处（腮腺肿胀部位），保留12小时，次日换药，共涂3次，观察疗效。对照组口服中药。

[**结果**] 以3日内腮腺肿胀消失，伴随症状消失为观察指标。观察组715例，3日内肿胀消失者712例，疗效不显著者3例，有效率为99.27%；对照组有效率为87%。

4. 釜底抽薪散外敷涌泉穴治疗腮腺炎

章晋根（《江西中医药》1985，3：52）、文远荣（《新中医》1985，7：36）、邱汝尧（《山东中医杂志》1992，6：60）、田延风（《江苏中医》1992，9：7）先后报道了用釜底抽薪散外敷涌泉穴，分别治疗腮腺炎40余例、200多例、110例、40例，均取得很好效果。

[**治疗方法**] 吴茱萸10~15g，大黄9~12g，黄连或胡黄连9g，胆南星4~15g。共研细末，醋调成稠糊状，于晚上睡前外敷双足涌泉穴处，纱布包好，晨起取下；有的主张腮腺炎右侧敷左足，左侧敷右足，双侧敷双足，每剂敷24小时；有的强调药糊干后即换药，每日数次。

[**结果**] 连续敷药2~4天，有的称"全部治愈"，有的说"效果满意"。患者年龄越小，病程越短，疗效越好。注意：此药不可内服；重症患者须

配合其他中西医疗法。

🍃 编者按

大黄苦寒，内服有"将军"之功，外敷有清热解毒、消肿抗炎之效。用大黄为主外敷腮腺炎患部，或配合吴茱萸等药下敷涌泉穴，都简便易行，效果既好且快。可结合内服中药，轻症用银翘散，重症用普济消毒饮，有严重并发症者应中西医结合治疗。

流行性出血热

流行性出血热（简称出血热），属于中医温病伏暑等范畴；多见于青壮年；是一组由虫媒病毒（鼠类为主要传染源）引起的自然疫源性疾病。临床表现以发热、出血、休克等为特征。临床过程可分为发热期、低血压期、少尿期、多尿期、恢复期等 5 期，常交叉重叠。但大部分患者有典型的临床过程，几乎都有蛋白尿。并发症主要有急性心力衰竭、肺水肿、肾脏破裂及其他继发感染等。其病因为温热疫毒。病机是疫毒外袭内侵，深入血分，血热毒盛，络损血瘀，病势凶险。出血热迄今尚无特效疗法，目前西医一般针对各期主要矛盾进行综合性治疗，如液体疗法、抗休克、抗凝、抗肾衰、免疫疗法等，疗效不够满意，病死率一般在 5%~10%。中医以大黄为主的通瘀攻下方法，提高了疗效。

1. 桃仁承气汤中西医结合治疗出血热早期

艾黎明等（《中国中西医结合杂志》1991，7：424）早期应用桃仁承气汤中西医结合治疗出血热 91 例。所有病例入院时随机分为治疗组和对照组。治疗组 48 例，对照组 43 例。两组均具出血热典型发热中毒症状。

[治疗方法] 两组病例均进行抗病毒、止血、预防感染、维持水电解质、酸碱平衡等处理。治疗组加用中药方剂：大黄 20~30g（后下），芒硝 30g（冲），桃仁 15g，赤芍 12g，丹皮 12g，枳实 12g，栀子 12g，车前子 30g，滑石 30g，木通 9g。成人每日 1 剂，水煎频饮。呕吐甚者采用鼻饲。以保持水样便为宜。休克期大黄、芒硝酌情减量，保持大便通畅即可。用至患者体温正常 3 天，血压稳定，尿量 > 1000ml/d，停用本方剂。

［结果］桃仁承气汤在流行性出血热的早期应用，在超越休克期、少尿期和缩短发热时间、血小板恢复正常时间和多尿期持续时间等方面疗效均优于对照组。根据"温病下不嫌早"之说法，早期应用，防患于未然，起到釜底抽薪之作用。

2. 泻下通瘀法治疗出血热少尿期急性肾功能衰竭

周仲瑛（《山东中医杂志》1985，10：27）用泻下通瘀法治疗出血热少尿期急性肾功能衰竭86例。

［治疗方法］泻下通瘀合剂由大黄、芒硝、桃仁、枳实、生地、麦冬等组成。每剂60ml，每次1剂，口服，每日2次。重危者增至每日3次。呕吐难以进药者，针刺合谷、内关或姜汁滴舌，少量多次给药。恶心、呕吐不能进药者给予灌肠，每日2~3次，每次60~120ml，但以口服疗效较好。

［结果］泻下通瘀法，能缩短病程，提高治愈率。其中60.46%的病人越过多尿期，进入恢复期，总有效率达96.51%。

［体会］关于大黄的用量，可根据年龄大小、体质强弱、病情轻重适当增加，一般常用量30g，其中1例增加到90g，而大便次数并未增加。对一般少量及中等量腔道出血，用之病情可很快得以好转。同时在发热中后期应用泻下通瘀法，每可避免低血压休克的发生，越过低血压期。本法泻下热毒，祛瘀，凉血，清心，每可收到邪去神安之功。

3. 中西医结合治疗出血热重度急性肾功能衰竭

刘吉祥等（《中国中西医结合杂志》1991，8：475）采取中西医结合治疗出血热重度急性肾功能衰竭36例。

［治疗方法］随机分为两组：对照组以西医西药为主的综合性治疗。治疗组在对照组基础上加用中药"护肾液"（即中西医结合治疗），组方：丹参、生大黄各30g，白茅根60g，黄芩炭、川芎、当归各12g，黄芪、党参各24g，甘草9g。用法：每日1~2剂，分次使用。必要时首剂加倍，口服、鼻饲或高位灌肠。连用3~5日或直至超越少尿期。

［结果］治疗组，即中西医结合治疗本病，可明显提高治愈率与降低病死率；明显减少消化道大出血及其死亡率；明显缩短少尿期与蛋白尿转阴时间。

4. 通腑降逆法治疗关格证

夏远录（《湖南中医杂志》1989，3：20）用通腑降逆法治疗关格证 37 例，其中重型 22 例，危重型 15 例；有恶心呕吐者 35 例；尿少尿闭者 37 例；大便不通者 24 例。

[治疗方法] 枳实 10~15g，大黄 10~15g，芦根 30~40g，竹茹 20~30g，佩兰 15~30g，滑石 20~30g，黄柏 10~15g，茅根 100~150g，丹参 20~30g。结合辨证适当加味。视病情轻重，每昼夜服药 2~3 剂，并根据病情适当予以纠酸补液等支持治疗。

[结果] 治愈 35 例，死亡 2 例。

[体会] 出血热少尿期，因急性肾功能衰竭，常出现尿少尿闭，呕恶不止，腹胀便闭等关格症状，其病机多为疫毒邪热挟湿挟瘀内结中阻，三焦不利，上下格拒不通。《证治汇补》称关格证："关应下而小便闭，格应上而生呕吐，阴阳闭绝，一日即死，最为危候。"遵六腑以通为用之旨，运用通腑降逆法治疗重型出血热少尿期，累获良效。究其原因，是通腑降逆法能逐邪荡积，开关启闭、疏导气机之故。在处方选药中，最为关键者是枳、朴、硝、黄之通腑降逆。正如龚廷贤在《寿世保元》一书中所言："阴阳关格，前后不通，寻常通利大府，小水自行。"

5. 加味葶苈大枣泻肺汤治疗出血热少尿期合并急性肺水肿

钱茂（《江苏中医》1988，9：8）用加味葶苈大枣泻肺汤治疗出血热少尿期合并急性肺水肿患者 57 例。

[治疗方法] 葶苈子 10g，大贝母 15g，炙桑白皮 30g，通草 12g，车前子 30g，炒枳实、生大黄（后下）各 15g，生地、丹参、白茅根各 30g，大枣 5 枚。

[结果] 57 例患者，服药后一般数小时至 2~3 天内大小便次多量增，肺水肿征象迅速改善、消失。

[体会] 急性肺水肿是血浆通过肺泡膜进入肺泡及细支气管的一种综合征。临床表现为严重的阵发性呼吸困难，紫绀、咳嗽、吐金色或红色泡沫样痰，心率增速，两肺可有干性、湿性罗音或哮鸣音。急性肺水肿是出血热少尿期发生率较高、死亡率亦高的合并症之一。加味葶苈大枣泻肺汤中应用大黄，攻积导滞，使大量水液通过大便而解，缓解高血容量，降低血

钾，使肺水肿得以解除。

还有，任德旺（《中国中西医结合杂志》1990，8：504）用清瘟败毒饮为主治疗出血热223例；张先勇（《湖南中医杂志》1991，2：2）用通里攻下凉血化瘀法治疗出血热急性肾功能衰竭334例；隆义清（《中国中西医结合杂志》1991，12：752）用中西医结合治疗出血热急性肾功能衰竭26例；杨孝勤等（《陕西中医》1992，2：50）用大柴胡汤为主治疗出血热少尿期12例。以上分别在不同的治疗方中用大黄、芒硝各10~15g不一，都取得满意疗效。与同期单用西药对比疗效较好。吴培俊等（《湖北中医杂志》1990，4：16）采用中西医结合（西药常规治疗加中药：大黄50g、人参9g，水煎服，日1剂，分两次服）治疗出血热所致急性肾衰46例，与仅用西药常规治疗的41例对比，疗效较好。

编者按

上述报道，多是针对病情危重的出血热少尿期急性肾功能衰竭的治疗。治疗方法，主要是采取以大黄为主的承气法通腑泄热，并辨证加活血、清热、养阴、利尿、益气等药而组方。治疗方式，多为在西医西药常规治疗的同时加用中药，并设立西药组对照。结果表明，中西医结合治疗本病，提高了疗效，降低了病死率。总之，通腑解毒化瘀是治疗本病的主要治则。根据出血热的临床过程，发热期应重清热解毒；低血压期应重益气养阴；多尿期应重固肾缩尿，全在临证灵活运用。

带 状 疱 疹

带状疱疹属于中医缠腰火丹范畴。多发于春秋季，以成年人居多。是因水痘带状疱疹病毒的潜伏性感染被激活而发病，接触传染者极少。其临床表现以沿外周神经分布的成簇丘疹、水疱、患处皮肤灼红、剧痛为主症。其病因是情志内伤，脾湿内蕴，感染邪毒，病机为肝气郁结，久而化火，或脾失健运，蕴湿化热，湿热相搏，并感染邪毒所致。西医认为本病有自限性，一般采取局部干燥、消炎及止痛等对症治疗。其中卡马西平对神经痛有较好疗效。以大黄为主药外用、内服收效良好。

1. 大黄虎杖冰片酊治疗带状疱疹

李加坤(《中医药学报》1991，4：35)应用大黄虎杖冰片酊治疗带状疱疹 155 例。病灶部位：头面部 47 例，颈项部 32 例，胸背部 59 例，腹部 17 例；疹型：小丘疹 14 例，小疱疹 56 例，大疱疹 45 例，血性疹 40 例。

[治疗方法]取大黄、虎杖、冰片各 15g，浸入 300ml 95% 乙醇 24 小时后，取澄清液，备用。用药棉蘸取药液，涂于带状疱疹发生处及疼痛存在区域，每日次数不限。溃烂处禁止使用。

[结果] 7~25 天全部治愈，平均 11.7 天。若同时内服可清热解毒祛湿，能提高疗效。

[体会]大黄虎杖冰片酊中，冰片辛散香窜，通络行滞。将冰片溶于乙醇，频频涂布，使患处有明显的清凉舒适感，可迅速抑制疼痛。

2. 自拟土茯苓大黄汤治疗带状疱疹

宋锡祥(《四川中医》1990，2：41)用自拟土茯苓大黄汤治疗带状疱疹多例，疗效可靠。

[治疗方法]土伏苓 120g，大黄、银花、连翘各 30g，黄连、黄柏、生地各 10g。日 1 剂，水煎服。

[结果]一般服 4~5 剂痛止病愈。

[体会]方中重用土茯苓清热除湿解毒，大剂量大黄泻火凉血、清热解毒止痛。二者合用，大黄可助土茯苓清热解毒之功；土茯苓可缓大黄泻下之峻猛。

3. 三黄二香散外敷治带状疱疹

殷人彰(《新中医》1987，2：44)、张长顺(《浙江中医》1989，7：305)先后采用《温病条辨·上焦篇》第 20 条中三黄二香散外敷治带状疱疹有捷效。

[治疗方法]生大黄、黄连、黄柏各 30g，乳香、没药各 15g。"上为极细末，初用细茶水调敷，干则易之，继则用香油调敷"。殷氏用细茶叶泡汁调成糊状，外服患处，干则易之。

[结果]一般 1~2 日后结痂，疼痛消失，4~6 日痊愈。若疱疹未破，应

用三棱针刺破再敷，外盖消毒纱布。每日 1~2 次。用后当日痛减，3~4 日治愈。

编者按

带状疱疹从出疹到退疹的自然病程为 12~20 天。上述外敷、内服方法能缩短病程，迅速止痛，效果理想。

狂 犬 病

狂犬病乃狂犬病毒所致的急性传染病，人畜共患，多见于犬、狼、猫等肉食动物，人多因病兽咬伤而感染。临床表现为特有的恐水怕风、咽肌痉挛、进行性瘫痪。由于恐水症状比较突出，故本病又名恐水症。其病死率近 100%，患者一般于 3~6 日内死于呼吸或循环衰竭。本病缺乏有效的治疗手段，故应加强预防措施。预防接种对防止发病有肯定价值，严格执行犬的管理可使发病率明显降低。有报道用大黄等药治愈狂犬病。

石恩骏（《浙江中医》1988，11：513）在谈运用大黄之体会中说：昔在黔南，狂犬猖獗。一狂犬连伤四人，三人头皮撕裂，深见骨骼。因地域边远，无疫苗注射，不得已缝合创口后，用酒制大黄、蝉蜕、桃仁等药，连服三日，半月后伤愈出院，至今近 2 年无恙。另一人因仅伤腿部，未曾来诊，2 月后病发，恐水气急，冲撞嚎叫而死。狂犬邪毒深重，似在血分，因思大黄或可解散血分之顽毒，其服药后，泻下污黑稀便无数，显有瘀血夹杂，亦见大黄下瘀血之功力。又曾治癫狂症，用生大黄 60g，泻下后神志逐渐清楚。狂犬病与癫狂之病因相去甚远，而病机皆为瘀热内积，故均取效于大黄下瘀血，解热毒之力。

编者按

狂犬病早期易误诊，儿童及咬伤史不明显者尤然。已经发作阶段的患者，根据狗或猫咬伤史，咬人动物已确定有狂犬病，以及一些突出的临床表现如咬伤部位感觉异常、兴奋躁动、恐水怕风、咽喉痉挛等，即可做出诊断。

第二节　细菌性疾病

细菌性痢疾

细菌性痢疾，中医在《内经》中称肠澼、滞下，在《金匮要略》中与泄泻合称下利，宋代至今统称痢疾。任何性别、年龄均可发病。本病多发于夏秋季节，是由痢疾杆菌引起的急性肠道传染病，以结肠化脓性炎症为主要病变，有全身中毒症状，临床表现以腹痛、腹泻、里急后重、便下脓血为特点。粪便检查有大量红细胞、白细胞、脓细胞、病原菌。其病因多为外受湿热疫毒之邪，内伤饮食生冷不洁之物，损及胃肠。病机为疫毒蕴结肠道，阻碍气机，熏蒸血脉所致。西医以抗生素、对症治疗为主。中医治疗以清热解毒，利湿止痢为大法。大黄在急、慢性细菌性痢疾中均有妙用。

（一）急性细菌性痢疾

1. 白头翁加大黄汤为主治疗急性细菌性痢疾

邵金荣（《江苏中医》1986，7：9）用白头翁加大黄汤为主，治疗急性细菌性痢疾48例。

[治疗方法]白头翁8g，黄连6g，黄柏10g，秦皮12g，炒大黄10g。初起有表证者，加荆芥、防风、葛根疏表化湿；若热重于湿，大便赤多白少者，加马齿苋、苦参、地榆炭；若湿重于热，大便白多赤少，舌苔白腻罩黄者，加苍术、藿香、厚朴芳化湿浊；若腹痛、里急后重较重者，加槟榔、木香、焦楂行气导滞。每日1剂，日服3次，小儿剂量酌减。

[结果]48例急性细菌性痢疾患者，全部以本方治愈（症状体征消失，血象正常，粪检阴性）。疗程3天者29例，5天者11例，7天者8例。

2. 苏东黎老中医所传之通肠导滞汤治疗急性细菌性痢疾

陈建聪（《云南中医杂志》1985，3：64）运用苏东黎老中医所传之通肠导滞汤治疗急性细菌性痢疾31例。

[治疗方法]大黄15g，槟榔、木耳、槐米、当归各12g，葛根、厚朴、枳实、焦楂、莱菔子、车前子各9g，木香、川连、甘草各6g。无表证去葛

根，赤痢为主者加桃仁 9g。

[结果] 在用其他中西药效果不好时，以本方为主，用药 6~8 剂，多可治愈。

3. 自拟通腑止痢汤治愈急性细菌性痢疾

谷凤吉（《黑龙江中医药》1988，4：18）自拟通腑止痢汤治愈急性细菌性痢疾 68 例。其中轻型 19 例，普通型 39 例，重型 7 例，中毒型（尚未出现呼吸衰竭与循环衰竭者）3 例。

[治疗方法] 单纯服用自拟的通腑止痢汤，服药期间忌食生冷油腻之品。基本方：枳实 25g，厚朴 20g，槟榔片 15g，大黄 15g，滑石 10g，山楂 20g，金银花 20g，白头翁 20g，甘草 15g。上诸药一煎加水 1000ml，武火急煎，留取药汁 200ml；二煎加水 500ml，留取药汁 150ml；三煎加水及留取药汁量同二煎。各煎药汁混合后频服，于 24 小时内服完。上方为成人常量，临证可根据具体病情、年龄增减用药与用量。

[结果] 所治 68 例急性细菌性痢疾患者，全部临床治愈。其中服两剂治愈 45 例，服 3 剂治愈者 21 例，服 4 剂治愈者 2 例。

[体会] 急性细菌性痢疾在治疗方面宜采取通腑、逐秽止痛之法，使邪去则痢自止，切不可妄用涩肠之品，关门留寇。

还有，卢国珍等（《中国中西医结合杂志》1992，11：693）用芍药汤加减（方中用大黄 15g）水煎后进行直肠滴注，治疗急性细菌性痢疾 80 例，其疗效胜于对照组（芍药汤加减口服与西药抗生素治疗）。邵金荣（《江苏中医》1986，7：9）用大归芍汤治疗急性细菌性痢疾 50 例。年龄最高 67 岁，最小 1 岁。其中服 3 剂者 48 例，2 剂 2 例，均获满意疗效。大归芍汤为明末王子圣《知医必辨》治痢方，方用：当归、大白芍各 24g，川连、黄芩、川朴、槟榔、枳壳各 3g，莱菔子、车前子、生大黄各 6g，山楂肉 10g，甘草 2g。清·李冠仙说大归芍汤"虽虚人痢疾，无不一剂而通，二三剂而愈"。

（二）慢性细菌性痢疾

1. 乌梅丸加大黄治疗休息痢

李勤良（《四川中医》1991，4：23）治疗休息痢数 10 例。

[治疗方法及结果] 乌梅丸加大黄10~15g。再灵活变通。水煎，分日4次温服。少则6剂，多则30余剂，多获佳效。

[体会] 上述方法，以通因通用法为纲，寓温补通下，寒热并举于一方，切合病情。

2. 巧用大黄治久痢

王辉武（《四川中医》1986，8：39）巧用大黄治久痢。其巧用有三：一曰巧制。一般不用生大黄，必须经酒制炒炭后才能用，初用大便次数增多者，要求炒炭存性，中药店如无出售，可以自制，方法是：生大黄片用黄酒均匀喷淋，稍焖片刻，置锅内文火炒黑，取出晾干即得。二曰巧用。剂量宜控制在6~12g左右，并应先小量试投，待患者适应以后再加大用量。三曰巧服。即用粉剂吞服效果比水煎服好，但剂量必须减半。大黄经酒制以后，泻下苦寒之力减弱，临床几无腹泻反应，反有止泻收涩之功，小剂量酒大黄（1g左右）还具有健胃作用。因此，久痢有瘀者可放胆使用。凡寒热错杂者配乌梅丸（《伤寒论》），脾肾阳衰者配双补汤（《温病条辨》），脾虚气弱者配参苓白术散。对改善症状，增进食欲，缩短病程，减少复发有一定作用。

（三）小儿细菌性痢疾

自拟通腑清肠汤治疗小儿急性细菌性痢疾

秦亮（《云南中医杂志》1992，3：22）用自拟通腑清肠汤治疗小儿急性细菌性痢疾80例。

[治疗方法] 生大黄（后下）、黄柏、槟榔、木香、焦楂、枳壳各10g，黄连3g。若发热者加荆芥、防风；头痛、身痛者加葛根、羌活；赤多白少者加秦皮、白头翁；白多赤少者加苍术、川朴、藿香。1剂水煎2次，合汁200~300ml药液，分次频服，日服1剂，治疗期间忌服生冷、油腻之品。

[结果] 本组80例，其中治愈73例，占91.2%（服药1剂10例，2剂34例，3剂16例，4剂以上13例）；好转5例，占6.3%（服药2剂后未坚持治疗，改用他药）；无效2例，占2.5%。总有效率为97.5%。

[体会] 方中以大黄为主药，意在荡涤肠胃之积垢，清泻湿热，推陈致新。诸药合用，具有通腑清肠止痢之效，使湿热与食滞从大便而解，故收

效甚捷。

编者按

上述治痢经验，或在传统方（白头翁汤、乌梅丸）中加大黄，或在自拟方中用大黄，或传统方（芍药汤、大归芍汤）中本来有大黄，用大黄的目的是荡涤肠中之疫毒、积垢，推陈致新，提高疗效。叶天士指出："治痢大法，不过通塞二义。"通法适宜急性细菌性痢疾新感而实者，在清热解毒祛湿方加大黄以攻邪最捷；塞法适宜久痢正虚、虚实夹杂者，在补虚方中加大黄以治实。实践证明，急性细菌性痢疾与慢性细菌性痢疾，大黄用之得当，均有良效。

伤　寒

伤寒属于中医湿温等范畴。多发于夏秋季节，尤以儿童及青壮年为多，是伤寒杆菌由消化道传染所引起。其临床表现以体温梯形上升、继之持续高热、相对缓脉、面色苍白、表情淡漠、玫瑰疹（胸腹部）、肝脾肿大，伴腹痛、便秘或腹泻为特点。血液检查示白细胞、嗜酸性细胞减少，肥达氏反应阳性，血、骨髓培养检查发现致病菌等。有的可并发肠出血、肠穿孔等症。其病因是感受湿热病邪。病机是湿热蕴结中焦，化热伤津所致。目前西医治疗以氯霉素、氨苄西林、复方磺胺甲噁唑、激素、补液、纠正酸中毒、抗休克为主。病死率已从10%下降至1%以下。若配合中药治疗，效果更好。

1. 清肠泄热法治疗伤寒

何焕荣等（《新中医》1982，5：29）用清肠泄热法治疗本病96例。

[治疗方法] 生地榆、红藤、败酱草各30g，黄芩15g，制大黄或生大黄10g。热重加苦参、蚤休、黄连；湿重加平胃散、三仁汤或藿朴夏苓汤；湿热并重加苍术白虎汤。

[结果] 所治全部病例都未发生肠出血穿孔，复发4例，无效10例，余均痊愈。

2. 清热通腑法治疗肠伤寒

毛文彬（《江苏中医》1986，5：11）用清热通腑法治疗肠伤寒43例。

［治疗方法］生地榆、黄芩、制军、白头翁、丹皮、虎杖。根据湿重、热重、湿热并重的不同，适当加味。部分病重者加西药。每日1剂，分两次服，病重者加服1剂。

［结果］经治43例，开始退热时间1~7天，平均3.2天；体温恢复正常时间最短1天，最长15天，平均7.64天。

［体会］从体温高低与退热天数关系看，一般体温越高病情越重，在本病的诊治过程中，舌苔有重要的参考价值。本病可见舌苔白腻或黄腻，且以黄腻苔为多，在血、大便培养及肥达氏试验尚未报告前，可结合病史、症状、发病季节，以舌苔作为诊断依据，若见舌苔从黄腻化薄转淡，说明病情在向痊愈方向转化；若舌苔由薄变为黄腻者，往往体温随之上升，病情加重。

3. 大黄在肠伤寒中的作用

杨金荣（《浙江中医》1992，6：249）谈到大黄在肠伤寒中的两种作用：一是通下泻热作用。对热毒炽盛，邪热弥漫，不论是否化燥结实，每加以大黄，借其苦寒泄降之性，导热下行。二是活血止血作用。应用大黄可防止并发肠出血。对一般量出血或湿热重的更为合适。收治的肠伤寒病人中，从大便潜血阳性发生率来看，运用大黄治疗组28例，阳性者2例，占7.14%；西药治疗组28例，阳性者9例，占32.14%。

编者按

伤寒湿温病的病情特点是发病缓慢，病程较长，证候复杂，治法以清热化湿为主，湿重于热者，着重化湿；热重于湿者，着重清热。不可盲目使用下法。但无论其湿热孰轻孰重，蕴蒸日久，亦必化热化燥而热盛伤津，成为腑实证，可用下法。上述何氏、毛氏等所拟治法，均是在清热解毒方中用大黄以通腑泄热，并灵活加味，可以取法。杨氏认为大黄在治疗伤寒中的两种作用，可做参考。

流行性脑脊髓膜炎

流行性脑脊髓膜炎（简称流脑），属于中医春温、瘟疫等范畴。多发于冬、春季，儿童发病较多，是脑膜炎双球菌引起的化脓性脑膜炎。致病菌自鼻咽部侵入血液循环，形成菌血症，最后局限于脑膜及脊髓膜，成为化脓性脑脊髓膜病变。临床表现有发热、头痛、呕吐、瘀点、颈项强直、颅内压增高、脑膜刺激征等，血液检查示白细胞总数明显增高、中性粒细胞占 80%~90% 以上，脑脊液检查示压力升高、外观混浊或脓样、细胞数明显增多、以中性粒细胞为主，蛋白质含量升高、糖明显减少、氯化物减低等特征。其病因病机为外感疫毒，化热入里，重者热盛动风、气营（血）两燔、甚至邪陷正脱等。目前西医治疗以磺胺药、青霉素 G、氯霉素、脱水、抗休克、纠酸、激素、抗凝为主，病死率在 3%~8%。中药对流脑的防治有肯定疗效。

1. 清瘟败毒饮分证配合西药抢救暴发型流脑

孙氏（《江苏中医》1986，7：9）分两证配合西药抢救暴发型流脑 21 例。

[治疗方法] 脱证：治以回阳固脱，方用参附龙牡汤。闭证：治以清热凉血，开窍息风，方用清瘟败毒饮加减：银花、大青叶、紫草各 30g，连翘、钩藤、生大黄各 20g，石膏 60g，知母、玄参、丹皮、山栀各 15g，犀角粉 0.6g（分吞）。抽搐严重加地龙 12g，全蝎 10g，蜈蚣 3 条，必要时酌加紫雪丹、安宫牛黄丸及至宝丹。以上二证同时用抗休克、抗感染、纠酸、扩容等常规治疗。

[结果] 死亡 4 例。

2. 中药三黄合剂注射预防流脑

南安县中医研究所与防疫保健站（《福建中医药》1960，2：27）在本县部分地区发生流脑期间，应用中药三黄合剂注射预防，取得显著成绩。

[治疗方法] 生石膏 10 斤，黄连、黄芩、大黄各 5 斤。经单味蒸馏提炼，再混合过滤。在提炼与注射过程中，须严格执行无菌操作。

[结果] 1464 人经注射后，无一人发生感染，其效果为 100%，对预防流脑起到了很大的作用。

流脑的治疗，中医根据其病因病机，多采取卫气营血辨证论治。上述孙氏针对闭证病机，在治疗方法中加入大黄通腑泄热，恰到好处。南安县采用三黄合剂预防流脑，可以取法。注射液难于制剂，但由此提示的"治未病"作用，可以改为煎剂变通使用。

破 伤 风

破伤风属中医痉病范畴。任何年龄性别均可发病，是创伤伤口感染破伤风杆菌所致。其临床表现为牙关紧闭、角弓反张、肌痉挛等。发病之前有1~2周的潜伏期，可短至1~2日，或长达2月余，新生儿为5~7日，曾受抗毒素预防者大多延长。起病急缓不一，早期可有全身不适、头痛、肢痛、咀嚼不便等，继而出现肌强直和肌痉挛。肌强直表现为张口困难和牙关紧闭、腹肌坚如木板、角弓反张等。肌强直在痉挛间歇期仍继续存在，乃本病的特征之一。肌痉挛系阵发性，全身肌群均可受累，面肌痉挛时出现特征性的苦笑面容。剧烈痉挛每伴有全身抽搐、呼吸困难，可导致窒息，心力衰竭等。其病因为风毒。病机为风毒侵入创口，阻遏经络，内陷脏腑。目前西医常预防使用破伤风抗毒素等；治疗以伤口处理、抗生素、对症疗法为主。平均病死率为20%~30%。本病表现为里热壅盛者，配合使用大承气汤加味治之，能提高疗效。

大承气汤合木萸散加减为主治疗破伤风中期

杨兴伦（《湖北中医杂志》1989，2：23）以中药为主，同时配合使用破伤风抗毒素分三期治疗本病23例。

[治疗方法] 初期：治以息风镇痉、兼解表邪。中期：治以涤痰通腑、息风止痉，方用大承气汤合木萸散加减：大黄（后下）、芒硝（冲服）、枳实、厚朴、木瓜、吴萸、防风、胆星、天竺黄、黄芩各10g，全蝎6g，蜈蚣3条。高热者加银花30g，连翘20g，川黄连6g，生石膏18g；痰多加竹沥5~10ml；抽搐重者加地龙、僵蚕各10g，并配合西药镇静；体弱年高者减大黄、芒硝，加人参、黄芪各15g。恢复期：治以养阴生津益气、镇惊安神。

[结果] 住院 12~23 天，死亡 1 例，余均治愈。

编者按

痉病在《金匮要略·痉湿暍病》篇有论治，风毒在表者，用栝蒌桂枝汤或葛根汤；风毒入里热盛者，用大承气汤。目前常用中西医结合治疗。中医治法以息风止痉解毒为主。常用药如蝉蜕、地龙、钩藤、全蝎、僵蚕、蜈蚣等，早期加葛根、荆芥等药以祛风，里热便闭加大黄等药以泄热。疗效较好，降低了死亡率。

败 血 症

败血症属于中医温病、疔疮走黄（疮毒内陷、毒邪内攻）等范畴。各种年龄、性别均可发病。其临床表现为在有感染病灶或创伤史的同时，迅速出现寒战高热、脉速、头痛、骨关节疼痛、呼吸急促、心率加快、烦躁不安、皮肤瘀点、肝脾肿大等，并易导致感染性休克、迁徙性病灶。临床血液检查示白细胞总数或嗜中性粒细胞增多，血液、骨髓培养检查发现致病菌。其病因为热毒。病机为热毒炽盛，内陷营血。目前西医治疗以抗感染、抗休克为主，各种败血症的死亡率平均为 30%~40%。中西医结合治疗败血症，可提高疗效。

泻热汤或单味生大黄治疗革兰氏阴性杆菌败血症

张氏等（《中国中西医结合杂志》1984，5：288）用清热解毒法配合西药治疗革兰氏阴性杆菌败血症 40 例。

[治疗方法] 阳明腑实者通腑泻热，方用泻热汤：大黄、芒硝、玄参、甘草，或用单味生大黄。热毒炽盛者，重用清热解毒药。必要时加安宫牛黄丸、局方至宝丹。同时配合抗生素、抗休克治疗。

[结果] 平均体温复常时间 9.8 天，平均血培养转阴时间 9.8 天，合并休克者死亡率为 20%，总死亡率 12.6%。

编者按

临床报道治疗败血症，多采用中西结合疗法。中医治疗以清热解毒凉血法为主，常用生石膏、知母、银花、连翘、公英、黄连、丹皮、赤芍、生地等药。若表现阳明腑实证，则加大黄、芒硝。

肺结核大咯血

肺结核大咯血（含支扩、肺癌等咯血）属于中医血证范畴。多发于重症肺结核有肺空洞者。其临床表现以突发性大咯血为主症。其病因病机为痨虫感染，肺脏受损，或其他病邪损伤肺络，络伤血溢所致。西医治疗多在抗痨的基础上选用垂体后叶素、抗凝、阿托品等，咯血量多者疗效不满意。中医以泻心汤治疗本病症，疗效较好。

泻心汤治疗急性肺出血

高凤才（《浙江中医》1987，3：105）治急性肺出血 105 例。其中经 X 线检查，诊断为肺结核者 60 例，支扩 34 例，肺癌 6 例，心血管疾病 5 例。咯血量 24 小时内最少 60ml，最多 500ml。按中医辨证分为三型，即阴虚火旺型 42 例，肺热壅盛型 36 例，肝火犯肺型 27 例。

［治疗方法］均用泻心汤：大黄 6g，黄芩 3g，黄连 2g。武火急煎，夏天冷服，冬天温服。

［结果］2~3 天止血者 53 例，4 天以上止血者 44 例，4 天以上止血无效者 8 例。

编者按

泻心汤始载于《金匮要略》。原文指出："心气不足，吐血、衄血，泻心汤主之。"以方测证，泻心汤所治为肺胃热盛，灼伤血络所致的吐、衄血，由于失血过多而致"心气不足"。上述高氏用泻心汤治疗肺出血，其病机以火热为主，方证相合，故疗效满意。泻心汤以大黄为主药，泄热、止血、消瘀，一药三用，切合病情。但总为治标之法，要中病即止。肺结核西医治疗以抗痨药为主；中药着重养阴润肺，或培土生金，或滋阴补肾，方为求本治法。

颈淋巴结核

颈淋巴结核，为皮肤结核病的一个类型，属于中医瘰疬、痰核、鼠瘘等范畴。多见于儿童，常由淋巴结结核、肾结核或关节结核继发而来。其临床表现以颈中、颌下、耳前、耳后淋巴结肿大，初起孤立，可移动无压痛，渐至粘连成串，不能移动，酸胀而痛，最后形成冷脓肿，破溃，排出干酪样物，可形成瘘管，脓液培养发现结核杆菌为特征。其病因为阴虚、痰热、气郁。病机为阴虚火旺，热毒煎熬或气郁痰浊结聚所致。西医以抗痨为主，配合手术治疗。以大黄为主的中药治疗，有较好效果。

1. 大黄石灰治疗颈淋巴结核

刘德厚（《中医杂志》1980，3：39）用大黄石灰治疗颈淋巴结核208 例。

［治疗方法］大黄粉 100g，石灰粉 400g，砂锅中炒至石灰显微红色时，取出放凉，过筛，装瓶备用。用时加香油适量，调成糊状，用纱布条浸药后敷在或填塞破溃创口内。

［结果］208 例治愈 181 例，占 87%；有效 26 例；无效 1 例。

2. 自拟大黄木鳖散治疗颈淋巴结核

郭廷赞（《浙江中医》1992，5：211）用自拟大黄木鳖散治疗颈淋巴结核 46 例。病程在 6 个月至 2 年之间。

［治疗方法］炙山甲、炒大黄各 20g，草木鳖（去壳）18g，全蝎 15g，山慈菇 12g，红花 6g，蜈蚣 6 条组成。诸药焙干研为细末，装胶囊吞服（或将上药分为 16 等份，每份分别装入 2 只倒出蛋清的鸡蛋内，搅匀后用面粉包裹，煨热食用，每次 1 只，日服 2 次），每次 6 粒，温开水冲服，此为 1 个疗程之药量，儿童酌减。治疗期间停用其他药物。

［结果］多数患者治疗 1 个疗程后，肿块明显缩小；续服 1 个疗程，局部渐平如常。随访 3 年，未见复发。

编者按

上述郭氏治法，是针对颈淋巴结核未破溃者，刘氏治法是针对已破溃者。颈淋巴结核较难根治，以上疗法可以采用。

第三节　寄生虫病

寄生虫病属中医虫证范畴。中西医治疗虫证均以驱虫为主，而中医常结合辨证选方用药。中药治虫证，以槟榔应用最为广泛，据临床观察与药理研究，槟榔对绦虫及姜片虫有特效，其他虫证亦多配伍应用。大黄治疗虫证多作为辅助药。

绦 虫 病

绦虫病属于中医寸白虫范畴。我国所见的肠绦虫病主要是猪带绦虫病和牛带绦虫病。多流行于喜食生肉的少数民族地区，任何性别年龄都可发病。该病是因食入绦虫囊尾蚴而感染。其临床表现为腹部隐痛、腹泻、恶心呕吐、纳差、失眠、头晕头痛等。大便检查发现白色带状节片或虫卵均可确诊。其病因为虫积。病机为虫积于肠道，影响脾胃运化所致。目前西医治疗以吡喹酮、甲硝唑等为主。中医用槟榔、南瓜子、大黄等药驱虫有良效。

1. 驱绦汤治疗绦虫病

徐氏（《辽宁中医杂志》1979，6：19）用驱绦汤治疗绦虫病 53 例。

[治疗方法] 槟榔 150g，生大黄、枳实各 75g，川椒、乌梅各 15g。先将槟榔砸碎，加水 400ml 煎 20 分钟后，再加余药续煎 15 分钟，煎至 100~150ml，过滤备用。在驱虫的前日晚上口服硫酸镁 15g，驱虫的当日早晨空腹服本药，1 次服完。小儿酌减。

[结果] 47 例服药后 30 分钟至 1 小时左右开始排虫，绝大多数是拧成团的全虫，1 次排出。

2. 槟榔承气汤治疗绦虫病

吕德苗（《黑龙江中医药》1989，1：40）用槟榔承气汤治疗绦虫病 118 例。

[治疗方法] 槟榔片 100g，生大黄 20g，芒硝 25g，甘草 15g（儿童用量酌减）。将槟榔片、甘草先煎 40 分钟，后下大黄煎 15 分钟过滤；二煎 20 分钟过滤，两次滤液合并浓缩至 500ml 备用。晨起空腹，先服药液 300ml，冲服芒硝 2/3，4 小时后服余下部分，午间可进食。

[结果] 118 例服药 1 剂成功者 105 例，服药 2 剂成功者 13 例，驱虫成功率达 100%。

[体会] 本方不仅治疗绦虫病有特效，并对驱蛔虫，鞭虫也有良好作

用。服用本方后有轻度腹泻，以利排出虫积，停药后腹泻自止。若1剂驱虫未成功，间隔1周可再服1剂，对体弱患者，驱虫后可用健脾和胃之剂善后调理。

3. 驱绦汤治疗绦虫病

回秀丽等（《黑龙江中医药》1991，6：31）用本院名老中医胡青山教授所拟驱绦汤治疗绦虫病28例。

[**治疗方法**] 整槟榔150g（捣极细末先煎），榧子20g，二丑15g，苦楝皮20g，大黄15g，水煎。雷丸面20g，生南瓜子仁150g，硫酸镁30g。服法：晨起空腹服南瓜子仁，2小时后服中药煎剂冲雷丸面，过半小时后用水冲服硫酸镁。以上仅服1剂。

[**结果**] 28例中，服药后26例排出虫体，其中20例肉眼可辨认出头节，3例实验室证明有头节排出。排虫率约为93%，头体完整率约为82%。

[**体会**] 本方临床验证排虫率高，排出虫体完整，是驱绦虫较好的方剂。

编者按

上述报道，可见中药驱绦虫疗效很好。据现代药理研究，报道中所用的槟榔能作用于绦虫神经系统，使头节和前段节片麻痹瘫痪；生南瓜子仁有麻痹绦虫中段和后段节片作用，两药合用则麻痹整个绦虫。大黄及硫酸镁加强泻下以排虫。编者采用槟榔、南瓜子、硫酸镁驱绦虫数十例，几乎都能排出全虫。

蛔 虫 病

蛔虫病属中医腹痛、蛔厥等范畴。流行于全世界，多发生于儿童。是因食入蛔虫卵而感染。其临床表现为阵发性脐周疼痛、反复发作、食欲不振、恶心、磨牙等。大便检查到蛔虫卵或有吐蛔、排蛔史者均可确诊。有的可并发胆道蛔虫症、蛔虫性肠梗阻、肝脓肿、阑尾炎、弥漫性腹膜炎。其病因为虫积。病机为虫积于肠道、阻碍气机升降所致。目前西医治疗以哌哔嗪、噻嘧啶、甲苯咪唑、阿苯达唑等驱虫药为主。

1. 大黄粉蜜合剂治疗蛔虫性肠梗阻

刘宝尚等（《中医杂志》1965，8：34）用大黄粉蜜合剂治疗蛔虫性肠梗阻6例。

[治疗方法] 生大黄粉15g，米粉9g，蜂蜜100g。将大米炒香勿焦，研成粉末，合大黄粉调入蜂蜜内，加适量温开水搅匀即可。每小时服1次，全剂分12次服完，1剂未排虫，可再服。

[结果] 经治6例，均排出蛔虫，症状解除而愈。排虫最多者达50余条。排虫均无持续腹泻现象。

2. 通降驱蛔法治疗蛔虫病

徐氏（《陕西中医》1987，5：266）用通降驱蛔法治疗蛔虫病53例。

[治疗方法] 枳实30g，川楝子、乌梅各20g，山楂、槟榔各15g，花椒10g，胡黄连6g。加水400ml，煎至100ml，加醋100ml。分4次1日服完。呕吐加法半夏10g，便秘加大黄10g，玄明粉20g（化服）。

[结果] 服药2~6剂，治愈45例，显效7例，无效1例，总有效率98.1%。

编者按

中医治疗蛔虫病以安蛔、杀虫、驱虫法为主，体弱者加健脾药。徐氏所用通降驱蛔法主方中似可加入大黄。刘氏治蛔虫性肠梗阻法，简便易行，可以效法。若蛔厥则以乌梅丸为主方，详见第五章第五节之胆道疾病。

蛲 虫 病

蛲虫病属于中医肛门瘙痒症范畴。流行于全世界，多见于儿童。是因食入蛲虫卵而感染。其临床表现为肛门、会阴部奇痒、烦躁不安、失眠、消瘦、夜间磨牙、夜惊等。用肛门拭擦法检查蛲虫卵或从肛周及稀粪中查获成虫均可确诊。其病因为虫积。病机为虫积肠中，阻碍气机运行所致。中西医治疗都疗效较好，但因该病极易自体外感染，故无论用何种药物治疗后，隔2~3周再治一次为宜。

榧黄散治疗小儿蛲虫病

秦亮（《黑龙江中医药》1991，5：31）用榧黄散治疗小儿蛲虫病96例。

[**治疗方法**] 用榧子去壳取肉（焙）、生大黄各等份。研末，开水冲服，日服3次，每次为（年龄+1）×0.4g，连服1周。

[**结果**] 显效87例，其临床症状消失，镜检蛲虫卵为阴性；有效9例，其临床症状较前减轻，镜检蛲虫卵较前减少（因未连续用药）。总有效率为100%。

编者按

蛲虫病是儿童常见的一种肠道寄生虫病，主要传播途径是肛门—手—口，特别以集体机构的儿童易相互传播、反复感染、感染率高，我国调查儿童的感染率为40%~70%。上述用榧黄散治疗，以杀虫止痒。榧子肉味甘性平，补中有泻，杀虫消积而不伤正气，毒性很小，是一味有效而又安全的驱虫药；大黄泻下而达到使虫体排出体外的目的。本法优于汤剂，服用方便，易被接受，值得推广。

囊 虫 病

囊虫病多见于脑、眼、皮下、肌肉等部位。属中医痰核病范畴。是由于食入猪带绦虫卵而感染。脑囊虫病临床表现主要有癫痫、头痛、头晕、恶心、呕吐等，CT检查可确诊。眼囊虫病可致视力减弱或失明，眼底镜检查可看到囊虫。皮下和肌肉囊虫病，一般无明显症状，偶尔可引起肌肉酸痛或痉挛，手术摘除做活检可确诊。其病因为虫积，病机为虫阻经隧，聚而生痰所致。目前西医用吡喹酮、丙硫咪唑治疗。

1. 活血化瘀法为主的囊虫丸治疗各类型囊虫病

张氏（《天津中医》1985，6：15）用活血化瘀法为主的囊虫丸治疗各类型囊虫病230例。

[**治疗方法**] 癫痫型和类分裂型用囊虫丸1号：雷丸、水蛭、牛膝各150g，僵蚕、白芥子、茯苓各200g，陈皮、大黄各50g，干漆炭25g，黄连、瓜蒌仁、羌活各15g，五灵脂500g。共为细末。以蜂蜜1.75kg煮沸，

与上药末共为蜜丸，每丸15g重，日服3次，每次1丸。

[结果] 总有效率为84.34%。部分病人配合西医的支持疗法。

2. 硝石矾石片为主治疗各型囊虫病

吕德苗等（《辽宁中医杂志》1986，2：28）用硝石矾石片为主治疗各型囊虫病1755例。

[治疗方法] 药用硝石2份，制皂矾1份。研细粉，制片，每片0.2g。成人每次8片，儿童酌减，每日3次。同时口服槟榔承气汤：槟榔100g，大黄20g，芒硝25g，甘草15g。1剂水煎300~400ml，在晨起分两次空腹服（间隔4小时）。100天为1个疗程，最好连续治疗3个疗程。

[结果] 临床治愈771例（随访3年无复发），显效459例（发作明显减轻），有效361例，无效164例。

编者按

囊虫病是猪肉绦虫的幼虫（囊尾蚴）寄生在人体所致的疾病。囊尾蚴寄生于人体的部位以皮下、肌肉、脑和眼部为多，也可寄生于各种脏器，引起相应的症状，其中以寄生在脑部者最为严重。囊虫病较难医治，本病多因虫积痰阻，治以消积化痰的方法为主，大黄只为辅助药物。本病体虚者，应配合用健脾补虚药以扶正。

血 吸 虫 病

血吸虫病属于中医的湿温、蛊疫、积聚、蛊胀等范畴。国内主要分布于长江流域、江南广大地区及海南岛等地，任何性别、年龄均可发病。是由血吸虫尾蚴钻入皮肤、黏膜而感染。其临床表现为接触血吸虫疫水后皮肤出现尾蚴性皮炎（粟粒大小的红色丘疹，奇痒）、咳嗽血丝痰、畏寒、发热、腹痛腹泻（黏液便或脓血便）、肝脾肿大、腹水等。血液检查示白细胞增高，嗜酸性粒细胞明显增高。粪便检查出虫卵或孵出毛蚴可确诊体内有活成虫寄生。免疫诊断以环卵沉淀试验、间接血凝试验、酶联免疫吸附试验阳性为特征。其病因是虫积。病机为蛊毒入肝，阻塞经隧，气滞血瘀，水阻所致。目前西医治疗用吡喹酮。

复方乌柴雄黄汤治疗血吸虫病

宋远患（《北京中医》1985，4：28）用复方乌柴雄黄汤治疗本病500例。其中急性期133例，慢性期347例，晚期20例。

[治疗方法] 乌梅30g，柴胡15g，黄连、白芍、川楝、大黄各13g，党参10g，干姜8.5g，黄柏、附片、细辛、桂枝、雄黄（另兑）各5g，当归、花椒各3g。水煎分4次服，每日2次，每2日1剂。或炼蜜为丸，每丸10g，每次服1丸，1日2次。

[结果] 急性期经治疗1个月后，大便转阴率75.6%；慢性、晚期病例经治半年后，大便转阴率62.5%。

编者按

血吸虫病对人体危害严重，为我国五大寄生虫病之一，是重点消灭对象。为防止感染应严防接触疫水，消灭钉螺。研究报道表明，早期血吸虫病用吡喹酮治疗可抑制肝内虫卵结节的形成，故可减少虫卵入肝后进一步的危害。对晚期病人可采取中西医结合、内外科结合及标本兼治的方案进行治疗。

姜 片 虫 病

姜片虫病属于中医扁虫病范畴。我国分布广，多见于儿童。是因食入布氏姜片吸虫（简称姜片虫）的囊蚴而感染，囊蚴附着在菱角、荸荠等水生植物上。其临床表现为上腹部隐痛、慢性腹泻、善饥、恶心、呕吐，日久则营养不良，消瘦、贫血、腹胀、面部及卜肢浮肿等。大便检查发现虫卵或见到排出的虫体均可确诊。其病因为虫积。病机为虫积肠道，阻滞气机，脾失健运所致。西医治疗以吡喹酮等驱虫药为主，配合对症处理。

槟榔汤治疗姜片虫病

张氏（《中医杂志》1974，2：25）用槟榔汤治疗姜片虫病5例。

[治疗方法] 药用槟榔45g（杵碎），榧子4.5g（杵碎），大黄、木香各6g。前二味以水400ml煎至200ml，入后二味煎至150ml过滤备用，药渣再加水200ml煎至100ml过滤，将两次药液合并共得250ml（成人量），于

清晨空腹时分两次口服（两次时间约隔1时许），或清晨、下午空腹各服1次。

[结果] 皆获痊愈。本方服后可出现腹泻、轻微恶心、头昏、乏力等。若加入适量白糖可减少副作用。

编者按

据有关研究，发现槟榔对本病有独特疗效，治愈率大于90%。张氏用大黄作为辅助药。

丝 虫 病

丝虫病属于中医的蹁病、膏淋、癞疝等范畴。我国寄生于人体的有班氏丝虫和马来丝虫，任何年龄性别均可发病。本病通过蚊叮咬吸血进行传播。其临床表现为反复出现畏寒发热、淋巴管炎、淋巴结炎、丹毒样皮炎、精索炎、睾丸炎、附睾炎，日久则见淋巴管曲张、睾丸鞘膜积液、象皮肿、乳糜尿。血液检查微丝蚴阳性。其病因为湿热虫积。病机为湿热下注、脾肾亏虚、津液失播。目前西医治疗，急性期以海群生为主；对晚期的象皮肿、乳糜尿可用中药治疗。

1. 大黄鸡蛋黄治疗乳糜尿

王保坤（《辽宁中医杂志》1983，4：封三）用大黄鸡蛋黄治疗乳糜尿30例。

[治疗方法] 鸡蛋3个，大黄末15g。用时先将蛋壳各打一个小孔，倒出蛋清，每个加入大黄末5g，与蛋黄搅匀，然后将蛋孔用面包裹，置容器内蒸熟即成。此为成人1次量，小儿酌减。体健者每日1剂，用面汤送服。7剂为1个疗程。

[结果] 30例均收到满意效果，多在1个疗程即愈，最长2个疗程。

2. 桃核承气汤加味治疗复发性乳糜尿

曹会波（《山西中医》1990，2：17）用桃核承气汤加味治疗复发性乳糜尿15例。

[治疗方法] 桃仁9g，桂枝6g，大黄9g，芒硝6g，赤芍、丹参、地龙各15g，天花粉18g，苍术9g，黄柏、甘草各6g。腰痛加白芍15g；尿不

通畅加泽泻、车前子各9g；尿道刺痛加生地10g，木通5g；口干苦加葛根12g；发热头痛加银花、连翘各9g。武火煎两次，日2次分服，10剂为1个疗程。

［结果］近期治愈（症状消失，尿检转阴，随访3年未复发）8例；显效（症状消失，尿检转阴，随访1年未复发）4例；有效（症状减轻，发作次数减少）2例；无效（治疗前后无改善）1例。临床总有效率93.3%。

［体会］综观本病，随着病程的延长，久病入络，脉络瘀阻，脂液不循常道，其病机关键，为湿热瘀血共患，法当清湿热、祛瘀血并举，桃核承气汤逐瘀泻热恰合病机，故加味治之获良效。

此外，李氏（《中医杂志》1981，5：44）用单味射干治疗乳糜尿104例。用射干15g，水煎后加入适量白糖，1日分3次服。或制成水丸，每次4g，每日3次，饭后服。10天为1个疗程，大多只需1个疗程。病程长者可加川芎9g，赤芍12g；血尿者加生地、仙鹤草各15g。结果痊愈94例，占90.4%，无效10例。

编者按

上述均为丝虫病所致乳糜尿的治疗。乳糜尿以尿呈米泔汁、尿中有乳白色凝块如棉絮状为特点。乳糜尿与膏淋颇相似。中医传统用萆薢分清饮、鸡鸣散等方治之。以上王氏之经验方，曹氏之辨证论治，均为乳糜尿的治疗提供了有效方法；李氏用单味射干治之，可谓专药。

第二章 内分泌与代谢性疾病

高脂蛋白血症

高脂蛋白血症（简称高脂血症）属于中医痰浊、瘀血范畴。其主要临床表现为胸闷、眩晕、心悸等，有的无任何症状，而以空腹时血浆脂质中一种或多种成分（胆固醇、甘油三酯、β–脂蛋白）的含量超过正常高限为特征。其病因有二：一是外源性，由于久食膏粱厚味和肥甘之品；一是内源性，由于老年衰弱或先天缺陷造成肾的阴阳失调。其病机是肝肾亏损，瘀浊内阻。目前西医强调要解除思想顾虑、加强活动、控制饮食，无特效降脂药物。大黄是中药众多降脂药中一味较为理想的药物。

（一）单味大黄的应用

1. 大黄治疗高脂血症

游金根等（《福建中医药》1983，1：19）用大黄治疗高脂血症 30 例。治疗前 30 例均用过亚油酸维生素 E 胶丸、糖酐酯、安妥明、烟酸肌醇等降脂药物，血脂未降至正常。全部病例均采用控制高胆固醇饮食无效。在停用一切降脂药物之后，开始服大黄观察。

[治疗方法] 大黄经切片、晒干、粉碎后，过 120 目筛成为细末，装入胶囊（以下简称祛脂胶囊）。每粒含生药量 0.25g。第 1 个月口服祛脂胶囊每次 0.25g，每日 4 次，后改为 0.5g，每日 3 次，服 1 个月为 1 个疗程，服药前后作血脂检查对照。

[结果] 胆固醇：30 例治疗前有 25 例 > 200mg/dl，平均为 235mg/dl，治疗 1 个疗程后有 21 例下降，有效率达 84%，平均下降 30mg/dl；其中有 10 例服第 2 个疗程，复查平均下降 36mg/dl。甘油三酯：30 例中治疗前有 28 例 > 130mg/dl，平均为 228mg/dl，治疗 1 个疗程后复查下降者 22 例，

有效率达 78%，平均下降 44mg/dl；其中有 10 例服第 2 个疗程。复查后平均下降 175mg/dl。

[**体会**] 观察结果提示，服药 2 个疗程降脂效果较好。观察 30 例中，由于用量小，最多一天服大黄粉 1.5g，因此绝大部分病人服后没有泻下现象，偶有轻微下腹部胀痛，无须处理，便后胀痛消失。大部分患者服药后腹胀减，进食增加，说明大黄降脂机制并非由于泻下作用影响营养吸收所致。尔后，游氏（《中医杂志》1992，1：7）又用单味大黄治疗高脂血症 42 例，取得与上述大致相同的结果。观察中发现上述治疗方法对并发高血压病、前列腺炎的病人也有明显治疗作用。

2. 新疆天山大黄治疗高脂血症

洪秀芳等（《陕西中医》1984，2：11）用新疆天山大黄治疗高脂血症 83 例。在血脂检查中，血清胆固醇在 230mg/dl 以上和（或）甘油三酯在 120mg/dl 以上者，作为高脂血症治疗观察对象。其中男 67 例，女 16 例；年龄最小 30 岁，最大 78 岁，平均 43 岁。

[**治疗方法**] 自制天山大黄浸膏片，每片 0.5g，每次 4 片，每日 3 次（相当生药 15g），饭后服用，连用 1 个月为 1 个疗程。疗程结束时复查空腹血脂 1 次。在服药期间患者饮食照常，停止服用其他降脂药物。

[**结果**] 拟定血清胆固醇及甘油三酯下降 50mg/dl 以上者为显效。本组血清胆固醇高者 44 例，血清甘油三酯高者 59 例。降血清胆固醇显效为 70.5%，甘油三酯为 30.5%，说明对血清胆固醇疗效较好。服药期间未发现任何副作用。

3. 生大黄粉治疗高脂血症

罗嗣尧（《湖北中医杂志》1985，2：封三）用生大黄粉治疗高脂血症 15 例。

[**治疗方法**] 生大黄研成粉剂，每次服 3g，1 日 3 次，连续服 2 个月为 1 个疗程。治疗期间停服其他降血脂药物。

[**结果**] 本组 15 例治疗后胆固醇和甘油三酯都已降到正常，其中 7 例经 1 个疗程、5 例经 2 个疗程、3 例经 3 个疗程降至正常。部分病人服用生大黄粉可产生轻微腹痛，排便次数稍有增加，但此副作用在服药过程中可逐渐消失。

4. 口服生大黄粉治疗高脂血症

于世家（《中国中西医结合杂志》1986，8：512）用口服生大黄粉的方法治疗高脂血症 30 例。

[治疗方法] 生大黄粉装胶囊，每粒 0.5g，每日 2~3 次，每次 1 粒饭后即服，服药期间停服其他降脂药物，饮食如常，疗程 1 个月，服药前后分别检查血脂。

[结果] 甘油三酯平均下降 88.4mg/dl，胆固醇平均下降 48.8mg/dl，服药后除见大便次数增多外，未见其他不良反应。若用量减至每日 0.5~1g，分 1~3 次服用后，上述大便次数增多的副作用则消失。

5. 大黄冲剂治疗高脂血症

钱尚统等（《上海中医药杂志》1991，6：31）用大黄冲剂治疗高脂血症 35 例，经进行自身对照，证实疗效确切。35 例中高胆固醇 31 例，高甘油三酯 17 例，高 β－脂蛋白 33 例。有高血压史者 25 例。有高血脂病史 24 例。糖尿病 1 例。

[治疗方法] 大黄冲剂（6g/ 包）每日 1 包，于临睡前冲服，连续服用 60 天，基本保持原来饮食习惯，有关降脂药物一律停用。

[结果] 按照自身对照方法，凡血脂（胆固醇、甘油三酯、β－脂蛋白）下降大于或等于本身原有数值 20% 者为显效，大于或等于 10% 者为有效，小于 10% 者为无效。降低血清胆固醇、甘油三酯、β－脂蛋白的总有效率分别为 87%、71%、60%。大黄的降脂作用，可能是通过多种途径实现的。部分病员每天增加 1 次成形大便。部分病员服药后觉神清气爽，原有头晕、乏力诸症均获好转。全部病例未见不良反应。

（二）大黄的配伍应用

1. 大黄䗪虫丸治疗高脂血症

黄焱明等（《中国中西医结合杂志》1989，10：589）用大黄䗪虫丸治疗高脂血症 14 例，以观察大黄䗪虫丸对高脂血症患者及家兔实验性高脂血症的降脂作用。

[治疗方法] 大黄䗪虫丸（3g/ 丸），每次 2 丸，日 2 次。治疗开始前 1 周，停服任何对血脂及血液流变学有影响的药物。以 1 个月为 1 个疗程，

其中9例1个疗程，3例两个疗程，2例3个疗程，治疗期间患者饮食习惯不改变。

［结果］大黄䗪虫丸能降低高脂血症患者血清甘油三酯、胆固醇，同时能使全血比黏度、全血还原黏度和纤维蛋白原水平下降。同时实验研究发现大黄䗪虫丸可降低实验性高脂血症家兔的血清胆固醇、甘油三酯、β-脂蛋白的含量及全血比黏度、血浆比黏度。对高密度脂蛋白及其亚类的影响不明显。上述结果说明大黄䗪虫丸对防治动脉粥样硬化可能有一定作用，对缺血性心脑血管疾病的防治有一定的意义。此外，还观察到大黄䗪虫丸的其他治疗作用，9例合并高血压病的患者中，3例服大黄䗪虫丸1个疗程后，血压在停服任何降压药的情况下，可维持正常范围。7例伴手足麻木的病人，服药半个月后基本消失。关于其副作用：多数患者服大黄䗪虫丸后，大便增至2~3次/日，以后保持在1~2次/日。开始服药时，多数患者感小腹部隐痛，1周内自行消失，不影响治疗。

2. 中药消补减肥片治疗虚实夹杂型高脂血症

血万嵩等（《中国中西医结合杂志》1990，9：532）观察了中药消补减肥片对虚实夹杂型高脂血症31例的临床疗效，并设对照组20例。

［治疗方法］采用单盲法，治疗组服消补减肥片，每片0.5g，每次6~8片，每日3次，饭前半小时服。对照组服防风通圣散片，每片含量、用量及用法与消补减肥片相同，疗程均为1个月。治疗期间停服一切影响血脂的药物，饭食及生活习惯不改变。消补减肥片主要由黄芪、蛇床子、白术、大黄、姜黄、香附等组成。

［结果］消补减肥片有较好的脂质调节作用，对高脂血症病有较好的治疗作用。本文观察的高脂血症病人是以头晕、气短乏力、胸闷、腹胀满和腰膝酸软等为主要症状，舌淡体胖苔腻，属于脾肾气虚，浊阻中焦之虚实夹杂证。服消补减肥片后，虚实夹杂型高脂血症患者的症状总积分值明显下降，对症状改善的总有效率为83.9%，明显优于防风通圣散的55%，说明采用补虚泻实法治疗虚实夹杂型高脂血症明显优于单纯的泻实疗法。此外，消补减肥片尚有明显降低体重指数作用，这一减肥作用可能与其降脂调脂作用有关。

3. 生大黄为主治疗高脂血症

陈家璋(《中医杂志》1992,1:6)用生大黄为主治疗高脂血症60余例。

[治疗方法] 生大黄、制首乌、槐米、丹参、川芎各等份,共研细末,每次服3g(装入胶囊服更方便),日服3次。

[结果] 系统观察60余例,一般服药1个月,多则3个月,血黏度可降至正常。本方具有通腑、涤痰、活血通脉等功效。

编者按

高脂血症是动脉硬化症、高血压、冠心病等心脑血管病的原发因素。所以防治本症对防治中老年病有重要意义。上述报道充分说明,单味大黄有确切的降脂作用。用法用量:多为粉末剂(装入胶囊便于服用),游氏用0.25g,1日4次;罗氏用3g,1日3次;于氏用0.5g,1日2~3次;洪氏等自制片剂;钱氏等采用冲剂。用量大小不等,皆取得降脂及减轻症状等良效。量偏大易致便溏、便次增加,有的表现腹痛,但便后腹痛自然消失。以大黄为主的古今复方亦取得疗效,且通过实验研究或对照观察也已证实。此外,据现代药理研究与临床观察,降脂中药有几十种,常用的还有:何首乌、泽泻、水蛭、蒲黄、山楂、决明子、茵陈等,均可辨证选用。

肥 胖 症

肥胖症属于中医痰湿等病因所致病证范畴。当进食热量多于人体消耗量而以脂肪形式储存体内,致体重超过标准体重20%时称肥胖症(也有以超过10%为标准)。按有无明显内分泌失调——代谢病病因,肥胖症可分为单纯性、继发性、其他三类。临床最常见为单纯性肥胖症,以40岁以上的女性为多。临床上轻度肥胖者可无症状,中、重度肥胖者则多有高脂血症,成为促发动脉硬化、冠心病、高血压、糖尿病、胆石症等病症的基础,并伴发相应症状。其病因为饮食过多,活动过少,先天禀赋等。病机以脾肾气虚,痰湿内生为主。目前西医治疗肥胖症以控制饮食及增加体力活动为主,强调不能依靠药物,长期服药不免发生副作用。中药大黄等不少药物对本症都有一定疗效。

大黄片治疗"超重"症

华宝芬等（《上海中医药杂志》1991，6：32）用大黄片治疗"超重"症500例。"超重"症指的是超过标准体重10%以上，但还未达到肥胖症标准。目前临床上超重症病人较多，尤其以中青年女性多见。我院降脂减肥门诊用本院特制大黄片治疗超重症取得较好疗效。500例中，男22例，女478例。年龄最小9岁，最大70岁，除13例自幼超重外，其余病程平均5年。除少数人有怕热、多汗、便秘、月经不调外，绝大多数无明显症状。病因有饮食过量、产后、遗传、肝炎后、手术后、内分泌失调及不明原因等。

［**治疗方法**］患者在饭前半小时（有胃病者在饭后）服用大黄片4~10片，每日1~3次。大便保持每日3次左右，病人可根据大便次数调整大黄片的用量。在服药的同时，要适当控制主食的摄入量，并改变饮食习惯，即早餐宜饱，中餐食9成饱，晚餐食7~8成饱；多食蔬菜；平时少食甜食，不吃零食及夜宵。同时要增加活动。

［**结果**］本组500例均为治疗3个月作疗效统计。体重减轻与腹围减小率均随着服药时间的延长而增高。其中在治疗1.5个月时，体重平均减轻2kg，服药3个月时有效率达96%；腹围减少率在服药1.5个月为61.5%，服药3个月为89%。本组大部分患者服药后在大便前稍有脐下隐痛，随着排便而缓解，其他未见不良反应。有些人的怕热、多汗、便秘等临床症状均有消失。有少数人的其他疾病如皮肤病、妇科病、胆囊病在服用本药后均见疗效，有的甚至痊愈。

编者按

中西医治疗肥胖症都强调饮食控制与增加活动的重要性，不可单纯依赖药物。上述用大黄片治疗"超重"体型，取得较好疗效，可谓"治未病"思想，应当效法。肥胖症与前述高脂血症密切相关，故治疗方法可通用。

糖　尿　病

糖尿病属于中医消渴病的范围。各种性别、年龄均可发病。半数以上见于 40~60 岁之间。本病是一组常见的代谢内分泌病，有遗传倾向。其基本病理生理为绝对或相对性胰岛素分泌不足所引起的代谢紊乱，包括糖、蛋白质、脂肪、水及电解质等的代谢。其特征为高血糖、糖尿、葡萄糖耐量降低。临床上有一个无症状的隐匿期，典型症状为三多（多饮、多食、多尿）一少（身体消瘦，体重减少），久病者常并发心血管、肾、眼及神经等病变。其病因与饮食肥甘、情志失调、房劳过度等有关。病机主要是胃热肾虚，久病阴损及阳，变生百病。应早期积极治疗，以防止并发症。目前西医主要采用口服降糖药与胰岛素治疗。中医治疗方法很多，效果较好。但中西药都难以根治本病，故强调综合疗法。

李炳茂（《中医杂志》1992，2：8）在谈大黄的降糖作用时说："大黄降血糖、消尿糖，似与古论有殊，近代未见类似临床报道，然治疗实践却证明有效验。我应用大黄治疗糖尿病，始于 8 年前一盛氏夫人，患糖尿病 16 年，时轻时重，半年来空腹血糖在 180mg/dl 以上，尿糖达（++++）之多，求治于北方数省市，虽经多方求治，未见明显效果。口渴、多饮、多食、尿道涩痒，大便正常，舌苔微黄，寸口脉滑，余乃思之，他经多方治疗，常法乏效，当别辟蹊径以图之。血糖升高，尿糖乃多，对血中之糖，一应开流，增加血糖的利用、贮存、转化；二宜截源，减少肝糖原分解及糖异生。考虑众多药物，惟大黄具此功效。乃在处方中加大黄 10g，同煎。3 剂后诸症悉减，12 剂后血糖降至 95mg/dl，尿糖（－），后服单味大黄末 1 个月，疗效巩固，随访 8 年未复发。在此后的糖尿病治疗中，我必用大黄，或单味，或复方，或加入煎饼面中食之，均获佳效。实验研究证实，用大黄治疗的动物，肝细胞内糖原及核糖核酸的含量明显增多，说明大黄确实有促进血糖进入肝细胞被利用，合成糖原贮存和转化成其他物质的作用，同时也减少了肝糖原的分解。所以，大黄降低血糖，不仅有可靠的理论依据，而且有确实的临床疗效。"

编者按

古今医家一般认为，消渴病的主要病机是燥热阴虚。编者体会，早期以燥热为主，主方用白虎加人参汤；中期以气阴两虚为主，主方用生脉散、六味地黄丸；晚期阴损及阳，阴阳两虚者，主方用肾气丸。但久病多兼见中风、胸痹、水肿等复杂并发症，治疗应当辨证与辨病相结合，标本兼治。但必须明确，中西医对糖尿病都无根治的理想疗法。胰岛素对糖尿病依赖型可谓特效良药，但亦只能维持，不能根治，且有不良反应。因此，对本病要强调控制饮食，加强活动等辅助防治疗法及早期积极治疗，一旦久病发生心、脑、肾及神经系统等多种并发症，治疗殊难。以大黄治疗消渴病，古今很少应用，李氏经验，值得验证及探讨。

血卟啉病

血卟啉病属于中医腹痛等范畴，是由先天性和后天性卟啉代谢紊乱所引起的代谢病，多有遗传因素。卟啉主要在红骨髓和肝内合成，根据卟啉代谢紊乱出现的部位，血卟啉病可分成红细胞生成性与肝性两大类，临床上以肝性血卟啉病为多。其临床表现主要以光感性皮肤损害、腹痛、神经精神等三大症候群，尿 PBG 试验阳性等为特征。其病因可因感受外邪，或忧思操劳过度，或饮食不节等。病机为气滞血瘀，湿热内蕴，运化失常所致。目前西医治疗本病无特效疗法；中医治疗有较好疗效。

大黄黄连泻心汤加味治疗肝性血卟啉病

张红兵（《中医杂志》1994，6：47）用大黄黄连泻心汤加味治疗肝性血卟啉病 5 例。

［治疗方法］大黄、木香、陈皮、黄芩、法夏、厚朴、泽泻各 10g，黄连 6g，竹茹 12g。湿重呕恶者加佩兰 10g；腹痛甚者加玄胡、川楝各 10g；腹胀者加枳实 10g；腑实者加玄明粉 10g（冲）。有 2 例患者于入院初曾给予输液、镇静、解痉药物治疗。

［结果］5 例病人 7 次发作，经 3~7 天（平均 5.4 天）治疗，临床症状消失，尿 PBG 试验阴性。分别经 3 个月至 4 年随访，均未复发。

还有，游卄泓（《中医杂志》1987，5：36）用桃核承气汤加减治疗本病 35 例。结果：治愈 31 例，有效 3 例，无效 1 例。李凌鸿（《中国中西医结合杂志》1987，9：553）用大承气汤治愈本病 1 例。

꙳ **编者按**

血卟啉病是临床少见的代谢性疾病。由于少见，易被误诊。临床须与各种急腹症及皮肤病相鉴别，上述报道，说明中医辨证论治本病效果满意。

皮质醇增多症

皮质醇增多症又称库欣综合征，属于中医里热实证范畴，是肾上腺皮质功能亢进症中最常见的一种，主要由于皮质分泌皮质醇过多所致。以女性多见，20~40岁最多。其临床表现为满月脸、多血质貌、向心性肥胖、紫纹、痤疮、高血压及高压心血管病变、糖尿病倾向、性功能异常、精神失常等。其病因复杂。病机为肝阳上亢，痰热互结或胃腑实热所致。目前西医治疗本病疗效不理想，主张对肾上腺皮质腺瘤或癌必须及早手术切除。

大承气汤加味治疗皮质醇增多症

薛芳（《中医杂志》1981，9：21）用大承气汤加味治疗皮质醇增多症7例。

[治疗方法] 大黄、芒硝（冲服）、厚朴、枳实各6g，生何首乌、龙胆草、黄精各15g。每剂水煎2次，滤取药汁300~400ml，分3次空腹内服，每周服药5剂，停服2天。连续治疗8周后，休息2~4周，为1个疗程。7例治疗2~6个疗程，平均服药114剂。

[结果] 基本痊愈6例，好转1例。对其中的5例痊愈者于停药后随访1年，复发1例。尔后，薛氏又报道用大承气汤加味治疗本病10例（《新中医》1983，10：21）与6例（《辽宁中医杂志》1985，3：8），治疗方法同上述，均取得明显疗效。薛氏观察到服药后患者大便次数与便量增多而又无腹泻症状出现，设想该方可能对肾上腺皮质代谢具有调节作用；认为本法适用于下丘脑－垂体－肾上腺系统功能失调而引起的肾上腺皮质功能亢进，病程较短（一般不超过5年）而无明显合并症的早期患者，对肾上腺皮质腺瘤和腺癌患者则不宜使用。

编者按

薛芳认为本病系里热实证、阳证，故用大承气汤加味治之取得良好效果。临床亦有采用滋阴潜阳或清化痰火而取效的报道。总之，中医治疗本病亦离不开辨证论治，但要与辨病相结合。对于皮质腺瘤若中药无效，应及早手术，以免贻误病情。

第三章 呼吸系统疾病

喘 证

喘息与咳嗽是肺部疾病最常见的症状。喘以呼吸急促，甚至张口抬肩为特征。导致喘证的病因甚多，其病机不外邪实正虚两端。实喘责肺，虚喘责肾。而实喘又常责之于痰，痰气壅盛，肺失肃降则胸满喘急。以涤痰平喘为大法。根据"病在上，取之下"之宗旨，实喘用治肺药不效者，加大黄能祛痰平喘。

1. 大黄止喘古代医案

招萼华等（《江苏中医》1987，11：32）总结了大黄止喘古代医案五则。五则医案均为实喘，在辨证治喘方中加大黄而取效。仅举《静香楼医案·痹气门》一则："气窒不散，便闭喘急；不能偃卧，猝难消散也。紫菀、葶苈、厚朴、杏仁、橘红、郁金、枳壳。再诊：大黄、厚朴、槟榔、枳壳、杏仁。"尤在泾所治此案，初诊轻剂不效，故再诊加用大黄通腑以泄肺平喘。

2. 芥子伍大黄贴穴疗喘证

李世君等（《四川中医》1992，11：21）报道其先师李镜堂以芥子伍大黄贴穴疗喘证功效卓著，其在长期的临证实践中亦屡试屡验。

[治疗方法] 白芥子两份，生大黄1份，干燥后共为细末，瓷瓶收藏备用；另取白及，干燥后单独研末贮瓶备用。加减法：证属虚寒者，加肉桂末1~2g；属实热者，加冰片粉0.5~1g。穴位选择：①天突，肺俞（左），肾俞（左）；②膻中，肺俞（右），肾俞（右）。两组任选1组贴用或交替换贴均可。调贴方法：用时取芥子大黄末3~6g，入调器内，掺白及末适量，加水、酒各半调匀，做成黄豆大小药丸，每用一丸，置于药膏（或胶

布）之中，贴在所取穴位上。贴药前先用温水热敷、洗净所取穴位及四周，干燥后方可贴药；一般贴药后 2 日去药，去药后间日如法再贴，至治愈为止。若贴药后出现局部红肿、灼痛或奇痒时，即行去药，隔日如法再贴；若局部有水泡者，可用银针刺破，待干燥结痂脱落后如法再贴。

[**典型病例**] 男，71 岁。夙罹喘疾，近 10 余年来喘咳频作，胸闷痰多，心悸气短，经治乏效。改用芥子大黄末加冰片贴穴法。换药 2 次后，喘息渐平。换药 5 次后，诸症若失。随访 6 载，未见喘疾大作。

张效禹等（《辽宁中医杂志》1987，9：44）通过实验研究结果，论述了大黄祛痰作用及其机制。

🌸 **编者按**

早在《名医别录》就说大黄有"下气，除痰实"之功。盖肺气壅实，痰热阻肺而喘者，取大黄苦寒泄降之性，使腑气通则肺气降，喘痰遂息。

咯　血

咯血亦称咳血。其临床表现为血经气道咳嗽而咯出，痰血相兼，或痰中带有血丝，或纯血鲜血，间夹泡沫。许多呼吸系统疾病在发展过程中都可表现咯血，但最常见者为肺结核、支气管扩张等。其病因有内外两种。病机或痰热壅肺，或阴虚火旺，或木火刑金，总为血热灼伤肺络所致。西医以病因治疗、对症止血疗法为主。中医以大黄为主的方法治疗有良效。

1. 泻心汤治疗急性肺出血

高凤才（《浙江中医》1987，3：105）用泻心汤治疗急性肺出血 105 例。病史最短 12 天，最长 35 年。24 小时出血量最少为 60ml，最多为 500ml。全部病例均经 X 线检查，诊为肺结核 60 例，支气管扩张 34 例，肺癌 6 例，心血管疾病 5 例。中医辨证分型：阴虚火旺型 42 例，肺热壅盛型 36 例，肝火犯肺型 27 例。

[治疗方法] 105 例均用泻心汤为主随证加减治疗。处方：生大黄 6g，黄芩 3g，黄连 2g。武火急煎，夏天冷服，冬天温服。

[结果] 根据服药后血止时间以判定疗效。2~3 天止血者 53 例，4 天以

上止血者 44 例，4 天以上止血无效者 8 例。

［体会］血为热迫而暴出，清降为第一要法。肺为娇脏，不任猛烈，故药量宜小。武火急煎，则气味俱薄，使病邪去而正不伤。体虚不甚者，亦可权用。泻心汤以大黄为君，配合芩连苦寒泻火，引热下行，有止血不留瘀，消瘀不动血之妙。陈修园称颂此方为"吐衄之神方"，诚不为过。

2. 大黄合鱼腥草治疗咯血

韦瑞焕等（《福建中医药》1986，2：44）用大黄合鱼腥草治疗咯血 15 例。引起咯血的病种包括支气管扩张症 7 例，支气管炎 5 例，肺结核 1 例，病因未明 2 例。就诊时咯血时间最短 1 天，最长 25 天。咯血量最多者 1000ml/d，最少者每日数口。

［治疗方法］鱼腥草注射液 4ml 肌内注射，每日 2 次；并用鱼腥草 60g，煎汤 400ml，分两次口服；川大黄粉 5~20g/d，分两次口服；大黄粉用量因人而异，大便次数增多者不用大量，血止后再服 3 天，以资巩固。

［结果］止血最快者 1 天，一般均在 2~5 天收效。

［体会］大黄含大黄酚，有降低毛细血管通透性、改善血管脆性、缩短凝血时间，促进血小板生成，解除微循环障碍和恢复正常血液供应。符合中医"泻五经中之伏火"和"下瘀血"之说。鱼腥草能清热、解毒、抗菌、止血，与大黄配伍，更能增强清热、凉血、止血之效。

3. 凉膈散加减治疗支气管扩张症咯血

贾隆兴（《中国中西医结合杂志》1985，5：304）用凉膈散加减治疗支气管扩张症咯血 30 例。

［治疗方法］本组 30 例均在促进脓痰引流和用抗生素控制继发感染的原则下，在西药止血治疗无效停用时，给予凉膈散加减治疗。基本方剂：大黄、芒硝、甘草、薄荷、淡竹叶各 6g，连翘、山栀、黄芩各 9g，蜂蜜18g（兑入）。水煎两次，兑匀，每日 1 剂，分两次温服。10~15 剂为 1 个疗程。视病情而定，一般不超过 2 个疗程。

［结果］显效（咯血停止，相应症状基本消失）22 例，占 73.3%，有效（咯血与其相应症状有所好转）6 例，占 20%，无效（反复大量咯血未减轻转外科手术处理）2 例，占 6.7%，总有效率 93.3%。临床观察显效最短时间为 2 天，最长 2 周，平均 7 天。

[**体会**] 本方为治上中焦实热蕴结之方，根据肺与大肠相表里的理论，此方用釜底抽薪之法治本症的咯血，效果良好。

4.大黄粉水泛为丸治疗肺咯血

焦东海（《中成药》1980，2：34）用大黄粉水泛为丸治疗97例肺咯血。其中大出血19例，中量出血16例，少量出血62例，有效率达78.3%。

编者按

上述表明，单味大黄或以大黄为主药的泻心汤、凉膈散，用于治疗咯血均取得疗效。高氏用泻心汤加减治疗阴虚、肺热、肝火3种证型的肺出血，都收到较好疗效，值得进一步探讨。但须注意，上述方法总适宜于火热阳证咳血，若是虚寒证不可盲目使用。

肺　炎

肺炎系肺实质的急性炎症。临床上有两种分类：一是从解剖分类：分为大叶性、肺段性、小叶性和间质性；二是从病因分类：分为细菌、病毒、立克次体、衣原体、支原体、真菌、原虫等。诊断时最好将两种分类结合起来。

（一）细菌性肺炎

细菌性肺炎属于中医风温、喘嗽等范畴。除大叶性肺炎以青壮年多见而男多于女外，其他细菌性肺炎皆多见于婴幼儿和老年体弱者。其临床表现以恶寒、发热、咳嗽、咯吐脓痰（大叶性肺炎见铁锈色痰）、胸痛、喘促、湿性罗音和肺部实变体征、白细胞增高等为特征。其病因多由寒温失调，或劳倦饥饿，损伤正气，复感风热或风寒之邪。病机为表邪郁卫，痰热壅肺，肺失宣降，或损伤肺络。西医治疗以抗生素为主，配合对症、支持疗法。

1.凉膈散加减治疗大叶性肺炎

王学章（《福建中医药》1985，2：43）用凉膈散加减治疗大叶性肺炎13例。

[治疗方法] 黄芩、山栀、川贝、竹叶各9g，连翘、千里光、野菊花各24g，杏仁6g，大黄15g。每日1剂，重症每日2剂（上、下午各1剂），水煎服。有恶寒或寒战者加鸡苏散30g；壮热不恶寒，邪热炽盛者加生石膏60g。

[结果] 治愈10例，显效3例。

[体会] 根据肺与大肠相表里的关系，凡见卫、气分热盛，邪热相搏于胃肠，大便秘结，选用凉膈散加减治疗，经临床观察，效果显著。

2. 清解活化汤治疗肺炎

李氏（《湖北中医杂志》1984，3：22）以清解活化汤治疗肺炎17例。

[治疗方法] 药用鱼腥草、银花、侧柏叶各30g，丹参30~60g，生石膏60~300g，黄芩、连翘各15g，浙贝、杏仁、北五味、甘草、大黄各10~15g，三七10g。水煎服，日1剂。

[结果] 痊愈12例，好转2例，有效率82.3%。

3. 麻杏石甘汤加清解药分组治疗麻疹肺炎

朱良春（《全国中医内科急症治疗学术交流会论文集》1980：343）用麻杏石甘汤加清解药煎剂分组治疗麻疹肺炎。结果发现加用生大黄组67例的退热、止咳、罗音消失、X线病灶消失时间及平均住院天数均短于对照组68例，$P < 0.05$。

4. 茵栀黄注射液静脉滴注治疗新生儿重症肺炎

天津市儿童医院（《中华医学杂志》1976，12：738）用茵栀黄注射液（大黄、黄连、黄芩、黄柏、栀子、茵陈）静脉滴注，治疗新生儿重症肺炎，疗效满意。

江育仁（《名医特色经验精华》上海中医学院出版社，1987）在谈肺炎证治时说："小儿肺炎的轻症，病因多为风寒与风热之邪郁阻肺经。临床仅见一般性的发热和咳嗽；其病机属肺气失肃。在治疗方法上，宜轻清宣肃，不必过用重剂，常用方药以加味桑杏前桔汤为主。药用桑叶、杏仁、前胡、桔梗、牛蒡子、贝母。如风寒加紫苏，风热加薄荷，旨在引邪外撤，慎勿早用苦寒清热之品，否则留邪不解，易生变端。重症肺炎可出现一系列'肺闭'和痰阻证候。如明显的喘憋，鼻翼煽动，呼吸困难，啼哭无泪，甚则口唇、指趾端青紫发绀。并伴见喉间痰鸣，腹膨便秘，舌苔黄腻等症。本症多见于2岁以下婴幼儿。病因为痰热蕴结肺络，气道被阻，导致肺气闭塞，由气滞而产生血瘀，关键则在于痰。此时已非开肺、泻肺、定喘、化痰所宜。应根据肺与大肠相表里，病在上取之下的理论，采取通腑涤痰，泻利大肠的方法以取效。方用：凉膈散15g（包煎），冲服保赤散（丸）0.2g。少量多次频频喂服，以取得通利为度。"

编者按

上述报道表明，辨证选用大黄及攻下方剂，确实能提高治肺炎的疗效。近年来，许多学者认为肺炎患者均有肺泡毛细血管内皮细胞肿胀，囊泡形成，红细胞瘀滞，白细胞增多和阻塞，血小板聚集以及间质水肿等不同程度的改变和部分血液流变性质及微循环的改变。因此在治法上除沿用清热解毒，止咳化痰法以外，还主张用活血化瘀法，如选用桃仁、红花、川芎、赤芍等药，亦能提高疗效。另外，由于本病来势较猛，发展较快，传统煎剂不适合小儿急用，故剂型改革很有必要。

（二）病毒性肺炎

病毒性肺炎属于中医风温、咳喘、马脾风等范畴。多见于婴幼儿。一般起病缓慢，临床表现以发热、头痛、乏力，并咳少量黏痰、喘憋，X线检查显斑片状或片状均匀的阴影，白细胞可正常、减少或略高等为特征。免疫缺损的患者，病情常较重，有持续高热、心悸、气急、紫绀、极度衰竭，可伴休克、心力衰竭等。其病因为外邪袭表犯肺。病机为表邪闭郁，痰热壅肺，或血脉瘀阻，甚则心阳衰竭。西医治疗主要用盐酸吗啉呱片、干扰素对症支持疗法，或用抗生素以控制继发感染。

1. 以活血化瘀药为主，辨证治疗小儿腺病毒肺炎

阎孝诚等（《中医杂志》1981，2：27）治疗小儿腺病毒肺炎560例。

[治疗方法]以活血化瘀药为主，辨证加益气药；或加破血药；或加行气药；或加清热解毒药；或加宽胸豁痰药；对邪犯阳明者，则加大黄通腑。

[结果]总有效率为94.11%，病死率5.89%。

2. 清热解毒法配合西药治疗病毒性肺炎

罗氏等（《中医杂志》1989，4：26）用清热解毒法配合西药治疗病毒性肺炎635例。

[治疗方法] 青黛3g，板蓝根15g，赤芍、郁金各9g，葶苈子6g，菖蒲4.5g，甘草3g。痰多加川贝、瓜蒌仁、胆星；呼吸急促加麻黄、杏仁；高热便结加大黄。恢复期用沙参麦门冬汤加减。

[结果] 治愈613例，好转12例，死亡10例。大都2~3天后明显改善。平均14.75天治愈。

编者按

病毒性肺炎以急性上呼吸道感染为主。中医传统治疗以宣肺、解表、止咳定喘、清热化痰为大法。上述报道均在肺热肠结时加大黄。大黄不但通腑泄热，而且活血化瘀。有的学者从本病的临床体征——甲皱微循环障碍的变化、凝血功能的改变等情况的观察，认识到本病的病理过程中普遍存在血瘀证，因此在传统治法的基础上，配合活血化瘀药，如当归、丹参、桃仁、红花、大黄、水蛭等，其疗效提高，病死率下降。

肺 脓 肿

肺脓肿又名肺脓疡，属于中医肺痈范畴。多发生于壮年，男多于女。本病为吸入性、血源性、继发性等3种不同原因引起的肺组织化脓性病变。早期为化脓性炎症，继而坏死形成脓肿。其临床表现为振寒、高热、咳嗽、吐大量脓臭痰，或伴有胸痛、咯血、气急等。白细胞总数和中性粒细胞显著增高。X线检查肺野大片浓密炎性阴影中有脓腔及液平面。其病因多为素有痰热蕴肺，复感外邪伤肺。病机可分为3期：表证期为风中于卫，伤及皮毛；酿脓期为风舍于肺，肺热壅盛；溃脓期为热伤血脉，腐败化脓。西医治疗以大剂量抗生素、痰液引流为主，必要时需外科手术。

芪黄汤辨证治疗肺脓疡

李汉俊（《江苏中医》1982，3：22）用芪黄汤辨证治疗肺脓疡31例。

[治疗方法] 芪黄汤（自拟方）：生黄芪15g，鱼腥草30g，赤芍9g，丹

皮 6g，桔梗 6g，瓜蒌 9g，生大黄 9g（后下）。如大便仍未畅解，可在第 1 剂第 2 煎再加生大黄 9~12g。随不同证型加味。若病情危重，热陷厥阴，或正虚阳脱，须中西医结合救治。

[结果] 31 例患者，痊愈 28 例，有效 3 例。一般 1 剂临床症状开始好转，7 剂临床症状基本消失。最短 10 天，最长 25 天，平均为 14 天。

[体会] 肺脓疡系肺热亢盛耗散肺气，变生痰血脓腐等症。方用黄芪益气以祛病邪，生用具有托脓解毒的作用。大黄不仅性寒清热，且可通泻大肠，使邪热与痰浊、瘀血、痈脓一并从肺之表（大肠）外出（即通表安里法），使邪无伏藏之地。对于肺脓疡患者，首先应予早下，可使热毒随大便泻下。本组病例均未配合体位引流，但在用药后均未见患者脓痰咳吐增多，反见脓痰很快减少，疾病向愈。

编者按

肺痈一病，早在《金匮要略》就有专篇论治，用桔梗汤排脓解毒，附方《千金》苇茎汤化痰清肺，均为有效之方法，为后世所常用。近年来，中医治疗本病常以清热解毒、祛痰排脓为大法，并发现鱼腥草、金荞麦根等药治本病有专功。李氏用黄芪、大黄为主药治疗肺脓痈取得较好效果，值得深入探讨。

呼 吸 衰 竭

呼吸衰竭属于中医喘、痉、厥、闭、脱证等危急重症范畴。发病无性别、年龄差异。其临床表现以呼吸困难、紫绀及精神神经、血液循环、消化、泌尿等系统的严重症状为特点。呼吸衰竭有急性和慢性之分，二者的病因不同，急性呼吸衰竭是指肺功能原来正常，由于突发原因，如溺水、电击、外伤、药物中毒、呼吸道受物理化学因素直接刺激等，使肺功能突然发生衰竭的一种临床情况；慢性呼吸衰竭则是慢性呼吸系统疾病，如慢性支气管炎、肺气肿、尘肺等所致的肺功能减退。其病机主要是痰浊阻肺，或正气内虚，肺失宣肃。西医治疗以祛除病因、纠正酸碱失衡、抗感染、吸氧、必要时使用呼吸兴奋剂等方法。中医治疗根据"肺实泻大肠"的理论，对属于实证者用承气汤方法有显著疗效。

（一）急性呼吸衰竭

（1）王氏等（《中国中西医结合杂志》1981，2：65）用中西医结合法治疗成人呼吸窘迫综合征（简称为 ARDS）18 例。

[治疗方法] ①积极治疗原发病，运用中西两法控制感染。②积极纠正低氧血症。③早期运用通腑法清热、祛毒、泄肺。选用苦寒通下剂，自拟泻热汤（玄参 15g，大黄 30g，芒硝 9g，甘草 6g），达到防陷、防厥、防壅的发生。本组 18 例中 13 例应用了通腑治疗，口服泻热汤 200~300ml/d 或硝菔汤（莱菔子 5kg，芒硝 500g，水煎成 1000ml）200ml/d。

[结果] 于治疗后 2~3 天内，8 例体温有下降，其中由高热降为正常者 4 例，除此之外，患者全身中毒症状减轻，一般状况好转。

（2）薛氏等（《中国中西医结合杂志》1988，5：285）用大承气汤治疗家兔呼吸窘迫综合征的研究证明，大承气汤对家兔 ARDS 有提高 PaO_2 和改善肺组织病变的治疗作用。由于 ARDS 出现肺水肿、肺出血、血管内微血栓形成等病理改变，致使肺气郁闭，宣降失常，扰乱了"肺与大肠相表里"的生理状态，引起胃肠气机不畅，必然加重肺气郁闭。大承气汤本为泻下通腑方剂，具有增强胃肠道蠕动、增加胃肠道容积、改善胃肠道血液循环、降低毛细血管通透性作用，同时还能加快微循环血流速度，这些作用对改善家兔 ARDS 肺组织病变，提高肺的通换气功能、升高 PaO_2 是有积极意义的。实验治疗组灌入大承气汤后，尿量增多，排出多量稀软粪便，而组织学检查肺部病变明显减轻，可能是通过大承气汤的泻下通腑作用，促使肺与大肠相表里的功能状态得到恢复。为临床应用大承气汤治疗 ARDS 提供了动物实验依据。

（二）慢性呼吸衰竭

田氏（《呼吸衰竭近况》重庆市医学科技情报所，1981）综述了慢性呼吸衰竭的治疗经验，具体如下：①浙江以攻下和活血化瘀法结合治疗肺心病感染伴发本病 300 例。药用大黄、枳实、川贝、莪术、䗪虫、桔梗、浙贝等。结果：有效率为 86.2%，病死率为 13.8%，较之清热解毒、涤痰宣肺为优。②天津治疗肺性脑病并发本病 24 例。具体用药是，以凉膈散为主方，并随证加减。结果：死亡 4 例，病死率为 16.6%，其余 20 例临床缓解。另一组未用凉膈散者 44 例，死亡 16 例，病死率为 36.3%，说明凉膈散在抢救本病时有比较明显的疗效。

编者按

ARDS 是急性呼吸衰竭的一种类型。本病的病死率很高，根据国内资料统计达 39%~68%。上述临床观察证明，以通腑攻下法为主治疗急慢性呼吸衰竭提高了疗效，降低了病死率。薛氏之动物实验也提供了依据。肺与大肠相表里，对于邪实之证，攻下法使肠腑一通，则腹压降低，肺泡得以扩张，肺组织间瘀血消散，渗出物减少，肺的换气功能增加，其缺氧和二氧化碳潴留得到改善，呼吸困难便随之减轻，一般状况都会好转。这正如吴又可所说，大黄是一味可使"一窍通诸窍皆通，大关通而百关皆通"的要药。

气　　胸

气胸属于中医痰饮、胸痛、喘证等范畴。胸腔为一位于脏层胸膜与壁层胸膜之间的潜在腔隙。当脏层或壁层胸膜由于病变或外伤，空气进入胸腔时，即形成气胸。其临床表现为胸痛、胸闷、呼吸困难、短气。气胸患侧胸廓膨隆，呼吸运动减弱，叩诊呈鼓音，心肝浊音区消失，语音振颤及呼吸音均减弱或消失。X 线检查气胸部分透光度增加，无肺纹等。其病因为创伤（胸部因刀、枪弹等穿通性损伤或严重挤压、挫伤、肋骨骨折等创伤以及各种治疗误伤）和继发于肺脏的各种疾病。病机为肺气不利，宣降失职。西医治疗气胸的目的在于排除气体，缓解气急等症状，使肺复张及防止血气胸等并发症。

葶苈大黄汤治疗自发性气胸

刘灿明（《湖北中医杂志》1985，4：20）用葶苈大黄汤治疗自发性气胸 11 例。其中肺气肿气胸者 4 例，肺结核并气胸者 5 例，原因不明者 2 例；病程最长的 1 周，最短的半天。11 例均通过 X 线摄片确诊，除其中 1 例经过两次抽气，稍缓解后病情加重，转服中药外，其余 10 例在服药前均未接受任何治疗。

[治疗方法] 葶苈子 15~30g，大黄 10~30g，桑白皮 10~15g，厚朴 10g，枳实 12~15g，桔梗 15~18g，大枣 5~10 枚。加减法：兼胸痛者加桂枝 3~6g，

咳嗽白痰者加白芥子 9~12g，咳嗽黄痰者加瓜蒌仁 10~15g。上药以水煎煮，煮沸 10~15 分钟即可，大黄待煮沸后下。每剂煎煮 2 次，每 2~4 小时服药 1 次，待症状缓解后，改为日服 2~3 次，视病情而定。

[结果] 11 例中，服药后 2~4 小时症状缓解者 7 例；5~8 小时缓解者 3 例；1 例在 18 小时后缓解。通过 X 线摄片，症状体征在 3 日内完全消失，痊愈者 8 例，1 周内痊愈者 2 例，半月内痊愈者 1 例。11 例中，服药后均有中度腹泻或轻泻，停药 1~2 天后即自止，其中有 3 例患者除上述症状外，自述服药后有一时昏瞀，约半小时后消失，未见毒性反应。

编者按

气胸可分为以下三类：人工气胸，创伤性气胸，自发性气胸。其中自发性气胸多继发于慢性阻塞性肺气肿、慢性肺结核等肺脏各种疾病。近年我国肺结核病发病率显著下降，故阻塞性肺气肿为最常见的病因。上述刘氏依据"肺与大肠相表里"的关系，采取泻肺通腑法治疗气胸取得疗效，可以辨证采用，但虚证要慎用，或加补虚药。

第四章　循环系统疾病

心功能不全

心功能不全又称充血性心力衰竭（简称心衰），属于中医心悸、喘证、痰饮、水肿等范畴。各种年龄均可发病，成人为多。心衰有急性与慢性之分，临床表现不同。急性心衰以急性肺水肿（突然气急、端坐呼吸、阵咳、面白、唇紫、大汗、咯泡沫样或粉红色痰、心速脉快、两肺水泡音和哮鸣音等）、昏厥、休克，甚至心脏骤停为特点。治疗首先使患者取坐位或半卧位，给氧，肌内注射吗啡，静脉注射利尿剂、强心剂及氨茶碱等。慢性心衰可分为 3 期，并有左心、右心和全心衰的不同。左心衰表现为呼吸困难、怠倦、乏力，严重者呈现潮式呼吸（呼吸有节律地由暂停逐渐增快、加深，再逐渐减慢、变浅，直到再停，约半至一分钟后呼吸再起，如此周而复始），或嗜睡、烦躁等。体征因左心室增大使心尖搏动向左向下移位，且肺部有湿罗音或胸水，脉搏强弱交替。右心衰（多因左心衰引起）表现为食欲不振、恶心、呕吐、尿少、夜尿多、蛋白尿、上腹饱胀甚至腹痛等各脏器瘀血的改变。体征可见静脉充盈、肝肿大和压痛、下垂性水肿、胸腹水、紫绀等。总之，心衰主要依据原有心脏病史，再有肺循环充血或（和）体循环瘀血的表现，便可诊断。心衰的治疗要早期诊断，祛除病因，治则为减轻心脏负荷，增强心肌收缩力（常用洋地黄类药物）和减轻水钠潴留。中医认为，心衰的病因多与外邪侵袭、饮食劳倦、病后体虚等有关。病机主要是心气不足，心阳不振，波及其他四脏而发生本虚标实的五脏病变。

1. 用通里攻下，活血化瘀法治疗慢性肺源性心脏病心力衰竭

周其林等（《福建中医药》1981，3：19）用通里攻下，活血化瘀治则，治疗慢性肺源性心脏病（简称肺心病）心力衰竭 15 例。

［治疗方法］大黄 15g（后下），枳壳 12g，川朴 12g，莪术 30g，地鳖虫 15g，桔梗 12g，杏仁 12g；浮肿者加茯苓皮 30g，葶苈子 30g；痰浊壅盛者加半夏 10g，陈皮 10g，茯苓 12g，制胆星 9g；热灼伤阴者加天花粉 15g，元参 30g，麦冬 30g。每日 1 剂，水煎上下午各服 1 次，疗程 7 天左右。若肺部感染严重者加用西药抗生素；心衰浮肿甚者加用小剂量强心利尿剂；肺部有较多干罗音或哮鸣音者短期内加用氨茶碱、激素；有明显紫绀，低血氧症者短期内给低流量氧气吸入配合治疗。

［结果］15 例中显效 5 例，好转 8 例，无效 2 例，无一例死亡，有效率 86%。与我院同期未用此法治疗者 40 例（病死率 17.5%）比较，疗效较好。

［体会］肺心病多为老年久病本虚，又常发生感染致急性发作而标实。急性发作期，应祛邪为主兼扶正。本组 15 例服中药前均有便秘、腹胀，服药便通后腹胀减轻。本方具有消炎，化痰平喘，活跃胃肠功能，促进水钠排泄，消退浮肿的作用。但对有低血钠、低血氯者使用时应加慎重，对本虚为主或阴虚水液亏损者，亦应慎用。

2. 自拟苈黄汤治疗肺心病合并心衰

孙运武（《山西中医》1987，2：21）用自拟苈黄汤治疗肺心病合并心衰 35 例。其中一度心衰 12 例，二度心衰 18 例，三度心衰 5 例。

［治疗方法］葶苈子 30g，大黄（后煎）、枳实、防己各 10g，桑白皮、红枣各 15g。伴见外感发热，身疼无汗者，加麻黄；伴脾肾阳虚，咳痰量多而清稀，舌质淡红，苔白腻而滑、边有齿印，脉沉缓者，加茯苓、白术、桂枝、附片，重者加黑锡丹；伴痰热壅盛，咯黄稠痰量多者，加鱼腥草、半枝莲、开金锁；伴气血瘀阻，唇面紫绀，舌有瘀斑者，加当归、红花；伴痰迷心窍兼肝风，神昏谵语，肢体颤动，头痛者，加钩藤、菊花、羚羊角；如属痰热蒙闭清窍者，加安宫牛黄丸；属痰浊内闭心包者，加用至宝丹；属寒痰闭塞气机者，加苏合香丸；大汗欲脱者，加参、附、龙、牡；大便硬结不通者，加芒硝。轻症患者，每日服 1 剂；危重患者，日服两剂，每间隔 1~2 小时服 1 次。

［结果］总有效率 88.5%。31 例有效病例中，轻症患者，一般服本方 1~2 剂，临床症状基本缓解；重症患者服 3~4 剂，临床症状能基本缓解。

[体会] 有效病例中，大多数患者药后有二便通利的表现，随着二便的通利，临床症状则渐见缓解。说明通利二便对改善本病临床症状有直接关系。

编者按

肺心病是引起心衰的心脏病之一，其临床表现与《金匮要略·痰饮病》篇所述"支饮"颇类似。如原条文说："……咳逆倚急，短气不得卧，其形如肿，谓之支饮。"《张氏医通》解释其病机说："支饮留结，气塞胸中，以其气壅则液聚。"上述治疗方法，虽曰自拟，其实均源本仲景方，周氏等用的是小承气汤加味，孙氏用的是己椒苈黄丸加减，都是依据肺与大肠相表里的理论，通腑泻肺为主而取效。但必须明确，上述方法需辨证采用。若由于冠心病、高心病、风心病、心肌病等其他心脏病引起的心衰，不可盲目攻下。应结合辨证，采取益心气、温心阳、化瘀血等标本兼治法。大黄既通大便，又"下瘀血"，可以酌情采用。

休　克

休克属于中医厥证、脱证范畴。任何性别年龄均可发病。休克是一种急性循环功能不全综合征，是临床各种严重疾病中常见的并发症。其主要临床表现有血压下降、心率增快、脉搏细弱、全身无力、皮肤湿冷、面色苍白或紫绀、静脉萎陷、尿量减少、烦躁不安、反应迟钝、神志模糊、昏迷甚至死亡。及时防治对预后有极其重要的影响。临床可将休克分为感染性、心源性、低血容量性、过敏性、神经性等五类。由于五类休克的病因及病理特点不同，故治疗方法也不同。

中西医结合治疗感染性休克

（1）张琪（《江苏中医》1988，10：7）用中西医结合法治疗感染性休克24例（包括中毒性细菌性痢疾12例，休克型肺炎3例，败血症9例）。

[治疗方法] 中药治疗：热伤气阴证，方用生脉散加减；阴竭阳亡者，方用参附汤加减；热伤营血证，方用清营汤或犀角地黄汤化裁；热盛腑实证，方用大承气汤加减；热毒蕴肺咳逆气急者，加蒲公英、连翘、鱼腥草、大青叶、一枝黄花、石膏等；热毒血痢者加白头翁、马齿苋、黄柏、黄连、生地榆、赤芍等；热毒蕴结肝胆者加龙胆草、茵陈、栀子、半边莲、

柴胡等；高热抽搐神昏者，加安宫牛黄丸或紫雪丹，或静脉注射醒脑净。西药治疗：均用大剂量抗生素并扩容、纠酸、补液，有13例加升压药、激素。

［结果］治愈20例，好转3例，死亡1例。治愈者平均0.8天纠正休克，4.8天体温降至正常，6.9天白细胞总数正常。

（2）宿清和等（《中国中西医结合杂志》1986，3：18）分两组治疗感染性休克71例。

［治疗方法］西医组35例：常规大剂量联合应用抗生素、抗休克（如扩充血容量、纠正酸中毒，选用多巴胺、强心利尿剂）等。中西医结合组36例：在西医组疗法基础上配合中药，药用大黄、厚朴、枳实各10g，芒硝6g。伴脱证者，加生脉散；高热躁动或昏迷惊厥者，加菖蒲、钩藤，或配服安宫牛黄丸、紫雪丹；大汗淋漓者加龙骨、牡蛎。

［结果］疗程10天，中西医结合组和西医组分别治愈27例、17例；好转6例、11例；死亡3例、7例。两组治愈率、病死率均有显著性差异。

编者按

感染性休克的病因为热毒、体虚。其病机为热毒内陷于营血，营阴欲竭或阴竭阳亡所致。目前西医治疗以抗感染、扩容、抗休克、纠正酸中毒、激素为主，配合预防肾衰。上述报道可知，中西医结合治疗感染性休克，比单用西药提高了疗效。对热深厥深，腑气不通者，大承气汤通肠腑以泄热毒，应辨证选用。至于其他四类休克，要结合不同病情，中西医结合积极抢救。此外，抢救休克可以配合针刺人中、十宣。刺十宣要见血，人中穴间歇强刺激，进针后每隔4~5分钟刺激1次，经2~3次仍不见效者，再加刺内关、足三里，并灸百会等。

冠状动脉粥样硬化性心脏病

冠状动脉粥样硬化性心脏病（简称冠心病）属于中医厥心痛、真心痛、胸痹心痛等范畴。本病多发生在40岁以上的人，男性多于女性，以脑力劳动者为多。由于冠状动脉病变的部位、范围和程度的不同，本病的临床特点，一般可分为五型：一是隐性或无症状性冠心病（无症状，但有心肌缺血的心电图改变）；二是心绞痛（有发作性胸骨后疼痛，为一时性心肌供血不足所引起）；三是心肌梗死（症状严重，为冠状动脉阻塞，心肌急性缺血性坏死所引起）；四是心肌硬化（表现为心脏增大，心力衰竭和 / 或心律失常，为长期心肌缺血导致心肌纤维化所引起）；五是猝死（突发心脏骤停而死亡）。心电图检查是诊断本病的可靠依据。其病因以及病情复发或加重的诱因是劳累、受寒、饱食、内伤七情等。病机为本虚标实，由于正气渐衰，阴盛寒凝，或痰浊内生，或气滞血瘀，使气血痹阻不通而发病。西医治疗根据不同的临床类型采取不同疗法。例如心绞痛发作时，要及时舌下含化硝酸甘油等药以缓解病情。在缓解期应使用作用持久的抗心绞痛药物，以改善冠状动脉的供血和减轻心肌的耗氧。中医辨证论治本病，效果满意。

编者（《中医杂志日文版》1989，5：51）治本病 1 例。孙某某，女，67 岁。1983 年 10 月 11 日初诊。住院号：6948。嗜烟几十年。阵发性心下痞，甚则胸骨后憋闷而痛两年，加重 8 个月。以冠心病、心绞痛、左心衰入院。住院半月以来，用温胆汤合冠心Ⅱ号（丹参、川芎、红花、赤芍、降香）加减治之无效，病日甚。心痛发作时，口含硝酸甘油、异山梨酯、硝苯地平等不能很快缓解。肌内注射盐酸哌替啶、罂粟碱亦不能控制发作。服普萘洛尔心率仍快。现频发心下痞，甚则胸骨后及心前区憋闷而痛，向左肩、臂、背、颈部传导，20~30 分钟方能缓解，伴恶心、呕吐、大汗出、面色苍白，血压 180/80mmHg，心率加快 124 次 / 分，心律不齐。心电图检查：窦性心动过速，室性早搏。且口干口苦，苦于饮食，食则呕恶，诱发心痛。小便不利，大便不爽，带下色黄腥臭。舌暗红。苔薄黄腻、水滑、皲裂，脉促无力。诊断：心肌梗死先兆？辨证：痰热中阻，升降悖逆，浊气攻心，心脉痹阻。治法：辛开苦降和中。处方：大黄 10g，黄连、黄芩各 6g，干姜 3g。用滚开水渍之须臾，分 3 次温服。服药 1 剂，大便 4 次，质溏，而心痛发作明显减少。连服 7 剂，心痛发作控制。饮食可、二便调、带下少，诸症缓解，出院调养。1 个月后随访，偶发心下痞，能自行缓解。

编者按

中医治疗冠心病，常常根据其本虚标实的基本病机，补心气、助心阳、补益肝肾以治本，宣痹通阳、清热化痰、活血化瘀以治标。方法得当，常可取效。而取大黄通腑法，历来罕见。上述编者治例，虽属个案，却体现了辨证论治，属心胃同治法，方药对证，大黄可治冠心病重证。立方之意，是受到《伤寒论》159 条启发，原文说："心下痞，按之濡，其脉关上浮者，大黄黄连泻心汤主之。"煎煮亦遵仲景法。临证有这样的情况，冠心病便秘者，由于排便困难而诱发心绞痛。由此可见，大黄通腑法不可废。

原发性高血压

高血压是一种临床常见的以体循环动脉血压升高为主的综合征。可见于两类疾病之中：一是原发性高血压，一般称为高血压病；二是继发性高血压，又称为症状性高血压，是某些疾病的一部分表现。下面讨论高血压病的证治。本病属于中医眩晕、头痛、中风先兆等范畴。多见于中老年人，是危害人民健康的常见病。其临床表现以成人动脉血压 160/95mmHg 或以上为主，有的病人头痛、头晕、头胀、耳鸣、眼花、心悸、健忘等，有的可无症状。久病便引起血管、脑、心、肾等器官病变。其病因与家族史、精神紧张、食咸、吸烟、少动、营养过剩等有关。病机主要是肝肾阴虚，肝阳上亢，风、火、痰、瘀、虚互为因果，错杂兼见。目前西医治疗以长期服用降压药物为主。中医多在辨证论治的同时选用大黄，能增强疗效。

（1）魏长春（《名医特色经验精华》上海中医学院出版社，1987）在谈高血压病诊治时说，本病可分别归属肝火、肝风、肝阳的范畴。其治疗原则以调和阴阳为宗旨，而不能拘泥于高血压的病名，单从降压着手。本病初起，患者体盛性刚、烦躁易怒、口苦、烘热、目赤、头痛、头胀、大便干结、脉弦劲、舌红、苔黄，血压升高常有波动，且以收缩压为主，此为肝火上冲所致。治宜清肝泻火为主。自拟黄芩泻火汤，方用黄芩、山栀、制军清肝泄热；白芍、甘草、生地酸甘化阴，柔肝凉血；钩藤平肝息风；怀牛膝补肝肾，引血下行。

（2）陈泽霖（资料来源同上条）在 20 世纪 50 年代末，曾开过高血压专科门诊，运用辨证治疗，总结了 100 例，对改善症状疗效较好，有效率达 80%；但对降压疗效不够满意，仅 53%，且尚有波动。以后参考了一些中药药理书中介绍的有降压作用的中药如青木香、杜仲、黄芩、生小蓟、马兜铃、夏枯草、野菊花、草决明、青葙子、川连、黄柏、葛根、菊花、栀子，在临床辨证时结合辨病，加3~4味有降压作用的药物，降压疗效有所提高，对症状的好转也有促进，证明临床辨证结合辨病对提高中医疗效，确有作用。另对高血压患者有实热证，大便秘结者，必须用生军，可使大便后面红目赤减轻，血压也降。

（3）马汴梁（《四川中医》1985，11：12）用单味生大黄治疗高血压病1例。患者，男，55岁。形体肥胖，患高血压病多年，血压常波动在（180~170）/（110~100）mmHg之间，自觉眩晕、口苦、便秘，别无特殊不适，舌紫苔薄黄，脉弦。迭进中西药，疗效不佳。因其便秘而服生大黄后，偶然发现血压下降，随后每日冲服生大黄末8g，停服其他药物。一年多来血压稳定在（130~120）/（90~80）mmHg之间，体重亦减轻。服药后大便稍溏。

（4）李炳茂（《中医杂志》1992，2：8）治疗高血压病，常用大黄，或单用，或加入龙胆泻肝汤、天麻钩藤饮等方中。大便干者后下，大便正常者同煎，无不应手取效，血压立降，实为临床久验之得。究其作用机制，可能与大黄的清热、泻下、降气、利尿诸作用有关。动物实验也证实，大黄浸剂、酊剂均能使血压下降。

（5）石恩骏（《浙江中医》1988，11：513）用大黄治疗高血压病所致之顽固头痛，用熟大黄12g，生石决明30g，川牛膝15g，石斛18g，意在潜降上逆之气血，效果良好。

（6）刘氏（《中医杂志》1976，10：45）会诊治疗高血压危象者1例。当时血压220/140mmHg，曾服大量降压药不效。辨证属阳明热盛，腑实燥结，热扰心包，急予凉膈散合牛黄清心丸通腑泻热、清心安神。药用生大黄（后下）、芒硝（冲）、竹叶、栀子、黄芩、连翘心各9g，钩藤（后下）、白芍各15g，甘草6g，水煎服；牛黄清心丸3粒，分3次开水化服。服后泻下臭秽黑稀大便，神识逐渐转清，上方再进1剂。血压下降至180/130mmHg，辨证为肝肾阴亏，肝阳上亢。改用滋阴增液，平肝潜阳方法。病情稳定出院。

编者按

上述治疗高血压病用大黄，多是针对肝火或实热而大便秘结者，取大黄入复方通便以清泄火热。《医学摘粹·眩晕》说："如因火亢而致者，以一味大黄散主之。"故马氏用单味大黄治本病，古已有之。李氏谈到大便正常者亦可用大黄入复方同煎。编者曾治 1 例 35 岁男性高血压病患者，其头痛、眩晕、心悸、大便正常、舌红、脉沉弦。辨证为阴虚阳亢，用养阴潜阳药效果不著。加大黄 9g 同煎，大便日 4~5 次，质溏，便泻后无不适，血压渐趋下降，症状改善。编者原在河北中医学院附院内科工作，开展过高血压病专病门诊，用自拟降压延寿汤治疗高血压病 87 例（《新中医》1990，11：22）。对肝阳上亢，肝火炽盛者，加入大黄，常可取效，不必拘泥是否便秘。

慢性肺源性心脏病

慢性肺源性心脏病（简称肺心病）属于中医咳喘、痰饮、心悸等范畴。本病是指由肺部、胸廓或肺动脉的慢性病变引起的肺循环阻力增高而导致肺动脉高压和右心室肥大，最后发生右心衰竭的一类心脏病。肺心病 80%~90% 是由慢性支气管炎并发肺气肿所致，其次为支气管哮喘等。其临床表现多有长达十几年的慢性咳嗽、咳痰或哮喘史，逐步出现乏力、胸闷、呼吸困难。多在冬季因呼吸道感染而导致呼吸衰竭和心力衰竭，随之出现心悸、喘急、紫绀、上腹胀痛、食欲不振、呕恶、肝肿大、少尿、水肿等。X 线、心电图检查均有典型病变。其病因为外邪犯肺，内生痰饮，失治、误治，反复发作，迁延日久。病机是正虚邪盛，痰瘀阻肺，肺病及心。西医强调在缓解期要积极防治，急性期以抗感染为主，配合吸氧对症处理。中医治则是平时培补脾肾以固本，急重时祛除病邪以治标，或标本兼治。中西结合治疗能降低病死率，辨证选用大黄能提高疗效。

肺心病的临床辨证论治

（1）晁恩祥等（《天津中医》1985，1：1）对肺心病急性期 286 例分为 5 型治疗。其中痰浊蔽窍型 42 例（属肺性脑病），表现为头痛、头胀、烦躁不安、言语障碍，或有幻觉、精神错乱、抽搐、震颤等。

[治疗方法] 药用菖蒲、胆星、竹沥、郁金、黄芩、栀子、大黄、赤芍、丹参，水煎服；配合西药治疗，如抗感染、重症加利尿剂、给氧、纠正酸碱失衡和电解质紊乱、强心剂、呼吸兴奋剂等。

[结果] 总有效率为 90%。

（2）张贻（《吉林中医药》1985，1：21）治疗肺心病合并感染者18例。

[治疗方法] 清肺液Ⅱ号（栀子、党参、川芎、黄芩各370g，大黄260g，为1000ml注射液投药量），成人每日80~120ml加入5%葡萄糖500ml中静脉滴注，14~20天为1个疗程，一般用药1~2个疗程。

[结果] 显效11例，有效3例，无效4例。

编者按

肺心病的治疗，《金匮要略》中"咳嗽上气病"与"痰饮病"两篇有比较详细的治疗方法，既有散寒化饮清热的治标方，如小青龙加石膏汤等诸方，又有温化痰饮的治本方，如苓桂术甘汤、肾气丸等。其防己椒目葶苈大黄丸为治疗"腹满，口舌干燥，此肠间有水气"者。本条虽未言及肺心病变，考虑是属于省笔法。实际为肺心病累及肠腹的证候，不但腹满，而且有腹水、尿少、便秘，甚至水肿等。故用己椒苈黄丸泻肺并通利二便。由此可见，方中配伍大黄治疗肺心病，医圣张仲景早有先例。近年来的研究表明，在肺心病的发展过程中夹有血瘀病变。故在仲景方法的基础上配合应用活血化瘀能提高疗效。

心 包 炎

心包炎属于中医温病邪陷心包、杂病胸痹等范畴。心包炎常是全身疾病的一部分，可分为急性和慢性两种，而慢性多因急性转变而来，形成慢性缩窄性心包炎。急性心包炎的临床表现有心前区疼痛，心脏压塞症状（呼吸困难、面白、烦躁、紫绀、乏力、上腹痛、浮肿甚至休克），心包积液对邻近器官压迫的症状，以及与原发疾病难以区分的全身症状（发冷、发热、心悸、出汗、乏力）等。其典型体征为心包摩擦音与心包积液。有的可并发心肌炎、心内膜炎。其病因为风温、热毒、痰饮。病机为诸邪痹阻，心包脉络不通所致。目前西医治疗以针对原发病因抗感染、抗风湿、抗结核为主，必要时进行心包穿刺。

苓桂术甘汤合己椒苈黄丸治疗心包积液

姚远林等（《湖南中医学院学报》1992，4：22）用苓桂术甘汤合己椒苈黄丸（简称复方）治疗心包积液28例。其中结核性11例，尿毒症5例，心脏病 6 例，其他类型 6 例。

[治疗方法] 单纯复方组 11 例，方用茯苓 20g，大黄（后下）、泽兰、生姜各 15g，白术、葶苈子、防己、椒目、桂枝各 12g，红参 10g。本组除用支持疗法外，停用其他所有治疗性西药。7 天为 1 个疗程，一般为 3~4 个疗程。穿刺组 17 例，可配合用西药，但不用中药。亦 7 天为 1 个疗程，治疗 14 天效果不佳者即换中药复方组方法治疗。

[结果] 单纯复方组 11 例中，有 5 例治愈，3 例显效，2 例有效，1 例无效（因原发病为肺癌而致死亡）；穿刺组 17 例中，治愈 1 例，无效 1 例（因肺癌死亡），由于反跳现象明显而改复方治疗 15 例。此 15 例中，5 例治愈，显效 5 例，有效 4 例，无效 1 例（因尿毒症死亡）。

[体会] 中药复方对结核性和肺心病所致的心包积液疗效好，比用穿刺术治疗稳定，无反跳现象。要注意二点，一是确诊之后，及早用中药；二是心包积液多者，应配合心包穿刺术。

周围血管疾病

周围血管疾病属于中医血脉失调所致病症范畴。比较常见的病症有以下几种：

一是血栓闭塞性脉管炎。本病是我国慢性周围血管疾病中最常见的病种。这是一种周围血管的慢性闭塞性炎症疾病，伴有继发性神经改变，主要发生于四肢的中、小动脉和静脉，以下肢尤为多见。其临床特点为患肢缺血、疼痛、间歇性跛行、受累动脉搏动减弱或消失，伴有游走性血栓性浅表静脉炎，严重者有肢端溃疡或坏死。本病多发于体力劳动者，我国北方较南方多见，男女比例约为 29∶1。病因还不明确，有些患者发病前有患肢骤受寒冻、潮湿或创伤的病史。吸烟被认为是致病的重要因素。

二是静脉血栓形成，又称为血栓性静脉炎。本病是静脉的一种急性非化脓性炎症，并伴有继发性血管腔内血栓形成的疾病。病变主要累及四肢浅表静脉或下肢深静脉。其临床特点为患肢局部肿痛，皮下可扪及有压痛的条索状物或伴有病变远端浅表静脉曲张等静脉回流受阻现象。本病在年龄和性别上无特异性。

三是多发性大动脉炎。本病为主动脉及其分支的慢性、进行性且常为闭塞性的炎症，亦称缩窄性大动脉炎。由于受累动脉的不同而产生不同的临床类型，其中以头和臂部动脉受累引起的上肢无脉症为最多，其次是降主动脉、腹主动脉受累的下肢无脉症和肾动脉受累引起的肾动脉狭窄性高血压，本病多见于女性，89% 在 30 岁以下。其临床特点为上肢或下肢无脉症，以及因局部缺血所产生的症状，或持续、严重而顽固的高血压。在动脉炎活动期伴有全身症状。

四是雷诺病，又称为肢端动脉痉挛病，是血管神经功能紊乱所引起的肢端小动脉痉挛性疾病。以阵发性四肢肢端（主要是手指）对称的间歇发白、紫绀和潮红为其临床特点，常为情绪激动或受寒冷所诱发。本病多见于青年女性。

此外，周围血管疾病还有闭塞性动脉硬化、原发性红斑性肢痛症、手足发绀症、网状青斑等。上述病症的病机主要是气血失调，气滞血瘀，甚至"内有干血"或湿热蕴结所致。西医以对症治疗、病因治疗为主，有的病症必要时可手术。中医古方大黄䗪虫丸对部分病症有疗效。

1. 大黄䗪虫丸治疗多种周围血管疾病

盖世昌等（《中医药学报》1984，3：43）用大黄䗪虫丸治疗多种周围血管疾病 62 例。发病年龄以青壮年占多数。病种：静脉血栓形成 35 例；血栓闭塞性脉管炎 17 例；雷诺病 6 例；多发性大动脉炎 4 例。

［治疗方法］本药为丸剂。一般病例每日服药 2 次，每次服两丸。服药时长为 2~3 个月。痊愈后若有复发征象，可继续再服。

［结果］基本治愈 24 例（症状明显缓解，可恢复工作或工作同时门诊治疗以巩固疗效者）；好转 27 例（症状改善，明显减轻，但尚需继续服药者）；无效 11 例（未坚持治疗，效果不详者）。

2. 清营解瘀汤治疗血栓性静脉炎

奚泳源（《中医杂志》1982，2：13）用清营解瘀汤治疗血栓性静脉炎 60 例。

［治疗方法］药用益母草 60~100g，紫草、赤芍、丹皮各 15g，紫花地丁、生甘草各 30g。热偏重者加柴胡、牛角片各 15~30g，生石膏 60~100g；湿热偏重者加生（或制）大黄 5~10g，黄芩、黄柏各 15g。重症患者加服清络散（水牛角粉、三七各 3g，牛黄 1.5g。研成细末，分两次冲服）。另

外，敷大黄糊剂（生大黄粉 500g，玉枢丹、面粉等量，用温水、稀醋调匀如糊，涂敷患肢，包裹。隔日换药 1 次，一般外敷 3~5 次）。

［结果］经治 1~2 个月，急性期 35 例均临床治愈；亚急性期 25 例，临床痊愈 13 例，显效 11 例，改善 1 例。

3.败酱赤小豆汤治疗血栓性静脉炎

张禄昌（《河南中医》1986，2：27）用败酱赤小豆汤治疗血栓性静脉炎 20 例。

［治疗方法］药用败酱叶、泽泻各 15g，赤小豆、蒲公英、银花、丹参、生薏苡各 30g，赤芍 10g，怀牛膝、陈皮各 9g，生甘草 6g。血虚加当归；气虚加黄芪、党参；阴虚加生地、玄参。初期忌用热敷法。另外敷仙人掌膏（蚤休、山慈姑、芒硝各 30g，大黄 20g，冰片 6g 研末，加仙人掌 120g 去刺，捣成膏状，每日换药 1 次）。

［结果］平均服药时间为 15 天，治愈 15 例，显效 2 例，好转 3 例，治愈率为 75%。

编者按

周围血管疾病之病因病机比较复杂，但总以血脉病变为主，久病势必正虚血瘀。金氏等用大黄䗪虫丸治疗此类疾患取得较好效果，值得探讨。大黄䗪虫丸是《金匮要略·血痹虚劳病》篇用于治疗正气虚衰，"内有干血"久瘀的方子。清·尤在泾解释方义说："此方润以濡其干，虫以动其瘀，通以去其闭，而仍以地黄、芍药、甘草和养其虚，攻血而不专主于血"也。近代名医陆渊雷结合西医学解释干血之病理说："干血者，血管中形成之血栓，体内出血所凝结之血以及因病凝结于组织之血皆是……"上述两位名医所述，足以说明大黄䗪虫丸能治疗周围血管疾病的原理。奚氏与张氏治疗血栓性静脉炎，内服汤剂并配合用大黄粉末等药外敷，收到良效。大黄研末外敷能清热解毒消炎、化瘀止痛，古人有论述，编者临证也有体会。

第五章 消化系统疾病

第一节 常见症状治疗

上消化道出血

上消化道出血属于中医呕血、便血等范畴。本症为临床常见急症之一。其出血部位一般在食道、胃、十二指肠、上段空肠以及胰管和胆道。出血的原因可分为炎症、机械、血管、肿瘤因素、全身性疾病以及胃肠道邻近器官的病变在胃肠道的表现等六类。其中以消化性溃疡最为常见（70.7%），而十二指肠球部溃疡约占半数；其次为急性出血糜烂性胃炎和恶性肿瘤。临床表现主要取决于出血量的多少。上消化道大量出血的表现是呕血与黑便（出血快而量大，时常为呕血）、失血性周围循环衰竭（可见乏力、头昏、心悸、恶心、口渴、目眩或晕厥、皮肤灰白而湿冷、指甲苍白、尿少、精神萎靡或烦躁不安，甚至反应迟钝、意识模糊、无尿等）、发热（一般不超过 38.5℃）、失血性贫血、氮质血症等。若为消化性溃疡患者，在出血前大多有上腹部疼痛发作或加剧，而在出血后疼痛如不减轻反而加剧，常提示将有再次出血或存在其他并发症的可能。少量持续性出血者除有贫血、大便潜血阳性之外，上述临床表现与病理生理变化可不明显。根据上述体征及有关病史，结合 X 线钡餐或上消化道内镜检查多可明确诊断。中医认为其病因为饮食不节（过食辛辣厚味或酗酒），情志不舒，劳倦过度等。病机是郁热化火、灼伤胃络，或瘀血阻滞，或脾虚失摄，以致血失常道，溢于脉外而出血。西医治疗为补充血容量、采用止血剂、血管收缩剂及胃内降温法，必要时外科手术止血。急性大量上消化道出血的病死率约为 9%。而中药单味大黄或以大黄为主的复方为治疗本病提高了疗效，免除了不必要的手术，具有简、便、廉、验的优越性。

（一）泻心汤的应用

1. 用泻心汤（粉）为主治疗胃炎、胃溃疡和十二指肠溃疡（炎）合并上消化道急性出血

（1）雷在彪（《云南中医杂志》1990，2：34）用泻心汤（粉）为主治疗胃炎、胃溃疡和十二指肠溃疡（炎）合并上消化道急性出血72例。

[治疗方法] ①泻心粉加味：大黄10g，黄连6g，黄芩10g，白及10g，海螵蛸20g，田七10g。上药晒干或烤干，研细末备用。每次口服3g，每天3次，冷开水送服。连服1~2周。②泻心汤加味：大黄10g，黄连6g，黄芩10g，海螵蛸20g，白及10g，每天1剂，水煎取200ml，分2~3次冷服，连服1~2周。可适当加味。对初入院的个别病例因失血过多有休克征象者，则在短期内给予静脉补液和输血。

[结果] 本组72例止血全部成功，以大便转黄和大便潜血转阴为标准，其中2天血止者2例，3天者10例，4天者14例，5天者28例，6天者18例，平均4.5天。血止之后继续服泻心汤（粉）加味3~7天巩固疗效，继而采取善后调理观察疗法2~4周。巩固观察期间给予补益气血或健脾和胃之剂。

（2）杨清志（《湖北中医杂志》1991，5：13）用加味泻心汤治疗溃疡病出血48例。并设对照组24例。

[治疗方法] 生大黄30g，黄连6g，黄芩9g，生赭石18g，花蕊石12g，乌贼骨6g（为末，分两次服用）。日1剂。水煎2次分服。一律不用其他止血药或抗溃疡病药，但可酌情予以补液。对照组用甲氰咪胍0.6g，酚磺乙胺2g静脉滴注，日1次，用药至大便潜血转阴为止。凡血色素少于8g者，可酌情输血。

[结果] 显效与有效为药后7天内吐血、便血止。治疗组显效40例（83.3%），有效7例（14.6%），无效1例（2.1%）。对照组显效9例（37.5%），有效12例（50%），无效3例（12.5%）。两组疗效比较，以治疗组为优（$X^2=15.92$，$P < 0.01$）。大便潜血转阴，说明出血完全停止。治疗组大便潜血转阴时间平均为4.1±2.2天，对照组为5.322±3.6天。

[体会] 胃腑出血，单纯止血论治，势必闭门留寇，导致出血之反复。故泻下、通腑、降逆、消瘀，不失为治疗胃出血的重要治法。加味泻心汤

汇诸法于一方。治疗结果证实，本方对溃疡病出血有良好的止血效果。

2. 泻心汤加味治疗血证

王魁亮（《新疆中医药》1991，3：20）用泻心汤治疗血证48例。其中吐血5例，为颅脑外伤或手术和烧伤而合并应激性溃疡；便血18例，为胃、十二指肠球部溃疡及出血性胃炎；鼻衄21例，高血压病而致出血者11例，代偿性鼻衄10例；血灌瞳神4例，为糖尿病并发眼底出血。

［治疗方法］以泻心汤为主适当进行加减。吐血、便血加乌贼骨、茜草等；鼻衄加白茅根、生地、荷叶、侧柏叶等。水煎服，日1剂。

［结果］48例均达到临床治愈。治疗时间最长79天，最短1天。其中消渴、血灌瞳神复发性强，短时间取效后还可复发，坚持服药仍可再取效而达临床治愈。

［体会］从止血救急的角度出发，凡吐衄便血、血灌瞳神等血证初用泻心汤，确能收快速止血之效。但因三黄为苦寒之品，临证应用以心胃火旺，热迫血妄行者为宜。如属气血虚弱，气不摄血，阴虚火旺，本方只可用做治标，中病即止，然后益气健脾或滋阴降火等以治其本。

编者按

泻心汤首载于《金匮要略》第十六篇。原文说："心气不足，吐血、衄血，泻心汤主之。"以方测证，其"心气不足"非病之始因，乃吐血衄血之后果。由于肺胃热盛，逼血妄行而发生吐血、衄血；失血过多，损伤心血，心气亦不足。故以三黄泻心（胃）直折其热，使火降则血亦自止，血止则心气（血）渐生。如此治法，为治病求因、求本之良法也。若病因气寒血脱，又当选用柏叶汤为宜。上述报道，都是采用泻心汤加味治疗，均取得较好疗效。须知泻心汤之功效，"得力大黄一味，逆折而下，兼能破瘀逐陈，使不为患。"（《血证论·卷七》）古今医家、特别是现代学者，深知大黄治疗血证之卓效，广泛应用于临床。

（二）单味大黄的应用

单味大黄治疗急性上消化道出血

（1）焦东海等（《中国中西医结合杂志》1982，2：85）用单味大黄治疗急性上消化道出血890例。年龄13~84岁。男707例（79%），女183例

（21%）。以十二指肠球部溃疡合并出血最多，占57%，其次为胃炎占24%，胃溃疡占6.4%，胃癌占4%等，有约20种病因。

[治疗方法] 用单味大黄粉（片或糖浆）止血，每次3g，每日3次，直至大便隐血试验转为阴性或弱阳性。治疗期间停用其他一切止血药物。出血量较大者配合静脉滴注葡萄糖（或葡萄糖盐水），必要时输入中分子右旋糖酐或输血，血止后根据临床出现不同程度的"瘀""湿""虚""热"等特点，应用不同复方中药，以巩固止血疗效。

[结果] 890例中868例达到止血目的，止血有效率为97%，平均止血时间2天，平均大黄用量18g。本组患者治疗过程中有98%出现大便前脐周疼痛，7%伴有恶心呕吐，除个别外毋需处理。

（2）焦东海等（《福建中医药》1984，2：53）用制大黄粉治疗急性上消化道出血110例。制大黄粉的制备：将润透的原生大黄切成小块，每10斤用黄酒2斤拌匀，放在蒸笼内蒸黑，取出晒至半干，将蒸时所得药汁拌入，吸尽后再晒或烘干，然后用轧粉机轧成制大黄粉。

[治疗方法] 全部病人入院后一律不禁食，饮流质并酌情补液，必要时输血，其他止血药一律不用，仅用制大黄粉每次3g，每日3次，直至大便隐血试验转为阴性（或弱阳性）。

[结果] 110例中止血失败5例（4例属于大出血，1例属一般出血）。105例止血成功，有效率为95.5%。平均止血时间39小时，平均大黄用量19g，平均服药后12小时排第1次便，平均大便5次后其潜血试验转为阴性。然大部分病人在大便前有脐周疼痛，但比服生大黄粉所引起的腹痛明显减轻，无须处理，除个别外均无恶心呕吐等副作用。

[体会] 单味生大黄粉止血的疗效确实可靠，但有7%的患者出现恶心呕吐等副作用。中药炮制是中医用药的特点之一，它可以消除或减弱生品的副作用。上消化道出血的辨证特点是瘀血阻络，其治则是祛瘀止血。祖国医学认为酒是通行十二经的活血化瘀要药，故选用制大黄粉治疗急性上消化道出血（肝硬化合并食道静脉曲张出血除外）共110例，取得了较好疗效。

（3）孙迪安等（《中国中西医结合杂志》1986，8：458）报道了用生大黄粉、甲氰咪胍对140例上消化道出血疗效的对比观察。

[治疗方法] 生大黄粉组：每次3g，每日2次，口服。甲氰咪胍组：每

次 0.4g 加入 5% 葡萄糖 500ml 中静脉滴注，每日 2 次；0.2g 肌内注射，每晚 1 次。治疗期间除根据病情适当输液、输血外，不使用其他止血药。疗效评定：①有效：用药 48 小时内病情逐渐稳定；②无效：用药 48 小时内病情不能控制而加用或改用其他止血药或手术者。

［结果］生大黄粉组 65 例中 57 例止血有效，有效率 87.7%，甲氰咪胍组 75 例中 70 例止血有效，有效率 93.3%，两者无显著差异（$P > 0.05$）。大出血患者中生大黄粉组 24 例，16 例得到有效止血，有效率为 66.7%，甲氰咪胍组 31 例中有效 26 例，有效率 83.8%，两组亦无显著差异（$P > 0.05$）。有效病例中，入院治疗得到粪便转黄（大便隐血试验阴性或弱阳性）的平均天数，生大黄粉为 1.65 天，甲氰咪胍组为 3.59 天，两者有显著性差异（$P < 0.01$）。

［体会］两药用于上消化道出血的疗效基本相似，生大黄粉具有价廉、给药方便等特点，但轻泻作用可使患者消耗体力。临床上应根据病人的不同情况选择使用。

（4）易献春（《辽宁中医杂志》1988，1：30）用大黄粉治疗胃、十二指肠球部溃疡并发出血 36 例，并设对照组 36 例。

［治疗方法］根据两组患者症状及体征辨证，其中热迫血溢者 53 例（73.6%），气虚不摄血者 19 例（26.4%）。治疗组：每次服大黄粉 3g，每日 2 次，并配合生理盐水、葡萄糖溶液静脉滴注，补充体液；贫血严重者，给予输血。对照组：用抗血纤溶芳酸液 0.2g 加入生理盐水及葡萄糖溶液，静脉滴注；贫血严重者给予输血。

［结果］有效者，治疗组 32 例，对照组 31 例。无效者，治疗组 4 例，对照组 5 例。二组止血效果相近，$P > 0.05$。

［体会］以上疗效表明，大黄具有良好的止血效果。本方法可发挥中药之优势，减少抗血纤溶芳酸的腹胀、便秘等副作用，且服药方便，疗效快，节约经费，患者乐于接受。

（5）焦东海等（《陕西中医》1981，2：12）观察了生大黄粉治疗上消化道出血时患者舌质的动态变化。

［治疗方法及结果］共 48 例，以随机方法分为大黄及西药治疗组，各 24 例，2 组病情相似。治疗前舌质淡红的胃出血患者 27 例，红细胞平均数为 355.53 万 /mm^3，血色素为 10.54g。而舌质淡的患者一般入院时出血量

均在 400ml 以上，70% 的人同时伴有呕血与黑便。此外，舌质鲜红的患者 2 例。口服大黄粉的患者，治疗前后舌质由淡变成淡红者比西医治疗组明显增多，乃是大黄止血后健康恢复快的佐证之一，同时舌质的此种变化很可能是体内"瘀去新生"，新血"归经"的一种表现，值得进一步研究。

上述之外，有关资料还有数十篇，不一一例举。

🌸 编者按

近几十年来的应用与研究表明，单味大黄治疗上消化道出血的可靠疗效已经肯定无疑。其应用之广，研究之深，疗效之著，在中药中乃属罕见，一致认为具有简、便、廉、验的特点。本方法提高了有效率，降低了手术率，显示了中医药的实用价值。为了便于实用，把大黄治疗上消化道出血的有关问题研究概述如下。

（1）单味大黄止血的由来

张仲景《金匮要略》中说："心气不足，吐血、衄血，泻心汤主之。"《伤寒论》239 条说："阳明证，其人喜忘者，必有蓄血。所以然者，本有久瘀血，故令喜忘，屎虽硬，大便反易，其色必黑者，宜抵当汤下之。"上述"吐血"与"大便反易，其色必黑"，包括现今的上消化道出血，所用泻心汤与抵当汤内均含有大黄。明·龚廷贤又进一步用将军丸（单味大黄酒拌九蒸九晒为末，水泛为丸）治"吐血不止如神"。清·唐容川指出："大黄一味既是气药，又是血药，止血不留瘀，尤为妙药，今人不敢用，惜哉！惜哉！"上述中医学文献启发了现代学者，焦东海等（《陕西新医药》1977，6：20）首先用生大黄粉（3g，每日 3 次）治疗急性胃、十二指肠溃疡出血 100 例，取得疗效，引起了国内外的关注及效法应用。治疗对象病情选择由轻症到重症，出血程度由少量出血到大量出血，均收到了较好疗效。焦氏等在这方面的应用与研究尤其广泛而深入。

（2）单味大黄的广泛应用及疗效

焦东海等（《中医杂志》1985，10：34）据查阅资料，得知全国有 32 所医院重复验证用单味大黄治疗上消化道出血共 2006 例。关于治疗效果，仅以焦东海等观察的 1055 例的统计结果，止血有效率达 95.68%，平均 2.2 天止血，其中采用单味大黄不同制剂与复方西药（如甲氰咪胍）进行随机或双盲随机对照观察者 270 例，单味生大黄片与辨证复方随机对照观察 60

例。结果表明，生大黄具有止血时间短、使用方便、价廉等特点，同时对大量出血、胃癌合并出血及老年人出血的止血有效率也分别达80%、93%、95%。与其他有关报道的治疗结果大致相仿。

（3）关于大黄止血疗效的若干问题

分析临床资料，大黄的疗效与下列因素有关：①在大黄的各种制剂中，以生大黄粉的止血速度最快，但有部分患者发生服药后腹痛或呕恶反应。②中医学强调道地药材，大黄的品种不同，对止血效果确有差异，同时呕恶程度与腹泻次数亦均有较大差别。③大黄的用量、用法及疗程临床有较大差别，焦东海等（《安徽中医学院学报》1987，9：21）认为，口服大黄粉（或片）以每次2~3g，每日3~4次为宜，如果用量小，且每日仅服1次，则疗效较差，如剂量虽小，但每日服用3次以上者疗效仍好。疗程一般为3天，最长不超过10天，疗效不好改用其他方法。④大黄治疗实证出血的疗效毋庸置疑，但对虚证出血者是否可以用大黄的问题，在中医界一直存在分歧，临证数百例统计结果表明，大黄对虚证出血的止血效果仍然较好，虚实之间的疗效无明显差异，考虑虚证出血患者一般是因实（瘀血）致虚，故可大胆用大黄治之。⑤服用大黄之后所引起的缓泻作用，不应视为副作用，而是利于止血的治疗作用，由于缓泻有利于瘀血排除，且对纳差、腹胀等症状的改善及吸收热的消退均有裨益。⑥影响大黄止血疗效的因素还与出血病因、出血量、出血速度、医生的服务态度与合作情况，以及病人的年龄、情绪、体质、原发病与并发症的轻重等有关。

（4）大黄止血的适应证

上消化道出血多为胃、十二指肠出血。采用单味大黄止血对急性胃、十二指肠出血具有下列情况者较为适宜：①溃疡与胃炎合并出血，特别是以黑便为主，出血量在500ml以内者。②对中风伴有胃十二指肠出血而不宜使用凝血药物的患者，特别对伴有舌苔黄腻、便秘及有吸收热的患者更为适宜。③用其他止血药物无效，而又不宜手术治疗者，如胃癌合并出血。④不论用何种西药或中药止血，若加用大黄后，均可使止血时间缩短，提早康复。

总之，依据上述大黄止血的疗效及特点，临床时对上消化道出血应考虑把单味大黄作为首选药物，特殊病情或个别无效者再采用其他疗法。

（三）自拟大黄复方在治疗上消化道出血中的应用

1. 止血粉

马山（《山东中医杂志》1984，1：45）用止血粉治疗急性上消化道出血83例。

[**治疗方法**] 大黄粉、地榆粉、甘草粉，以3：2：1的比例混匀，即得止血粉。每服4g，日服3~4次，首服加倍。大便潜血转阴时停服。

[**结果**] 经治疗后全部治愈，吐血停止。大便潜血转阴性或胃镜检查出血灶已止。最短一天，最长14天，平均3.5天。

2. 大黄复方

王德敏等（《黑龙江中医药》1984，6：23）用大黄复方治疗上消化道出血98例，并设对照组37例。出血方式：以呕血为首发症状者15例，黑便者64例，呕血加黑便38例，另18例仅大便潜血呈强阳性。根据患者的临床见证，中医辨证属肝郁型22例，胃热型42例，脾虚型58例，血瘀型13例。

[**治疗方法**] 随机将135例分治疗与对照两组。治疗组98例单纯应用自制大黄复方治疗。大黄复方的配制：白及、三七、大黄等量共为细末，或口服或胃镜直视下给药，每次5g，6小时1次，连续服至黑便转黄或潜血转阴。对照组37例，常规采用西药止血治疗。两组大量出血者21例，均进行了输血补液。

[**结果**] 在大黄复方治疗98例中，显效及有效者共90例，总有效率为92%。大便潜血转阴平均时间为4.8天，黑便转黄时间为3.5天，无效者8例，占8%。对照组37例中，显效及有效者共28例，总有效率为75.3%。其黑便转黄平均时间为5.2天，大便潜血转阴时间平均为6.8天。无效者6例，占24.7%。治疗组与对照组的疗效比较，$P < 0.001$，有显著意义。从病因上看，无效病例以食管静脉曲张破裂、肝癌、胃癌较多见。中医辨证与疗效之间未发现规律关系。

[**体会**] 呕血并解柏油样便，以胃中积热，热伤血络，或肝郁化火，火伤胃络为多。仅解柏油样便者，以脾虚脾失摄血为多。上述大黄复方，用大黄逐瘀，引热下行；白及收敛止血；但考虑凉血收敛可致血脉瘀阻，新血不能归经，故用三七化瘀止血。

3. 海黄散

章文亮（《中国中西医结合杂志》1986，11：665）用中药海黄散治疗上消化道出血 50 例。

[治疗方法] 取海螵蛸、生大黄各研细粉，用 100 目过筛去粗渣，将细粉各等量拌匀装入胶囊备用。每次服用 4~6 粒（每粒含生药 0.5g），每 4~6 小时 1 次，凉开水送服。服药后观察每次大便颜色，每天做大便隐血试验，待血止后再服 1~2 天。治疗观察期间，一般不禁食，给予流质饮食，有呕血者暂禁食 1~3 天，有呕吐反应者，肌内注射盐酸甲氧氯普胺或阿托品，在禁食期间或出血量较多时，给予适当输液，个别大出血伴有休克者，则给予输血，极少数合用西药止血药。所有病例在止血后 2~3 天停服海黄散，而给予八珍汤或归脾汤加减，补虚调理。西药组 50 例的治疗，在出血期间常规应用 10% 葡萄糖生理盐水加用甲氰咪胍 0.6g、抗血纤溶芳酸 0.3g 静脉滴注，有 29 例再加输血，有 4 例加用冰水与去甲肾上腺素液口服。

[结果] 50 例经服海黄散后血止者（以大便颜色不见黑色，或大便隐血试验转阴为指标）49 例，无效 1 例，有效率为 98%。止血时间最短为 12 小时，最长为 72 小时，平均为 26.1 小时。西药 50 例经治疗后血止者 48 例，有效率为 96%，止血最短时间 24 小时，最长者 7 天，平均为 50.6 小时。两组比较经统计学处理有显著性差异。海黄散对上消化道出血的止血疗效，无论是重度出血、中度出血或轻度出血，均比西药组为佳。

[体会] 根据中医学的理论，凡出血后离经之血便是瘀血，故上消化道出血的病理实质是属于瘀血留滞，治疗首当祛瘀止血。海黄散中的大黄有泻热通便祛瘀的功效；海螵蛸有收敛、止血、制酸的功能。应用散剂对局部黏膜的炎症、溃疡、出血的病灶有消炎和修复作用，充分发挥其止血功效。

4. 大黄白及粉、四黄汤

李顺保等（《中国中西医结合杂志》1987，11：667）采用中西药分组治疗上消化道出血 330 例。

[治疗方法] 为评价大黄白及粉（比例为 1:3）、四黄汤（生大黄、黄连、生地黄、生黄芪、生甘草，比例为 5:3:10:5:2）与甲氰咪胍和止血

芒酸对上消化道出血的临床疗效及剂型的优劣，观察了住院病例 330 例，并随机分为四组。

［结果］四组有效率无明显差异（$P > 0.05$），均为有效的治疗药物，但在大便潜血转阴平均天数中，两中药组优于两西药组，且有非常明显差异（$P < 0.01$）。两中药组中，汤剂和粉剂止血效果无差别。四组对胃癌出血和食道静脉破裂出血病例均无效。

5. 大黄车前子煎剂

俎氏（《河北中医》1988，6：7）用大黄车前子煎剂治疗肝硬化门脉高压所致食管、胃底静脉曲张破裂出血 32 例。

［治疗方法］大黄 120g，车前子 30g。每日 1 剂，分 4~6 次服，首次量加倍。

［结果］经 3~6 天治疗，总有效率 98%。

6. 冰冻血愁汤

任明（《四川中医》1989，4：17）用冰冻血愁汤灌胃治疗急性上消化道出血 85 例。

［治疗方法］乌贼骨、大黄炭各 30g，苎麻根 50g，生地炭、黄芩炭各 20g，黄连 15g。上药文火浓煎，3 次煮取 1000ml，置于冰箱冷冻至 1~4℃。经胃管快速注入 200ml，协助患者转动体位，使药液与胃各部接触，每 4 小时 1 次。观察 48 小时，未继续出血者，即可拔出胃管，改为口服。

［结果］痊愈 78 例，显效 5 例，有效与无效各 1 例。

［体会］"血热得冷则凝，见黑则止。"（《证治汇补》）故大黄、生地、黄芩均炒炭用，增强其收敛止血之效。冰冻灌胃，使药液直接作用于出血局部，令脉络收缩，加速血凝。全方融治火、气、血三法于一炉，内治中寓有外治，故收效尤捷。

7. 复方大黄液

吴培俊等（《实用中西医结合杂志》1989，5：28）用复方大黄液治疗上消化道出血 42 例。

［治疗方法］先在内镜直视下经钳孔道定位喷洒复方大黄液 30ml，观察至血止退镜，次日后改服复方大黄液 10ml，1 日 3 次口服，连服 3

天。复方大黄液的配制：①取大黄 100g，切成小片，加水 400ml，煎至300ml，以 200 目尼龙纱过滤；②取羧甲基纤维素 3g 加入上述滤液搅匀冷藏备用。

[结果] 42 例全部有效（止血超过 7 天），有效率为 100%。

[体会] 本组病例内镜见胃黏膜炎症及溃疡好转，可能也是大黄的作用。羧甲基纤维素在胃中遇盐酸成胶状物，能保护胃黏膜，同时使大黄浸液能长时间保留在出血的胃黏膜内，更好地发挥止血效能，且安全无毒，所以二药合用更为合理、安全、有效。

8. 止血煎

陶氏（《中医杂志》1989，4：14）用止血煎治疗胃黏膜出血 75 例。

[治疗方法] 马勃 100g，大黄 50g。先用水浸泡马勃 2 小时，然后加水1000ml，煎至 300ml 时加入大黄，再煮至 200ml 时倒出药液过滤，加入甘油 15ml 置冰箱内贮存。口服每次 50ml；内窥镜下喷药每次 20~40ml。

[结果] 其中 40 例于口服 1 次后 24 小时内作内窥镜检查全部止血成功，但 1 例于 72 小时内再次出血；35 例镜下喷洒止血，即刻止血率为 100%，但 2 例于 60 小时内再次出血，止血率为 96%。动物实验证明，止血煎对出血的胃黏膜有较强的黏附收敛作用，对家兔实验性胃黏膜创伤性溃疡出血可明显减少出血量和缩短出血时间。

9. 大黄蒲黄地榆汤

黄科荣（《实用中医内科学》1900，4：40）用大黄蒲黄地榆汤治疗上消化道出血 50 例，并设对照组 60 例。

[治疗方法] 治疗组取大黄 10g，蒲黄 15g，地榆 15g，每日 1 剂，水煎 2 次，分早晚服。对照组为抗血纤溶芳酸、酚酸乙胺、维生素 K_3 联合组。

[结果] 大黄蒲黄地榆汤组特效 35 例（70%），显效 12 例（24%），缓效 3 例（6%）。联合组特效 11 例（18.3%），显效 30 例（50%），缓效 19例（31.7%）。两组总有效率均为 100%，但特效和显效大黄蒲黄地榆汤组为 94%，联合组为 68.3%，两组有显著性差异（$P < 0.01$）。平均止血天数前者为 3.45 ± 1.45 天，后者为 7.87 ± 3.45 天，两组也有显著性差异（$P < 0.01$）。

[**体会**] 大黄蒲黄地榆汤具有作用快、疗效好、疗程短等特点。对胃和十二指肠球部溃疡及慢性胃炎合并出血具有同样好的疗效。

还有，高广君（《吉林中医药》1983，2：23）、陈庆钱（《福建中医药》1992，3：16）、胡敏等（《四川中医》1990，2：32）分别用大黄白及散治疗上消化道出血15例、74例、63例，均取得满意疗效。

编者按

上述报道，均为以大黄为主的自拟复方，用之较多的药物还有白及、海螵蛸、地榆、三七等。所采用的剂型主要是散剂。结果表明，疗效良好。有的并且设立了西药对照组，对比结果亦显示了以大黄为主的中药在治疗上消化道出血上疗效较好。此外，有关报道谈到，治疗本病有良好效果的中草药还有虎杖、番泻叶、侧柏叶、野荞麦、紫珠草、土大黄等。

在此需要说明，上消化道出血有活动性出血的病人应绝对卧床休息。严密观察病人的神色；肢体皮肤是湿冷还是温暖；每小时记录血压、脉搏、出血量与每小时尿量等，以了解治疗效果及确定下一步治疗方案。对大量出血尤其要考虑做外科止血，并应予以禁食。而少量出血者宜进流食。大量出血后，多数病人在24小时内常出现发热，一般不超过38.5℃，可持续3~5天，随后自行恢复正常。

黑 便

黑便是消化道出血最常见的临床表现，常见于上消化道出血，也可见于下消化道出血。上消化道出血尤其出血快而量大时常表现为呕血，呕血必伴有黑便，而黑便不一定有呕血。黑便的色泽多取决于血液在肠道停留时间的长短，典型黑便为有光泽的柏油样糊状便，并有特殊臭味。虽出血量少至50~75ml即可形成黑便，但就临床所见，一般1次黑便的出血量估计约300~500ml。大量出血可刺激肠蠕动，血液在肠道中停留时间短，排出时往往呈紫红色。空肠部位以下的下消化道出血，如出血缓慢，血液在肠道中停留较长时间才排出，也可表现为黑便。

1. 小剂量生大黄粉治疗黑便

应球钦等（《福建中医药》1985，2：19）用小剂量生大黄粉治疗黑便

55 例。其中属于大量出血而伴呕血者 4 例。出血病因为十二指肠球部溃疡者 38 例，胃溃疡 2 例，浅表性胃炎 4 例，肿瘤 4 例，十二指肠憩室 1 例，原因不明 6 例。

[治疗方法] 取生大黄饮片，焙干辗碎过 80 目筛，分装为每包 1g，瓶贮备用。服法：每次 1g，每天 3 次；属于大量出血病例，首次 2g，或每日 4 次，每次 1g，以蜂蜜拌匀或温开水送服，直至大便泻下呈黄色稀水样便，大便隐血试验连续 2 次转为阴性即予停药，继而按胃脘痛辨证分型、内服中药善后调理。总剂量：服药最少者 6g，最多者 29g，平均服药 12.5g。

[结果] 1 天内大便隐血试验连续 2 次转阴者 18 例，2 天转阴者 20 例，3 天转阴者 8 例，4 天转阴者 5 例。4 天内转阴者共 51 例，总有效率计 92.72%。无效病例经手术证实，属胃癌 2 例，结肠癌 2 例。黑便转阴后对胃脘痛的辨证分型：属于脾胃虚弱型 39 例，气郁胃痛型 7 例，肝胃火郁型 5 例，其余 4 例因中转手术未加分型。

2. 泻心汤加炮姜治疗上消化道出血

编者治例。齐某某，男，15 岁。1987 年 10 月 8 日初诊。主诉：心悸、头晕、乏力四天，发热一天。现病史：四天来心悸，胸闷，气短，乏力，头晕，眼花，活动后加重，纳差。去某医院就诊，印象："病毒性心肌炎"。对症治疗，病无改善。一天前又感发热，体温 37.5℃。来我院儿科诊治。查血常规：血红蛋白 66g/L。以"贫血原因待查"转来内科（当时编者在河北中医学院附院内科工作）。现在症：临床表现如上所述，其舌淡红、苔薄黄微腻，脉滑按之少力。由于病因不明，所以又详细全面地追问病史，当问及二便时，患者说："小便正常，大便黑如墨汁色。"围绕黑便问及有关病史，有间断性胃痛 2~3 年，初春深秋易复发，饥饿时或夜半痛甚。13 天前胃痛复发，食欲不振，对症治疗后痛减。5 天前午餐饮酒两杯，午后踢足球时突发上腹痛加剧，遂感心悸（自觉心率快），气短，乏力，出冷汗，面苍白，有昏晕欲厥之势。休息后胃痛渐渐缓解，而其他症状无改善，当即去某医院就诊如前述。针对病史补述，查大便潜血阳性（++++）。四诊合参，结合病史及血便常规检查，诊断为上消化道出血。

[治疗方法] 治疗以泻心汤加炮姜，处方：大黄 6g，黄连、黄芩、炮姜

各 3g。日 1 剂，水煎分 3 次服。卧床休息，流食。服药 2 剂后，大便变成黄色软便。

[结果] 服药 4 剂后查血常规：血红蛋白 92g/L。心悸等症状明显改善。继续调治，饮食调养。半个月后造影提示：十二指肠球部溃疡。

❀ *编者按*

黑便的病因病机及证治，本与上消化道出血大同小异，今又提出来单独讨论，意在重视。因为上消化道出血或下消化道出血以黑便为主者，若病史隐匿，只表现一派虚象，而忽略了查问大便情况，则易致误诊。上述编者治例，说明了这类问题，足供借鉴。

便　秘

便秘是指大便次数减少和粪便干燥难解，一般两天以上无排便，提示存在便秘。其临床表现主要是大便干结、排便困难，可伴有腹痛、腹胀、恶心、食少、乏力、头晕或头痛等症状。其病因可分为器质性与功能性两大类。功能性便秘多因阳盛之体，或恣食辛热厚味，或忧思少动，或病后、产后以及年老体虚者。病机为燥热内结，或气机郁滞，或阴津亏虚、肠道干涸，或阴寒凝滞等所致。西医治疗便秘强调要去除病因，对顽固性便秘患者酌情给予泻药。中医治疗便秘以辨证论治为主，必要时可用大黄治标。

1. 生大黄治疗老年便秘

邓启源（《福建中医药》1985，6：383）对老年人肠胃功能差，食欲不振，纳少厌食，甚则大便干燥难解者，认为证系食积停滞使然。

[方法及结果] 用生大黄研粉装入胶囊，每日 2 次，每次 2 粒，以图缓下通腑，清除肠胃秽浊，有利于肠胃功能的恢复，故而收效满意。

2. 大黄粉外敷涌泉穴治疗便秘

编者用大黄粉外敷涌泉穴治疗便秘 20 余例。

[治疗方法] 大黄研成细末，每次用 50g，加食醋调成糊状，敷于两侧涌泉穴，每次两小时，必要时可敷 2~3 次。

[结果] 20 余例大部分在敷药 1 小时后出现肠蠕动感和矢气，随之有

便意，大便后腹胀等症状均减轻或消失。此法可适应于各种年龄及多种原因引起的便秘。

3. 李氏治疗老年性便秘的经验

李氏（《名医特色经验精华》上海中医学院出版社，1987）在谈老年性便秘证治时说：老年性便秘，不可滥用硝黄及番泻叶等攻下，此因津液愈老愈涸，中气愈老愈衰，因而愈攻则大肠津液愈伤。余临证多用东垣润肠丸方加减：生地黄、当归身、生首乌、肉苁蓉、桃仁、火麻仁、郁李仁、白蜜等味，能使津运便通而无峻泻伤津之弊。老年习惯性便秘，由于食量减少，肠肌蠕动力弱，食物糟粕淤积，干燥难下。法当益气养血、滋液润肠，以炙黄芪、当归身、火麻仁、南杏仁、生白芍等分，煎汁冲白蜜长期服用，疗效显著。至于老年人因病致秘，当诊断受病之因，先治主证则便可通。如因热结肠燥，权用导下，应在主治方内，稍加酒蒸大黄，便通即止。张子和善用"食疗"法，以治老年人大便燥结如弹丸。我曾用麻油、蜜糖各一匙，开水冲饮，早晚各饮 1 次，方虽简单，长期服用，可以保持胃气调和，宽肠利便。

编者按

年老体衰，气阴并虚，大肠阴液不足，鼓动无力，势必干结或排便努挣难下。治老年人便秘，名医李聪甫氏经验诚为可贵，其用大黄，只有病因热结肠燥者，权且稍加酒蒸大黄，如此辨证之精细，论治之慎重，真良医也。邓氏用大黄法，必要时可暂用以治标，但切不可常用，久用易伤正。编者曾用大黄稍煎治小儿阳盛便秘，疗效虽佳而味苦难咽，且用量不当，反致便泻。故变通采取涌泉外敷法，便于接受，疗效亦佳。

慢 性 腹 泻

慢性腹泻为临床所常见，其病程缠绵，病因复杂。若病经数年，中西医治疗无效，辨证属于沉寒凝滞性腹泻者。可用如下方法治之。

备急丸加味治疗沉寒凝滞型慢性腹泻

卢书山（《中医杂志》1992，11：489）用备急丸加味治疗沉寒凝滞型慢性腹泻200例。全部病例皆有溏泻，肠鸣腹胀，遇寒冷则发，得温暖则轻；

泻稀水及 / 或带白色黏液者 67 例；腹泻与便秘交替者 6 例；带血便 27 例；80% 腹部有轻压痛，脉沉迟细弦，舌质淡紫，苔白根腻。

［治疗方法］制附子 15g，干姜 6g，硫黄粉、甘草各 3g，制巴豆霜 0.5g，大黄炭 12g。每日 1 剂，连煎 2 次，合汁分 3 次温热服。

［结果］症状与体征消失，大便化验、培养及纤维结肠镜检查恢复正常，3 个月以上无复发者 195 例。获愈时间最短 2 天，最长 16 天，大多在 4~7 天。

［体会］本病多因腹泻久延不愈，伤及脾阳，脾阳不运，则冷积凝滞不化，更伤脾阳，造成恶性循环。治疗当以温阳散寒为急务，备急丸为《金匮要略》攻逐冷积之名方，以此加味治疗本病非常合适。

重 症 呃 逆

呃逆（膈肌痉挛）的临床表现以气逆上冲，喉间呃呃连声，声短而频，令人不能自制为特征。此病正常人亦可偶然发作，大都轻微而自愈，但如持续不断，则须服药始能渐平。若在严重急慢性疾病过程中出现呃逆，常为不良之兆。下面着重谈谈重症呃逆的治疗。

大黄丁香郁金汤治疗危重症并发顽固性呃逆

韩英祥（《新中医》1992，4：3）用大黄丁香郁金汤治疗危重症并发顽固性呃逆 22 例。

［治疗方法］在积极治疗原发病的基础上分别或先后采用维生素 B_1、维生素 B_6、甲氧氯普胺、阿托品、镇静药、盐酸哌甲酯及针灸等治疗呃逆，无效后投以本方：大黄 6g，丁香 10g，郁金 15g。视具体病情调换三药用量，并辨证加入治本药及健脾和胃药。每日 1 剂，水煎后分 2~3 次温服或鼻饲。

［结果］22 例全部有效，多在服药后 1~3 小时呃逆减轻，用药 1~4 剂，平均 2 剂呃逆止。经观察或随访 1 个多月，15 例呃逆无复发，7 例死于原发病症。

［体会］古人有"丁香莫与郁金见"之说，但《和剂局方》有二药同用之方。近年实验研究证明，二药配伍，未见毒性，故可适当配伍应用。

编者按

呃逆辨证当分虚实。实证有胃寒与胃火之分；虚证有脾肾阳虚与胃阴不足之别，治疗当针对虚实寒热以治本，和胃、降气、平呃以治标，标本兼顾，呃逆可止。《内经》说："病深者其声哕"（即呃逆）。《济生方》具体论述说："大抵老人、虚人、久病人及妇人产后有此证者，皆是病深之候，非佳兆也。"《医碥》概括说："病重得此，多为气脱。"上述表明，危重病人出现呃逆，则为元气衰败之证，急于扶持元气尚恐不及，岂可以大黄攻下？故韩氏治法，编者不敢苟同，读者明见。现代名医秦伯未（《秦伯未医文集·代序》湖南科学技术出版社，1983）治一案：患者高龄气阴两虚，肾不纳气，因发怒引起呃逆不止。仅以西洋参、沉香二味，一剂平，二剂愈。如此辨证之精细，用药之精巧，可师可法。

呕　　吐

呕吐是消化系统疾病常见症状之一。多种疾病造成胃肠失于通降，胃气上逆，均可致呕吐。持久而剧烈的呕吐，极度损失津液，电解质紊乱，营养衰竭，气随液脱，可影响原发病的预后，甚至危及生命。因此，根据"急则治其标"的原则，急重呕吐应以辨证止呕为首务。以大黄为主的方剂，治疗胃肠实热，胃气上逆之呕吐颇佳。

（一）大黄甘草汤的应用

1. 大黄甘草汤治疗"食已即吐"症

李兴培（《成都中医学院学报》1983，1：30）用大黄甘草汤治疗"食已即吐"症20例。

[治疗方法] 大黄9g、甘草6g（1日1剂）。每剂煎取3次，过滤后混合，浓缩至200ml。每15~20分钟服1次，每次5~10ml。小儿量酌减。

[结果] 痊愈17例（药后吐止者）；减轻2例（药后吐止或显著减轻，1月后又复发者）；无效1例（药后吐仍不止者）。无效1例系一位78岁高龄，体质虚弱，肺部严重感染伴严重电解质紊乱，无法服药，遂中断治疗者。

[体会] 本方服法，极其重要。因本组大半系得水亦吐者，故以每

15~20 分钟呷咽半口至一口（5~10ml）为佳。药以冷服为最好（老年、体弱者稍温不凉口为度）。实践证明，采用多次、少量、冷服后，大多数病例很快即吐止神安（其中半数为当日下午吐止能进薄粥）。多次小量分服，亦即所谓"重剂轻投"法，减缓了大黄峻烈之性，其泻下作用无由发挥，尚未见按此法而引致泻下者，其清热健胃、平冲降逆和解痉收敛作用反更显著。曾投以本方治疗 3 例中、晚期食道癌得水得食即吐者，服法同前，除 1 例微效外，另 2 例吐止，短时能进稀粥，是本方获效之又一佐证。

2. 大黄甘草粉治疗急性危重病合并呕吐

杨素贞（《天津中医》1988，2：7）用大黄甘草粉治疗急性危重病合并呕吐 15 例。15 例中急性肾功能衰竭 6 例，急性胰腺炎 2 例，急性胃炎 4 例，流行性乙型脑炎 1 例，梅尼埃病 1 例，暴发性肺炎 1 例。15 例中呕吐 1~7 天者 12 例，10~20 天者 3 例。

［治疗方法］大黄粉 1.5~4.5g，甘草粉 1.5~4.5g，温水冲服，每日 2~3 次。

［结果］大多数病人服用 2~6 次后呕吐止，少数病人尚需加服调胃承气汤，方可取效。

3. 大黄甘草汤治疗急重呕吐 86 例

王尧（《辽宁中医杂志》1991，5：28）用大黄甘草汤治疗急重呕吐 86 例。年龄最小 6 岁，最大 68 岁。呕吐时间最短 1 日，最长 10 日。其中反射性呕吐 49 例（急性胃炎 10 例，急性胆囊炎 8 例，胆蛔症 4 例，急性胰腺炎 3 例，急性阑尾炎 4 例，肠梗阻 8 例，急性肝炎 5 例，上消化道出血 3 例，腹部手术后呕吐 4 例）；中枢性呕吐 31 例（脑中风 5 例，病脑 3 例，流行性出血热 8 例，糖尿病 2 例，农药中毒 11 例，眩晕 2 例）；原因不明 6 例。进食情况以未进食 1~9 日内者 83 例，10 日以上者 3 例。

［治疗方法］大黄 6~30g，甘草 6~20g，佩兰 6~15g。随证加味。水煎服或沸水泡服。服药以温服少量多次为宜，无法口服者采用鼻饲，上消化道出血者则宜微温服用，3 剂无效，停用该方。

［结果］显效：服药后 24 小时内呕吐止，能进少量饮食，计 56 例；有效：48 小时内呕吐缓解或基本停止，能进少量饮食，病情稳定好转，计 23 例；无效：2 日后呕吐仍不能控制，改用他法治疗计 7 例。其中 1 剂止

吐 36 例，2 剂止吐 24 例，3 剂止吐 15 例，4 剂止吐 4 例。

［体会］以实邪内阻、胃气上逆采用本法疗效较好。肝胃不和、中气虚弱、阴津亏损效果相对较差。

（二）大承气汤灌肠法的应用

大承气汤加味保留灌肠治疗急重呕吐

郭龙清（《新中医》1987，2：25）用大承气汤加味保留灌肠治疗急重呕吐 20 例。20 例中，包括有呼吸、循环、消化、泌尿、神经等系统疾病，其中急性感染性疾病 9 例。病机均为邪毒阻于胃腑，腑气不通，浊气上攻致呕。入院时都因呕剧而不能服药。多数经过静脉滴注、肌内注射西药进行病因和镇呕治疗，或配合针刺治疗 2 天以上无效而改用或并用本法。

［治疗方法］大黄、厚朴、枳实、芒硝各 30g。根据腑气不通的原因辨证加味：虫积加使君子、槟榔、榧子；瘀毒加桃仁、丹皮、赤芍；温热加黄连、黄柏、白头翁；痈脓加红藤、败酱草、丹皮；痰热加竹茹、半夏、胆星；水毒加黑丑、甘遂、大戟；寒实加制附子、干姜、巴豆。灌肠法：水煎过滤得浓汁 400ml，冷却至 37℃为宜，每次 200ml，令患者左侧卧位，抬高臀部，用大号导尿管插入肛门 15~20mm，将药汁缓慢推入，保留 20~30 分钟，4 小时后可重复。

［结果］灌肠 2 次观察，有效率达 90%。多在首次灌肠后呕势即缓，同时，它症亦随之减轻。

［体会］本组病例病程不同，邪毒有别，因而邪结胃腑之形症不尽相同，有痞满燥实坚全俱者，有只具一、二症者。呕吐拒药，取灌肠之法，不失为一大有效途径。本法给药剂量宜大。若呕症轻缓，则当慎用本法。

编者按

大黄甘草汤始见于《金匮要略·呕吐哕下利病》篇。原文 17 条说："食已即吐者，大黄甘草汤主之。"尤在泾注解说："经云：'清阳出上窍，浊阴出下窍'……若下既不通，必反上逆……故以大黄通其大便，使浊气下行浊道，而呕吐自止。不然，止之、降之无益也。"原方大黄四两，甘草一两，为 4:1 之比例，方小而力专效捷。对胃肠实热或邪火上冲呕吐者颇佳。其他病机所致者，亦可用本方加味，并变通用量治之。上述报道足以证明本方止呕之功效。编者曾用之，确有良效。大黄甘草汤之疗效不受年龄大小、病程长短及病种之影响，又无任何毒副作用，可谓良方。郭氏用大承气汤灌肠法止呕，对呕吐拒药者，非常适宜。

急 性 腹 痛

急性腹痛属于中医结胸、寒疝、胃脘痛、胁痛、腹痛等范畴。可见于各种性别及年龄。引起急性腹痛的疾病很多，其临床特点是发病急、变化快、病情重，以急性腹痛为主要表现。关于急腹症的原因，可大略区分为两大类：一是由于腹内脏器病变所致；二是由于腹外脏器或全身性病变所致。由于腹内脏器病变所致者又可再分为器质性与功能性两种。前者包括脏器的发炎、穿孔、破裂、梗阻、套叠、扭转、绞窄等，临床上习惯称之为"急腹症"。分析、诊断急性腹痛时，思路必须广阔，切忌主观片面，必须掌握全面临床材料，细致分析。如已肯定为急腹症，应进一步作病变的定位（属于哪个脏器）、定性（属于寒热虚实哪种病理变化）及病因（起于何种原因）的诊断。严密观察病情，时刻考虑有无外科情况，正确掌握手术指征。女性患者必须鉴别有无妇科疾病。中医治疗急腹症要辨证与辨病相结合，中西医相结合，发挥中医辨证论治与西医学诊治手段的优势，以提高治疗效果，减少不必要的手术。

（一）外科急腹症的治疗

1. 甘遂黄硝散

北京市海淀区医院外科急腹症小组（《中草药》1979，9：35）采用甘遂黄硝散治疗某些外科急腹症 100 例。

[治疗方法] 生甘遂粉 0.9g，大黄粉 0.6g，芒硝 0.3g，简称 321，此为 1 次用量。根据病情及患者年龄、体质可酌减，或上药按 2:2:1 或 1:2:1 的比例。日服 2 次，重者 4~6 小时 1 次。开水冲服，或装入空心胶囊口服。对溃疡病穿孔、肠梗阻重症患者均需配合禁食、减压、补液。对胆道疾患全身中毒症状较重者配合用抗生素。亦可配合针刺或电针治疗。

[结果] 溃疡穿孔 24 例全部临床治愈；胆道疾患 44 例（胆囊炎、胆石症、胆道蛔虫症），治愈 39 例，中转手术 5 例；肠梗阻 30 例，治愈 27 例，中转手术 3 例；急性胰腺炎 2 例治愈。

[体会] 甘遂黄硝散研磨成粉剂分包备用，不应煎服，宜于急症使用，方法简便，易于掌握，药源广，药费低，对上述疾病如能掌握适应证，治愈率较高。

2. 大黄牡丹汤

陈亚隆（《云南中医杂志》1983，6：19）用大黄牡丹汤为主中西医结合治疗外科急腹症104例。其中，急性阑尾炎20例，包裹性阑尾脓肿20例，粘连性肠梗阻20例，肠蛔虫堵塞10例，胆道蛔虫症10例，急性胆囊炎15例，结石性胆道感染合并中毒性休克5例，急性坏死胰腺炎4例。

[结果] 104例治愈100例，中转手术仅4例，治愈率高达96.15%。

[体会] 外科急腹症的各病，依据临床辨证属于"里证""实证"和"热证"，故采用大黄牡丹汤酌加清热解毒、活血化瘀、通里攻下、理气开郁、驱虫等药，可以收到预期效果。研究中西医结合治疗急腹症的单位，均对大黄、牡丹皮、桃仁等进行了实验研究，指出这些药物的综合作用是：抗菌消炎、增强血液循环，促进胃肠蠕动，排除肠内积物。可见，采用大黄牡丹汤作为治疗外科急腹症的基本方，不但不违反中医辨证的治则，而且符合西医治疗原理。但对体虚、年老、幼儿、孕妇等患者要慎用。

3. 巴黄片

何清宇等（《中医杂志》1992，4：42）报道巴黄片在外科领域中的应用。以巴豆霜、生大黄分别提取后，制成片剂，具有通里攻下作用，效果好，副作用少，除用于治疗各类急腹症外，还可用于腹部手术后、手术前肠道准备等方面。

4. 自拟栀黄散

乐锦茂（《上海中医药杂志》1988，2：44）用自拟栀黄散外敷治疗各种急性痛证111例。病种诊断明确的有胆囊炎、胆石症84例，胰腺炎13例，胃炎2例，肺炎1例，肾结石1例，部分患者曾采用过阿托品、654-2、盐酸哌替啶，效果不佳。

[治疗方法] 栀子粉、大黄粉各10g，用蓖麻油或液体石腊加数滴酒精调和成糊状，敷于疼痛局部，加盖纱布固定，每次保持1天。

［结果］绝大部分病例在 15 分钟至 1 小时内，少数在 2~3 小时后疼痛缓解。部分病例用药 1~2 次后疼痛不再复发。有的则再次发作时较前明显减轻，且持续时间缩短，发作次数减少。胆囊炎，胰腺炎患者效果尤为明显。

［体会］本组各种疾病引起的痛证，均属实证，由于脏腑气机不畅，气血郁滞引起局部疼痛，根据不通则痛，通则不痛原理，而采用此方。方中大黄苦寒，攻积导滞，泻火凉血，行瘀通经；栀子苦寒，清热泻火，凉血解毒，两味共奏消肿止痛，活血通络之功。蓖麻油、液体石腊调和药粉，酒精助药物渗透、散发。

（二）功能性急性腹痛的治疗

三物备急丸

刘连续（《内蒙古中医药》1992，2：20）报道三物备急丸在急腹症中的应用。自制此药丸应用于西医急诊治疗不能缓解之顽固性腹痛 9 例，均获得了满意的疗效。

［治疗方法］取巴豆（去皮）、干姜、大黄各 30g，共研为细末，加蜜适量和为 90 丸，置于密封瓶中备用。适应证：患者卒发持续性心腹（胃脘部及脐周围）绞痛（不向肩背放射）。喜热恶寒，气急，苔白，脉弦紧，腹肌紧张、莫非氏征（－），腹透、血常规、尿常规、血清淀粉酶、尿淀粉酶均正常。无胃炎及溃疡病史，大便不通。即在排除胃穿孔、胃肠炎、胰腺炎、阑尾炎、胆囊炎、胆肾结石的情况下，肌内注射阿托品、黄体酮不得缓解时用温水送服此蜜丸。

［典型病例］曹某某，男 28 岁，呼钢工人。因气温骤降、衣着单薄而卒发心腹部绞痛，气急，持续不解。素无胃炎、溃疡病史。查体：体格强健，腹肌紧张，苔白，脉弦紧，大便不通。腹透、血常规、尿常规、血清淀粉酶、尿淀粉酶均正常。处以阿托品、黄体酮各 1 支肌内注射，半小时后痛势不减，温水送服三物备急丸 1 颗，20 分钟后痛解，稍有便意。有的病例服药 20 分钟后泻甚、痛解。嘱服凉水半杯，泻止，病愈。

［体会］三物备急丸的适应证是寒积腹痛。但必须借助于西医学之理化检查，在排除其他腹部疾病的情况下方可使用。服用剂量，应视患者体质之强弱，绞痛之轻重而定。临床应用以青壮年患者为佳，不愈则继服之，

切不可一次大量投入，以防延误病情或产生大的毒副作用。

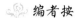**编者按**

上述甘遂黄硝散实为《伤寒论》大陷胸汤之药物组成，唯服法不同。水热结实的大陷胸汤证与西医学所述之多种急腹症相类似，故急腹症用之效果良好。陈氏采用大黄牡丹汤酌情加味治疗多种急腹症，可谓善用经方。何氏等采取峻下药巴豆霜与生大黄寒热并用治疗急腹症等病；乐氏用自拟栀黄散外敷治急性痛症，均取得较好疗效。刘氏所用三物备急丸，始见于《金匮要略·杂疗方第二十三》，可师可法。如此功能性顽固性腹痛，编者曾经历过，苦无良方，今日得见，茅塞顿开。

第二节 胃、小肠疾病

慢 性 胃 炎

慢性胃炎属于中医胃痛、痞证等范畴。本病是一种常见病，在各种胃病中居首位，多发于40~60岁的男性。其临床表现缺乏特异性症状，大多数病人常毫无症状，若有发生，多诉称有消化不良的症状，如饭后饱胀、嗳气，少数可有食欲减退、恶心等。胆汁反流所致者常有明显而持久的上腹部不适或疼痛，尤以进食后为甚，可伴恶心和胆汁性呕吐。萎缩性胃炎患者有时表现为贫血、消瘦、舌炎、舌萎缩、腹泻等。本病患者可发生出血，但大量出血罕见。诊断主要依据胃镜检查和直视下黏膜活组织检查所见。而症状的轻重与胃镜所见的病变程度往往不一致。其病因主要是饮食不节，情志失调以及长期吸烟饮酒等。病机为胃失和降以致气滞、火郁，日久则导致胃络血瘀或胃阴不足，脾气虚弱等。西医对本病无特效药物。中医辨证论治，疗效较好，对实证可用大黄。

1. 小承气汤加味治疗慢性胃炎

陈泽民（《湖北中医杂志》1988，6：8）用小承气汤加味治疗慢性胃炎55例。

[**治疗方法**] 将本病分为6个证型，均以小承气汤为基本方，胃热重者加黄连、蒲公英；胃阴不足者加沙参、麦冬、生地、石斛；脾胃虚弱者加

党参、白术、茯苓；气机不畅者加广木香、青皮；肝气郁结者选加柴胡、白芍、薄荷、川楝子、郁金；湿热互结者选加藿香、赤茯苓、茵陈、苡仁、蔻仁。

[结果] 经过 3 个月的治疗，临床疗效：显效 40 例，有效 13 例，无效 2 例，总有效率为 96.36%。胃镜检查：复查 30 例中，显效 10 例，有效 13 例，无效 7 例，总有效率为 76.66%。

[体会] 慢性胃炎以胃脘胀满痞塞疼痛为主症，但其证候变化复杂，故应审证求因施治。本文病例除上述主症之外，多数患者伴有胃中灼热，口干咽燥，大便干结而不坚，脉弦细，苔薄黄，舌质浅绛等胃热阴虚之证。以六经辨证则属于阳明腑证之列，治则宜清胃消痞，故选用小承气汤为基本方，方中大黄泻胃以清阳明之热，厚朴、枳实以消痞除胀。慢性胃炎者具有以下症状之一，即可选用大黄：①胃中灼热，灼痛或嘈杂；②口干咽燥喜饮；③大便干结或秘结不畅；④伴有胃热上冲所致之牙痛、头痛；⑤胃脘胀满、疼痛，经用和胃理气之药未效；⑥伴有胁肋胀痛，经用疏肝理气之药未效。大黄用量为 6~12g。

2. 小柴胡汤加味治疗胆汁反流性胃炎

李康（《中医杂志》1983，5：41）用小柴胡汤加味治疗胆汁反流性胃炎 36 例。其中大便潜血强阳性者加服止血散（大黄 1g，白及 1.5g，枯矾 0.5g）。

[结果] 经治 1 个月，胆汁反流有 33 例消失；有浅表性炎症改变的 28 例中，24 例有不同程度好转，但萎缩性胃炎患者无明显改变。

3. 辨证分型中药方加炒大黄治疗萎缩性胃炎伴便秘

许自成等（《中国中西医结合杂志》1986，6：342）治疗萎缩性胃炎 88 例。具体治法分四型：脾胃虚寒或气虚，肝胃不和，胃阴不足，脾胃湿热。其中肝胃不和 23 例，治以疏肝和胃法，便秘者加炒大黄 3~9g。取得较好疗效。

编者按

上述陈泽民以小承气汤加味治胃炎，体现了"六腑以通为用"的原则；李康与许自成等分别在小柴胡汤中和辨证分型中酌加大黄，体现了中医辨证论治，专方专药的特色。近年来，鉴于慢性萎缩性胃炎具有转变成胃癌的可能性和危险性，故各地不少中医院设立专病门诊或病房对萎缩性胃炎进行治疗和研究，并取得了成效。但中西医都强调对本病应去除各种致病因素，预防为主，早期治疗。

胃 扭 转

胃扭转属于中医胃脘痛、腹胀等范畴。其临床表现为脘腹胀满或疼痛、呕吐、反酸、纳差等。X线钡透示胃超过生理限度的轴性扭转。其病因为情志失调，饮食所伤，或饱食后剧烈活动所致。病机乃胃肠气滞，腑气不通或脾胃虚弱，升降失常等，西医治疗无特效药物，必要时手术。

1. 小承气汤合半夏厚朴汤加味治愈慢性胃扭转

陈继明（《中医杂志》1986，3：37）用小承气汤合半夏厚朴汤加味治愈本病1例。

[病案] 患者男性，确诊为慢性胃扭转，药用生大黄3g（后下），枳壳、丹参各30g，茯苓10g，厚朴、姜半夏、苏梗、苍术、陈皮各9g，蔻仁6g（后下）。先服5剂，再于上方中加沉香2g（后下）。连服19剂，X线复查胃扭转征象消失。

2. 大柴胡汤治疗胃扭转

王兴瑞等（《新中医》1988，10：46）用大柴胡汤（大黄9~15g）治愈胃扭转3例。其中一例表现为口苦、心烦、胸胁胀满、嗳气、呕吐、苔黄、脉弦等邪热郁遏少阳证，又有腹痛、躁烦不安、大便不通等阳明腑实证，用大柴胡汤原方治愈。

编者按

胃扭转总因脾胃升降失常所致。治法当分虚实。因实所致者，可用上述方法；因虚所致者，有用升陷汤、升阳益胃汤治愈的报道。还有采用疏肝活血法及针刺（《湖北中医杂志》1987，4：36）、按摩（《辽宁中医杂志》1982，12：38）治愈的报道。

胃 柿 石 症

胃柿石症属于中医食积证范畴。多发于农村。其临床表现为腹痛、恶心呕吐、厌食、上腹部不定型活动性包块。X 线检查可见片状或椭圆形阴影。其病因为过食柿子等。病机为饮食不当，宿积不化，滞留胃腑，蕴结成石。目前西医以碱性药物及手术治疗为主。

含大黄的中药方治疗胃柿石症

曹旭（《上海中医药杂志》1984，1：25）分两种情况治疗本病 32 例。

[治疗方法] ①一般轻证治以加味平胃散，药用炒苍术、陈皮、姜厚朴、槟榔、炒枳实各 6g，三棱、莪术各 3g，甘草 1.5g，生姜 2 片，大枣 2 枚（以上为 5 岁儿童量）。②日久其块坚硬，治以加味平胃散合槟榔四消丸（大黄、枳实各 9g，黑白牵牛、槟榔各 12g，灵脂、香附、牙皂各 6g。共研细末，水泛为丸），5 岁每次 1.5~3g，10~14 岁每次 3~6g，每日 2 次。或消积散（穿山甲、黑牵牛、大黄各 14g，木香 9g，共研为极细末），4~6 岁每次服 1.5~3g，7~14 岁每次服 3g，14 岁以上每次服 3~4.5g，每日 2 次。若不效者，配合外敷皮硝粉，先将胃脘部用生姜水洗净，每次用皮硝粉 9~15g，多则达 20g，用凡士林调成糊状，摊在新布上敷于胃部（肿块上），2 天更换 1 次，以愈为度。

[结果] 10~20 天治愈者 20 例，21~30 天治愈者 7 例，30 天以上治愈者 5 例。

编者按

以上曹氏所用之皮硝粉，即芒硝经风化干燥后失去结晶水分之白色粉末，通称玄明粉或元明粉，古人亦称风化硝。玄明粉与芒硝同功，皆有软坚作用。

胃肠道异物

本症属于中医误吞异物范畴。多发生于 1~5 岁小儿。其临床特点以无意或有意吞入异物后出现腹痛，也可无任何症状，腹部 X 线检查可见异物的密度增高影等。其病因为异物，病机为异物内阻于胃肠，气机不利所致。目前西医以待其自然排出、内窥镜直视下取出或外科手术为主。

排异汤为主治疗胃肠道异物

马伯涵等(《中国中西医结合杂志》1989，3：182)用排异汤为主治疗本症64例。

[治疗方法]党参、枳实、槟榔、大黄、神曲、白术、黄连各12g，山楂20g，内金15g，乌药、延胡索各9g，甘草6g，每日1剂；并口服蓖麻油30ml，每日3次；复方颠茄片1~2片，每日3次；必要时皮下注射阿托品，加食大量粗纤维蔬菜，如韭菜、芹菜。

[结果]异物全部排出者54例，占84.4%，中转手术10例。

消化性溃疡

消化性溃疡属于中医胃脘痛范畴，多发于青壮年男性。由于溃疡约98%发生于十二指肠和胃，故又称胃、十二指肠溃疡。其临床表现以长期性、周期性和节律性中上腹疼痛为特点，并伴有反酸、嗳气、恶心、呕吐以及失眠等。如症状不典型者，则有赖于X线钡餐和/或纤维内镜确诊。其并发症常见者有出血、穿孔及幽门梗阻，个别胃溃疡患者可发生癌变。其病因与遗传、地理、季节、精神、饮食、吸烟以及服用化学药品等诸多因素有关。病机是上述因素损伤脾胃，以致胃肠失于和降，脾气失于健运而发病。西医治疗常用复方氢氧化铝片、颠茄等制酸、解痉药。甲氰咪胍虽疗效好，但有不少毒副作用。

1. 通腑调胃治胃痛

编者(《四川中医》1991，8：28)用通腑调胃治胃痛1例。

[病案]杨某某，女，32岁。1987年3月17日诊。胃痛反复发作8年，消化道钡餐证实为十二指肠溃疡。今春胃痛复发，服益气、养阴、制酸、止痛等药20余剂，效差。现胃脘部灼热样持续性疼痛，夜间痛甚，喜按，恶心不欲食，食已即吐，口干苦不欲饮，大便9日未行，溲黄，舌红苔薄黄，脉弦细。证属胃阴不足，肠腑不通。拟胃痛治肠、通腑治标法。

[处方]大黄12g，炙甘草、芒硝各6g，白芍18g。以水600ml，煎取

200ml，放入芒硝，再微煎令沸，分5~6次少少温服之。服药当晚，大便通，便下如羊屎，便后胃痛减，食已不吐。改拟甘寒养阴润肠以治本。

[体会] 此例患者胃虚而肠实，本着"六腑以通为用"，"以通为补"，"胃宜降则和"等法则，用调胃承气汤加白芍治之，胃肠和降，大便通，痛减吐止。妙在少量频服，使承气之剂为调胃之方。

2. 大黄三七散治疗溃疡性顽固胃痛

陈高兴（《浙江中医》1992，8：351）用大黄三七散治疗溃疡性顽固胃痛38例。病程均在3年以上，其中3~5年者8例，5~10年25例，10年以上者5例。38例均为门诊病例，经胃肠钡餐或纤维胃镜检查确诊为消化性溃疡。中医辨证均为瘀血停滞。症见胃脘疼痛，久痛不愈，痛有定处，刺痛或痛如刀割，或反复吐血，便黑。舌质紫，或有瘀斑点，脉弦或细涩。

[治疗方法] 炒大黄、生三七各等量，研末装瓶备用。本组病例均以大黄三七散治疗，停服一切西药。每次5g，每日3次，3周为1个疗程，症状体征消失后，改每日1次，每次5g，维持治疗1个疗程。同时忌食生冷、酸辣之品。

[结果] 31例痊愈（疼痛消失，钡餐造影见溃疡面消失，胃镜见溃疡面愈合，3次大便潜血试验阴性）；4例好转（疼痛消失或明显减轻，钡餐造影见溃疡面缩小或深度变浅）；3例无效。治愈率为81.5%，总效率为92.1%。

[体会] 本方两药合用，能促进胃肠蠕动，消炎止痛，化瘀止血，推陈致新，标本同治，故能迅速止血、止痛，使溃疡面愈合。胃十二指肠溃疡顽固性疼痛，病程长，易复发，缠绵难愈，病机复杂，临床运用时，若在辨证的基础上加入汤剂冲服，效果将会更加理想。

编者按

消化性溃疡中医辨证常见如下证候类型：一是肝胃不和，柴胡疏肝散为主方；二是胃阴不足，益胃汤为主方；三是脾胃虚弱或虚寒，黄芪建中汤为主方；四是久病血瘀，方用丹参饮合失笑散加味。以上陈氏所述，属于第四种类型，用大黄治之，颇有新义。而编者治例，属于本病的特殊证候，所用方药，辨证论治，收效甚捷。由于饮食与精神因素是本病的两大主因，故中西医都强调乐观的情绪与良好的饮食习惯（发病时应少食多餐）是消化性溃疡的防治原则。

溃疡病穿孔

溃汤病穿孔属于中医结胸、腹痛、厥证等病症范围。十二指肠溃疡穿孔比胃溃疡多见，而胃溃疡一旦穿孔则较严重。由急性穿孔导致弥漫性腹膜炎，其临床表现为突发上腹部剧烈腹痛，多放射至右侧肩部，蔓延至脐周，以致全腹腹肌强直，满腹压痛和反跳痛，腹痛时常伴恶心、呕吐、烦躁不安、面色苍白、四肢湿冷、心动过速。查血白细胞总数和中性粒细胞增多。腹部X线透视多发现膈下有游离气体。其病因是有胃肠痼疾，加之暴饮暴食，劳倦、郁怒等诱因。病机为气血郁阻，水与热邪相结，壅积于腹腔所致。西医治疗，对穿孔一经确诊即禁食，并放置胃管抽吸胃内容物，防止腹腔继续污染；静脉输液和使用抗生素以防止感染。病急而重者应抓紧手术治疗。中西医结合治疗本病，减少了手术率，显示了优越性。

1. 单味大黄保留灌肠治疗溃疡病急性穿孔

刘漠农等（《中国中西医结合杂志》1991，11：650）用单味大黄保留灌肠治疗溃疡病急性穿孔13例。

[治疗方法] 单味大黄末5g，沸水冲调至100~200ml，待水温降至约40℃时，用导尿管注入直肠内保留1~2小时，每日2次。同时胃肠减压、半卧位、补液治疗。视临床症状轻重可适当选用抗生素。

[结果] 经以上治疗，治愈11例，占84.6%；无效2例，占15.4%。治愈者均在1~2天内腹痛缓解，肠鸣音恢复，开始排气。2天后患者停止胃肠减压，进流质饮食，并继用大黄末灌肠至第6天，腹部症状完全消失，体温、血象恢复正常，能进半流食时，进行溃疡病的木病治疗。2例无效者，均为饱食后穿孔，腹穿液多，腹腔污染严重，保留灌肠无效而中转手术。

[体会] 溃疡病急性穿孔初期多由饮食失节或情志暴怒所致，此时邪盛正不虚，通过用大黄泻积滞，降逆气，祛实热，达到胃气得降，中州得运，气行血运，五脏安和之目的。直肠内给药，克服了溃疡病穿孔初期不能口服药物的缺陷，为治疗该病增加了一条用药途径。因为直肠黏膜可以

吸收中药，一部分通过直肠下静脉丛进入体循环，直达病所；另一部分通过直肠上静脉丛进入门静脉，再经肝脏解毒，虽破坏了一些有效成分，但仍有一部分进入体循环，发挥治疗疾病的作用，故用以治疗该病有效，且使用方法，值得推广。

2.针刺配合中药分期治疗溃疡病穿孔

韩氏（《江西中医药》1981，4：14）分两期治疗溃疡病穿孔 33 例。

[治疗方法] ①闭孔期属饱食穿孔者行胃肠减压术，针刺足三里，强刺激，明显得气后，再用脉冲电疗机刺激，每次留针 30 分钟，每日 4~6 次。②恢复期则治以清热解毒，活血化瘀，行气攻下法。药用柴胡、枳实、白芍、元胡、法夏、大黄（后下）各 9g，黄芩、连翘、陈皮、党参各 10g，银花、蒲公英、白花蛇舌草各 30g，木香、山栀各 6g，芒硝（冲服）3g。

[结果] 治愈 31 例，中转手术 1 例。

还有，天津医院（《天津医药》1975，6：295）。天津市南开医院（《中华医学杂志》1974，2：66）、吉林医科大学第二临床医院（《中医杂志》1978，3：32）及河北医学院第四医院（《中医杂志》1980，6：21）等分别采用以大黄为主的复方大承气汤、复方大柴胡汤等治疗 654 例，近期治愈 606 例，死亡 3 例，中转手术 45 例，其结果优于手术治疗。

编者按

溃疡病穿孔为急症。大黄灌肠法或辨证采用以大黄为主的攻下法治疗本病效果较好。

幽 门 梗 阻

幽门梗阻属于中医胃反证范畴。其临床表现为呕吐宿食，多于饭后 30~60 分钟后发生，大约 1~2 天呕吐 1 次。由于胃潴留，病人上腹饱胀、食欲减退、嗳气、反酸以及空腹时上腹部有震水音等。其病因多由十二指肠溃疡引起，由于溃疡周围组织的炎性充血、水肿或反射性引起幽门痉挛。此类幽门梗阻属暂时性，可随溃疡好转而消失，内科治疗有效，故称之为功能性或内科性幽门梗阻。反之，由溃疡愈合、瘢痕形成和瘢痕组织收缩或与周围组织粘连而阻塞幽门通道所致者，则属持久性，内科难以收效，需要外科手术治疗，称之为器质性或外科性幽门梗阻。

己椒苈黄丸加味治疗消化性溃疡所致幽门梗阻

张万能（《浙江中医》1985，4：152）用己椒苈黄丸加味治疗消化性溃疡所致幽门梗阻 14 例。

[治疗方法] 均用己椒苈黄丸加枳实、旋覆花、代赭石、甘草为基础方，大便燥结加芒硝，阴虚加生地、元参、麦冬，气虚加黄芪、白术，气滞选加乌药、槟榔、川楝子、青皮、陈皮。呕吐严重者，将药液煎成，少量多次分服。

[结果] 服药 2~7 剂后，幽门梗阻均获解除。

[体会] 本组患者多因饮食不节后脾胃损伤，痰饮食积阻滞中州化热所致。胃中有大量滞留液，有震水音，所吐物有较多黏液痰，此为痰饮之征；胃脘饱满拒按，呕吐宿食酸臭，便秘，小便短赤，口干舌燥，为积滞化热之征。故拟化痰逐饮，降逆止呕，导滞通腑之法。选己椒苈黄丸加味。但须注意，本方苦寒，纯属攻逐之剂，不宜久服，一旦饮除积去，即应更方调理。

🌹 编者按

《金匮要略·呕吐哕下利病脉证治第十七》说："朝食暮吐，暮食朝吐，宿谷不化，名曰胃反……胃反呕吐者，大半夏汤主之。"分析病机，胃反以虚为主，故治用补虚降逆之方。张氏用治痰饮的己椒苈黄丸加味治幽门梗阻，是从实论治，可资参考。

肠 梗 阻

肠梗阻属于中医阳明病腑实证、关格等范畴。各种性别年龄均可发病。本病是一种常见的急腹症。起病时梗阻肠管先有解剖和功能的改变，如未得到及时诊断和正确处理，则发生体液和电解质的严重丢失，肠壁循环障碍、坏死和继发性感染，最后出现毒血症、休克直至死亡。各种类型肠梗阻的病因、病理、临床表现和转归有所不同，但在诊断和治疗上仍有某些共性，特别是非手术治疗的基本原则适应于所有肠梗阻的早期患者，辨证治疗可使病情逆转，或减轻症状、延缓病情的发展，为手术治疗创造条件。

关于肠梗阻的分类，根据实际，可从五种不同角度加以分类：一是根据基本的发病原理分为三大类：①机械性肠梗阻，此类在临床上最常见；②动力性肠梗阻；③缺血性肠梗阻。二是根据肠壁血液供应是否阻断，肠梗阻可分为单纯性和绞窄性两类。三是根据梗阻发生的部位，常分为高位小肠梗阻、低位小肠梗阻和结肠梗阻。约80%的肠梗阻发生在小肠，其余在结肠（结肠梗阻病例的90%为癌性梗阻）。四是根据肠梗阻的程度可分为完全性和不完全性。五是根据肠梗阻病程的缓急，可分为急性和慢性两类。必须指出，以上分类不是固定不变的。肠梗阻的类型可随病理过程的演变而转化，例如由单纯性变为绞窄性，由不完全性变为完全性，由慢性变为急性等。

肠梗阻的主要病理生理改变为肠膨胀、体液和电解质的丢失以及感染和毒血症。其典型的临床表现为腹痛、呕吐、腹胀、便秘和停止排气（均由于肠内容物不能顺利通过而产生）。在各类肠梗阻中，症状各有侧重，很不一致。

关于全身症状，单纯性肠梗阻患者一般无明显的全身症状，但呕吐频繁和腹胀严重者可有脱水，血钾过低者可有疲劳、嗜睡、乏力和心律失常等。绞窄性肠梗阻全身症状最显著，早期即有虚脱现象，很快进入休克状态。伴有腹腔或感染者，腹痛持续并扩散到全腹，同时有振寒、发热、白细胞增多等感染和毒血症表现。肠梗阻的典型体征主要在腹部，如腹部膨胀、肠鸣音（或肠蠕动音）亢进或消失、肠形和蠕动波、腹部压痛甚则伴有肌紧张和反跳痛，或有腹块等。X线腹部透视或摄片检查对证实临床诊断，确定肠梗阻的部位很有帮助。

总之，肠梗阻主症特点可以概括为四个字：痛、吐、胀、闭。中医认为其病因为邪热内传阳明，饮食不节损伤胃肠或虫积等多种因素所致。病机为肠道气机受阻，腑气不通，燥屎结聚，甚则血瘀肠腐，危在旦夕。西医治疗首先是纠正肠梗阻引起的水、电解质和酸碱平衡失调，作胃肠减压以改善梗阻以上肠段的血液循环，控制感染等。对上述非手术治疗超过24小时而病情不见好转，或继续加重的机械性肠梗阻，要尽快进行手术治疗。肠梗阻处治不当，病死率较高，因绞窄性梗阻伴肠坏死者，病死率可高达31%。中西医结合，以大黄为主的方剂治疗肠梗阻具有明显的优势，能大大减少手术率，降低死亡率。下述绝大多数为急性肠梗阻的证治（均简称肠梗阻）。

（一）肠梗阻通治方

1. 生大黄

陈氏（《陕西中医》1984，8：33）用生大黄治肠梗阻44例。其中麻痹性25例，单纯性11例，粪块性8例。

[治疗方法]生大黄粉，每次9g（老人及儿童酌减），用开水冲服，胃管注入，每日服2次。

[结果]治愈40例，一般用药1~3次，4~24小时内可排气排便，随之腹胀痛缓解。4例无效。

2. 复方承气汤

李登瑜（《福建中医药》1986，1：30）用复方承气汤治疗肠梗阻90例。

[治疗方法]①由大黄、芒硝、枳实、川朴、莱菔子、赤芍、丹参、桃仁组成煎剂，两次共煎200~300ml；先由胃管注入100~200ml，若梗阻未缓解可重复注入。若无呕吐可口服。②口服中药1~2小时后，可用复方承气汤100~200ml保留灌肠。③配合针灸，取足三里、内关（均取双侧），强刺激，留针15~30分钟，以止痛、止呕，且有助于排气通便。④禁食、胃肠减压、输液等列为常规。

[结果]蛔虫性肠梗阻34例，粪便、食物堵塞性肠梗阻12例，麻痹性肠梗阻2例均治愈；粘连性肠梗阻22例，治愈19例，中转手术3例；肠套叠14例，治愈12例，中转手术2例；其他（肠肿瘤3例、先天性肠管畸形1例，严重肠扭转2例）6例，全部手术治疗。

还有，工氏（《中国中西医结合杂志》1981，2：78）分二型治疗肠梗阻286例。其中热痞型与寒结型均以大黄（后下）15~20g为主药，疳结型均手术治疗。徐氏（《甘肃中医》1988，2：27）治疗单纯性与绞窄性肠梗阻282例，亦均以大黄为主。田氏等（《陕西中医》1988，4：159）用温阳通痹汤治疗瘀结型肠梗阻154例，处方为大黄附子汤加味。上述报道均收到好的疗效。

肠梗阻的基本病机是肠道积滞，腑气不通，治疗以通里攻下为主。故上述报道治以大黄为主药，以大承气汤为主方，这符合传统辨证论治的特色。但由于肠梗阻的病因病理相当复杂，故针对具体证型，还应采取更加切实的方药以及中西医结合的方法治疗。

（二）机械性肠梗阻

90% 以上肠梗阻属于这一类。机械性肠梗阻是由于机械因素造成肠腔狭窄或闭塞，致使肠内容物不能通过。例如肠粘连、肠管炎症或肿瘤、肠外肿瘤压迫、绞窄性疝、肠套叠、肠扭转、蛔虫团堵塞肠腔等均属于此类。

◈承气类汤剂治疗机械性肠梗阻

1. 加味大承气汤治疗肠梗阻

湖北省广济县人民医院（《中医杂志》1977，10：35）用加味大承气汤治疗肠梗阻 15 例。全部患者的病例选择符合痞结型和瘀结型。年龄最大者 79 岁，最小者 10 个月。其中 1~2 天入院者占 54%，3~4 天入院者占 34%，5 天以上者占 12%。

[治疗方法] 大黄（后下，煎 10 分钟）、芒硝（冲服）各 10~15g，厚朴 10g，枳壳 15g，桃仁 6g，赤芍 6g，莱菔子 30g，每日 1~2 剂，每剂煎成 50~100ml，1 次口服或胃管给药。给药后夹胃管 3~4 小时，并配合西医非手术疗法。

[结果] 本组 115 例中，治愈 81 例，占 70.5%；无效 33 例，占 28.7%；死亡 1 例，占 0.8%。解除时间最长者 7 天，最短者 5 小时，平均 2.5 天，其中 77.6% 患者在服药 3 天内解除。115 例中有 34 例中转手术，在 34 例中有 18 例为绞窄性肠梗阻，15 例为粘连及肿瘤所致肠管狭窄，1 例为麻痹性肠梗阻。其中 1 例术后死于中毒性休克。

[体会] 中西医结合治疗肠梗阻，提高了治愈率。要取得预期效果，除及时正确的治疗措施外，更重要的是力争弄清梗阻原因与性质等诊断问题。只要没有绞窄性肠梗阻的症状与体征，一般都可以用中西医结合非手术疗法进行治疗观察。

2. 复方大承气汤治疗单纯性肠梗阻

莫月吉等（《广西中医药》1981，5：18）用复方大承气汤治疗单纯性肠梗阻200例。年龄最小1岁，最大80岁。从发病到入院的时间最短1小时，最长7天。

[治疗方法] 大黄、芒硝、厚朴、枳实、甘草、木香、番泻叶、莱菔子、桃仁、赤芍等，水煎服或胃管灌入，每日1~2剂，疗程为1~3天。并配合中西医辅助保守疗法。蛔虫性肠梗阻者同时给予驱蛔。

[结果] 200例中，167例治愈，33例无效转为手术治疗。33例转手术治疗者，除1例术后死于中毒性休克外，其余皆获治愈。

[体会] 肠梗阻病情变化比较快，因此在中药治疗期间应严加观察。如出现下列情况之一者应即转手术治疗：①在治疗过程中，腹部阵痛加重，间歇时间短，有形成肠绞窄可能者。②经非手术治疗3~5天，临床症状无缓解，腹胀加重，腹部出现肠形和震水音者，虽无肠绞窄征象也应中转手术治疗。这种情况最多见于粘连性肠梗阻，有粘连索带环绞肠管或粘连的肠管扭结。本组33例转手术治疗者，其中21例属于这种情况。此时梗阻上段肠管高度扩张，大量集气集液，肠壁水肿肥厚，梗阻下段肠管明显扁瘦。如再不手术，一则势必引起肠管绞窄坏死，严重脱水及酸中毒，甚至发生休克；二则如有肠管绞窄坏死，坏死部分切除之后再进行肠管端吻合在技术上将会遇到困难。

3. 三物备急丸治疗肠梗阻

符开智等（《云南中医杂志》1982，2：27）用三物备急丸治疗肠梗阻39例。

[治疗方法] ①三物备急丸的配制（三物备急丸源于《金匮要略·杂疗方第二十三》）遵仲景法度，小易其量。取大黄250g、干姜160g、巴豆90g（去皮研末除油），使药量呈3：2：1之比例。先捣大黄、干姜过筛为末，研巴豆纳入其中，再取蜂蜜500g，炼至滴水成珠，合蜜为丸，每丸重1g，置密器中备用。服用方法：以温开水或温酒吞服。14岁以内者，每服1丸，15岁以上者服1~2丸，每4小时服1次。

[结果] 痊愈35例，有效3例，无效1例，总有效率为97.4%，治愈率为89.7%。服药获效时间，最长20小时，最短1小时，平均获效时间为6.2小时。

［**体会**］三物备急丸为温下剂，《金匮要略》言主治"心腹诸卒暴百病。若中恶客忤，心腹胀满，卒痛如锥刺，气急口噤，停尸卒死者"。有开通壅塞，行气导滞之功，用于食停肠胃，冷热不调，气机闭阻，心腹痛，腹满欲死等证，其通下之力，远在承气辈之上。药后往往出现肠鸣，继而大便得行，症状即可缓解。运用此方治疗肠梗阻有如下优点：①肠梗阻病势危笃，救治当速，事先将药丸制备好，病人入院即可服用，一般比汤剂要快，争取到更多的治疗时间。②药量少，体积小，可以避免或减轻腹胀呕吐的现象，病人乐于接受。③制备和服法简便，价格低廉。但三物备急丸攻势峻烈，临床必须辨证准确才能使用。又因易于伤胃损正，故需得效即止，梗阻解除后用健脾益气之品善后。

4. 厚朴三物汤治疗梗阻

何华延（《湖北中医杂志》1984，1：240）用厚朴三物汤治疗梗阻130 例。

［**治疗方法**］厚朴 35g，枳实 30g，生大黄 20g。随证加味，水煎服，为防止呕吐，应少量频服。高位性肠梗阻，呕吐频繁，可置胃管抽空胃内容物，然后将药液由胃管注入。

［**结果**］临床治愈 98 例，显效 13 例，无效 19 例（服药 24 小时不能排气排便）。

［**体会**］本方对狭窄性高位性肠梗阻治疗效果欠佳，粘连肠梗阻复发率高。

5. 大承气汤加味外敷治肠梗阻

蔡兴史（《浙江中医》1988，7：303）用大承气汤加味外敷治肠梗阻4 例。

［**治疗方法**］大黄、枳实各 50g，厚朴、芒硝各 30g，研末，连须葱白250g，加食盐 25g 捣烂，和上药末加米酒调匀，炒热，用布包敷腹部有包块处或疼痛较剧的部位，凉则炒热后再用，直至大肠畅通为止。

［**结果**］4 例均在敷药后得矢气而痛缓，排便后获愈。

［**体会**］本方外敷后，通过表皮渗透吸收而发挥疗效。方用大承气汤通腑导滞，行气散结，加葱白行气通络，食盐软坚，酒行药力，热敷又能促进大肠蠕动，从而获得良效。

6. 中药大承气汤保留灌肠治疗肠梗阻

陈国患（《中国中西医结合杂志》1989，5：282）用中药大承气汤保留灌肠治疗肠梗阻 78 例，同时与中药口服组 92 例对比。

[治疗方法] 灌肠组取大黄 30g（后下），枳实 15g，厚朴 15g，芒硝 30g 溶化，莱菔子 15g，黄芩 15g，加水 1000ml，煎至 300ml，灌肠前将芒硝放入药液中溶解，置于输液瓶中经肛管滴入，每分钟 80~100 滴，1 日 1 次，连续治疗 3 天，无效立即转手术治疗。口服组取大黄 10g（后下），枳实 10g，厚朴 10g，芒硝 10g（冲服），莱菔子 10g，黄芩 10g。加水 1000ml，煎至 150ml，每日 1 剂顿服，连服 3 天，无效者转手术。

[结果] 中药保留灌肠组约 30~60 分钟即排气，解水样便，腹痛减轻，腹胀消失；1 剂有效者 50 例，2 剂有效者 22 例，有效率 92.3%，6 例无效而中转手术；平均住院为 6 天。口服中药组 4~8 小时出现肛门排气，解水样便，腹痛减轻，腹胀消失；92 例中 1 剂有效者 46 例，2 例有效者 24 例，有效率 76.1%，22 例无效而中转手术；平均住院时间 12 天。两组对比，$P < 0.005$。

编者按

上述多以大承气汤为主方，内服、灌肠或外敷，临床可以结合应用。何氏用厚朴三物汤加味，亦属于承气汤之类。符氏等采用三物备急丸，提前制好，以备急用。

❖机械性肠梗阻的对因治疗

1. 粘连性肠梗阻

赵振波等（《中国中西医结合杂志》1989，8：496）用复方大承气汤预防术后粘连性肠梗阻 47 例，为观察组，并设对照组 47 例。

[治疗方法] 观察组：术后 8 小时开始从胃管注入依据患者具体情况而进行辨证论治的复方大承气汤液，每次 60ml，6 小时 1 次。药液温度应在 40~45℃之间，灌药后胃管钳闭 2 小时。凡再次梗阻者用此药。复方大承气汤基本方剂：川厚朴 20g，枳实 15g，桃仁 15g，赤芍 15g，白芍 20g，炒莱菔子 30g，大腹皮 15g，生大黄 15g，芒硝 15g。本方主要适用于肠腑痞结或肠腑瘀结所致的气机痞塞，瘀热壅阻肠腑之证。若梗阻系寒因所致

可加附子、木香；若梗阻因结核所致加夏枯草、蜈蚣、马鞭草；身体虚弱者，去芒硝加当归、黄芪。给药后鼓励患者早期下床活动或做床上活动。服药后患者肠鸣音恢复良好，每日保持排出稀便1~3次，即为给药适当。如患者出现较重腹痛，稀便超过每日4次，可适当减少给药量。视病情用药1~2周。其他治疗如补液、抗感染、纠正酸碱失衡及对症治疗等，均按肠梗阻术后常规进行。对照组：入院时治疗及手术中处理均与观察组相同，术后除不给复方大承气汤外，其他治疗措施与观察组相同。

［结果］观察组对促进胃肠功能早期恢复，减少粘连肠梗阻再次发生，无论是术后3个月的近期疗效和随访1年的远期疗效，都明显比对照组效果好，两组数据经统计学处理$P < 0.01$。

临床报道预防术后粘连性肠梗阻的还有屠守林（《浙江中医》1990，7：305）、李兆晖（《中国中西医结合杂志》1990，6：36）等。报道治疗粘连性肠梗阻者则更多，例如：何静波（《贵阳中医学院学报》1980，2：76）、查龙华（《浙江中医》1987，2：55）、严氏（《河北中医》1987，6：14）、黄水源（《福建中医药》1989，5：48）、杜氏（《河北中医》1990，4：38）、周景龙（《湖南中医杂志》1991，3：14）、胡宪阁（《内蒙古中医药》1991，3：2）、王季云（《中国中西医结合杂志》1992，9：537）等。此外，裴氏（新医学》1978，5：248）分析1704例攻下成功的粘连性肠梗阻资料，其常用方为大承气汤、当归芍药汤加大黄、巴黄丸、甘遂逐结汤、大陷胸汤、三物备急丸等，方中皆有大黄。

🌸 编者按

临床中反复发生的粘连性肠梗阻，是外科医生棘手的问题，患者多次接受剖腹手术，有的10余年内竟8次开腹行粘连分离术。据资料统计，目前因粘连所致的肠梗阻的发生率明显上升，已跃居第一位。因此，采取中医药防治粘连性肠梗阻的报道较多，均取得良效。在报道中多是采用大承气汤加减辨证加入理气、活血或益气养血、助阳等药，以防治本病。

2. 蛔虫性肠梗阻

（1）韦永兴（《广西中医药》1981，4：19）用乌梅承气汤治疗蛔虫性肠梗阻31例。31例中，年龄最小的4岁，最大的26岁，10岁以下者占多数。31例均以脐周阵发性绞痛、恶心呕吐而急诊住院，均在脐周触及肠形或面团样包块。有 27 例肛门停止排便排气，有 26 例出现腹胀（多是轻度），20 例可看到肠形。以发病后 2~3 天住院者为多。

[治疗方法] 大黄 9~15g（后下），芒硝 6~9g（冲服），川朴 6g，枳实 6g，乌梅 6g，川椒 2g，川连 3g，水煎服取 150~200ml，顿服或分两次服，日服 1~2 剂。第 1 剂服后 4~6 小时未见好转或无便意者，可加服 1 剂。有 5 例配合用了灌肠，方法是：以乌梅承气汤 1 剂，煎取 300~500ml，5 岁以下灌 300ml，5 岁以上灌 500ml。

[结果] 本组病例经本方治疗后全部治愈，均在用药后排出 50 条以上的蛔虫。服本方少者 1 剂，多者 8 剂，平均为 4 剂。

（2）雷明新（《中国中西医结合杂志》1984，8：497）用承气驱蛔汤治疗蛔虫性肠梗阻 222 例。

[治疗方法] 药用木香、厚朴、枳实、大黄、乌梅、槟榔、使君子、苦楝根皮、芒硝，5 岁以下各 6~8g，6 岁以上各 8~12g。加减法：体虚者，加党参；虚寒者，加肉桂、附子；兼热者，加金银花、连翘、柴胡；呕吐者，加旋覆花、赭石；虫团大者，重用芒硝。气结型（78 例），不完全性痞结型（62 型），单纯服本方；完全性痞结型（82 例），加用驱蛔药。

[结果] 221 例在 1~3 天内解除梗阻。

还有，中国人民解放军第 324 医院外科（《中医杂志》1978，1：28）用大承气汤加驱蛔灵治疗蛔虫性肠梗阻 40 例，治愈 36 例，其中 1 例排出蛔虫多达 280 条。刘氏（《中医杂志》1965，8：34）用大黄粉蜜合剂（方见本章"不完全性肠梗阻"）治疗 6 例小儿蛔虫肠梗阻，全部获愈。

编者按

蛔虫性肠梗阻在农村较常见。梗阻多为单纯性，但也可造成肠穿孔，引起弥漫性腹膜炎而危及生命。故应明确诊断，尽快用上述方法治疗，严密观察病情，必要时再手术。

3. 结核性肠梗阻

施玉璠（《河北中医》1991，6：27）用中西医结合治疗结核性肠梗阻 40 例。观察组 40 例，继发肺结核 18 例，继发肺结核伴腹腔结核 12 例，结核性腹膜炎及肠结核 10 例；完全性肠梗阻 1 例，不完全性肠梗阻 39 例。年龄最小 15 岁，最大 61 岁。病程最长 30 天，最短 1 天。设对照组 13 例。

［治疗方法］内服肠粘连缓解汤（天津市南开区医院方）加减：厚朴15g，木香10g，乌药10g，炒莱菔子15g，桃仁12g，赤芍15g，芒硝6g，番泻叶6g，枳实9g，大黄9g。水煎留取药液200ml，每次100ml，日服2次，配合针刺。对照组治疗方法除不用中药外，西药及常规处理同观察组。凡并发肠穿孔或治疗1个月以上梗阻不能缓解者改手术治疗。

［结果］观察组40例，治愈31例，有效8例，无效1例，总有效率97%。对照组13例，治愈2例，有效4例，无效2例，死亡5例，总有效率46%。两组结果经统计学处理 $P < 0.01$，有显著性意义。

［体会］本方经辨证加减运用，较单用原方效果更佳。一般服本方中药后6~24小时开始排气排便，临床症状逐渐减轻。1~5日梗阻缓解或消失。对呕吐、腹胀重症，无法口服（胃管）给药者，应及时用原方或复方大承气汤300ml保留灌肠。此法所治10例均于10~60分钟泻下稀便，上逆之气随之下行。止呕、消胀屡获效验。

编者按

结核性肠梗阻多为肺结核未得到及时合理的治疗，继发结核性腹膜炎，肠系膜淋巴结核或肠结核。最后因腹腔脏器粘连、肠管狭窄，形成肠梗阻，以不完全性肠梗阻者多见。上述采用中西医结合疗法，取得了满意效果，降低了手术率。

4.胎粪性肠梗阻

于氏（《浙江中医》1987，2：56）用加减四磨饮治疗胎粪性肠梗阻8例。

［治疗方法］槟榔、沉香、炒乌药、陈皮、厚朴花、枳壳、木香各4g，生大黄3g。浓煎，多次喂服。

［结果］全部获愈，一般服2~3剂，胎粪解出后症状消失。随访·年未复发。

（三）动力性肠梗阻

此类主要是肠壁肌肉功能失常所致，可分为麻痹性（较常见）与痉挛性（较少见，且为短暂性）两种。麻痹性肠梗阻是由于神经反射性抑制，肠壁肌肉麻痹无力，肠内容物因无肠蠕动而停滞。多继发于腹部手术、创伤、严重全身感染（肺炎、痢疾、脑膜炎、腹膜炎、败血症）、尿毒症、药物中毒，各种绞痛之后。可能与细菌、化学或其他激惹因素有关。

1. 厚朴三物汤加味治疗小儿中毒性肠麻痹

李氏（《浙江中医》1988，4：46）用厚朴三物汤加味治疗小儿中毒性肠麻痹28例。

［治疗方法］厚朴、桃仁各5~8g，枳实4~6g，生大黄4~8g（后下），丹参6~10g，红花3~6g。气虚加党参、黄芪；阴虚津亏加玄参、麦冬、生地；大便次数增多去大黄。每日1剂，水煎分3~6次口服或鼻饲。

［结果］痊愈24例，显效3例，无效1例，一般2~3剂可以奏效。

2. 桃仁承气汤治疗胸腰椎骨折后肠麻痹

郑亮等（《江苏中医》1988，3：17）用桃仁承气汤治疗胸腰椎骨折后肠麻痹30例。

［治疗方法］桃仁、大黄、枳实各10g，芒硝6~8g，厚朴8~10g，桂枝、炙甘草各6g。

［结果］显效24例，有效5例，无效1例，一般于用药后50分钟至6小时见效。

3. 大承气汤加减灌肠治愈肠麻痹

余秀兰等（《中国中西医结合杂志》1992，11：695）用大承气汤加减灌肠治愈肠麻痹40例。年龄最小4个月，最大64岁。所有病例均禁食、胃肠减压、静脉输液、补钾、纠正酸碱失衡，应用激素、抗生素西药治疗，而肠麻痹未能纠正者，最后用大承气汤加减灌肠。

［治疗方法］大黄15~30g，芒硝、枳实、厚朴各9~15g。据原发疾病不同而适当加减。上药加水500~800ml，煎取200~300ml，分2~4次保留灌肠，每次间隔1小时，方中大黄均为酒洗，后下，芒硝在灌肠前放入药液溶解。

［结果］40例中有23例在灌肠后30~60分钟内即可听到肠鸣音，其余17例均在灌肠后1~4小时之间听到肠鸣音。所有病例均在2~6小时之间开始有肛门排气、排便，腹痛、腹胀逐渐缓解，X线腹部透视见肠胀气消失。

还有，管鹏声（《云南中医杂志》1986，3：13）辨证选用大承气汤、大黄附子汤等方加味，治疗婴幼儿肺炎并发肠麻痹83例；徐氏（《中医杂志》1984，9：42）用小承气汤加味治疗急性细菌性痢疾并发肠麻痹7例；孙锦章等（《中国中西医结合杂志》1987，7：399）用扶正理气汤治疗腹部手术后肠麻痹32例，均取得较好疗效。

编者按

麻痹性动力性肠梗阻（又称功能性肠梗阻）的病机为腑气不通，故上述治疗以承气汤类为主方。但本病的病因病机较复杂，应当区分不同情况辨证治疗。例如，发于热病之后者，则以通腑泄热方药为主；发于手术、创伤之后者，则以益气活血方药为主；若并发亡阳欲脱者，治宜回阳固脱为主。

（四）不完全性肠梗阻

大黄粉蜜合剂治疗不完全性肠梗阻

黄永生等（《吉林中医药》1991，2：15）用大黄粉蜜合剂治疗不完全性肠梗阻10例。儿童17例，成人13例。

［**治疗方法**］生大黄15g，糯米50g，蜂蜜100g。生大黄研极细末，糯米炒至微黄后研末，两药混合均匀后，加入蜂蜜，调成糊状后服用。成人1次顿服，儿童可1次顿服或数次分服。

［**结果**］30例均获得临床治愈，观察1周无复发。

［**体会**］服用本方后多在4~10小时出现腹泻。本方一般无耗伤正气，持续性腹泻等现象，这与蜂蜜、糯米具有补益作用有关。对经常发生不完全肠梗阻的患者，可间断小剂量服用本方，有一定的预防作用。

编者按

大黄粉蜜合剂治疗肠梗阻有不少报道。不仅治疗不完全性肠梗阻，而且可以治疗各种类型的肠梗阻，特别适宜蛔虫性及体虚之人。有的报道只采用大黄粉15g，蜂蜜50g，调拌之后，少加温开水冲服。此方简便，可酌情选用。

急性出血性坏死性肠炎

急性出血性坏死性肠炎属于中医脏毒、肠风下血、湿温等范畴。多发生于夏秋季节，儿童和青少年比成人多见，男性多于女性。其主要临床表现为突然腹痛、腹泻、便血、发热、呕吐及腹胀。无里急后重。严重者可有休克、肠麻痹等中毒症状和肠穿孔等并发症。白细胞增多。腹部 X 线平片可见空肠充气或液平面等。其病因多由于吃了未煮熟或变质的肉类等不洁食物。病机为湿热毒邪内蕴胃肠，迫血妄行所致。西医治疗采用支持疗法、纠正水电解质紊乱、用抗生素和酌情用激素等以解除中毒症状、积极防治中毒性休克和其他并发症，必要时才手术。病死率约为 25%。中西医结合治疗本病，可降低病死率。

1. 生大黄煎服或泡汁饮服

（1）周建宣（《中国中西医结合杂志》1985，8：501）用生大黄治疗本病 14 例。

［治疗方法］生大黄每次 24~30g，水煎服，每日 2 次。煎沸后时间不超过 10 分钟，且煎量宜少。

［结果］本组临床治愈 11 例，有效 2 例，无效 1 例。总有效率为92.9%。全部治愈病例服药 2~6 次时临床症状明显改善。

（2）董圣群（《浙江中医学院学报》1991，2：19）用生大黄泡汁饮服治疗本病 14 例。

［治疗方法］生大黄 30g/d，用沸水泡后取汁 300ml，分次少量频服。若呕吐明显者，可插胃管，先予抽吸胃内容物，继而自胃管内注入大黄泡出液 30~50ml，每半小时至 1 小时注入 1 次。在每次注入之前，均需先抽吸胃内容物，一定要按"先出后入，量出而入"的原则。待第 1 次所泡的大黄液用完后，可于原大黄中再加入开水进行第 2 次浸泡取汁。病情重者，予以补充水电解质，并酌情禁食。

［结果］临床治愈 10 例，有效 3 例，无效 1 例。治愈病例中，均在服药 2~3 天内症状、体征明显改善。其中无效 1 例，因入院较迟，入院前病情严重，已出现麻痹性肠梗阻。

2. 活血通便法

隋建屏等（《中医杂志》1984，7：47）以活血通便法治疗本病36例。

[治疗方法]大黄、连翘各10~15g，厚朴、枳实、桃仁、红花、木香、槟榔各5~10g，赤芍10g，银花15~30g。每日1剂。腹痛剧烈者加延胡索；腹胀满者可用芒硝200g，袋装外敷腹部；血压下降者加红参、附片。

[结果]经7~13天的治疗，痊愈33例，死亡3例。

3. 马齿苋合剂配合西药常规治疗

施再东等（《浙江中医》1987，7：296）治疗本病84例，其中中西医结合组42例，另设对照组42例，单用西药治疗。

[治疗方法]中药用马齿苋合剂：鲜马齿苋（取汁冲兑）200~250g、生大黄（后下）10~15g，蒲公英、槐花各30g，桃仁5~10g，赤芍、白芍、生地榆、槟榔各10~30g。加减：血便多加黑木耳、生地、白头翁；腹胀较重加炒枳实、木香；腹痛拒按，排便不畅合用大承气汤；昏厥者加红参、淡附片、麦冬、五味子。西药常规治疗。

[结果]42例均痊愈。对照组42例，入院时情况与中西医结合组相似，仅用西药常规治疗：痊愈31例，好转3例，无效5例（转手术2例，自动出院3例），死亡3例。疗程：中西医结合组平均6.38天，对照组平均用17.13天，亦有明显的差异。

[体会]发现舌有黑苔者，症状改善较慢，病程延长；黑苔一去，临床症状迅速好转。因此黑苔的有无，预示着病程的长短。

还有，黄兆胜等（《新中医》1984，2：34）用桃核承气汤加减治疗本病22例；吴滇（《江苏中医》1986，7：293）用清解通利法治疗本病8例，均收得满意疗效。

编者按

上述报道，都是在西药常规治疗的同时，再用中药，均取得单纯西药取不到的效果。其中周氏、董氏均用生大黄煎服或泡服，证实了单味药的效果。施氏等设立对照组，证实了中西医结合治疗本病的优越性。大黄具有通腑泄热、解毒、活血等作用。现代药理研究表明，大黄尚有抗菌、抗病毒、中和毒素、改善血液循环、促进炎症水肿的吸收和消散等作用。故大黄对促进肠管坏死物、炎症渗出物的排出，改善肠壁微循环及肠腔内环境，加快肠上皮、黏膜下层等组织的再生与修复都是有益的。但终究大黄以攻邪为主，适宜于实热燥结或湿热蕴结，以及化火、血热毒盛等，若久病伤阴或损及阳气者，须慎用或禁用。

第三节 结肠、直肠肛管疾病

阑 尾 炎

阑尾炎属于中医肠痈范畴。本病是外科常见病，居各种急腹症的首位。各种性别年龄均可发病。其临床表现约 70%~80% 具有典型的转移性腹痛（即腹痛先起于上腹或脐周部，数小时后，转移并固定在右下腹部）。不同病理及临床类型的阑尾炎之腹痛有差异，如单纯性阑尾炎是轻度隐痛；化脓性呈阵发性剧痛和胀痛；坏疽性腹痛剧烈呈持续性，穿孔后则可引起弥漫性腹膜炎。常伴有恶心、呕吐等胃肠道症状；病重者有发热等全身中毒症状。体征以右下腹压痛为特点，若阑尾炎已发展到化脓、坏死或穿孔，则有腹肌紧张、反跳痛和肠鸣音减弱或消失等腹膜刺激征象。并可借助腰大肌试验等协助诊断。其白细胞计数多增高。急性阑尾炎化脓坏疽时，可形成阑尾周围脓肿及其内外瘘等并发症。病因为寒温失调，饮食失节，情志失常，糟粕积滞等。病机为气滞血瘀，瘀而化热，甚则阑尾肉腐化脓。西医治疗以抗生素为主及对症处理，强调早期手术。但阑尾切除术后可有并发症。中医药治疗本病，大大减少了手术率及其并发症。

（一）治疗急性阑尾炎的内服通用方

1.大黄牡丹汤

（1）高汉森（《湖北中医杂志》1977，1：23）整理介绍了邓铁涛老师用"下法"治疗急性阑尾炎的经验。他说，邓老对"下法"的运用特点是：在辨证基础上早用、坚持用，用必达到泻下的目的。争取时机，尽快控制病情。当然，病情恶化如合并弥漫性腹膜炎时，下法则宜慎用（必要时可考虑中西医结合治疗）。邓老认为急性阑尾炎发展到可以摸到一个压痛的肿块物（阑尾周围脓肿），仍可用下法。其方法是内服配合灌肠，方药多以大黄牡丹汤为主方加减化裁。痛甚加蒲公英或田七末；热甚加地丁、银花；出现包块（阑尾脓肿）加皂角刺；虚人于后期酌加党参或吉林参以扶正。至于灌肠，其优点是既能促进肠蠕动，又能使药力更快地直达病所。方法是取药渣重煎，所得之药汁进行保留灌肠。据邓老临床数十年之经验，用下法尚未见引起恶化者，关键在于芒硝不宜重用（一般不超过10g）。

（2）肖振球等（《广西中医药》1986，3：10）治疗急性阑尾炎224例。年龄最大84岁，最小7岁。

［**治疗方法**］大黄10g（后下），牡丹皮15g，桃仁10g，冬瓜仁20g，芒硝10g（冲服）。

［**结果**］224例中临床治愈206例，无效18例。

［**体会**］以大黄牡丹汤为主治疗各型阑尾炎均有效，对瘀滞型疗效好，而湿热型、热毒型及毒溃型疗效欠佳。因此，我们认为其主要的适应证是单纯性阑尾炎、阑尾周围脓肿及症状不显又怀疑阑尾炎不能排除者。

（3）孙维福（《山东中医杂志》1985，5：33）治疗急性阑尾炎80例。

［**治疗方法**］加味大黄牡丹汤内服，大黄芒硝大蒜糊外敷，酌情配合抗生素。外敷药的调配及用法是将大黄、芒硝各25g共研细末，大蒜4~5头，去皮捣成泥状，加入药末，调成糊状（以黏糊为度，若水分不足可加适量水），取适量摊在两层纱布上，使之呈直径为8cm圆饼，放在右下腹麦氏点部位，包裹，胶布固定，保留12~24小时。若敷处局部起大水泡，可常规消毒，将泡内之水抽出，外涂龙胆紫，以防感染。小泡不必处理，可自行吸收。少数患者病情较重，外敷后局部皮肤未见明显变化者，可酌情重敷。

［**结果**］痊愈72例。治愈后复发重治愈者6例，手术者2例。

［**体会**］本法内外合治，功专力宏，对于急性单纯性阑尾炎、早期化脓性阑尾炎、急性阑尾炎合并局限性腹膜炎、阑尾周围脓肿及预防复发等均有较肯定的疗效。在治疗当中，笔者酌情配合使用抗生素等西药，可提高疗效，缩短疗程，对急重症患者尤其必要。

还有，邹凤云等（《黑龙江中医》1990，2：25）用大黄牡丹汤加味与巴黄丸（巴豆霜、大黄）治疗本病187例，亦取得满意疗效。

2. 大黄牡丹汤变通方

（1）天津市南开医院等（《新急腹症学》人民卫生出版社，1978）用大黄牡丹汤变通方分三期辨证治疗急性阑尾炎。

[治疗方法] 分述如下：①瘀滞期，方用阑尾化瘀汤：川楝子、银花各 15g，延胡索、丹皮、桃仁、木香、大黄（后下）各 9g，每日 1 剂。血聚成块者，加红藤 30~60g。②蕴热期，方用阑尾消化汤：银花、蒲公英各 30g，赤芍药 12g，丹皮、大黄（后下）各 15g，川楝子、桃仁、甘草各 9g，每日 2 剂。湿热重者，加黄连、黄芩；湿重者，加藿梗、佩兰、白蔻仁、木通。③毒热期，方用阑尾清解汤：银花 60g，蒲公英、冬瓜仁各 30g，大黄（后下）24g，丹皮 15g，木香 6g，川楝子、生甘草各 9g。每日 2~4 剂。大热大渴者，加生石膏 30g，天花粉 15g；配合针刺（阑尾穴、上巨虚、足三里）以及局部用药（大黄、芒硝各 30g）外敷等疗法。

（2）哈尔滨医科大学附一院等（《新中医》1981，3：35）用上述方法加减治疗急性阑尾炎 1566 例（其中瘀滞型 881 例，蕴热型 513 例，毒热型 172 例），结果：治愈 1034 例，基本治愈 414 例，中转手术 118 例。

还有：庆氏等（《新中医》1982，12：17）分三型治疗本病 1252 例；童经陆（《江苏中医》1981，1：26）亦分三型治疗本病 243 例；土氏（《千家妙方·下》战士出版社，1982）用化瘀解毒汤加减治疗本病 848 例，都是效法大黄牡丹汤之方法，灵活加减变通，必要时辅助西药抗生素治疗或中转手术，均取得良效，近期治愈率约 80%~90%。

3. 复方大承气汤

梁修万等（《新中医》1985，11：22）用甲硝唑结合复方大承气汤治疗急性化脓性阑尾炎 150 例（治疗组）。随机设以抗生素治疗的 150 例为对照组。

[治疗方法] 复方大承气汤组成为生大黄（后下）15~30g，厚朴、枳壳各 10g，败酱草、白花蛇舌草、红藤各 30g，虎杖、丹参各 25g，桃仁 25g。给药方法：①治疗组患者入院后以甲硝唑 500mg 口服，每 8 小时 1 次，连服 1 周，同时服维生素 B_6 20mg（每次），日服 3 次。并饮复方大承气汤每日 1 剂，浓煎成 100ml，分两次饮用，连服 5~7 天。②对照组常规使用青霉素钠盐 160 万单位稀释后静脉注射（每日 2 次），或氨苄西林 4g 加入

10% 葡萄糖 500ml 静脉滴注，链霉素 1g 肌内注射。

[结果] 治疗组治愈 147 例，占 98%；好转 2 例，占 1.3%；治疗中转手术 1 例。对照组治愈 120 例，好转 10 例，中转手术 20 例。两组对比治愈率有非常显著性差异（$P < 0.01$）。住院天数：治疗组最短者 3 天，最长 6 天，平均住院 4 天。对照组最短 5 天，最长 8 天，平均住院 7.2 天。5 个月至 2 年的远期随访：治疗组疗效优于对照组（$P < 0.01$）。

[体会] 既往在临床工作中只注意需氧菌而忽略了厌氧菌的致病作用，因而认为阑尾炎只是一般化脓性细菌感染。据报道：无论是单纯性阑尾炎或是穿孔性阑尾炎以及阑尾炎所致局限性腹膜炎患者，阑尾切除术后，甲硝唑能有效地控制伤口感染，证实了厌氧菌已成为目前各科化脓性感染的常见病原菌。有报道以甲硝唑预防阑尾炎切除术后切口感染，特别强调手术前用药。

总之，正当阑尾炎症严重污染损伤组织时，甲硝唑则起到最大抗菌作用，以弥补宿主防御力之不足。此药长期使用不引起菌群失调，亦不诱发双重感染。通过比较中西药结合（使用甲硝唑结合复方大承气汤）治疗急性化脓性阑尾炎远比使用抗生素组疗效好，不仅明显缩短了疗程，而且提高了治愈率；此法安全、简单经济。

（二）外敷法为主治疗阑尾周围脓肿

1. 大黄外敷为主

贺文仔（《上海中医药杂志》1990，7：31）用大黄外敷为主治疗阑尾脓肿 94 例。

[治疗方法] 大黄 200g 烘干研细末，加入冰片 10g 搅匀，用米醋调匀保持一定湿度，再加入面粉少许，以增加黏性。用时外敷于右下腹包块处，外用纱布覆盖，胶布固定。每日或隔日更换 1 次，另适当加用青霉素肌内注射，氯霉素静脉滴注。

[结果] 治愈（体温、血象恢复正常，腹痛、包块消失）81 例；好转（体温、血象恢复正常或基本正常，腹痛消失，包块缩小，但未完全消失）3 例；恶化（体温、血象升高，腹痛加重并持续，包块增大而中转手术）10 例。本组总有效率为 89.4%，中转手术率为 10.6%。包块消失时间最短 3 天，最长 13 天，平均住院时间 10.1 天。与随机所分的单纯西药治疗组

（用青霉素、氯霉素，与治疗组相同的西药）38 例作比较，西药治疗组中转手术 22 例，中转手术率 57.8%，平均住院时间 12.2 天。两者相比，大黄外敷组具有中转手术率低、平均住院天数少及减少并发症等优点，疗效优于单纯西药组。

[体会] 应用本法，要注意使外敷药保持一定的湿度，便于渗透吸收而达到抗菌消炎之目的。同时，大黄外敷对皮肤有一定的刺激，易引起糜烂，但加入冰片合用，可防止这一弊端。

2. 治疗阑尾周围脓肿的其他外敷法

蔡淑仲（《福建中医药》1992，3：15）治疗本病 64 例，内服大黄牡丹汤加减，外敷大蒜芒硝糊剂（比例为 4：1。共捣烂，先于腹部包块部位贴 1 个凡士林纱布，再上糊剂，每日 1 次）。

李义（《四川中医》1986，3：53）单纯用芒硝大蒜（比例为 1：2）外敷治疗本病 24 例。

张连春等（《中国中西医结合杂志》1984，11：698）治疗本病 62 例，外敷冰片芒硝散（比例为 1：10。碾碎混匀，撒在纱布上贴敷患处），病重者配合用抗生素，都取得良效。

赵明堂等（《河南中医》1987，5：39）外敷大蒜芒硝糊剂与生大黄为主药煎服治疗急性阑尾炎（多数为单纯性，少数为化脓性）47 例。

蔡兴史（《浙江中医》1988，7：303）与刘日连（《湖南中医杂志》1990，3：16）均单纯用中药（以大黄为主的活血化瘀、清热解毒药）外敷，分别治疗急性阑尾炎 30 例与 15 例，都取得良效。

（三）老年人急性阑尾炎的治疗

复方大承气汤为主方或配合手术治疗老年人急性阑尾炎

冷文章等（《天津中医》1989，2：12）总结了中西医结合治疗老年人急性阑尾炎的经验。在 15 年中共收治急性阑尾炎 1850 例，其中 60 岁以上老年人急性阑尾炎 120 例（6.5%）。

[治疗方法] 以通里攻下为主，配以清热解毒，行气活血二法。各型治法有加减侧重。以复方大承气汤为主方：大黄 30g（后下），芒硝 12g（冲服），木香、厚朴各 15g，双花、公英各 30g，枳壳、桃仁、赤芍、元胡、

甘草各 10g。服法：日服 2~3 剂，每剂水煎 200ml。以服药后泻下为快，日泻下 3~4 次为妥，服药后不泻反而呕吐或病情加重者以手术治疗为宜。

［结果］本组急症手术者 31 例（25.8%），中转手术者 9 例（7.5%），其余 80 例经中西医结合非手术治疗痊愈（66.7%），手术治愈 40 例（33.3%），无一例死亡。

［体会］老年人急性阑尾炎有穿孔率高、腹膜炎重的特点，在立法上以下法为主，配合清热解毒、活血化瘀、行气止痛之剂。病情属正虚邪实者也可用攻补兼施之法。复方大承气汤经实验研究证实有增加肠蠕动、改善肠管血液循环，降低毛细血管通透性等作用。能加快腹膜炎渗出的吸收，促进腹膜炎局限，减少了肠麻痹和肠粘连的发生，达到消炎止痛的作用。本组非手术治疗并发症仅占 10%；而手术治疗并发症高达 60%，非手术治疗组平均住院为 14.4 天，而手术组平均住院为 32 天。总之，老年人急性阑尾炎应首选中西医结合非手术治疗。非手术治疗的优点是不开刀，并发症少，病人痛苦小，恢复快，住院日期短，医疗费用低，远期随访疗效满意。

（四）阑尾炎术后的中药疗效观察

通下丸促进阑尾术后患者胃肠功能

高伦等（《中国中西医结合杂志》1987，9：539）报道了通下丸对阑尾炎术后患者胃肠功能的影响及对几种急腹症的疗效观察。

［治疗方法］阑尾炎术后同位素示踪研究对象及方法：将 60 例阑尾切除术后患者随机分为通下丸组及对照组各 30 例。通下丸组患者手术后 4 小时服用通下丸（巴豆 40mg，大黄粉 600mg，赤芍、木香各 300mg，上药共研末分装入 3 个 1 号胶囊，3 粒为 1 次剂量）1 次；对照组术后不用药，观察其胃肠功能的自然恢复情况，部分病例配合术后电针足三里、天枢及大横穴，促进调整胃肠功能的恢复。两组患者均于术后 4 小时服同位素胶囊 1 粒，过 4 小时以确定同位素胶囊在胃肠的位置。

［结果］通下丸有明显的通下作用，可增强胃肠蠕功，对术后胃肠功能的恢复有明显的促进作用，与对照组相比，有显著性差异，$P < 0.001$。另外，还在常规辨证用药的同时加用通下丸，治疗急性阑尾炎 100 例、急性肠梗阻 80 例、胆道蛔虫症 60 例、急性胆道感染 60 例等，疗效也均优于对照组。

（五）非手术治疗急性阑尾炎的远期疗效观察

（1）吴昌仁等（《中国中西医结合杂志》1983，6：348）所在医院8年余共收治急性阑尾炎1166例，其中712例按天津南开医院辨证分型治疗，采用中西医结合非手术疗法治疗，近期疗效在712例中治愈593例（83.3%），好转74例（10.4%），中转手术45例（6.3%），无1例死亡。随访复查572例，随访时间半年至9年，其中复发130例（22.7%），复发时间最短10个月，最长3年。

[体会]本文结果说明，非手术疗法治疗急性阑尾炎近期疗效肯定且较安全，但复发率较高（22.7%），复发多在两年以内。随访8年以上21例，5年以上129例均无复发。由此看来，时间越长复发率越低。此法治疗简便，可避免手术引起的并发症，适于基层医院。根据手术所见及病理检查，复发病例多有粪石、粘连、狭窄、扭曲等梗阻因素存在。本组有8例服药7~10天后，临床症状与体征消失而获临床治愈，停药1周后再做手术，术中见阑尾外观有不同程度之充血水肿等，病理检查尚属急性或亚急性炎症改变。可见采用非手术疗法治疗者，临床症状虽已消失，但病理改变不一定消除。治疗过程中过早停药，治疗不彻底而转为慢性，这是导致复发的另一原因。

对阑尾炎采用即期手术之指征，提出下述三点意见：①对瘀滞型者，要慎重考虑，既往有反复发作史，应高度注意有阑尾粪石、粘连、阑尾腔狭窄与梗阻之可能，即期手术为佳。②经非手术疗法治愈后短期内复发或多次复发者，多考虑及早手术。③毒热型者复发率虽低，但症状较重，大多合并有局限性腹膜炎，手术指征要放宽。

（2）童经陆（《江苏中医》1987，2：26）报道中西医结合治疗急性阑尾炎243例疗效分析及远期7~12年随访。

[结果]243例中，226例中西医结合治疗成功。其中单纯用中药治疗者125例，中西药联合治疗者101例，17例中转手术。近期治愈率为93.4%，远期治愈率为58.3%。

[体会]中西医结合治疗急性阑尾炎对于一些特殊表现的患者，一定要根据中医的辨证论治原则，合理用药，如对里寒证患者，虽然腹部症状表现为实证，但根据舌苔白、脉细等寒性本质，大胆应用附子、干姜，可收

到良好效果。同时，气虚患者也不必担心黄芪、党参会助长邪势。如此既有理法可循，又不拘泥于一型一方，治之颇能得心应手。

（六）慢性阑尾炎的治疗

任惠健（《浙江中医》1987，3：114）用薏苡附子败酱散加减（加大黄、丹皮、桃仁等，减去附子）内服，大蒜、芒硝外敷，内外兼治，治疗慢性阑尾炎，获效满意。

此外，毕氏等（《国医论坛》1988，1：30）用当归芍药散或适当加味，治疗慢性阑尾炎102例，治愈88例，显效9例。

编者按

综合上述报道，以大黄牡丹汤为主及其变通方治疗急性阑尾炎，有确切可靠的效果。报道表明，中药不但治疗单纯性急性阑尾炎有良效，而且治疗化脓性阑尾炎、阑尾周围脓肿以及老年人阑尾炎等，均取得令人满意的效果。以上报道，多是将行气活血通腑药与大剂量的清热解毒药相结合，或配合局部外敷药及针刺；病情重者应用抗生素；掌握手术指标，及时手术，近期疗效是很好的。但最大的问题是部分患者容易复发。吴氏等从远期疗效的观察分析了复发的原因及手术指征，经验堪称可贵。总之，以中药为主或中西医结合治疗阑尾炎有很多优势及优点，既提高了治愈率，缩短了住院时间，又使患者免除了不必要的手术之苦，以及难以避免的阑尾切除术后并发症等。

附：移动盲肠

本病属于中医腹痛、肠痈等病证范畴。多发生于青壮年女性。其临床表现以运动、情绪激动后右下腹钝痛，便秘腹泻交替出现，触之有似气球样包块，压痛，无腹肌紧张，血液检查白细胞总数不增高，胃肠钡透检查见胃下垂、横结肠下降、盲肠钡剂郁滞24小时以上等为特征。有的可并发肠梗阻。其病因为劳倦伤脾，七情内伤。病机为胃肠气滞、腑实闭阻所致。目前西医以手术疗法为主。

谭氏等（《中医药学报》1988，1：30）治疗移动盲肠病症15例。

[**治疗方法**] 辨证选用大承气汤或调胃承气汤加味，或用麻子仁丸。

[**结果**] 治愈13例，中转手术2例。

结肠肝、脾曲综合征

本病又名肝曲综合征、脾曲综合征、肝脾曲综合征。属于中医腹痛、胁痛等范畴。多发生于40岁以上患者，男女发病率无明显区别。其临床表现为左和（或）右上腹部阵发性胀满疼痛，随排气而逐渐缓解。X线检查示结肠肝、脾曲局限性胀气扩张为特征。其病因病机为气机郁滞所致。

1. 小承气汤治疗脾曲综合征

刘氏（《四川中医》1986，8：49）用小承气汤治疗脾曲综合征36例，肝曲综合征21例。

[治疗方法]药用大黄12g（后下），枳实8g，厚朴5g。每日1剂，连服3剂。

[结果]治愈48例，好转5例，无效4例。

2. 六磨汤加减治疗脾曲综合征

钱氏（《湖南中医学院学报》1989，1：21）用六磨汤加减治疗本病30例。

[治疗方法]药用广木香8g，沉香（后入）3g，乌药、大腹皮、枳壳各10g，生大黄6~10g（后入）。每日1剂，或于疼痛发作时服。随证加减用药。

[结果]用药2~8天，全部治愈，随访3~6个月均无复发。

3. 通里攻下法治疗脾（肝）曲综合征

周建群（《中国中西医结合杂志》1992，3：183）用通里攻下法治疗脾（肝）曲综合征13例。

[治疗方法]全部病例均投以加味大承气汤：大黄15g（后下），芒硝（冲服）、枳壳、厚朴、木香、青皮、郁金各10g，白芍15g，陈皮6g。无便秘去芒硝，大黄改10g。每日1剂，煎水300ml，分2~3次温服。呕吐剧烈者酌情静脉补液。

[结果]服药1~3剂，全部治愈，腹胀腹痛消失，嗳气呕吐停止，大便通畅，饮食正常，腹部透视无肠腔充气。

结肠肝、脾曲综合征除腹部胀痛外，多有便秘，肠腑不通为其主要病机。六腑以通为用，不通则痛。故上述报道采取承气汤方法治之，取得良效。需要明确，承气汤不仅通大便，并且调气机，腑气畅通则诸症随解。但此法只适宜以实证为主者。

肠道易激综合征

本病又名结肠过敏、痉挛性结肠炎、黏液性结肠炎、功能性腹泻等，属于中医泄泻、便秘等范畴。多发于 20~50 岁女性。其临床表现为腹泻便秘交替出现，腹痛而不能指出准确部位，腹部压痛但持续压迫其痛反而消失。大便、钡灌肠、内窥镜检查均无异常发现。其病因病机为脾胃运化失常所致。目前西医治疗本病以复方地芬诺酯为主，根治往往困难。

三黄汤保留灌肠治疗肠道易激综合征

胡团敏（《新中医》1991，5：29）用三黄汤保留灌肠治疗肠道易激综合征。

[**治疗方法**] 治疗组 32 例，取大黄、黄芩、黄柏各 30g，水煎成 150ml，保留灌肠，每晚 1 次。对照组 33 例，口服呋喃唑酮 0.1g，日 3 次；复方地芬诺酯片 2 片，日 2 次。两组治疗均以 14 天为 1 个疗程，间隔 1 周后，可重复第 2 个疗程。

[**结果**] 治疗组 32 例中显效 27 例，有效 4 例，总有效率为 96.9%；对照组 33 例中，显效 15 例，有效 9 例，总有效率为 72.7%。经统计学处理 $P < 0.01$，治疗组明显优于对照组。

编者按

上述灌肠法是治疗本病方法之一。临床报道，还有的采取健脾益气、抑肝健脾、温中理气、养阴润肠等不同治法取得疗效。

溃疡性结肠炎

本病又称慢性非特异性溃疡性结肠炎。属于中医肠澼、下利等范畴。

多见于青壮年男性，是一种原因不明的慢性结肠炎，病变主要限于结肠的黏膜，且以溃疡为主。主要表现有腹痛、腹泻，腹痛常局限于左下腹或下腹部，具有痛则欲便，便后痛止等特点。若直肠受累者，多伴有里急后重和下背部不适。病程较长、病情严重的病人，可有局部和全身的并发症。血常规常见贫血。粪便检查常有血、脓和黏液。内镜与 X 线检查均可见病灶。其病因为情志失调、饮食不节、劳倦等，病机为脾虚失运或湿热下注以致大肠受损而传导失常所致。西医治疗往往给以对症处理、激素、磺胺药、免疫抑制剂为主，必要时手术处理。

大黄等中药煎液保留灌肠治疗溃疡性结肠炎

（1）刘恩卿（《医学研究》1977，2：39）治疗本病 41 例。

[**治疗方法**] 大黄、明矾、苍术、苦参、槐花。煎液保留灌肠，每次 50~100ml，7~10 天为 1 个疗程。

[**结果**] 全部有效。

（2）单建民（《中医杂志》1978，4：21）治疗本病 15 例。

[**治疗方法**] 大黄、黄芩、黄柏，煎液灌肠。

[**结果**] 治愈 6 例，无效 1 例。

编者按

上述只是治疗溃疡性结肠炎的方法之一。本病早在《金匮要略》第十七篇就有论述，原文第 43 条说："下利便脓血，桃花汤主之。"方由赤石脂、干姜、粳米组成。由此可见，本病的病机是虚寒证。目前的报道常结合辨证采用健脾、补肾、固涩或清热燥湿等方法，煎服或（和）灌肠治疗本病，取得较好疗效。

直肠肛管疾病

直肠肛管疾病（简称肛肠病），属于中医肠风下血、痔疮等范畴。肛肠病常见以下疾患：①肛裂。肛裂是指肛管后正中部位（少数在前正中部位）由于反复损伤和感染引起的皮肤全层裂开，以致形成溃疡，经久不愈，并有疼痛、便秘和出血等典型的临床表现。②直肠肛管周围脓肿。该病是指直肠肛管组织内或其周围间隙内的感染，发展成为脓肿。多数脓肿在穿破或切开后形成肛瘘。③肛瘘。肛瘘是肛管（很少是直肠）与肛门周围皮肤相通的感染性管道，其内口位于齿线附近，外口位于肛门周围皮肤上，长年不愈，是肛管直肠疾病中的常见病。肛瘘的主要症状是肛门周围的外口不断有少量脓性分泌物排出，有时刺激皮肤引起瘙痒不适等。④痔。痔是齿线两侧直肠上下静脉丛的曲张静脉引起的团块，痔块常由于表面黏膜或皮肤受损而表现为排便时出血，又因感染或血管内形成血栓而疼痛，有时痔块脱出成为嵌顿痔，以致瘀血水肿、瘙痒等。上述疾患的病因与嗜食厚味、血热肠燥、长期便秘、外感湿热等病因有关。此类疾病的病机为湿热蕴结、瘀血阻滞以致肛肠壁受损所致。西医治疗为对症处理，常采取手术施治，但难以根除。中医药物治疗有较好疗效。

（一）肛门疾病

1. 洗痔硝黄汤加减治疗内痔脱出嵌顿、痔核水肿等肛门疾病

李天顺（《浙江中医》1986，12：558）用洗痔硝黄汤加减治疗内痔脱出嵌顿、痔核水肿、血栓外痔、初期肛裂与术后肛缘水肿等。

［治疗方法］取大黄50g，芒硝、石榴皮各30g，明矾20g，赤芍、连翘、川椒各12g，红花、甘草、生川乌、生草乌各9g。加水3000ml，用文火煎，纱布过滤。药液倒入坐浴盆内，趁热熏洗肛门。待药的温度不烫皮肤时坐浴15分钟。坐浴期间肛门向上收缩与向下放松5~10次，收缩时用力向上收提肛门2~3秒钟，再用手持纱布（或毛巾）轻轻按揉肛门周围。向下放松要自然，不要用力。治疗期间应卧床休息。每天熏洗坐浴2次，5天为1个疗程。

［结果］一般治疗1个疗程，内痔不再脱出，炎性外痔明显好转或完全收敛，血栓外痔疼痛消失，痔体缩小或完全吸收，肛裂疼痛解除，裂口愈合。

［体会］本方具有活血化瘀、消肿止痛，并有促进炎症吸收与创口愈合等作用。此方法简便、疗效可靠，是治疗某些肛门疾病和对手术有禁忌证的患者行之有效的疗法。

2. 生大黄粉外用治疗肛门常见病

江从舟（《浙江中医》1991，3：16）用生大黄粉外用治疗肛门常见病

80 例。病种：内痔出血 13 例，内痔手术（如电子痔疮机、套扎、注射疗法等）后直肠下段溃疡 20 例，肛裂 10 例，炎性外痔 14 例，血栓性外痔 9 例，肛门湿疹 5 例，肛瘘术后 6 例，混合痔术后 3 例。

[治疗方法] 用于外敷的生大黄粉，以优质生大黄研成细粉末，经 120 目筛，装瓶备用；用于坐浴的，将大黄用粉碎机轧粉即可。用法：①肛瘘术后先用开水冲生大黄粉，待温后坐浴，清洁肛门、创口污物。常规消毒后，用食指和拇指分开沟状创口，撒上生大黄粉，盖凡士林纱布条，敷上消毒纱布。每次在排便后换药。②内痔出血、溃疡、感染先用筒状肛门镜检查，确定出血、溃疡、感染的部位，再用斜口肛门镜，肛门镜的切口朝向病变部位，使病发部位充分暴露，用药匙取生大黄粉末适量，撒在患处，再用长镊子压上一颗干棉球，然后慢慢退出肛镜和长镊子。次日大便仍有出血，可复用上法。每天用药 1 次，直到痊愈。③肛裂、炎性外痔、血栓性外痔、混合痔术后及肛门湿疹取大黄粉 15~30g，冲开水约 3L，先用热气熏，待水温适宜时坐浴，每天 1 次，坐浴后卧床休息。

[结果] 80 例多数用药数日则血止、肿消、愈合。

[体会] 大黄为攻积导滞、泻火凉血药物。药理研究证实大黄具有增加血小板、促进血液凝固的作用。笔者用于治疗痔出血，确有良效。且如出血的部位在肛齿线或直肠黏膜，就不能用注射，套轧等方法治疗。用生大黄粉外敷，就会收到其他方法所不及的效果。又如内痔溃疡、糜烂感染的出血不能进行常用的注射治疗，服用和肌内注射止血药又不理想，抗生素治疗也不可马上见效。取大黄有清热解毒、凉血祛瘀、活血止血的功能，使用外敷方法，让药物直达病所，可收到非常理想的效果。

（二）肛外炎症

中药煎汤坐浴治疗肛外炎性疾患

杨爱国（《内蒙古中医药》1990，4：23）用坐浴治疗肛外炎性疾患 235 例。肛外炎性疾患，是肛肠科临床常见的疾病，肛缘静脉曲张外痔及结缔组织外痔或肛裂染毒、肛门皱襞发炎水肿等所引起的疾患。

[治疗方法] 基本方用元明粉、大黄、公英各 30g，黄柏、红花、槐花、元胡各 15g。加减法：水肿甚，加土茯苓、秦艽；痛甚者，加连翘、赤芍；溃烂者，加败酱草、银花。上药纳入适量水中，煎取 1000ml，分二份备

用，每日早、晚各洗 1 次，每次 30 分钟，6 天为 1 个疗程。

[结果] 痊愈 178 例，占 76%，好转 57 例，占 24%，总有效率为 100%，其中多数患者 1 个疗程治愈或好转。

（三）痔疮

1. 复方消痔灵栓治疗痔疮

苏氏（《北京中医》1986，1∶24）用复方消痔灵栓治疗本病 350 例。

[治疗方法] 白及、地榆各 80g、仙鹤草 30g，三七、黄连、乳香、血竭、白矾、大黄各 50g，冰片 25g。为末，依法制成栓剂，每次 1 粒，于便后或睡前塞入肛门，每日 1~2 次。

[结果] 治愈 143 例，显效 152 例，好转 36 例，无效 19 例，总有效率为 94.6%。

2. 大黄牡丹汤加减治疗血栓性外痔

张明基（《山东中医杂志》1884，3∶50）用大黄牡丹汤加减治疗血栓性外痔 20 例。

[治疗方法] 大黄 6~10g，丹皮 18~24g，赤芍 15g，苏木 10g，芒硝 6g，冬瓜子 15~30g，当归 15g，连翘 15~20g，槐角 30g。随证加减，水煎服。对于不宜内服者可将方中大黄、芒硝增加至 30g，煎汤坐浴，每日 2~3 次，每次 15~20 分钟。

[结果] 20 例患者，19 例痊愈，1 例无效。一般服药 1~3 剂疼痛锐减，痔核明显内缩，3~6 剂痔核逐渐吸收，疗效颇感满意。

3. 大黄牡丹皮汤加减治疗实热型嵌顿痔

何倜等（《中医药学报》1991，2∶15）用大黄牡丹皮汤加减治疗实热型嵌顿痔 34 例。嵌顿痔在肛肠科是一种较常见的疾病，是内痔或混合痔在某种因素（大便努挣，行走用力，咳嗽，增加腹压等）的作用下，脱出肛外不能自行还纳而形成的。嵌顿后疼痛，水肿，行走不便，或有血栓形成，如不及时治疗会出现溃烂、坏死。

[治疗方法] 大黄、丹皮、芒硝、桃仁、冬瓜子、双花各 10~15g，赤芍 10~40g，甘草 10g。

[结果] 34 例中，服药 3~6 剂后，临床治愈 5 例，好转 15 例。继服药

7~8 剂后临床治愈 15 例，好转 17 例，无效 2 例，临床有效率 94%。

[**体会**] 用大黄牡丹汤治疗混合痔嵌顿实热燥结型，诸药合之，清热解毒，活血化瘀，通里攻下，浊气下行，瘀结消散。此方用于混合痔嵌顿伴有血栓时，重用赤芍，以助活血化瘀之力。此方用于虚证时，大黄、芒硝减量，并加黄芪、升麻等补托升提之品。

4. 单味大黄汤治疗痔疮出血

江浩明（《江西中医药》1992，5：59）用单味大黄汤治疗痔疮出血 24 例。内痔出血 4 例，混合痔出血 20 例，病程长者 8 年，短者 15 天。

[**治疗方法**] 用大黄 30g，水 2000ml，煎 2~5 分钟，坐浴 30 分钟，每日 4~6 次。以 3 天为 1 个疗程进行观察。

[**结果**] 1 个疗程治愈 16 例，占 66.7%；2 个疗程治愈 6 例，占 25%，2 例无效。

5. 大黄五倍膏合湿热敷治疗痔疮肿痛

吴志祥（《浙江中医》1992，9：403）用大黄五倍膏合湿热敷治疗痔疮肿痛。内痔、混合痔脱出嵌顿以及外痔发炎，血栓外痔等，常有局部肿痛。

[**治疗方法**] 大黄五倍膏由大黄 30g，五倍子、细川连各 20g，雄黄、冰片各 5g，血竭 10g，生川乌 15g。研极细末，加凡士林适量调制而成。治疗组 82 例：温开水坐浴清洗局部后，用大黄五倍膏外搽肿痛痔核（如嵌顿痔核已复位，则将药膏挤入肛内），然后用裹有湿毛巾的热水袋敷于局部，每次 30 分钟，每日治疗 2 次。对照甲组 68 例：温开水坐浴清洗后，将大黄五倍膏外搽于肿痛痔核，每日 2 次。对照乙组 74 例：将上述剂量的各药煎水 1000~1500ml，趁热熏洗，每日 1 剂，熏洗 2 次。

[**结果**] 大黄五倍膏外搽后再予局部湿热敷治疗痔疮肿痛，治愈率为 96.3%，平均治愈天数为 4 天，经过统计学处理，本法较其他两法治愈率高，疗程短。与中药熏洗相比，还具有用药量少，热敷时间长，药物作用持久，应用方便等特点。

（四）肛肠病术后止血法

大黄粉外用治疗肛瘘手术等术后出血

褚福成等（《中国中西医结合杂志》1984，12：755）采用大黄粉外用对肛瘘手术、外痔切除及直结肠活体检查术后出血77例进行治疗。

[治疗方法] ①药物配制：大黄烘干，研碎成末，过100~200目筛，装瓶备用。②用法：肛瘘等病手术完毕时，仅结扎大的活动出血点，然后根据切口大小、深浅，取无菌大棉球一个，展平后倒入大黄粉1~2g，敷贴于切口上，用胶布固定成T字带固定。手术后当日最好不要大便，次日第1次坐浴时取下棉球。如果术后当日大便时，可在便后清洁肛门创面，再按上法用药1次。用于直结肠活体检查术时，取活体后，用长镊子或活检钳子将带有大黄粉的棉球片直接敷贴于肠黏膜创面上，稍压2~3分钟。

[结果] 77例中最大年龄77岁，最小年龄8个月，经临床观察，止血效果满意，无副作用。

还有，金定国（《浙江中医》1987，4：166）用大黄牡丹汤治疗热毒性肛痈；仲济民（《江苏中医》1983，3：29）用大黄、黄柏、黄连制成三黄液治疗肛肠病；邹桃生（《山西中医》1990，2：16）用大黄及清热解毒燥湿等药水煎灌肠；刘仍海（《四川中医》1991，9：31）用大黄及清热解毒消肿等药水煎后熏洗治疗炎性外痔，都取得良效。

编者按

上述以大黄为主组成的处方，水煎内服或外用熏洗、坐浴、灌肠，或制成膏剂，或制成栓剂，或大黄粉外用，都取得满意疗效，免除了手术之苦及其并发症。

附：肠道检查清洁剂

1. 加味大承气汤内服用于纤维结肠镜检查肠道准备者

梁守德等（《中国中西医结合杂志》1986，12：742）以加味大承气汤内服用于纤维结肠镜检查肠道准备者50例。并设温开水灌肠组50例。

[治疗方法] 加味大承气汤方与灌肠法：大黄9g，番泻叶4g，厚朴12g，枳实9g，芒硝9g，水煎。被检查者于行纤维结肠镜检查前一天进半流食，当晚7时及9时各服半剂，并饮水500ml以上。灌肠组：按常规方法，以41~43℃温开水灌肠，每次1000ml，先后两次，间隔1小时，服中药组在服药后多在4~8小时内开始排便，大便次数最少1次，最多5次，大多数3~4次。

［结果］加味大承气汤内服用于纤维结肠镜检查肠道准备，优良率94%，优于常规灌肠组（$P < 0.05$）。本法一般全部结肠清洁度均良好，尤其是结肠近端。本法简便易行，无腹胀、腹痛、肠痉挛、肠黏膜充血、剧泻等副作用。

2.大黄、芒硝泡服作腹部X线平片摄影前肠道清洁剂

黄贤权等（《中国中西医结合杂志》1989，2：123）用大黄、芒硝泡服作腹部X线平片摄影前肠道清洁剂，并与番泻叶作对照，两组各320例。

［治疗方法］大黄、芒硝组于摄片前一天晚餐进半流质，晚上8时以生大黄6g，芒硝9g，用开水500ml浸泡5~10分钟，调匀去渣，1次服下，晚上9时再饮温开水500ml。翌日晨空腹，上午摄片。番泻叶组于检查前日晚上8时，以番泻叶9g，用开水500ml泡浸5~10分钟后取汁顿服，再以开水500ml泡浸5分钟服第2次汁。翌日空腹上午摄片。

［结果］大黄、芒硝的清肠效果优于番泻叶。

［体会］近年来国内用中药清肠，据报道用单味大黄碾成粉末服用，其优片率为38.2%，番泻叶泡服优片率为21.9%。而本文报告大黄、芒硝泡服优片率达47%，优片率最高。60岁以上的老年人清肠的效果下降，老年人体质虚弱，胃肠道功能差，通便不宜使用本法。

第四节　肝脏疾病

肝　硬　化

肝硬化属于中医黑疸、鼓胀等范畴。本病是一种常见的由不同病因引起的慢性、进行性、弥漫性肝病。临床上早期可无症状，后期可出现肝功能减退、门脉高压症和多系统受累的各种表现。其临床表现为轻重不同的食欲减退、体重减轻、疲倦乏力、腹泻、腹痛、腹胀、出血及神经精神症状。体征为面色虽黑微黄、发热、腹壁静脉怒张、腹水或胸水、肝脾肿大（肝脏早期肿大，表面平滑，中等硬度；晚期缩小、坚硬、表面呈结节状）、肝掌与蜘蛛痣及营养缺乏表现。肝硬化往往因并发症而危及生命，主要并发症有：肝性脑病、上消化道大量出血、感染、原发性肝癌、肝肾

综合征、门静脉血栓形成等。其病因为各种内外因素损伤肝脏（如肝炎后肝硬化，酒精性、胆汁性、瘀血性肝硬化，以及化学药物性肝硬化等）。病机以肝脏及其经脉血瘀为主，血不利则为水，以致水邪内停，累及三焦，诸症丛生。西医治疗以对症处理为主，无特效药物。中医治疗本病常采取标本兼治法。

1. 邹良材治疗鼓胀的经验

马继松等（《江苏中医》1986，8：1）拜读《邹良材肝病诊疗经验》一书，总结了邹良材治疗鼓胀的经验，深感邹老对此证的辨证，经验宏富，大要有四：一是用大黄每起沉疴，敢攻下不畏非议。邹老认为肝病多与湿热瘀毒有关，故治疗肝病、肝硬化腹水常选用大黄为主要药物。邹老通过大量病例的观察，发觉不少连续服用大黄者，1周后泻下会大减乃至消失，有时叠用大黄达数百剂而获效。对因湿热瘀结而出现吐血、衄血、症积者，只要无表证、体非过虚者，均酌用大黄，临床效果颇佳。二是阐明阴虚致鼓证治。三是擅温阳抚助本元。四是重化验合参西学。

2. 大黄䗪丸治疗肝硬化

刘氏（《陕西新医药》1975，2：57）用大黄䗪虫丸治疗肝硬化27例。

[结果] 显效11例，有效16例。

3. 己椒苈黄丸合黄体酮治疗肝硬化腹水

陈兆洋（《北京中医》1989，2：20）用己椒苈黄丸合黄体酮治疗肝硬化腹水22例。本组22例均为肝炎后肝硬化。腹水存在时间，6个月以内15例，6个月至1年7例。22例均多次接受过氢氯噻嗪、螺内酯、氨苯喋啶及中药等治疗，用药时间在40天左右治疗无效而改用本疗法。本组有7例肝肿大，5例肝质硬，20例脾肿大。腹围83~98cm，平均90.5cm。

[治疗方法] ①黄体酮60mg肌内注射，1日1次，腹水消退后改为每周2次，连用两周，继之每周1次，巩固3周，然后停药。②己椒苈黄丸加味：汉防己、葶苈子、苍术、白术各30g，川椒目6g，大黄4.5g，泽兰15g，大腹皮18g，生黄芪20g。水煎服。每日1剂。腹水消退后，亟宜调理肝脾肾，以培其本。③高蛋白饮食，限制钠盐摄入，保肝治疗，酌情使

用血清白蛋白。

[结果]12 例患者用药 3 天后腹水开始消退，有效病例腹水完全消退的时间为 8~27 天，平均 17.5 天。3 周内腹水消退者 15 例，3 周以上消退者 5 例，2 例用药 3 周以上腹水无消退，自动出院。本组 22 例中有效 20 例，2 例无效，其中 2 例停药后腹水重新出现，经以上治疗仍然有效。其他病例停药后腹水无反跳。平均腹围缩小至 63.5cm。尿量增加至每日 1500~2100ml。其他症状均有所改善。

[体会]黄体酮是一种甾体激素，它能拮抗醛固酮，减小肾远曲小管重吸收钠的作用而利尿，其利尿作用缓慢。己椒苈黄丸前后分消，与黄体酮合用，可增强疗效。药后二便通利，腹胀减轻，饮食增加，既可在短期内消除腹水，又不致出现血容量急剧减少和电解质紊乱，是治疗肝硬化腹水行之有效的方法。肝硬化腹水病情复杂，虚实互见，在使用己椒苈黄丸时，适当配伍补气、理气及活血的药物，攻补兼施，相反相成，功效较单用己椒苈黄丸有所提高。且葶苈子用量要大，以 30g 左右效果较好。肝硬化腹水消退后，调理肝脾肾至关重要，这是防止复发的关键，实践表明：益气健脾，养肝补肾，同时配用活血软坚之品，对于稳定病情，改善肝脏功能，常能取得令人满意的效果。

还有，应严（《湖南中医杂志》1992，6：25）亦用加味己椒苈黄丸治疗肝硬化腹水 28 例；李玉银（《四川中医》1991，3：29）用大黄䗪虫丸为主治疗慢性肝炎、早期肝硬化，均获得满意效果。

编者按

肝硬化的主要病机是血瘀，甚则水湿内停。故以大黄"下瘀血……推陈致新……安和五脏。"（《本经》）"利大小便"（《大明本草》）为主而制方，切合病机。肝硬化的病因病机相当复杂，要分辨虚证（阳气虚或阴血虚）与实证（血瘀、水停、湿热）何者为主，虚实兼顾，辨证（病）论治，切不可只是攻瘀。

肝 性 脑 病

肝性脑病也称肝性昏迷，属于中医急黄等范畴。其临床表现多种多样，除原有肝病特征外，出现细微的性格和行力改变，逐渐精神错乱和运动异常（以扑翼震颤最具特征），最后发生昏迷，呼气中具有特殊肝臭，并常有黄疸、出血倾向、各种感染、肝肾综合征和脑水肿等。其病因多为急、慢性严重肝病再加之出血、感染、大量利尿或放腹水、饮酒等诱因，导致肝功能衰竭。病机为湿热、疫毒侵犯心包，蒙蔽清窍所致。西医特别强调预防为主，早期积极治疗原发病，一旦发生昏迷，对症治疗的方法虽多，但死亡率很高。

1. 生大黄泡水抢救肝性脑病

董圣群（《浙江中医学院学报》1987，1：61）用下法抢救肝性脑病1例。患者已用西药抢救36小时，仍意识障碍且加重，极度躁动不安。

［治疗方法及结果］遂加用生大黄30g，泡水。每15分钟从胃管注入50ml，共注入300ml，4小时后排便，躁动不安好转并渐呈入睡状态，5小时后意识转清。

2. 中医通腑泻热、凉血解毒法治疗肝昏迷

罗国均（《中国中西医结合杂志》1984，5：287）在中西医结合抢救治疗肝昏迷中运用中医通腑泻热、凉血解毒法治疗21例，获得了良好的苏醒效果。21例均确诊为急、慢性肝病，其原发疾病为暴发型肝炎3例，亚急性重型肝炎9例，慢性肝炎4例，肝硬化5例。临床表现除有昏迷外，均有黄疸、腹胀、便秘、小便黄赤、舌质红绛、舌苔黄或黄腻。17例有不同程度的发热，12例有鼻衄或齿衄，11例出现腹水。实验室检查：肝功能均呈中度或重损害。

［治疗方法］均采取中西医综合治疗，静脉输注葡萄糖、维生素、谷氨酸钠或精氨酸。中医用通腑泻热、凉血解毒法。方为：大黄6~12g（后下），茵陈30g，元参15~24g，连翘24g，赤芍、丹参、生地各15g，枳实、郁金、丹皮各9g，黄连、厚朴各6g。水煎服或鼻饲，1日2剂。加减：热盛者，加金银花、蒲公英、黄芩、犀角；湿盛者，加茯苓、泽泻、木通、菖蒲；腹水明显者，加大腹皮、槟榔；伤阴显著者，加麦冬、倍生地。

［结果］有效14例（67%），无效7例（33%）。苏醒时间1日以内者4例，2日者4例，3日者3例，4日者1例。5日以上者2例。最快6小时，最慢7天神志转清。

［体会］根据本病热、毒、瘀、实的病理特点而予通腑泻热、凉血解

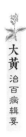

毒，随着大便的通下，神志逐渐转清，其他如发热、腹胀、食欲不振、黄疸等也都跟着大便通而改善。这可能由于肠中积滞排出，减少氨及其他毒物的产生和吸收，从而解除对肝、脑的损害有关。正气亏甚者，通下宜慎。

📚 **编者按**

肝性脑病是肝功能衰竭的终末表现，病情极其危重。上述资料表明，在西医方法抢救的同时加用大黄，及其复方治疗，确有背水一战、起死回生之功，降低了病死率。

肝 脓 肿

肝脓肿属于中医内痈的范围。常见的肝脓肿有细菌性和阿米巴性两种，临床表现都有发热、肝区疼痛和肝脾肿大，但二者在病因、病程、临床表现及治疗上均各有特点。B超、肝穿及粪便等检查有助于诊断和鉴别诊断。其病因为邪气侵袭肝脏，失治、误治。病机为湿热、瘀血壅结于肝，肉腐血败成脓所致。西医以抗生素（青、链霉素等）或抗阿米巴药物（氯喹林、甲硝唑等）治疗为主，必要时施行手术切开引流。

中西药分期治疗肝脓肿

袁茂云（《上海中医药杂志》1988，12：5）分二期用中西药治疗本病40例。

[治疗方法] ①早期治以清解肝胆瘀热为主，方用复元活血汤合五味消毒饮加减：柴胡、当归、桃仁、红花、大黄各10g，银花、紫花地丁、连翘各15g，花粉20g，山甲、甘草各6g，蒲公英30g。同时加抗生素、甲硝唑，配合肝穿抽脓。②中、后期热毒症状基本消除后，治以益气托毒，药用生芪、苡仁、败酱各20g，太子参、茯苓各15g，白术10g，山甲、甘草各6g，升麻8g。继续配合肝穿治疗。

[结果] 除1例自动出院外，临床治愈39例，平均退热时间5.4天。

📚 **编者按**

肝脓肿多在西医支持疗法与病因治疗的同时配合中医辨证论治。细菌性肝脓肿以清热解毒为主，酌情选用大黄通腑泄热，便肝脏脓毒假道阳明而解；阿米巴肝脓肿以白头翁、鸦胆子（去壳取仁装胶囊内吞服）为专药。

第五节　胆道疾病

胆道疾病以胆石症、胆道蛔虫病、胆道炎症为常见病。胆道炎症与胆石症常互为因果，胆道蛔虫病也是胆道炎症的常见原因。也有一部分胆囊炎，是由于胆囊功能失常，排空功能障碍，或致病细菌自血行传播而引起。三病的急性期病位病机相似，故治法可异病同治，以清热通里攻下为大法。

胆道疾病通治方

（一）经方（大柴胡汤、三承气汤）

1. 大承气汤灌肠为主、大柴胡汤加减内服，治疗急性胆系感染。

朱广根（《上海中医药杂志》1984，9：14）用大承气汤灌肠为主，大柴胡汤加减内服，部分病例配合西药补液，治疗急性胆系感染144例，收效较好。

2. 大承气汤、小承气汤、调胃承气汤治疗胆系感染性疾患

汪朋梅等（《江苏中医》1985，8：6）7年间收治胆系感染性疾患1964例。其中有226例分别选用人承气汤、小承气汤、调胃承气汤而获效。临床症状以痛、吐、热、黄为主症。本组应用三承气汤，目的不仅在通腑，而重在泻热。在226例中便秘者仅63例，绝大部分腑气自通，可资说明。其中应用调胃承气汤达162例，不用枳、朴气药，避免温燥牵制泻热之功。

3. 大黄等中药保留灌肠治疗胆胰外科疾病

何登瀛等（《中国中西医结合杂志》1986，2：120）总结了中药保留灌肠法在胆胰外科中的应用。非手术治疗75例，其中胆道感染性休克15例，化脓性胆道炎30例，急性梗阻性化脓性胆管炎24例，出血坏死型胰腺炎6例。

[**治疗方法**] 大黄（后下）、芒硝（冲）、枳实、厚朴各 10g。并辨证加入清热解毒、理气滋阴药。水煎 400ml 灌肠。为使中药在结肠内保留 3~4 小时，肛管插入肛门内约 40cm。一般病例 1 剂即可，危重病人可酌情增加，至临床症状体征好转。对老年、幼儿及身体虚弱者酌减，孕妇慎用。休克病人应综合性抗休克治疗。

[**结果**] 灌肠后多数患者出现排便、体温下降、腹痛腹胀减轻、休克好转等。

[**体会**] 中药大承气汤保留灌肠首先作用于大肠，能促进胃肠功能的恢复，有药物作用快、临床效果好、无禁忌的优点。由于祛除了腑气不通的病理，从而达到了"通""泻""动"的目的。用药后肠蠕动增强，使胆总管产生摆动样蠕动，从而缓解胆管及胰管的梗阻，达到利胆排浊的肠道内引流。

4. 大柴胡汤加减以及加用抗生素治疗急性胆道感染

林连等（《福建中医药》1991，2：21）为了解大柴胡汤加减以及加用抗生素在治疗急性胆道感染的疗效，收集了用该方治疗急性胆道感染 73 例。

[**治疗方法**] 单纯大柴胡汤治疗 36 例，为治疗组；大柴胡汤加抗生素配合治疗 37 例，为对照组。治疗组用柴胡、大黄、枳壳、白芍、黄芩、川楝、木香、甘草。湿热重加金钱草、茵陈；蛔扰加槟榔、川椒、乌梅、黄连。对照组用处方同上，另加庆大霉素，或红霉素或氯霉素。

[**结果**] 从本组资料看加用抗生素者疗效并不优于单纯用大柴胡汤组。这一结论支持国内部分作者关于治疗一般急性胆道感染不必加用抗生素的观点。

此外，早年蔡景高（《江苏中医》1962，8：6）就观察到，应用大柴胡汤治疗胆道疾患多例，取得很显著的疗效。胡康才（《浙江中医》1984，5：209）用加减大柴胡汤治疗胆道疾患 33 例；工承训（《中医杂志》1986，10：44）用大柴胡汤加减治疗胆绞痛 324 例；郑家名（《云南中医杂志》1990，4：18）用加味大柴胡汤治疗胆系三病 84 例；刘胜利（《湖南中医杂志》1990，5：15）用大柴胡汤加减治疗急性上腹痛（72% 为胆道疾病）120 例，均取得较好疗效。

（二）自拟方

1. 大黄金钱汤治疗胆道感染

张景祥等（《吉林中医药》1981，3：33）用大黄金钱汤治疗胆道感染41 例。其中急性胆囊炎 9 例，慢性胆囊炎急性发作 8 例，胆石症 11 例，胆道蛔虫病 13 例。

[治疗方法] 金钱草 50g，大黄 25~50g，白芍 30g，茵陈 25g，木香20g，郁金 20g，黄芩 25g。水煎服，每日 1 剂，重病者每日 2 剂。大便溏，腹痛减轻后，大黄减为 10g，随证加味。水电解质紊乱应予以纠正，多数患者同时用黄连素 40mg 静脉滴注，均未行胃肠减压和严格禁食，呕吐停止即可进流食。

[结果] 41 例全部治愈。胆石症因未筛粪便，仅以症状消失为依据。从同期西医病案中随意抽取各种胆道感染 40 例，以做对比，大黄金钱汤组优于西药组。

2. 大黄木香泡服治疗胆绞痛

石坚（《中国中西医结合杂志》1991，3：183）用大黄木香泡服治疗胆绞痛 45 例。其中胆管炎 10 例，胆囊炎 14 例，胆管结石 9 例，胆囊结石12 例。

[治疗方法] 生大黄 10~20g，木香 10g，加开水 300ml 浸泡 10 分钟后，频频饮服。

[结果] 显效 21 例，有效 20 例，无效 4 例，总有效率为 91%。两药合用具有通腑行气，利胆止痛的作用。一般服药 30 分钟后，胆绞痛开始减轻，随着大便的排出，疼痛进一步减轻直至消失，高热亦随即下降。

🌸 编者按

综上所述，中医治疗胆道疾患的主方是大柴胡汤、三承气汤，主药是大黄，自拟方亦宗仲景法，灵活变通。治法有泡服、煎服、灌肠、内服与灌肠并用等，皆可效法。若结合输液等支持疗法，可进一步提高疗效。临床对比观察显示，治疗胆道疾病中药优于西药；中药加抗生素并不优于单纯中药治疗。

胆 石 症

本病属于中医胁痛、黄疸等范畴。多发于成年女性。其临床表现为上腹部阵发性绞痛，黄疸，寒战高热，右上腹部压痛、肌紧张，可触到肿大的胆囊。B超检查提示胆道结石。其病因为偏食、劳累、虫毒。病机为胆汁疏泄不畅，凝结为砂石。西医以外科治疗为主，根据胆囊结石、肝外胆管结石、肝内胆管结石等不同病位，采取不同手术及对症处理。但砂石型的病员术后常易复发。中医治疗本病多以清热利胆，排石溶石为法则。

1. 生大黄治疗胆石症

（1）刘凤奎等（《中国中西医结合杂志》1987，4：231）用大黄治疗胆石症42例。

[治疗方法] 生大黄粉每次服0.6g，日服3次。

[结果] 经用快速胆石定性诊断方法和电镜扫描检查，确实排出胆石者31例。

（2）张仕国等（《四川中医》1989，7：29）用生大黄治疗胆石症37例。

[治疗方法] 首先服金胆片抗炎治疗，每次8片，每日3次，连服5天。症状缓解消失后进行排石治疗，每次服用生大黄煎剂300~500ml（含生药10~20g），间隔1日服1次，连服5次。药量可根据病情和体质酌情增减。

[结果] 痊愈（B超检查结石完全消失）21例，有效（B超复查结石移入胆管）12例，无效4例。总有效率为89.2%。B超观察，服生大黄液10分钟后胆囊开始收缩，胆管扩张，20分钟后见有泥沙样结石随胆汁移入胆管、总胆管。37例中第1次服药有17例观察到有以上变化。1cm以上结石未见改变。

2. 三金承气猪蹄汤治疗胆石症

周宁（《浙江中医》1989，4：155）用三金承气猪蹄汤治疗胆石症61例。

[治疗方法] 金钱草30~60g，广郁金、生大黄（后下）各10~15g，鸡内金、玄明粉（冲入）各10g，猪蹄1只（药前或药后服）。兼气滞者加炒柴胡10~15g，枳实10g；兼血瘀者加三棱、莪术各10~15g。每日1剂，7

天为 1 个疗程，每天均淘检大便，观察有无胆石。

结果（B 超复查）：13 例治愈，31 例显效，15 例有效，2 例无效。总有效率为 96.7%。服药后首次排石时间，最短者为 1 天，最长者为 4 天，平均 2 天。据观察，本方对于总胆管结石，直径 1~1.4cm，胆道结石直径1.2cm，以及泥砂样结石，排石较为满意。

3. 中西医结合治疗胆石症急性发作

林木生等（《中国中西医结合杂志》1990，11：662）中西医结合治疗胆石症急性发作 167 例。

[治疗方法] 治疗组采用利胆排石汤：茵陈、金钱草各 32g，木香、栀子、枳壳、大黄（后下）各 10g，丹参 12g，赤芍 6g，黄芩 15g，水煎口服或胃管注入，每日 1 剂。感染严重者加用白花蛇舌草 32g，银花 10g。胆道蛔虫者加用乌梅 5 枚，槟榔 15g，使君子 32g。配以静脉滴注氨苄西林 6g/d，庆大霉素 24 万 U/d 或甲硝唑 1g/d；适量补充维生素 K、维生素 C 等。酌情纠正酸中毒。对照组治疗方法除不服中药外，其余与治疗组相同。

[结果] 治疗组与对照组有效率比较，$P < 0.05$。

[体会] 中西医结合治疗胆石症急性发作，一方面有消炎利胆作用和排石作用（92 例中排石者 13 例，占 14%），更重要的一方面则是控制胆道感染，加强机体的抗病能力，赢得择期手术的机会。

4. 大黄丸治疗胆道术后残余结石

周书望（《湖北中医杂志》1991，1：13）用大黄丸治疗胆道术后残余结石 30 例。

[治疗方法] 大黄粉 90g，郁金粉、火硝粉（硝石）各 60g，金钱草粉、生鸡内金、栀子粉、广木香粉各 30g。和匀，水泛为丸，每日 3 次，每次6~16g，饭后 30 分钟用温开水送服，每半月为 1 个疗程。休息 1 周，继续下个疗程的治疗。一般以每日解稀便 2~3 次者，疗效最佳。症状发作期可加大剂量，以大便 3~5 次为宜。如失水者辅以补液，纠正电解质紊乱。

[结果] 本组 30 例中，排石 22 例，未排石者 8 例。排出结石最少 3 枚，最多 84 枚，直径最大为 1.5cm。

还有，刘凤奎等（《中国中西医结合杂志》1987，4：231）用生大黄片

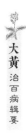

治疗胆石症 62 例。郑祥兆（《山东中医杂志》1987，3：18）与张志圣（《中医杂志》1984，5：46）分别用大柴胡汤加减治疗胆石症 120 例、胆道术后残余结石 26 例，均收到良好效果。

🌸 **编者按**

上述报道表明，大柴胡汤为治疗胆石症的主方，大黄为主药。并应结合辨证论治，假泻下通腑以达到利胆排石治疗本病之目的。临床中观察到，中西医结合治疗本病较单纯西医治疗效果好。特别是对于砂石型小结石，中药疗效显著，避免了手术之苦及术后复发率。

胆道蛔虫病

本病属于中医蛔厥范畴。多发于儿童和青少年。临床表现以剑突右下方阵发性钻顶样剧烈绞痛为特征，其疼痛发作突然，缓解也较迅速，合并胆道感染时，会出现振寒，高热和黄疸等；感染严重时，胆囊和肝脏均肿大兼具压痛。其病因是虫积。病机为蛔虫入胆，阻碍肝胆疏泄功能所致。西医治疗为解痉、镇痛、利胆、驱虫、控制感染、纠正水电解质失衡。当出现严重并发症时宜手术处理。中医常采用安蛔驱虫利胆法治疗本病，效果良好。

1. 大剂量大黄驱除胆道蛔虫

高桃珍等（《中国中西医结合杂志》1992，8：464）用大剂量大黄驱除胆道蛔虫 40 例并迅速止痛。

［**治疗方法**］大黄 600g，分 3 次煎服，分次为 300g、200g、100g，每天 1 剂，待水沸后投入大黄煎约 5 分钟即可。服完后复查 B 超，然后给予噻嘧啶 0.1g/ 片，12 片，当晚和第二天早晨各服 6 片，低热患者在服用大黄的同时肌内注射庆大霉素 80 万 U，每天 2 次。

［**结果**］患者均于服首剂大黄后半小时至 1 小时完全止痛伴下坠感，平均 40 分钟。服完 3 剂后复查 B 超，胆总管内平行光带均消失，管径恢复至 3~5mm，壁光滑。配合噻嘧啶杀虫后均从粪便排出 1 条至数条蛔虫，治疗过程中大便次数 4~14 次，并轻度乏力，停药后恢复。1 个月后随访到 27 例患者未再出现腹痛，B 超未发现平行光带，痊愈率 100%。

［**体会**］上述疗法止痛效果迅速完全，驱虫效果肯定，且大黄利胆抗菌，对胆道蛔虫伴胆囊胆管炎者尤为理想。

2.乌梅汤加大黄治疗胆道蛔虫症

段海潮（《湖北中医杂志》1992，4：47）用乌梅汤加大黄治疗胆道蛔虫症20例。

［**治疗方法**］乌梅20g，细辛6g，黄连、黄柏、制附片、当归、大黄各9g，水煎服，每次100~150ml，日服3~5次，1日1剂。

［**结果**］20例患者均获愈。用药后疼痛消除最快者1小时，最慢者48小时，平均30小时，随访1年无一例复发。

3.大柴胡汤加味治疗胆道死蛔症

潘建华（《国医论坛》1991，2：15）用大柴胡汤加味治疗胆道死蛔症105例。全部病例均经B超探查而确诊。

［**治疗方法**］柴胡、枳实、制半夏、黄芩、芒硝（冲服）各10g，制大黄、莪术、皂角刺各15g，白芍、生姜各30g，大枣5枚，甘草5g。日1剂，水煎服，5天为1个疗程，小儿用量酌减。随证加减：痛甚加玄胡15g，徐长卿30g；发热加青蒿、虎杖各30g；黄疸加茵陈、金钱草各30g；畏寒肢冷加吴萸5g，制附片（先煎）10g；呕恶加降香、川朴各10g；舌红苔少加生地、玄参各15g。服药期间饮食应低脂少餐。

［**结果**］用药1~2疗程，治愈103例，显效2例。总有效率100%。

［**体会**］胆道蛔虫症，每因失治误诊而形成死蛔症，且易伴发胆管炎，甚则并发胆囊炎、胰腺炎等迁延难愈。对此西医学尚无确切疗效。前贤有"蛔虫得酸则静，得辛则伏，得苦则下"之论，此乃指活蛔而言。若虫体已死，仍投乌梅汤（丸）温脏安蛔，则多有不应。且虫体壅塞，蕴生湿热，临床常以腑实、湿热立论，故投大柴胡汤加味以泻热荡实获效。

还有，朱新星（《辽宁中医杂志》1988，6：17）用苦酒承气汤治疗胆道蛔虫症20例（苦酒即米醋，服药前饮30~60ml）。王氏（《浙江中医》1987，3：104）用大柴胡汤加减治疗总胆管内遗留的死蛔虫18例，均取满意疗效。

编者按

上述用大剂量大黄驱蛔，用乌梅汤（即仲景乌梅丸减味）加大黄驱蛔，用大柴胡汤治胆道死蛔，均取得满意效果。大黄虽为驱蛔良药，亦应辨证采用，确属实热证者方可大量用之，若属虚实寒热错杂之证，仍以乌梅丸（汤）加大黄为宜。名医华佗曾用醋类安蛔驱蛔止痛，仓卒之时，可以效法。

急性胆囊炎

本病属于中医胁痛、脘腹痛、结胸等范畴。多见于成年肥胖妇女。其临床表现为右上腹疼痛及压痛，发热，或伴有恶心、呕吐等症。血液检查提示白细胞计数增高。其病因为肝胆气滞，湿热壅阻。病机为肝气郁结，疏泄失常，胆汁郁阻化热所致。目前西医以抗感染为主，必要时施外科手术。中医对此病的治疗多采用清热解毒、舒肝利胆、活血化瘀、通里攻下等治疗大法。特别在抗感染方面把通里攻下法作为祛邪的一种方法，在临床上收到较好的效果。

1. 单味大黄治疗急性胆囊炎

焦东海等（《天津中医》1990，4：6）用单味大黄治疗急性胆囊炎40例。

[治疗方法] 将生大黄饮片30~60g，加水煮沸1~2分钟，经一般过滤取其液200ml，供内服。每1~2小时服1次，每天服5~8次，直至腹痛等症状减轻后才减量。一天内所用大黄煎剂的最大累积量为300g，如有呕吐则吐出多少再补服多少，严重者则加用大黄煎剂灌肠或予针灸，或加用阿托品，甚则肌内注射盐酸哌替啶。如发热39℃以上，白细胞总数在2万以上或伴有并发症则加用抗生素。

[结果] 单味大黄对轻、中度急性胆囊炎，不仅疗效可靠，而且与西药治疗相比能缩短病程，提早康复。在临床上常看到许多患者服大黄后半天至1天内发生呕吐，然后有排便，往往有"腹泻发生，腹痛变轻，腹胀消失，食欲大增"的规律，一般腹泻6次左右，2~3天基本治愈。然后再用小剂量大黄巩固疗效。在临床使用单味大黄治疗时，必须首先除外有外科

手术指征的病例。

2. 大黄芍药汤治疗急性胆囊炎

胡长健等（《河北中医》1989，2：16）用大黄芍药汤治疗急性胆囊炎12 例。

[治疗方法] 大黄 30~45g，白芍 30~60g，水煎服，每日 1 剂，少量频服，服至排便 3~5 次，腹痛缓解后再酌情减量。一般不需禁食，可酌情补液。

[结果] 治愈 9 例，显效 2 例，无效 1 例。其疼痛、腹胀一般在服药半天左右时减轻，1 天左右消失。

还有，黄银富等（《福建中医药》1961，3：4）用加减大柴胡汤治疗急性胆囊炎 40 例，曹亚庆（《福建中医药》1992，1：31）用大承气汤加味治疗急性胆囊炎 75 例，均获得良好效果。

🌸 **编者按**

焦氏从复方中筛选一味大黄治疗急性胆囊炎，经验宝贵。胡氏以大黄配白芍缓急止痛治疗本病，值得效法。曹弘用大承气汤，黄氏等用大柴胡汤治疗本病，宗师仲景，历验不鲜。

急性梗阻性化脓性胆管炎

本病属于中医黄疸，胁痛，热厥等范畴。多发于 40~60 岁女性。其临床表现以寒战、高热、持续性右上腹痛、黄疸，墨菲氏征阳性，血液检查提示白细胞总数 20×10^9/L，B 超示胆管壁增厚、管内不清晰。其病因为气郁、温热。病机为诸邪遏郁化热，热毒炽盛，肉腐成脓所致。目前西医治疗以抗感染、尽早手术为主。中医治疗以大柴胡汤、大承气汤、茵陈蒿汤为主，辨证加入大剂量清热解毒药，并配合西医抢救措施，疗效较好。

1. 中西医结合治疗急性梗阻性化脓性胆管炎

旅大市（《中医杂志》1976，6：19）用中西医结合治疗本病 40 例。

[治疗方法] 在输液、胃肠减压、抗休克等综合措施及支持疗法的同时，应用清热利胆之清胆汤：柴胡 20g，茵陈 20~30g，金钱草、双花各30g，黄连 6g，黄芩、栀子、大黄（后下）、枳壳、玄明粉（冲）各 9g，郁

金 15g。每剂水煎成 200ml 经胃管注入。首次给 1 剂，如病情稳定，每 4~6 小时可继续给药 100ml（半剂）。热邪深伏厥逆重者，加人参、麦冬、五味子、当归、红花。伴高热、昏迷者加犀角粉三分（0.9g）冲服。

[结果] 经 10 天至 1 个月左右治疗，39 例治愈。随访 1~3 年复发 1 例。死亡 1 例。

2.硝黄散治疗急性梗阻性化脓性胆管炎

何登瀛等（《中国中西医结合杂志》1984，7：424）用硝黄散治疗急性梗阻性化脓性胆管炎 21 例。

[治疗方法] 马尾连（编者注：功效与黄连相类，可用黄连）、生大黄、芒硝各 10g，混合研粉而成。1 次用量 30g，加开水 100ml，浸泡 10 分钟，搅匀温服。老弱者酌情减量，孕妇慎服。若患者呕吐重者可采用鼻饲。8 小时后体温下降。大便不通者，可重复给药 1 次，或用 50g 浸泡 300ml 保留灌肠。危重病例可鼻饲与保留灌肠并用，并配合解痉、镇痛、输液、纠正酸中毒及抗休克等治疗。一般最初 24 小时内可服两次，以后服用次数以高热退、腹痛消失、大便通畅、休克好转为度。

[结果] 21 例中，4 例经治疗感染控制，梗阻解除而出院；17 例行择期手术治疗。应用硝黄散及其他疗法后，手术的近期疗效有显著提高，从而把急诊手术变成择期手术，减少了再手术率、死亡率和并发症，增加了手术的安全性和彻底性。

还有，占氏（《中国中西医结合杂志》1982，4：230）与李淑叶等（《新中医》1981，12：22）分别采用中西医结合治疗本病 16 例、92 例，都取得较好疗效。

编者按

急性梗阻性化脓性胆管炎，是胆系疾病中的一个并发症，其发病迅猛，死亡率高。本病多在结石或蛔虫所致胆道梗阻的基础上发生急性化脓性炎症。临床以痛、热、黄、厥（中毒性休克）为特征，治疗相当困难。据国外报道死亡率平均 47.4%，国内平均为 17.2%（《中华外科杂志》1979，1：9）。国内的死亡率所以明显低于国外，就在于采取了中西医结合疗法。刘涛等（《中国中西医结合杂志》1984，8：482）在回顾本院情况说："我院 20 世纪 60 年代病死率为 59%，20 世纪 70 年代前 8 年病死率为 57%，而从 1978 年采用中医下法为主的中西医结合疗法抢救治疗本病 123 例，病死率下降到 10.6%。"总之，中西医结合治疗本病，提高了疗效，降低了死亡率，显示了优越性。中医治疗本病的大法以通里攻下，清热解毒为主。以大黄为主的清下方药既能治疗本病引起肠麻痹，也能改善呼吸功能，减少毒素吸收，还能增加胆汁流量、松弛括约肌等。而清热解毒药又具有抗感染等作用。

胆 道 出 血

本症属于中医血证范畴。发病以 20~40 岁男性多见。其临床表现为上腹疼痛，发热，黄疸、便血或（和）呕血等。其病因多为胆道结石、胆道蛔虫病的并发症，以及饮酒或过食辛辣之品。病机为肝胆湿热，损伤脉络所致。目前西医以输血、止血、抗生素为主，必要时施外科手术。中医治疗多采用清热利胆、凉血止血法，以单味大黄取得良效。

单味大黄煎剂治疗胆道出血

金庆丰（《上海中医药杂志》1988，8：5）用单味大黄煎剂治疗胆道出血 18 例。

［治疗方法］本组患者均经静脉滴注维生素 K_1 和对羟基苄胺等止血药物治疗 2~11 天无效后改用本法。轻型予制大黄 20~30g，每日 1~2 剂，水煎 5 分钟凉后服；重型予生大黄首剂 20~30g，以后每剂 10~15g，每日 2 剂或 6 小时 1 剂，煎服法同上。西药治疗包括维持水电解质与酸碱平衡、防治休克、补液、输血、保护肝功能以及应用抗生素等。

［结果］治疗 1~5 天，服药 2~13 剂后，胆道出血均停止，随访 6 月 ~5 年，仅有 1 例于愈后 3 个月复发，但仍用本法治愈。

第六节　胰腺与脾脏疾病

急性胰腺炎

急性胰腺炎属于中医腹痛、脾心痛等病症范围。本病是由胰腺消化酶对胰腺自身消化所致的急性化学性炎症。以青壮年女性居多。其临床表现以上腹部持续性剧痛为特点，常伴有恶心、呕吐、中度发热等；血清或尿淀粉酶显著增高。在病理学上，急性胰腺炎可分为两型：一是急性水肿型，此型占绝大多数；二是急性出血坏死型，此型少见，其病变远比水肿型严重。水肿型加重可演变成坏死型。如腹痛剧烈，发热不退，出现休克、腹水、低血钙、高血糖、低血氧、低蛋白血症、氮质血症、血清 MHA 阳性，则应考虑为出血坏死型胰腺炎。其病因多为胆道疾患（胆道结石、蛔虫症、感染等）或饱餐、酗酒后所致。病机为气机郁滞，湿毒、瘀热蕴结。西医治疗为禁食和胃肠减压、镇静和止痛（盐酸哌替啶与苯巴比妥）、控制感染及抗酶疗法等，必要时手术治疗。以中医为主或中西医结合治疗本病基本上不必禁食和胃肠减压，取得良效。

（一）单味大黄的应用

1.三种大黄制剂治疗急性胰腺炎

焦东海等（《中成药》1984，2：18）用三种大黄制剂治疗急性胰腺炎150 例。

［治疗方法］① 100 例服单味大黄汤剂及 30 例服大黄醇提片为治疗组 A：入院后自无用单味生大黄煎剂（或单味大黄醇提片）治疗。每次煎30~60g（或醇提片 10 片，共 10g），每 1~2 小时服 1 次，每天 3~5 次。直到排便 5~10 次，腹痛等症状减轻，尿淀粉酶与白细胞计数下降后才逐渐减量。如无大便或大便次数少则增加大黄用量；如遇呕吐则仍继续服用大黄（或醇提片），吐出多少补服多少；如呕吐或腹痛严重则用大黄煎剂灌肠或肌内注射甲氧氯普胺（无效则用盐酸哌替啶）；如发热在 39℃以上，白细胞总数在 2 万以上或伴有其他感染时才酌情加用抗生素。② 20 例服清胰汤为治疗组 B：一般均短暂禁食并补液，以清胰肠为基本方（柴胡、大黄、黄芩、胡黄连、姜半夏、木香、白芍、芒硝）。③对照组 20 例以西医治疗：强调禁食、补液、肌内注射抑肽酶，用阿托品加盐酸异丙嗪片或盐酸哌替啶止痛，并常规应用青霉素（或氯霉素）加庆大霉素（或卡那霉素）。病情严重者，进行胃肠减压。上述三种治疗方法均无严重的副作用，但单味大黄煎剂组服药后，95% 的病人都在大便前有脐周腹痛，便后自行消除，不需特殊处理。

［结果］全部病例都治愈。单味大黄治疗组（包括大黄醇提片）服药

2.1 天后尿淀粉酶恢复正常；3 天后腹痛及腹部体征消失；5 天后黄疸及发热消退；3.5 天后白细胞恢复正常。与清胰汤及西药组相比在尿淀粉酶恢复方面有显著异，而其他方面无差别。提示大黄是复方中主要药物。动物实验也提示了单味大黄治疗 4 天内有抗胰腺炎作用。

［体会］用清胰汤为主进行中西医结合治疗急性胰腺炎与单纯用西医办法治疗相比较，前者基本上废除了禁食与胃肠减压，并且价廉方便。而单味生大黄比用复方清胰汤治疗有如下优点：尿淀粉酶转阴时间缩短了一半；健康恢复快；住院时间缩短；用药少、价廉。同时，在实践中认识到，治疗急性胰腺炎时有早泻早缓解、迟泻迟缓解的现象，可以形成以大黄通里攻下为主的治疗法则。如服大黄后无大便或大便次数少，则可以放胆加重大黄用量。这是单味大黄（或醇提片）治疗的突出特点。曾有 3 例在 24 小时内各煎服 500g 才得到治疗作用。可见，大黄是一味安全的良药。

2. 大黄煎剂治疗急性胰腺炎

（1）张肇琪（《云南中医杂志》1987，5：20）用大黄煎剂治疗急性胰腺炎 17 例。

［治疗方法］急性胰腺炎患者确诊后，均控制饮食（可进少量素食），输液，口服单味大黄煎剂（每日以 30~45g 生大黄煎汤代茶饮，可分 1~3 次煎服）。燥热便秘者首次投药 30g 煮 3~5 分钟后即服。大便稀或服药后水泻者煎药时间延长 15~20 分钟。连服 2~3 日，腹痛减轻后生大黄用量减至每日 15g，直到腹痛消失，淀粉酶恢复正常。

［结果］17 例患者治疗后，腹痛症状 1~2 日均减轻或消失，血清淀粉酶 1.5~2.5 天均下降或恢复正常，体温 3~5 天恢复正常。

（2）夏学德等（《中国中西医结合杂志》1988，4：209）用大黄治疗急性胰腺炎 17 例。其中水肿型 10 例，坏死型 7 例。入院时休克 3 例，胰肺综合征 4 例，严重黄疸 1 例，消化道大出血 1 例。

［治疗方法］生大黄每天 30~50g 加开水 120~200ml，浸泡 15~30 分钟，去渣分 3 次口服，亦可由胃管灌入，同时进行禁食、输液和青霉素、链霉素治疗等。连续 3~5 天。如服药 1 天后无腹泻，应增加大黄用量。个别病例 1 天中需用大黄 500g 始出现腹泻。如果增大用量 1 天后仍无腹泻则加芒硝 15~20g，即能较快地出现腹泻。

［结果］17 例在服大黄后（加芒硝者 3 例）1~2 天开始排稀水样便，每天 3~5 次。腹泻后 3~5 天腹痛逐渐消失。腹部压痛、反跳痛及肌紧张于腹泻后 2~5 天消失。本组 13 例发热患者，腹泻后 3~7 天体温恢复正常。17 例全部治愈出院，住院天数最长 39 天，最短 5 天，平均 14.9 天。7 例坏死型平均住院 21.5 天，10 例水肿型平均住院 6.5 天。

［体会］坏死型胰腺炎，病情危重，病死率高，就是手术治疗病死率仍在 40%~50%，本组 7 例坏死型患者全部治愈。

3. 生大黄与硫酸镁合用治疗急性水肿型胰腺炎

陆承涵等（《中国中西医结合杂志》1989，7：448）治疗急性水肿型胰腺炎共 122 例。其中用生大黄与硫酸镁合用治疗 39 例，用抑肽酶治疗 41 例，生大黄治疗 42 例，现将疗效对照分析如下。

［治疗方法］患者入院后随机分为三组。Ⅰ组（生大黄与硫酸镁合用组）39 例，用生大黄粉 3g，每日 3 次口服或从胃管中注入，同时用 25% 硫酸镁 20ml 静脉滴注；Ⅱ组（抑肽酶组）41 例，用抑肽酶平均 20 万 U/d 静脉滴注，加用抗胆碱药物止痛；Ⅲ组（生大黄组）42 例，用生大黄粉 3g，每日 3 次口服或从胃管中注入。腹痛剧烈的 4 例加芒硝脐部外敷。3 组患者均无严重的合并症。三组中，轻度病例各为 6、4、7 例，均予以无脂低蛋白流食。中度病例为 14、17、15 例，均禁食。较重病例为 19、20、20 例，均禁食加胃肠减压。禁食者常规予补液，维持水、电解质、酸碱平衡。体温在 38.5℃以上，白细胞在 11×10^9/L 以上者各为 9、8、9 例，均加用庆大霉素 16~24 万 U/d 静脉滴注。

［结果］三组用药时间分别为 3.1、4.6、4.3 天。平均腹痛缓解时间为 2.0、4.3、3.5 天。尿淀粉酶恢复正常时间为 5.6、6.9、7.1 天。所有病例入院时，便秘患者占 80.3%，用药 1 天通便者，Ⅰ组为 93.5%，Ⅱ组 32.3%，Ⅲ组 50%。用生大黄者大便次数除 3 例每天大于 7 次外，余均为 3~6 次/日。除 1 例便前有剧烈腹痛外，绝大多数患者便前无或仅有轻度腹痛。

［体会］生大黄与硫酸镁合用组腹痛缓解时间明显短于单味生大黄组（$P < 0.01$）。考虑其原因，两药合用即发挥了生大黄清热、攻下之功能，达到"六腑以通为用""通则不痛"的目的，又因硫酸镁有解痉、消除水肿、扩张胰管及奥狄氏括约肌的作用，可促使胰管通畅和胰腺分泌液外

流，减轻胰脏自身消化反应，故疗效迅速、明显。总之，用生大黄与硫酸镁合用治疗急性水肿型胰腺炎充分显示了中西医结合治疗的优越性，可在临床上广泛使用。

还有，焦东海等（《中医杂志》1978，11：33）自 1976 年起即采用单味生大黄治疗本病 20 例；林氏（《福建中医药》1987，3：41）用单味生大黄治本病 27 例；金亚城等（《实用中西医结合杂志》1989，5：23）用大黄治疗本病 94 例，均治愈。

编者按

上述报道表明，单味生大黄（小量粉剂冲服或大剂量水煎服）治疗急性胰腺炎（多为水肿型），具有简、便、廉、验的优点。焦氏等对比观察结果表明，单味大黄组在某些方面的疗效优于清胰汤及西药组。陆氏等对比观察结果表明，生大黄与硫酸镁有协同增效作用。夏氏等治疗的 17 例中 7 例坏死型全部治愈，显示了单味大黄的疗效，但例数较少，有待进一步探讨。

（二）大柴胡汤的加减应用

大柴胡汤加减治疗急性胰腺炎

（1）丁毅（《中国中西医结合杂志》1983，1：55）用中西医结合方法治疗急性胰腺炎 49 例。其中水肿型 46 例，出血型 3 例。

［治疗方法］本病早期往来寒热，胸胁胀痛，呕吐不止，心下痞硬或心下胀痛，大便不通，舌苔黄，脉弦有力者，方用大柴胡汤：柴胡、黄芩、大黄（后下）各 20g，白芍、半夏各 15g，生姜、枳实各 10g，大枣 4 枚。水煎服，1 日 1 剂。病至中、重型阶段，证见潮热便秘，胸痞腹满，舌苔黄，脉滑实有力者，方用小承气汤：大黄 20g，枳实 15g，厚朴 10g。水煎服，1 日 1 剂或数剂。若胃肠积热，热盛津伤，证见口渴，便秘，潮热，腹痛拒按，舌苔黄燥，口臭，脉滑数者，方用增液承气汤加味：大黄、芒硝、玄参、银花、连翘各 30g，麦冬、花粉各 20g，甘草 10g。水煎服，1日 1 剂或数剂。以大便通畅为度。临床热结与正虚并见之时，去大黄而重用芒硝泻热荡积，加人参、当归、地黄等攻补兼施。本病用药剂量应根据病人全身具体情况来定。对一般早期轻型，如大黄、芒硝各用 20g，中、

重型可用至 30~40g，首剂以通便止痛为目的，2 剂后可减为半量，连续 3
剂。此外根据病情加用清热解毒之品，以助其功。上述部分较重患者配合
西药等疗法。

[结果] 本组病例全部治愈出院，无一例死亡及手术。住院最短者 2
天，最长者 14 天，平均 9.9 天。

[体会] 运用中医通腑法，并辅以行气活血，清热解毒等，患者症状缓
解较快，疗效确切可靠。对重型病人同时给予大量抗生素则收效更快。

（2）陈平南等（《中国中西医结合杂志》1983，6：330）用中西医结合
治疗急性胰腺炎 130 例（其中属慢性胰腺炎急性发作 21 例）。全部病人入
院时均有上腹疼痛、压痛及血清淀粉酶增高和 / 或尿淀粉酶增高。

[治疗方法] 大柴胡汤加减：柴胡、黄芩、延胡索、川楝子、生大黄、
青木香、姜半夏、甘草各 9g，白芍 12g。每日 1 剂，早晚分服。本组病例
均以此方加减治疗为主，78 例系单用中药，除补液外未用其他西药。其他
52 例结合西药治疗。

[结果] 分析本组疗效时与 1973 年住院单纯用西药治疗的急性胰腺炎
（诊断标准相同）25 例加以对照分析，两组病例均全部治愈，无一例死亡。
病情恢复的平均天数，中西医结合组在降低白细胞和淀粉酶方面优于西药
对照组，且应用抗生素及输液方面较对照组少，并减少了病人"两管一
禁"的痛苦。

（3）蔡金伟（《辽宁中医杂志》1986，2：21）用大柴胡汤加味治疗急性
胰腺炎 132 例。

[治疗方法] 全部病例入院后，服中药大柴胡汤，水煎 150ml，每日
1~2 剂。兼发热者加银花、连翘各 30g；伴黄疸者加茵陈 15g，金钱草 30g；
若大便秘结不通、腹胀者加元明粉 9g（冲），川楝子 15g；若呕吐不止，加
竹茹、陈皮各 6g；腹痛持续不减针刺阳陵泉、足三里。

[结果] 治愈标准为自觉症状与临床体征消失，尿淀粉酶恢复正常。本
组 132 例，除 3 例急性坏死型无效死亡外，余 129 例急性水肿型皆愈，治
愈率 97.7%。

（4）裴兢克（《浙江中医》1988，6：252）用大柴胡汤加减治疗急性胰
腺炎 216 例。其中男性 60 例，女性 156 例。年龄最小者 16 岁，最大者 88
岁。发病诱因中，因饮食不节（饱餐、酗酒、吃油腻之食）占 70%，其余

与胆囊炎、胆石症、胆道蛔虫症等因素有关。216 例均有不同程度腹痛，多数突然发作，呈刀割样伴阵发性加重，部位以中上腹偏左居多，疼痛放射部位大多数向腰背部。恶心呕吐者为 92 例，发热者 192 例，大多数在38℃左右。

[治疗方法] 柴胡 6~9g，生大黄（后下）9~20g，玄明粉（冲）5~10g，黄芩、枳壳、姜半夏、白芍、苏梗各 9g，随证加减，配合针刺。给予无脂流质，对呕吐频繁者，适当补充液体与电解质，对急性出血性胰腺炎除上述处理外，同时还合用抗生素，胰酶抑制剂，引流等。

[结果] 210 例水肿型均康复出院。6 例出血型，其中 1 例死亡于脑血管意外，2 例因病情加重转外科，3 例治愈。

还有，游开泓（《福建中医药》1984，1：220）用柴胡陷胸汤治疗本病30 例。李氏等（《四川中医》1990，7：23）用大柴胡汤加味治本病 62 例。王玉芬等（《北京中医学院学报》1991，4：12）用大柴胡汤加味治本病 84例。招氏等（《辽宁中医杂志》1987，11：42）在综述大黄及其复方治本病一文中，有 6 篇关于大柴胡汤的报道，共治疗 537 例。上述报道，均收到很好疗效。

编者按

早在 1978 年，即在哈尔滨市召开全国中西医结合治疗急性胰腺炎会议时，郑显理等（《中医杂志》1978，11：封三）在会议纪要中谈到，急性胰腺炎的非手术治疗，对于水肿型多数用大柴胡汤加减的清胰汤为主，此外还有中药合并针灸，或单味大黄等治疗。重型病例需短期应用抗生素。会议共报道急性胰腺炎 5675 例，其中包括坏死型 503 例，总的有效率为94.38%，死亡率为 1.39%。与国外资料对比，充分显示出中西医结合治疗急性胰腺炎具有很大的优越性。

（三）大承气汤的加减应用

1. 大承气汤加味治疗急性胰腺炎

韩惠兰等（《辽宁中医杂志》1985，2：24）用大承气汤加味治疗急性胰腺炎 48 例。辨证分为肝郁气滞、胃肠实热、湿热蕴结三型。

[治疗方法] 大承气汤加黄芩、黄柏、柴胡。肠胃实热型，加金银花、

连翘；湿热蕴结型有黄疸者加茵陈、栀子；合并胆道蛔虫者加苦楝皮、槟榔、细辛。每日 2 剂。配合针刺疗法：腹痛剧烈针足三里、阳陵泉、内关、胆囊穴，强刺激，每日 1~2 次。

[结果] 全部治愈。其中大部分病例经治 1~2 天，临床症状和体征迅速缓解，尿淀粉酶恢复正常最快 1 天，最迟 10 天。平均住院日数为 8.34 天。

2. 大承气汤灌肠、清胰汤内服为主治疗急性胰腺炎

朱广根（《浙江中医》1986，4：165）用大承气汤灌肠、清胰汤内服为主，治疗急性胰腺炎 30 例。

[治疗方法] ①大承气汤保留灌肠：先清洁灌肠，然后用大承气汤［生大黄（后下）、芒硝（冲）、厚朴、枳实或枳壳］，再加莱菔子，各 30g，水煎至 200ml 保留灌肠，一般灌 1 次即可，必要时次日再灌肠 1 次。②内服清胰汤：柴胡、黄芩、胡黄连、制香附、枳壳、广郁金、生大黄、芒硝各 10g，蒲公英、金钱草各 30g。酌情加味。本组有 11 人次配合抗生素治疗。

[结果] 全部治愈。

[体会] 清胰汤系大柴胡汤化裁而来，又本病常伴发胆道感染（占 50%~80%），为加强疏肝利胆，清热解毒之效，故加大承气汤保留灌肠一法。上服下灌，双管齐下，从临床中观察到比单服中药的效果为优，腑气一通，痛、热、痞、满等相继而解。

以大承气汤加减治疗急性胰腺炎的还有：上海曙光医院（《上海中医药杂志》1979，4：14）治疗 181 例；王氏（《江西中医药》1981，2：29）治疗 28 例，均全部治愈。

（四）自拟方的应用

1. 中西医结合治疗急性出血性坏死性胰腺炎

（1）刘清等（《中国中西医结合杂志》1984，9：557）用峻泻法为主中西医结合治疗急性出血性坏死性胰腺炎 20 例。

[治疗方法] ①入院后立即静脉补液，纠正酸中毒及电解质紊乱。②根据病情及患者体质状况立即口服峻泻合剂 1~2 剂（生大黄粉 2.5g，芒硝 15g，硫酸镁 15g，水煎服），服后 5 小时如无腹泻可再服 1~2 剂。患者恶心、呕吐剧烈者给予冬眠 1 号半量或全量肌内注射，同时下胃管，按上述剂量经胃管给药。患者腹泻后，再口服清胰化瘀汤（柴胡 25~50g，黄芩

25g，大黄 30~50g，虎杖 50g，厚朴、延胡索各 20g，赤芍、丹皮各 15g，水煎）100ml，每日 3 次。③并用抗生素静脉滴入。④及时驱蛔。

[结果] 20 例中治愈 19 例，死亡 1 例。病人经泻下后腹痛立即明显减轻，腹痛完全消失时间为 1~4 天，平均 3 天；治愈病例均在泻下后 3 天内体温下降并恢复正常；11 例伴休克症状者，除 1 例死亡外，10 例在入院后 24~36 小时内渡过休克关，无一例应用西药升压药；19 例治愈者中，除 5 例呼吸窘迫持续 34 天，另 14 例均在 24~48 小时内恢复正常；入院后呼吸音减弱、肺部有罗音者 8 例，治疗后 1~6 天消失；胸腔积液 6 例，其中 1 例配合胸腔穿刺抽出胸水治愈，5 例未经其他任何治疗在 2~15 天内消失；4 例并肺浸润者，治疗后 6 天消失；腹膜炎痊愈时间为 1~5 天，平均 2 天；胰腺区肿物 7 例，治疗后 3 天内消失者 5 例，另 2 例出院时明显缩小；14 例入院时肠鸣音减弱，治疗后平均 6~7 小时肠蠕动增强；2 例在 1 次峻泻后出现麻痹性肠梗阻，经继续用泻下法治疗，梗阻解除；化验检查胰淀粉酶、白细胞计数等均在 4~5 天内恢复正常。

[体会] 部分患者肠管胀气严重，可在运用峻泻合剂基础上加入行气化滞中药，如厚朴、枳实、莱菔子、桔梗等，行气以助泻下，则腹中痞、满、燥、实诸证均可祛除。另外，本组有 14 例有明显胆道蛔虫史，及时驱蛔对治疗胰腺炎是很必要的。

（2）王宝恩等（《中国中西医结合杂志》1985，10：603）用中西医结合治疗急性出血坏死性胰腺炎 24 例。其中体温在 38℃以上者占 62.5%。24 例均有明显腹膜刺激症状及腹水，其中血性腹水 20 例。出现麻痹性肠梗阻者 8 例。

[治疗方法] 予以禁食、输液、胃肠减压、抗生素、纠正酸中毒、抗休克等治疗措施。中药治疗：①通腑泻下：大黄 30g，芒硝（冲）10g，元参 15g，甘草 6g 或单味大黄 30g 水煎成 200ml，依患者泻下情况，每日口服 1~2 剂。必要时可同时用大黄 30g 水煎成 100ml 外行保留灌肠，可重复应用。②清热、活血、理气：黄芩、大黄、赤芍、白芍各 15g，虎杖 30g，柴胡 20g，木香 12g。水煎成 200ml，每日 1~2 剂，至症状体征消失。③外敷活血止痛散：以大黄 30g，青黛、菖蒲、郁金各 10g，王不留行 20g，乳、没各 15g，共研为细粉，以蛋清调为膏状，外敷于剧痛部位，隔日换药 1 次，至腹痛消失。如出现皮疹则停用。

［结果］3周内治愈18例（75%）；有效5例（20.8%）；无效死亡1例（4.2%）。

［体会］通腑泄下不仅清除肠内有毒物质与气体，促进肠蠕动，解除肠麻痹状态，同时具有解热降温、解毒抗感染作用。腹部痛点外敷中药有明显止痛效果，且有利于炎症的消退。

2.大黄粉、玄明粉开水冲服或鼻饲治疗急性胰腺炎

顾氏（《上海中医药杂志》1980，2：15）治疗急性胰腺炎100例。

［治疗方法］用大黄粉9~15g，玄明粉15~30g，分3次，2~4小时1次，用开水200ml冲服或鼻饲。

［结果］全部治愈。平均2.36天症状缓解，3.55天热退，3.25天尿淀粉酶恢复正常。

3.含大黄的中药方治疗急性胰腺炎

吴氏（《中医杂志》1980，6：26）治疗急性胰腺炎273例。

［治疗方法］大黄、元胡、赤芍、丹皮、柴胡、姜黄等为基本方。

［结果］除1例中转手术外，余均治愈。

编者按

上述报道表明，以大承气汤治疗急性胰腺炎取得良效。更可喜的是，刘氏、王氏等采取中西医结合治疗急性出血坏死性胰腺炎亦收到显著疗效，降低了病死率，显示了中西医结合治疗本病的优势。不难看出，现代学者的自拟方，几乎都是师大柴胡汤或（和）大承气汤之方法，化裁变通而来的。

综上所述，急性胰腺炎以腹痛、呕恶、发热为主要表现。病机属里热实证，其病情演变规律为：郁（气机郁滞）、结（实邪结聚）、热（实热内盛或湿热内蕴）、瘀（血行瘀阻）、厥（气血逆乱）、脱（正气衰败），这六个阶段可相兼为患或转化。上述病机变化与急性胰腺炎之功能障碍、梗阻、炎症、血运失常及中毒性休克等病理变化基本相同。其治法根据"六腑以通为用""通则不痛"的理论，立足攻下通腑（本病以胰、胆、肠的病变为主），早期治疗，以防传变。目前，中医药治疗急性胰腺炎可归纳为四大类：一是以大柴胡汤为基本方，着重疏肝利胆，清泄里热；二是以大承气汤为基本方，着重通腑攻下；三是根据上述法则自拟复方；四是

根据治疗急性胰腺炎的主方主法，精简用药，以单味大黄治之，而前述三类无不是以大黄为主药。现代对于急性胰腺炎的辨证论治，实源于仲景学说，在《伤寒论》《金匮要略》中有关大柴胡汤证与大承气汤证论述甚详。《温疫论补注》说："三承气功效皆在大黄，余皆治标之品。"而仲景所谓的"与大柴胡汤下之则愈"亦得力于大黄。大黄的通腑、泄热、逐瘀、解毒等功效，已被西医学所证实。研究认为，大黄具有较强的利胆作用，对胰蛋白酶、胰脂肪酶、胰淀粉酶的活性有明显抑制作用。以上作用有助于肠道运动功能的恢复及胰腺、胆道、腹腔炎症的控制。总之，切记大黄为治疗急性胰腺炎的特效药，大柴胡、大承气为主方。但应辨证使用以大黄为主的方药，适当配合降逆止呕、清热解毒、利胆排石、安蛔驱虫、理气止痛等药，虚实夹杂者则应攻补兼施。

临床资料中，中医治疗急性胰腺炎不仅用汤剂，还有散剂、片剂、口服液等，并配合针灸、按摩、外敷等综合疗法。特别是中药灌肠法，解决了患者呕吐剧烈不能服药的难题。灌肠疗法除增加胃肠蠕动，排出肠中秽毒，尚可缓解胆管、胰管梗阻，起到肠道内引流作用，对本病迅速产生疗效。

此外，有的学者根据因势利导的原则，在发病早期运用吐法（在发病后约6小时之内）取得缓解疼痛的效果。

总而言之，以大黄为主的方法治疗急性胰腺炎水肿型，具有近乎100%的可靠良效。即使病情重笃，发展凶险，死亡率很高的重症胰腺炎（急性出血坏死型），据前面刘氏、王氏等报道资料统计，中西医结合的治疗效果也是很好的，死亡率分别5%与4.2%。这比《实用内科学》(第八版，北京，人民卫生版社，1988：1456）所说的"其病死率多在50%以上"的统计结果明显降低，显示了中西医结合治疗急腹症的前景。此外，中医药为主治疗小儿、孕妇急性胰腺炎亦有很好疗效。例如，天津南开医院（《中医杂志》1975，10：14）治愈小儿急性胰腺炎50例。郑氏（《天津药学杂志》1966，4：260）治愈妊娠期急性胰腺炎43例。

脾 破 裂

本病属于中医腹痛、瘀证、厥证、脱证等范畴。其临床特点以胸腹部挫伤后出现左胁下持续性剧痛、拒按、腹胀、不排气、腹肌紧张、压痛、反跳痛，脾区叩击痛明显，脾浊音界扩大，腹部叩诊有移动性浊音，腹腔穿刺检查以抽出不凝固的鲜血为特征。其病因为外伤。病机为脉络损伤，血溢脉外，积聚于腹中所致。西医治疗本病以外科手术为主。

活血化瘀为主治疗脾破裂

唐宝山（《中医杂志》1985，2：25）用活血化瘀为主分三期治疗本病31例。

[治疗方法]①伤后初期：证见阳微欲绝，应中西医结合抢救。②伤后12~24小时内出血已停止，多表现为瘀热互结之证，治以活血化瘀，理气通腑法，药用当归、赤芍、郁金、桃仁、枳壳各12g，红花、蒲黄、五灵脂各10g，大黄、黄芪各20g，三七3g（冲服）。水煎，由胃管灌入，每8小时1次，一般用药24小时内排稀便，腹部体征随之改善。③伤后1周为恢复期，多表现气血不足证，方用八珍汤加减调理善后。

[结果]全部治愈。平均腹部体征改善时间为3.4天。

编者按

从中医治疗本病的一些报道表明，在不同阶段，针对不同的病机变化及证候表现，着重选用补气固脱、活血化瘀、行气通腑方药，同时给予抗休克等综合治疗措施，疗效较满意。并总结出本病非手术治疗的适应证为致伤较轻的患者。

第七节　急性腹膜炎

本病属于中医腹痛、结胸、厥、脱等范畴。急性腹膜炎是由感染、化学刺激（胃液、肠液、胰液、胆汁等）或损伤引起的腹膜急性炎变，临床上以细菌感染导致的为最多见，其分类：一是按炎变的范围分为弥漫性与局限性；二是按发病的来源分为继发性与原发性；三是按炎变开始时的性质分为无菌性（常见于内脏穿孔）与感染性。其临床表现以腹痛为主，多为突然发生、持续存在、迅速扩展，腹部检查可发现典型的腹膜炎三联征——腹部压痛、腹壁肌肉痉挛和反跳痛，常伴有恶心、呕吐、腹胀、发热、低血压、脉数、气急、白细胞增多等中毒征象。因本病大多为腹腔内某一疾病的并发症，故起病前后常有原发病症状。本病的主要死因是肠麻痹和毒血症。若持续性粪便样呕吐、脉搏细数、神志不清、紫绀、少尿等，常提示预后不良。其病因复杂，主要有腹腔内脏器的急性穿孔与破裂、感染的扩散、肠梗阻、外伤及腹部手术因素等，而血行播散性感染可引起原发性急性腹膜炎。病机为腹内脏器气血郁滞或湿热蕴结，或为血热毒盛导致血败肉腐，脓毒弥散而发病。西医治疗的原则是控制或清除已存在的感染，不使其蔓延，纠正病理生理性失常。诊断明确，尽早手术。内科支持疗法及术前准备的要点是：卧床休息，禁食，积极纠正体液、电解质、酸碱平衡失调，胃肠减压，减轻疼痛和镇静，抗菌治疗，休克的处理等。中西医结合治疗本病，可减少手术，提高治愈率。

（一）阑尾穿孔性腹膜炎

1. 中药按先后顺序服药治疗阑尾穿孔性腹膜炎

王湘衡（《中国中西医结合杂志》1989，3：175）用先后顺序服药法治疗本病333例（含弥漫性腹膜炎153例）。

[治疗方法] ①入院之初，立即服疗毒丸（巴豆、雄黄、生大黄各等分，为末，装入胶囊，每胶囊含生药0.3g），成人每次服3~5丸，最多7丸，温开水送下。服药3小时后尚未泻下者，重复给药3~5丸。一般每日1次，最多2次。每日至少应泻下6次以上，连服3天，服该药恶心呕吐者，肌内注射甲氧氯普胺；发热者，加抗生素；经反复用药24小时内仍不排便者，中转手术。②3天后病情好转者，改服汤剂：银花、蒲公英、败酱草、冬瓜仁、生薏苡仁、生大黄（后下）各30g，桃仁、附子各10g，丹皮15g，香橼皮12g。早晚各服1剂。

[结果] 近期痊愈203例，显效96例，中转手术34例。随访106例，优者49例，良者15例，中者13例，差者29例。

2. 阑尾炎合剂为主治疗阑尾穿孔性腹膜炎

董守元等（《中国中西医结合杂志》1983，1：16）以阑尾炎合剂为主治疗本病1066例。

[治疗方法] 银花、蒲公英各60g，连翘、败酱草、冬瓜仁、蛇舌草、大黄（后下）各30g，丹皮、赤芍各15g，桃仁、川芎、木香各10g，水

煎服。每日 2~3 剂，分 4~6 次服完。大热大渴者，加生石膏 30~60g，花粉 15g；有脓肿及条索物者，加穿山甲、皂角刺、三棱、莪术各 10g；后期体虚者，酌情减少清热解毒药，不用通里攻下药，加用当归、黄芪各 15g、党参 10g。局限性腹膜炎 697 例以服中药为主；弥漫性腹膜炎 369 例配合纠正水、电解质紊乱和维持酸碱平衡、静脉滴入抗生素，必要时中转手术。

［结果］痊愈 824 例，基本治愈 93 例、手术治愈 148 例，死亡 1 例。

（二）消化性溃疡穿孔与胆囊炎性腹膜炎

甘遂黄硝散治疗局限性或弥漫性腹膜炎

张氏（《北京第二医学院学报》1980，1：70）用甘遂黄硝散治疗消化性溃疡、急性胆囊炎等病所致局限性或弥漫性腹膜炎 82 例。

［治疗方法］大黄末 0.6g，甘遂末 0.9g，芒硝 0.3g。每次 1 剂。从胃管注入，每日 2~3 次。不用抗生素，但配合输液、胃肠减压、腹腔穿刺抽脓等疗法。

［结果］痊愈 79 例，中转手术并死亡 3 例，非手术治愈率 96.4%，平均腹痛消失时间 2 天，腹膜刺激征平均消失时间 2.5 天，平均体温复常时间 5.5 天，平均白细胞复常时间 2.5 天。

（三）胰腺炎性腹膜炎

视病情分期给药治疗胰腺炎性腹膜炎

姚开炳（《中医杂志》1985，4：43）分二期治疗本病 45 例。

［治疗方法］①气血败乱期：以腹膜炎休克为主。方用增液承气汤：人参 20g，麦冬、玄参、生地、栀子、延胡、大黄各 15g，芒硝（冲）10g。口服或胃管注入，注药前排空胃液，分次注入。②热结阳明期：以腹膜炎、肠麻痹为主，方用大陷胸汤合大柴胡汤：大黄（后下）、柴胡、栀子、丹皮、丹参各 15g，芒硝（冲）、厚朴、黄芩、延胡各 10g，甘遂末 1g（装入胶囊服用）。服药后如攻下效果不显，可用复方大承气汤灌肠。以上二期均配合补液，抗休克，镇痛，抗感染，激素及对症处理。

［结果］全部痊愈。平均腹膜炎体征消失时间 3 天，平均血性腹液吸收时间 2.5 天。

上述报道表明，急性腹膜炎的病因不同，但只要辨证为热毒蕴结肠腹，即可以通里攻下为主，力求每日大便5~10次，釜底抽薪，以通腑来达到泻热的目的，症状即可随着大便的通畅而减轻，病程亦可缩短。待肠麻痹症状缓解后，改以清热解毒为主，直折热势。并应严密观察病情变化，配合必要的西医疗法，若病情危重，具备手术指征者，要尽早手术，以免延误病情。

第八节　腹部术后疗法

手术既是一个治疗过程，又是一个创伤过程。手术后的处理，要求尽快地恢复生理功能，防止各种并发症，促进早日恢复健康。腹部手术包括：消化系统的胃、肠、胆、胰、脾各种手术及妇科手术等。过去普遍认为，腹部手术后，由于胃肠道功能抑制或紊乱等因素而引起程度不同的腹胀，一般持续3~4日，常规采用禁食、输液、胃肠减压等术后处理。随着手术损伤反应的消失，胃肠道恢复蠕动，肛门排气后，腹胀即可自行缓解。但是，严重的术后腹胀等症状不仅使病人痛苦不堪，并且可使膈肌升高，影响呼吸功能，使下腔静脉受压，影响血液回流，还会影响胃肠吻合口和腹壁切口的愈合，诱发各种并发症。因此，有必要对术后腹胀等症状进行处理，而西医尚缺乏特殊疗法，颇感棘手。中医在辨证论治的思想指导下，采用单味大黄或大、小承气汤等治疗，取得满意疗效。

（一）单味大黄的应用

单味大黄粉保留灌肠用于外科术后的处理

赵绛波（《河南中医》1991，4：35）用单味大黄粉保留灌肠治疗外科术后患者90例。

[治疗方法] 取生大黄洗净晒干后研成粉末备用。一般成人取大黄粉30g，用300ml温开水调和后保留灌肠。但药物及水的用量，应根据患者年龄及体质的差异而增减。应用的时间可随手术的不同而变化，若未作肠吻合者，术后即可灌肠；而作肠吻合者，术后2~3天应用为宜，以免影响吻

合口的愈合。一般病例 1 次即可，重症病人可酌情增加每日 1 次或 2 次，至临床症状体征好转为止。

[结果] 显效 79 例（用药 1 次，在 1~3 小时内排气、排便，体温下降 1~2℃，肠鸣音恢复，腹胀痛消失）；好转 7 例（腹胀痛减轻）；无效 4 例（用药 1 次在 5 小时内症状不减）。对无效的 4 例病人，再次用药灌肠 1~2 次，即出现排气、排便，肠鸣恢复，腹胀痛消失。

[体会] 大黄具有通里攻下、推陈致新的作用，用大黄粉灌肠，可促进胃肠蠕动，使肠道迅速恢复正常的通畅性，以消除腹胀痛之症。大黄清热解毒，具广谱抗菌作用，不易产生抗药性，所以用此药来治疗术后腹胀，可收到双重效果。大黄产生泻下作用的有效成分为蒽醌苷，仅作用于大肠，对小肠无明显影响。若口服大黄，药物的有效成分需经小肠吸收入血，6~8 小时后经大肠排出时才发挥泻下作用。采用保留灌肠的方法，药物可直接作用于大肠，药力强，疗效快。

还有，白碧（《中医杂志》1992，2∶5）用单味大黄煎汤，采取从肛门滴入法，治疗术后肠麻痹 126 例，效果满意。

（二）小承气汤的应用

1. 小承气汤治疗腹部手术后胃肠功能紊乱

何曙霞（《中国中西医结合杂志》1991，4∶241）用小承气汤治疗腹部手术后胃肠功能紊乱 48 例。对照组 47 例。

[治疗方法] 对照组仅术后常规治疗。两组术后常规治疗包括水、电解质的平衡，必要时运用抗生素以及输血等。治疗组均以小承气汤为主方：大黄、厚朴、枳实各 15g。再按中医辨证分型加味。

[结果] 治疗组 24~48 小时内均肛门排气。对照组 24~48 小时肛门排气 25 例，48~72 小时肛门排气 15 例，72 小时以上肛门排气 7 例。术后肛门排气时间，治疗组明显早于对照组。肛门排气后，腹胀痛随之缓解或消失。

[体会] 腹部手术中，对腹腔脏器尤其是对消化道及神经血管的刺激，导致术后肠胃功能的紊乱极为常见。小承气汤，功能泻热通便，除满消痞，再结合辨证分型选用理气活血或行气止痛、温中散寒、扶正理气类药物，不但推动胃肠内容物，调整其蠕动功能，并加速血液循环而获效。

2. 小承气加味治疗老年胃肠术后患者

李乃民等（《四川中医》1991，12：28）用小承气加味治疗老年胃肠术后患者 86 例。对照组 50 例。

[**治疗方法**] 酒大黄、枳壳、桃仁、党参、生栀子、干姜、厚朴、白芍各 15g。水煎成 400ml，适温热服，每次 200ml。留置胃管者可由胃管注入，药液注入闭管 2 小时。用药时间在术后第 48 小时开始。第 1 次用药后 6 小时不排气、不排便者可再行第 2 次，直到排气、排便。对照组患者全部进行常规胃肠减压、禁食、禁水及有关对症处理。

[**结果**] 中药组 86 例用药 1~2 次后排气、排便者 67 例，60 小时均排气、排便。对照组 50 例 54~72 小时排气、排便者 30 例，72 小时以上排气、排便者 20 例。两组肠道功能恢复时间比较，差异显著（$P < 0.01$）。

[**体会**] 应用小承气汤加味，改善了老年人术后胃肠道功能低下的状态，促进了脾胃功能中早期恢复。

（三）大承气汤的应用

复方大承气汤治疗腹部手术后患者

湖北省广济县人民医院外科（《中医杂志》1977，2：31）用复方大承气汤治疗腹部手术后患者 98 例。年龄最小者 3 天，最大者 91 岁。术后 1 天之内出现胃肠胀气者 48 例，2 天内者 28 例，3 天内者 12 例，3 天以上者 10 例。

[**治疗方法**] 莱菔子 15~30g，厚朴、枳壳、桃仁、赤芍各 9g，大黄（后下）、芒硝（冲服）各 9~15g，水煎服。本组病例均为无选择性地进行治疗。术后立即服药或出现腹胀后给药。成人每日 1 剂，儿童酌减。每次给药 50~100ml，经口服，或经过胃肠减压管注入，经后一途径给药时，给药后停止减压 2~3 小时。重症者可增药剂及剂量。

[**结果**] 有效 94 例（绝大多数 1~2 天内排气排便，肠鸣音恢复），无效 4 例。一般用药量，轻度腹胀 1~2 剂；中度腹胀 1~3 剂；高度腹胀者 4~6 剂。无效 4 例中的 2 例，由于未及时用药和药物剂量不足有一定关系；另 2 例经再次手术证实系与腹腔存在肠粘连有关。此外，及时调节水、电解质及酸碱平衡等措施，对消除术后腹胀也有重要意义。

[**体会**] 给药后多数病例，能在肠鸣音尚未明显恢复之前，肛门排气或排便，且不受麻醉种类的影响。这就说明，复方大承气汤是直接作用于胃肠道本身的结果。在腹部手术后，早期使用复方大承气汤，可以预防麻痹的发生和降低手术后并发症，是提高治愈率的有效方法。对婴幼儿患者使用复方大承气汤也是有利无弊的。复方大承气汤除了能够促进胃肠道蠕动外，尚可增加肠道血流量，降低毛细血管通透性，对降低吻合口张力，促进吻合口愈合，是有益的。

还有，喻氏等（《湖北中医杂志》1986，3：21）用大承气汤原方治疗术后腹胀 9 例，均获较好效果。9 例术后腹胀 4~7 天，5 例给予胃肠减压，4 例给予新斯的明 0.5mg，肌内注射，均无效。经口服或胃管注入大承气汤 1~2 剂 / 日后，当天或次日排气、排便，胃肠功能恢复正常。孔宪舜（《中国中西医结合杂志》1989，5：227）用大承气汤为主治疗胃切除术后功能性排空障碍 5 例，均排气、排便而病愈。

（四）自拟方的应用

官纯寿等（《湖北中医杂志》1987，3：20）用通腑行气法治疗腹部手术后患者 104 例。

[**治疗方法**] 根据手术创伤部位，分为胆肠组（甲组），胃肠组（乙组），拟出协定处方，分组治疗。甲组：茵陈 30g，虎杖 50g，郁金 15g，枳实 12g，大黄 10g（后下）。腹胀加厚朴 12g，炒莱菔子 12g；脘腹痞满，恶心作呕加半夏 12g，青陈皮各 10g，竹茹 10g；胆汁色淡量多加蒲公英 30g，金银花 30g；胆道有泥砂结石加金钱草 30g；食欲不振加太子参 15g，炒谷麦芽各 10g。服药后大便通畅，腹胀痞满明显减轻者，大黄减量，枳实改为枳壳。乙组：厚朴 15g，枳实 12g，大黄 12g，木香 10g，党参 12g，体弱者加黄芪 12g，当归 12g；脘腹胀满者加大腹皮 12g，炒莱菔子 12g；有脓腔引流则加蒲公英、银花各 30g，重用黄芪 30g；汗多加浮小麦、五味子、白芍各 10g。大便通畅，诸症减轻者，厚朴、大黄减量，枳实改枳壳，加山药、白术以调理脾胃。用法：每日服 1 剂，重症服 2 剂。每剂煎成 150ml，分 2~3 次服。有胃肠减压管者，则用注射器从胃管推入。

[**结果**] 肠鸣音恢复，大便通畅，排气，腹胀、腹痛明显减轻或消失为有效，服药后超过 48 小时症状无明显改善者，为无效。本组（甲、乙组）

除 1 例无效外，均有效。其中服药后在 12 小时内有效者 56 例（53.81%），24~48 小时内有效者 47 例（46.19%）。

［体会］腹部手术后病人由于手术创伤、麻醉、腹腔内炎症以及引流管的机械刺激等综合因素作用，引起胃肠道张力降低，使肠管处于静止状态。消化腺因术前用药，术中麻醉及术后伤口疼痛而受到抑制，使胃肠道受纳、腐熟、分清别浊以及运化传导功能失常，易于导致水湿内停，郁热内生，经脉失养，气滞血瘀。因此，如不尽早促进肠道功能的恢复，即使手术做得成功，但病情的改善仍较缓慢。甚至导致肠粘连。六腑以通为用。通腑行气法适用于脘腹疼痛，痞塞胀满，便难便结，腹痛拒按，以及手术后肠麻痹。通腑既要达到"畅泄"，又要谨防攻伐太过，尤其对年老体弱者要"中病即止"，以防伤正。本法能较早地促进胃肠功能的恢复，改善体质，有利于缩短病程。

编者按

上述报道证实，以大黄为主的方法治疗腹部术后腹胀等症状，确能获得提前排气、排便，恢复胃肠功能，消除腹胀等效果。有的设立对照组观察，更加雄辩地证实了中药的疗效。若结合术后具体病情辨证选方用药，效果会更好。

第六章　泌尿系统疾病

急性肾小球肾炎

本病属于中医水肿等范畴。各种年龄均可发病。其临床表现在发病前1~3周常有上呼吸道炎症如咽峡炎、扁桃体炎及皮肤感染如丹毒、脓疱病等链球菌感染史，后者潜伏期较长，可2~3周，然后突然起病，也有在感染后数天即发病者。主要症状是浮肿、血尿、蛋白尿、高血压，儿童常有发热，成人常感腰酸、腰痛，少数有尿频、尿急等。症状不明显者必须详细检查，特别是尿常规需反复检查，方能确诊。少数重症患者（多见于儿童）可发生心力衰竭、高血压脑病、急性肾功能衰竭等。其病因为病邪伤肾（感染无疑是引起肾炎的常见诱因）。病机为肾之主水及气化功能失常，以致水湿潴留、泛溢周身。西医治疗以应用抗生素（一般用青霉素）控制感染及对症处理为主，并强调休息与低蛋白，低盐饮食。本病大多可自愈，因此对轻症病人不必过多用药。中医治疗本病多采用宣肺利水，清热解毒等方法，亦有在复方中加入大黄者。

1.地肤大黄汤治疗急性肾炎

王书元（《河北中医》1990，1：10）用地肤大黄汤治疗急性肾炎58例，辨证分为三型：即风水泛滥型、水湿浸渍型、湿热壅盛型。

［治疗方法］基础方：地肤子20g，大黄5g，知母6g，黄芩6g，茯苓12g，赤芍10g，通草10g，枳实6g，升麻6g，甘草3g。临证加减：风水泛滥型去大黄、知母，加防风10g，苏叶6g，蝉蜕6g；水湿浸渍型去黄芩、知母，加桂枝6g，桑白皮10g；湿热壅盛型加陈皮10g，白茅根20g，桑白皮10g。

［结果］治愈36例；好转16例；无效6例。

2.含大黄中药方治疗急性肾炎

陈永平（《黑龙江中医药》1992，6：11）治疗急性肾炎58例。

[治疗方法] 栀子10g，大黄5g，瞿麦10g，萹蓄10g，木通10g，甘草6g，茅根10g，滑石15g，车前子20g，桔梗10g。随证加减，日1剂。

[结果] 5~21天水肿消退57例；5~23天血压恢复正常54例；20~40天诸症消失，尿常规正常54例。

🌸 **编者按**

上述地肤大黄汤源于王焘著《外台秘要》卷三十三引《小品方》，原主要用治妊娠子淋。王氏用以治疗急性肾炎取得满意疗效。医所周知，大黄通大便，为攻下之主药，有"将军"之称。而大黄利小便的功效，鲜为人知。查阅古籍，早在《本经》即谓大黄"通利水谷"；《药性论》曰"利水肿"；《日华子本草》说"泄壅滞、水气……利大小便"；《本草纲目》主治"小便淋沥"等。现代药理研究亦证实大黄有利尿作用。因此，辨证采用大黄治疗肾炎水肿有待深入研究。编者认为，治疗肾炎水肿若常用方法效果不理想时，可辨证选用大黄。

附：大黄散治疗蛋白尿

李玉川（《山东中医杂志》1982，6：362）用大黄散治疗蛋白尿30例。

[治疗方法] 熟鸡蛋黄12枚，生大黄30g。先将蛋黄研成粉末，在铁锅中文火加热，不断搅拌。待蛋黄熬炼成半流汁状物时，加入大黄粉，快速搅拌而成。冷却后贮瓶备用。成人分6次服。小儿及体弱者酌减。每晚睡前用小米汤（黄酒更好）冲服，服后盖被取微汗。连服6晚为1个疗程。有感染者，同时用青霉素治疗。

[结果] 30例疗效满意。

泌尿道感染

本病属于中医淋证、腰痛等范畴。各种性别年龄均可发病，但以育龄妇女最多见。泌尿道感染可分下泌尿道感染（尿道炎、膀胱炎）与上泌尿道感染（输尿管炎、肾盂肾炎，二者往往同时并存）。某临床表现：（1）急性肾盂肾炎起病急骤，以寒战、发热（热型不一，一般呈弛张型）、尿频、尿急、尿痛等膀胱刺激症状为特征。（2）慢性肾盂肾炎的症状较急性期轻，半数以上患者有急性肾盂肾炎史，以后有乏力、低热、腰酸、腰痛等，或伴有尿频、尿急等下尿路症状，有时有急性发作表现，而高血压是慢性肾盂肾炎的常见症状。凡有不明发热、腰酸、乏力、轻度泌尿道症状者均应考虑本病的可能性。（3）单纯下泌尿道感染表现，无明显全身症状，常表现为尿频、尿急、尿痛、排尿不畅、夜尿、下腹部不适等膀胱刺激症状。上述泌尿道感染尿常规检查常有红、白细胞或脓尿、血尿，必要时需作尿细菌学等检查以确诊。其病因与外邪内侵（上行性感染或血行感染）、劳倦过度有关。病机是湿热蕴结下焦，肾虚而膀胱气化失常所致。西医以磺胺药、抗生素等抗感染治疗为主。

1. 琥珀大黄煎治疗急性泌尿道感染

裘诗庭（《湖北中医杂志》1984，4：4）用琥珀大黄煎治疗急性泌尿道感染 32 例，均有尿频、尿急、尿痛，或伴腰痛，或有恶心，或小腹胀痛等临床症状，尿常规检查异常。

［治疗方法］琥珀 6g，制大黄、神曲、瞿麦、萹蓄各 12g，丹皮、黄柏各 9g，白茅根 30g，萆薢、车前子、车前草各 15g，木通、甘草梢各 5g。小腹胀加川楝子 9g，乌药 6g；血尿加大蓟、小蓟各 15g，焦山栀 9g。

［结果］痊愈（临床症状消失，尿常规检查正常）29 例，好转（临床症状及尿常规检查有明显好转）3 例。

2. 桃核承气汤治疗反复发作、迁延不愈的慢性肾盂肾炎

刘国强（《吉林中医药》1986，4：10）用桃核承气汤治疗反复发作、迁延不愈的慢性肾盂肾炎 46 例。

［治疗方法］桃仁 9g，大黄 12g，桂枝、甘草、芒硝（后下）各 6g。加减法：大便稀溏者去芒硝；尿急尿频重者加滑石 10g；少腹拘急明显者加重桂枝用量或加乌药 10g。

［结果］经 3 次尿检无脓细胞、白细胞，半年未复发者 24 例，好转 15 例，无效 7 例，总有效率为 80.4%。

3. 大黄甘草汤治疗泌尿系感染

王书成（《河北中医》1990，1：14）用大黄甘草汤治疗泌尿系感染 32

例。病程最长 2 年，最短 4 天。

[**治疗方法**] 生大黄、生甘草各 10g。共为粗末，水煎沸后 10 分钟取药液。日 1 剂，重者 2 剂。服药期间忌食盐、辛辣之品。

[**结果**] 痊愈（症状完全消失，血、尿常规检查正常，半年未复发）28 例；有效（症状消失，血尿常规检查正常，半年内又复发）3 例；无效 1 例。服药最多 23 天，最少 2 天，平均 6 天。

还有，蒋森（《中医杂志》1978，2：32）用大黄配合土茯苓、银花、金钱草、黄柏、苦参、蚤休等药，治疗急性肾盂肾炎 23 例，治愈 19 例；治疗急性膀胱尿道炎 77 例，治愈 76 例。庚及弟（《北京中医学院学报》1992，6：48）用单味熟大黄制成的糖衣片剂治疗急慢性尿路感染 24 例，获得满意疗效。

编者按

泌尿道感染慢性期，经常易反复发作，患者多数经西药反复治疗，由于广泛使用抗生素而出现耐药性，故疗效不理想。如欲继续使用抗生素需作抗菌培养，并测定药敏，有针对性地选择抗菌药，方能提高疗效。但久病正虚的患者，使用抗生素往往难以达到预期的效果。鉴于上述问题，应发挥中医药优势治疗本病。正气不虚者，可以采用以上报道的经验治之；久病正虚邪恋者，应补正与祛邪兼顾。大黄利小便以祛邪，古人有论，前已述及。

泌尿系结石

泌尿系结石属于中医腰痛、淋证、尿血等病症的范畴。多见于男性。其临床表现因结石的部位不同而不同。临床多见于上尿路（肾、输尿管）结石，而下尿路（膀胱）结石很少。尿路结石绝大多数在肾和膀胱形成。结石排出过程中可停留在输尿管或尿道并引起泌尿系统的直接损伤、梗阻、感染，偶可引起恶变。上尿路结石多表现为活动后患侧腰痛或肾绞痛，向少腹或外生殖器放射，伴有镜下或肉眼血尿，或伴有尿闭及尿频、尿痛等。膀胱或尿道结石表现为突然排尿中断、排尿困难、尿痛等。结合泌尿系平片、B 超检查多可确诊。其病因病机是下焦湿热蕴结日久，肾与膀胱的气化失常所致。西医多采用对症非手术治疗，但结石较大等危急情况下采取手术。中药排石有较好疗效。

加味大承气汤治疗泌尿系结石

李瑞兰等（《中国中西医结合杂志》1989，11：692）用加味大承气汤治疗泌尿系结石 138 例。其中肾结石 38 例，肾与膀胱结石 5 例，输尿管上端结石 31 例，输尿管中段结石 21 例，输尿管下端结石 23 例，膀胱结石 20 例。结石横径为 1cm 以内者 129 例，超过 1cm 者 9 例。

[治疗方法] 酒大黄、芒硝、枳实、厚朴、金钱草、王不留行、穿山甲、车前草、木通各 10g，泽泻、鸡内金各 15g，海金沙 30g。水煎，大黄、芒硝不必后下。日 1 剂，分两次服。疗效标准：①治愈：排出结石，症状完全消失，化验尿常规正常，X 线摄片（腹部平片或静脉肾盂造影）或 B型超声波结石影消失；②无效：症状缓解，尿常规正常，但 X 线摄片及 B型超声波仍有结石阴影者。

[结果] 本组 138 例中，治愈 134 例，占 97.2%，无效 4 例，占 2.8%。排出结石最快者为 2 天，最慢者为 33 天。结石部位偏下者易排出。

[体会] 加味大承气汤乃根据前人"不通则痛""六腑以通为用""腑病以通为补""痛随利减"的观点而立方。本方能止痛、利尿、解痉、促进输尿管及膀胱蠕动，以利于结石排出。通过对本组病例的观察表明，本方对结石横径在 1cm 以内者效果较好，本组 4 例无效者均为结石横径大于 1cm。服用此方无任何不适感，少数患者仅前两天大便次数增多，但续服可以缓解。体虚病人不必顾忌。

编者按

泌尿系结石中医多采取清利湿热，通淋排石的方法。久病肾虚或长期服用排石药损耗脾肾，则以攻补兼施为原则。上述李氏等采用加味大承气汤治疗本病取得良效，可以辨证效法。

血　尿

血尿属于中医血证的范畴，中医常称之为尿血。由于出血量的多少不同，其临床表现有镜下血尿（仅在显微镜下才能发现红细胞者）与肉眼血尿（肉眼即能看到尿呈洗肉水色或血样）的不同。血尿的病因复杂，最常见的为泌尿生殖系统疾病，而全身性疾病，尿路邻近器官疾病，各种损伤，药物影响等原因均可引起血尿。西医主要是针对病因治疗及对症处理。下面简要介绍以大黄为主的中医治疗。

1. 大黄浸出液治疗膀胱出血

张守谦等（《黑龙江中医药》1991，2：35）用大黄浸出液治疗膀胱出血15例。本组病例均有明显肉眼血尿，均经排泄性尿路造影排除肾脏疾病及膀胱镜检确诊。其中出血性膀胱炎8例，前列腺增生6例，膀胱肿瘤1例。

［治疗方法］以1∶1大黄浸出液膀胱灌注，每日1次，每次20ml，保留2小时以上。

［结果］以无肉眼血尿，尿液转清为标准。其中尿液转清时间小于2天3例；3~4天10例；大于4天2例，平均止血时间3天。

2. 温清饮治疗多囊肾血尿

马山（《中医杂志》1992，5：58）治疗多囊肾血尿30例。

［治疗方法］温清饮（生地、当归、白芍、川芎、黄芩、黄连、黄柏）加大黄，水煎服。

［结果］一般3~7剂血止，复发率低。

急性尿潴留

本病属于中医癃闭等范畴。其临床表现以排尿困难、小腹胀痛，甚则小便闭塞不通为特点。其病因复杂，凡机械性梗阻（如前列腺增生、尿道损伤、尿道狭窄及各种有形异物在内堵塞、在外压迫膀胱颈和尿道）、动力性梗阻（因腰麻、肛肠术后、神经病变、药物影响等导致排尿功能障碍）以及高热、昏迷等患者均可致病。病机为三焦病变，气化失常，膀胱不能化气行水而潴留。西医治疗主要是去除病因，恢复排尿。病急时，先导尿引流。

1. 倒换散治愈尿闭

易嵩灵（《江西中医药》1956，3：31）用倒换散治愈尿闭3例。其中1例为脑炎突发尿闭；1例为阑尾炎术后；1例为妇人外阴唇深部脓肿。

[治疗方法] 生大黄、荆芥穗各 12g，晒干（不宜火焙）同时研末，分两次服，隔 4 小时用温水调服 1 次，1 日 2 次。

[结果] 分别服药 5 天、3 天、1 天后小便通畅。

2. 大黄、荆芥等量研末治疗因手术和产后引起的尿潴留和大便秘结

邓来送（《四川中医》1984，4：58）治疗因手术和产后引起的尿潴留和大便秘结患者 22 例。

[治疗方法] 大黄、荆芥等量，共研细末，每服 9g，日服 3 次，白酒 3ml 为引，温开水送服。

[结果] 服药 1~2 次见效者 17 例，3 次见效者 5 例。

3. 抵当汤加减治疗急性尿潴留

汪凤杰（《湖北中医杂志》1988，1：20）用抵当汤加减治疗急性尿潴留 30 例。

[治疗方法] 大黄 15g，桃仁 12g，水蛭 9g，虻虫 6g。加减法：外伤者加归尾、生地、山甲、红花、三七、姜黄；腹部手术后者加枳实、厚朴、金银化、木香；前列腺肥大伴炎症者加黄柏、知母、黄连、萆薢、石韦、党参、黄芪、丹皮、鳖甲；尿路结石加海金沙、鸡内金、金钱草、木通、车前子。每日 1 剂，水煎服。

[结果] 临床症状均缓解。

4. 桃核承气汤治疗前列腺肥大表现为癃闭症状者

李伟林（《四川中医》1990，6：33）用桃核承气汤治疗前列腺肥大表现为癃闭症状者 27 例：患者 52~88 岁，平均年龄 64 岁。均经 B 超或肛检证实为前列腺肥大。

[治疗方法] 桃仁 30g，桂枝、大黄（后入）、芒硝（冲）各 10g，甘草 5g。加减法：气虚面白者，加茯苓、苡仁；阴虚面红者，加知柏地黄丸；疼痛明显者，加穿山甲、鳖甲；尿中白细胞多者，加蒲公英、败酱草；尿中红细胞多者，加赤芍、丹皮、蒲黄。

[结果] 药后 12 小时内缓解者 18 例，24 小时内缓解 8 例，1 例 24 小时无效重新导尿。有效率 96.3%，半数 6 小时许显示效果。

5. 益气养血、通阳利水方治疗需保留导尿管的产后患者

陈氏（《中医杂志》1986，12：23）治疗经过多种疗法仍需保留导尿管的产后患者 23 例。

[**治疗方法**] 以益气养血、通阳利水药为主（黄芪 30g，桂枝 6g，白芍、当归、茯苓各 10g，甘草 5g，生姜 3 片），加大黄 3~5g 通腑泻浊而利气机，大便通则去之，以防止伤正。并辨证加减。

[**结果**] 全部在服药 1~2 天内治愈。

🌺 **编者按**

上述抵当汤，桃核承气汤均出自《伤寒论》，皆为主治表邪随经陷入下焦，血热相结的蓄血证之处方，但抵当汤行瘀逐血之药力较桃核承气汤为峻。汪氏与李氏分别用抵当汤、桃核承气汤加味治疗尿潴留取得疗效。编者认为，用此两方应结合辨证，非病急体实者不可盲目使用，特别是不可用量太大，以防误治伤正。上述倒换散出自《普济方》。在《本草纲目·卷十四·草部》载有"癃闭不通，小腹急痛，无论新久，荆芥、大黄为末等分，每温水调服三钱。小便不通，大黄减半；大便不通，荆芥减半，名倒换散"等语。本方药仅两味，方小力专，疗效称奇。陈氏辨证论治加大黄亦可谓用之巧妙。

急性肾功能衰竭

急性肾功能衰竭（简称急性肾衰）属于中医关格、癃闭等范畴。由于本病是一组由不同原因引起的综合征，故其临床表现为在原发疾病的情况下出现少尿甚至无尿及其引发的严重症状。由于病因不同，病情发展和预后有很大差别。引起急性肾衰的原因很多，可为原有肾脏疾患的发展，也可由肾外因素导致，一般可概括为肾前性、肾性、肾后性三类。西医治疗主要是控制各种诱因与对症处理。本病发病急骤而危重，治疗不及时，病死率很高。中西医结合救治，降低了病死率。

1. 通腑泻浊法治疗急性肾衰

王永钧（《浙江中医》1982，5：214）用通腑泻浊法治疗急性肾衰 10 例。

[治疗方法] ①少尿、无尿期：主要用通腑泻浊法治疗，应用单味大黄粉、大黄煎剂或大黄复方（小承气汤、巴黄丸、大黄附子汤等）。根据体质、病情及治疗反应，每日酌用 1~3 次。同时积极治疗原发病，加强饮食管理，供给足够热量，严格限制蛋白质，调整水电解质紊乱和酸碱失衡，某些病人配合使用甘露醇、丙酸睾丸素、苯丙酸诺龙等西药。②利尿、多尿期：主要应用益气化湿，调整肾中阴阳，促进肾功能恢复。基本处方为生黄芪、红参、丹参、仙灵脾、木香、苡仁、参三七。随证加减，同时治疗原发病。

[结果] 治愈（临床症状、体征消失，血肌酐降至 2mg/dl 以下，尿素氮降至 20mg/dl 以下）9 例；死亡 1 例，该例原发病为慢性肾炎、败血症，因感染未能控制而死亡。治疗的有效反应是先泻下多量水样便，继而水肿，高血压和高血钾症逐步获得控制，呕吐减轻，喘促好转，精神改善，消化道出血停止，最后尿量增多，随之血肌酐，尿素氮逐渐下降，病情趋于稳定。

[体会] 本病是以尿闭为始，致湿浊溺毒停聚留蓄的一个危重急症。八纲辨证属实，治宜"实则下之"，《重订广温热论》认为"急宜通窍开闭，利溺逐毒"。这里的通、开、利、逐都是为了祛邪外出。途径虽有多种，但在邪气壅塞三焦、入血攻心上脑的紧急情况下，最简便有效的办法是借途肠道，通腑泄浊。此法能排出水分，增加肠道氮清除值，改善左心室功能，纠正高血钾症等，这些改善对急性肾功能衰竭的治疗是极为有利的。通腑泄浊的常用药有大黄、番泻叶、巴豆、甘遂等。上述药物可以单用，亦可合用，药后一般能排出水样便 1000~5000ml。其中以大黄、大黄复方及大黄甘露醇联用疗效为佳。

2. 中药结肠灌注液Ⅰ号治疗急性肾衰

叶传蕙等（《中医杂志》1986，11：25）用中药结肠灌注液Ⅰ号治疗急性肾衰 97 例；设对照组 75 例。

[治疗方法] 观察组采用中药结肠灌注液Ⅰ号治疗。该制剂由大黄、红花等复方组成，成人每次 100ml，加 4% 碳酸氢钠 20ml，加温至 38℃，由肛管灌入结肠，保留 45~60 分钟，放出灌注液。每日 6 次。病情好转时酌情减量，血生化指标正常时停用。对照组采用西医常规方法，如扩张

血管、用利尿药，抗凝治疗，甘露醇导泻，胃肠透析、腹膜透析、人工肾等。此外，观察组，对照组均采用以下一般治疗：给予高糖、高维生素、低钠、无钾、易消化饮食；治疗原发病及并发症处理（如抗感染）；水、电解质、酸碱平衡紊乱的处理。

［结果］观察组 97 例，治愈 87 例，好转 1 例，死亡 9 例，治愈率为 89.7%；对照组 76 例，治愈 53 例，死亡 23 例，治愈率为 69.7%。二组疗效经统计学处理，有显著性差异（$P < 0.01$）。观察组治疗后少尿期平均为 3.9 天，肾功能恢复平均为 15.6 天；对照组少尿期平均为 4.8 天，肾功能恢复时间平均为 16.7 天。观察组疗效优于对照组。

［体会］方中大黄治疗急性肾衰已为大家重视，多数医家认为大黄的疗效在于导泻，亦即利用其"通腑泄浊"的作用，排出肠内毒素而取效。我们认为大黄治疗急性肾衰的主要疗效并非由导泻所致，因而我院药剂科在加工工艺过程中，适当地限制了结合蒽醌的含量（大黄致泻的成分）。用本品后本组无一例腹泻，都取得了肯定的疗效。不少急重症病人口服中药比较困难。急性肾衰病人应用中药结肠灌注法进行治疗，可使中药通过结肠壁迅速吸收而起到全身治疗作用，同时在本病少尿期用结肠给药法，还能更好地掌握出、入液量的平衡。实践经验证明：每天灌入量和放出量是平衡的，故有高血容量综合征时，进行灌注应当无所顾忌。

3. 大黄芒硝灌肠抢救急性肾衰

刘云海（《中国中西医结合杂志》1992，9：561）用大黄芒硝灌肠抢救急性肾衰 2 例。

［治疗方法及结果］1 例诊断为感染中毒性休克。患者精神差，频频呕吐，口干，舌燥，大便不通，苔黄厚，舌质暗，脉细数。西医常规抢救处理。中药：大黄粉、元明粉各 3g。加温水 0.5 升保留灌肠，每日 1 次，灌后数小时内排稀水便 3 次。灌肠 6 天后，大小便通畅，消化道症状消失，摄食量增加，舌苔转白，脉细见弦，血压正常，精神复原，治愈出院。1 例诊断为急性胆囊淡、右下肺炎、ARF。中药灌肠法同前，结合西医疗法。2 周后治愈出院。

［体会］两例均以热毒为主，故用泻法不但可清除体内的肾毒性物质，还有活血解毒、恢复病变肾组织的作用，值得推广。

据资料记载，急性肾衰在第二次世界大战前的死亡率为91%，尔后随着抢救方法的改进及透析方法的应用，疗效有所提高，但据国内外文献报道，单纯西医疗法的病死率仍为50%左右。上述报道表明，中西医结合救治本病，提高了治愈率，显示了中医药用于急症的潜在优势。急性肾衰的中医辨证多为热毒、血瘀、湿浊等邪气壅塞三焦，以邪实为主或本虚标实。故治宜采取清热解毒、活血化瘀、逐水利尿等方法或攻补兼施，辨证论治。大黄一药多效，最切本病，煎服或灌肠，可灵活掌握。并应酌情配合他药及西医疗法。

慢性肾功能衰竭

慢性肾功能衰竭（简称慢性肾衰）又称慢性肾功能不全，属于中医虚劳、关格、癃闭、肾厥等范畴。本病按照肾功能损害的程度一般分为四期：一是肾功能代偿期，一般无症状。二是氮质血症期，症状不突出，但多有轻度贫血、多尿等。过度劳累或过多蛋白饮食时症状可加剧。三是肾功能衰竭——尿毒症早期，大多有较明显消化道症状及贫血等，也常有轻度酸中毒，但无特殊并发症，尚无明显水、盐代谢紊乱等并发症。四是肾功能衰竭终末期——尿毒症晚期，常伴明显尿毒症症状，包括明显贫血、严重恶心、呕吐，以及各系统并发症等；水、电解质、酸碱平衡明显紊乱。本病的临床表现十分复杂，可分为两大组症状，一是多种代谢障碍，如水、钠、钾、钙、磷、镁代谢障碍，蛋白、脂肪、糖、内分泌代谢障碍，免疫功能障碍及酸中毒。二是由于毒性代谢产物潴留所产生的各系统症状，如胃肠、精神、神经、血液、心血管、呼吸等系统病变。本病若具有典型肾脏病史并有较典型症状者多不难诊断。对于既往无肾脏病史者则有时易误诊。凡遇有表情淡漠、嗜睡、有高血压及贫血、肤色萎黄、有失水征象而小便仍澄清色淡者，即应考虑本病；若同时有大而深的呼吸，则更需考虑慢性尿毒症伴代谢性酸中毒的可能。结合血尿素氮、肌酐、血气分析、血电解质测定等便可诊断。本病一旦确诊，应尽早明确引起慢性肾衰的病因及恶化的诱因。其病因为诸虚劳损，各种原发或继发的肾脏疾患导致肾实质进行性毁损，最终都有出现慢性肾衰的可能。常见的原发与继发病依次是：慢性肾炎、肾盂肾炎、高血压动脉硬化、糖尿病、结缔组织疾病等。引起肾功能恶化的常见诱因有：感染、水盐代谢紊乱、过高蛋白摄入、肾毒药物的使用、严重高血压、尿路梗阻、心衰等。其基本病机是本虚标实，本虚为阴阳气血诸不足，标实为湿浊、水毒、瘀血交阻。或肾病为本累及诸脏，或诸脏病变累及于肾，最后以肾元衰竭，不能化气行水而危及生命。西医治疗限制蛋白质饮食，纠正水、电解质和酸碱平衡的失调，控制感染以及对症处理。透析疗法和肾脏移植虽能提高疗效，但一般医院及患者难以达到。

中西医结合以大黄为主的方法治疗本病，简、便、廉、验，提高了疗效。按给药途径分述下：

（一）水煎口服方法

1. 大黄附子汤加减治疗肾功能衰竭

刘鲁明（《浙江中医》1986，9：389）用大黄附子汤加减治疗肾功能衰竭9例。9例均有不同程度贫血及酸中毒。

[治疗方法] 均以大黄附子汤加减口服为主，其中2例并用大黄30g，附子30g，牡蛎60g，槐米30g灌肠。

[结果] 8例好转，1例恶化。

[体会] 以生大黄为主的方剂降低尿素氮作用显著，如果改用其他泻下药，例如番泻叶，则效果即受影响。生大黄降低尿素氮作用较肌酐明显，故推测其作用重在泻下，通腑泻浊，而制大黄由于其泻下作用缓和，疗效明显降低。

2. 非透析疗法同时加服大黄茅根汤（自拟方）治疗慢性肾衰

谢红等（《福建中医药》1991，6：5）治疗慢性肾衰154例。自1985年1月开始在非透析疗法同时加服大黄茅根汤（自拟方）对38例慢性肾衰（下称治疗组）进行临床观察，并与1985年以前对症治疗116例慢性肾衰相对照（下称对照组）。前者效满意。

[治疗方法] 治疗组：A组12例，在利尿、补液、纠酸等对症治疗的同时加服大黄茅根汤（生大黄12g后下，黄连6g，连翘12g，白茅根30g，甘草6g），每日1剂，连服1~2周。B组26例，在A组治疗基础上给低蛋白饮食，含蛋白质25~30g/d，加氨复命250ml静脉滴注每日1次，或隔日

1 次，疗程 7~14 天。对照组：利尿、纠酸、补液、调整电解质紊乱等对症治疗。

[结果] A 组 12 例：显效 2 例，好转 4 例，无效 6 例，总有效率 49.9%；B 组 26 例：显效 12 例，好转 10 例，无效 4 例，总有效率 84.7%；对照组 116 例：显效 16 例，好转 12 例，无效 88 例，总有效率 24%。

[体会] 我院治疗慢性肾衰分为三个阶段。第一阶段即对照组，临床症状改善不明显，无统计学意义。第二阶段即治疗 A 组加服了大黄茅根汤导泻，肠道排氮增加，慢性肾衰患者通腑泄浊多了一个分流途径，统计学处理显示疗效。近年来，低蛋白饮食加必需氨基酸治疗慢性肾衰屡有报道，疗效肯定，佐以大黄茅根汤缓泻，近期疗效显著，B 组 $P < 0.01$。

3. 大黄为主治疗慢性肾衰

叶任高等（《中国中西医结合杂志》1992，2：107）用大黄为主治疗慢性肾衰 30 例；设对照组 30 例。

[治疗方法] 对照组为纯西医治疗，给予饮食疗法（供给足够热量，优质低蛋白饮食等），纠正水电解质及酸碱平衡失调，控制感染及降压等对症治疗。而治疗组在上述西医治疗基础上，再行辨证论治加用中药：脾肾阳虚者，六君子汤加减；肝肾阴虚者，知柏地黄丸加减；气阴俱虚者，大补元煎加减；阴阳俱虚者，地黄饮子加减。兼有湿浊者，在治本方中加化湿泄浊药；有瘀血者，加活血化瘀药。在上述治疗方法中，一律加入大黄（后下）8~12g。并随患者的个体差异性进行调节剂量，务使每日排软便 2 次为度，每日 1 剂，水煎服，两组病例均治疗 3 周为 1 个疗程。

[结果] 治疗前后两组肾功能比较：对照组治疗后，血尿素氮及血肌酐清除率均比治疗前增加。与此相反，治疗组治疗后，血尿素氮及血肌酐清除率均比治疗前下降。说明中西医结合治疗组不但能延缓肾功能的恶化，而且可有所改善。代谢性酸中毒亦有所改善。血肌酐倒数回归分析：对照组单用西医治疗，不能制止病情进展，总体肾功能趋向恶化，而治疗组能制止肾功能继续恶化，总体肾功能平稳，且更可喜的是趋向好转。

[体会] 本文设有对照组，且与治疗组比较，原发疾病，肾功能等情况基本相同，故有明显的可比性。治疗结果，经过科学的严格的统计学处理后进行对比，并对治疗组及对照组的总体肾功能发展趋势以回归斜率 b

值进行分析，故能科学地和较客观地进行对比和评价。因而本文能较科学地论证大黄确实对慢性肾衰有一定疗效。多种慢性肾脏病发展至氮质血症期，如无可逆因素，则会较快速地进展至尿毒症。本文治疗组的总体肾功能发展趋势，其回归斜率的b值为正值，表示治疗后能制止其肾功能恶化，且有部分病例肾功能好转。中医辨证本病属本虚标实，治疗应标本兼施，但邪实之标是治疗上的主要矛盾方面，以大黄为主的通腑泄浊，尤以年轻壮实而有瘀浊者，效果较佳。我们曾担心，由于大黄的泄下作用，会加剧水电解质失调，或由于中药含钾较高，会导致高钾血症，对于前者我们取大黄后下的方法，嘱患者自行加减，以测定其本身用药量（因对大黄的药效，有颇大的个体差异性），务令每日仅排软便2~3次，以自感舒适为度，用这个方法，尚未发现有水电解质失调情况。而本组长期用以大黄为主的中药者，亦未见发生高血钾情况。本组病例的疗效，较灌肠或注射法为优的原因，可能是由于以大黄为主的中药治疗，除了治疗邪实标证外，还在于辨证论治以治本，即所谓标本兼顾，攻补兼施。此外口服大黄（后下），也有利于对大黄所含必需氨基酸的吸收，故本组的疗效较优。

还有，苟氏（《四川中医》1983，2：30）认为通腑泄浊治疗慢性肾衰，大黄当为首选药，大黄粉更佳，用量视大便而定，若大便每日超过5次以上，即应减量或暂停用药。沈氏（《江西中医药》1983，5：18）为了证实大黄治疗慢性肾衰的作用，治疗本病50例，分别选用巴豆胶丸、甘遂末、番泻叶、大黄或甘露醇以通腑泄泻为主，配合汤剂或西药口服，结果以大黄最佳。刘氏（《陕西中医》1983，1：11）用大黄附子汤加减（制附子、生大黄、益母草、黄芪、芒硝）水煎服与该药的保留灌肠治疗慢性肾衰，效果无明显差异。

（二）保留灌肠方法

1. 大黄治疗急慢性肾炎所致之肾功能衰竭

钱氏（《中医杂志》1980，11：18）用大黄治疗急慢性肾炎所致之肾功能衰竭5例。

[**治疗方法**] 生大黄30g，加水200ml，煎沸待凉后灌肠，每日上、下午各1次，5~7天为1个疗程。

[**结果**] 一般用药30分钟后，可排稀便2~6次，随之症状好转，表现

为尿量增加，神志清楚，呕吐消失，饮食改善。经 1 个疗程治疗后，5 例患者的血中非蛋白氮等显著下降。此法尤宜于基层医疗单位抢救病人。

2. 大黄灌肠可增加氮代谢产物排泄

毕增祺等（《中国中西医结合杂志》1987，1：20）对大黄灌肠治疗慢性肾衰进行了氮平衡研究。

[治疗方法] 大黄粉 10g，加开水 500~700ml 浸泡，去渣，待温度降至 37~38℃后，行保留灌肠，保留 10~15 分钟，排便。每日灌肠 1 次。观察 12.4±3.1 天。

[结果] 本组 5 例患者治疗后，血尿素氮下降；平均粪氮含量增加；尿素氮下降；氮平衡和校正氮平衡有所降低，维持氮有所增加，但后三者变化均不显著。提示大黄灌肠有增加氮代谢产物排泄作用。

3. 大黄等灌肠治疗慢性肾功能衰竭

毕增祺等（《中医杂志》1981，9：21）用大黄等灌肠治疗慢性肾衰 20 例。

[治疗方法] 所用中药处方以大黄为主，煅牡蛎、蒲公英为辅。大黄 30~60g（如后下则用 10g 左右），煅牡蛎 30g，蒲公英 20g。治疗时大黄先自小剂量开始，必要时适当加大用量。本方水煎，煎液加温水至 600~800ml，行保留灌肠。保留时间一般为 20 分钟左右。每日灌肠 1 次，个别病重者每日 2 次，以病人每日泻便 3~4 次为宜。中药灌肠期间，少量对症治疗的西药，如维生素、降压药等，均保持原剂量不变。个别进食甚少者，适当输葡萄糖液。凡同时口服中药或与透析疗法及其他疗法并用者，均未列入本文。

[结果] 经大黄等药灌肠治疗后，20 例中有 16 例症状获得缓解，尤以乏力、厌食、呕吐等症状消失较快，一般 3~7 天即可消失。而瘙痒、手足麻木、淡漠、嗜睡等消失较慢，常在治疗后 3~4 周消失，贫血症状及营养状况一般无改善，有出血倾向者一般均可减轻或消失。个别病人治疗前胸片示"尿毒症肺"，治疗后消失，心脏缩小。

[体会] 慢性肾衰时，肾脏消除尿素、肌酐等"毒性物质"的能力大为减低，因此需通过肾外其他途径来清除或减少这些物质。各种透析或非透析的疗法均是如此。胃肠道为肾外清除这些物质的重要途径之一。按中

医关于大黄能"荡涤肠胃"的理论，采用大黄灌肠导泻的方法治疗慢性肾衰，使大部分非终末期尿毒症病人症状缓解，血尿素氮下降，说明大黄确有"荡涤"功能。本法简便易行，费用低廉，病人易于接受，优于口服大量透析液等法。大黄还有抗菌消炎、活血止血、健胃利胆、降压利尿等作用，这对尿毒症病人防治感染及出血、增进食欲、缓解高血压症状等方面可能有某些帮助。蒲公英亦有清热解毒、抗菌消炎之作用，且能促进肠蠕动，它和大黄合用可增强后者的导泻作用。牡蛎具有促进凝血和收敛的作用，与大黄合用能增强大黄止血并能减少大黄副作用。统计结果表明，本方法对于尿毒症早期疗效较满意。

4. 大黄莱菔煎剂治疗慢性肾功能衰竭

周氏等（《中医药学报》1988，5：34）用大黄莱菔煎剂治疗慢性肾衰30例。

[**治疗方法**] 生大黄（后下）、桑白皮、莱菔子、草果仁各30g，水煎取250~300ml，行高位保留灌肠，保留时间为25~30分钟，每日灌肠1次，重者2次，病人经灌肠后腹泻以每日4~5次为宜。病人饮食宜以低蛋白饮食，尽量选用优质蛋白，控制磷的摄入，忌食动物内脏等含磷高的食品。

[**结果**] 按病人治疗前血尿素氮水平分出A、B两组：A组血尿素氮≤100mg/dl 20例；B组血尿素氮＞100mg/dl 10例。A组治疗后血尿素氮显著下降，$P < 0.001$，血肌酐亦明显下降，$P < 0.01$。A组中血钙有7例增加，血磷有5例增加。而B组血尿素氮、血肌酐治疗前后尤显著差异（$P > 0.05$）。

[**体会**] 以大黄莱菔煎剂保留灌肠治疗慢性肾衰的适应证为非终末期尿毒症，尤其是血尿素氮低于100mg/dl为合适。本方对厌食、腹痛、恶心呕吐、腹泻频繁者效果良好。灌肠后呕止食增，腹泻得减，出血迅速纠正，基本起到了消除毒素之作用。疗程以2~4周为宜，可反复应用，近期疗效理想，无明显副作用。此剂直肠给药，绝非单纯腹泻疗法，故灌肠务须高位，肛管插入切勿过短，以防药液潴留于直肠壶腹部，引起反射性排便，影响疗效。

5. 大黄为主保留灌肠治疗慢性肾功能衰竭

陈氏（《黑龙江中医药》1991，6：12）用大黄为主保留灌肠治疗慢性肾衰 54 例。

[治疗方法] 生大黄（后下）15~30g，生牡蛎 30~60g，槐花 30g，六月雪 30g，益母草 30g。煎成 200ml，加温至 38℃，高位灌肠保留 20~40 分钟，每日 1 次或 2 次，5 天为 1 个疗程，疗程间隔为 2 天，以病人每日泻便 2~3 次为度。54 例病人平均灌肠 6~7 个疗程。灌肠期间，高血压者加服西药降压药，有明显酸中毒，水、电解质平衡紊乱和感染者给予对症处理。治疗期间观察临床症状，治疗前后检测尿素氮，肌酐，血色素。54 例病人中，除 2 例为自由饮食外，其余病例均予低蛋白饮食，每日进食蛋白质总量控制在 30~60g。

[结果] 本组 54 例病中，显效 13 例，有效 11 例，稳定 14 例，无效 16 例。

[体会] 本组病例观察，灌肠方虽对缓解临床症状，降低尿素氮有作用，但对贫血的改善、肌酐下降无明显意义。大部分患者尿素氮下降但血色素并未上升，尿素氮下降可能和灌肠后大量水分及部分毒素从肠道排出，减轻容量负荷有关，即中医所谓解除了湿浊瘀血等。灌肠只起到了分消走泄之功，对体内蛋白质合成，红细胞的生成及寿命影响不大。灌肠方对氮质血症期湿毒中阻，胃气上逆者疗效较好，宜早用不宜迟用。结合临床综合治疗，同时给予低蛋白饮食，间断使用灌肠法，达到延缓慢性肾衰病程的目的。

编者按

南京中医学院（今南京中医药大学）附院针对慢性肾衰的病机特点，于 20 世纪 50 年代末首先使用大黄治疗本病取得疗效，鉴于大黄长期口服存在的问题，故在 20 世纪 60 年代初易大黄口服为灌肠治疗慢性肾衰问世。尔后几十年来，以大黄为主灌肠治疗慢性肾衰广泛用于临床，其疗效已被世界所公认。戴西湖（《中医杂志》1986，5：64）统计分析国内灌肠处方 19 份，报道总计 336 例，有效 296 例，有效率为 87.5%。其处方以大黄、牡蛎、益母草、槐花配伍重复次数最多。总之，大黄可谓治疗慢性肾衰的理想专药，配伍哪类药物能提高疗效，有待辨证与辨病相结合，在临证实践中探索理想专方。

（三）冲剂治疗方法

中药冲剂治疗慢性肾功能衰竭

潘氏等（《中国中西医结合杂志》1990，3：168）用中药冲剂治疗慢性肾衰40例。

[治疗方法] 甘草、大黄、丹参、海藻、白芍、柴胡、党参、黄芪。制成冲剂，每包含生药20g。每日服4次，前3次（6、12、18点钟）每次1包，后1次（22点钟）服2包。最大剂量每日8包。用适量开水冲服，服后大便呈糊状则继续服，若呈水样便则减量。8周为1个疗程。西药：采用降压剂、利尿剂、抗生素等对症治疗，并及时纠正水、电解质失衡及代谢性酸中毒。血红蛋白＜60g/L者适量输血。

[结果] 显效21例，有效9例，无效10例，总有效率75%。

[体会] 本中药冲剂以扶正祛邪、温肾健脾、通腑泄浊、活血利水为原则。对改善慢性肾衰患者症状，稳定肾功能有较好的作用。经药检，本冲剂含有15种氨基酸，有慢性肾衰患者需要的氨基酸5种（苏氨酸、缬氨酸、苯丙氨酸、赖氨酸及异亮氨酸）；有人体必需的微量元素11种。

（四）大黄注射液的应用

1. 大黄注射液治疗尿毒症

刘恒志等（《浙江中医》1982，5：212）用大黄注射液治疗尿毒症37例。病程不足2年22例，2~5年7例，10年以上者8例，住院天数平均62.73天，最长者185天。

[治疗方法] 所用的大黄注射液，是每100ml由50g生大黄配制而成。以不同给药方法，将病人分成三组。注射组（21例）：大黄注射液100ml加10%葡萄糖溶液400ml，静脉滴注，每日1次。口服组（12例）：大黄注射液100ml口服，每日1次。灌肠组（4例）：大黄注射液100ml缓慢灌肠（药液加温至38~39℃，用粗导尿管送至乙状结肠以上，灌注后尽量保留），每日1次。其余一般治疗，包括抗感染，代谢性酸中毒者适量补碱纠正，心力衰竭者抗心衰治疗等。

[结果] 良效（症状明显减轻，血尿素氮下降50%以上）9例，好转11例，有效6例，无效或恶化11例。

[**体会**] 在研究大黄药理时，人们都从其致泻的有效成分及泻下的机制上进行探讨。我们发现三组病人用大黄后均无腹泻现象，也取得了肯定的疗效。可能与通过对神经体液免疫系统的调节作用，改善肾功能促使体内毒物排出或减少其毒害作用有关。大黄的"泻浊"不应单纯理解为"腹泻疗法"。尿毒症病人由于毒素作用，常常出现自主神经功能紊乱而有口干咽燥，皮肤皱褶、甚至肌肤甲错征象，本文 37 例经大黄治疗后，常在用药 1~2 天后有微汗出，且逐日扩大出汗部位，这是由于汗出，内外营卫相通，体液能通利地循行于全身，使蓄积于全身组织中的毒物得以从汗腺或其他途径排出。所以尿毒症病人汗出后一身轻快，血中尿素氮常同时下降，病情减轻。

2. 大黄注射液治疗慢性肾功能衰竭

管氏等（《临床内科杂志》1985，5：28）用大黄注射液治疗慢性肾衰23 例。

[**治疗方法**] 大黄注射液 100ml（含大黄 50g），静脉滴注，每疗程 20天，治疗中不加其他药物。

[**结果**] 在尿量增加、尿蛋白减少、促进氮质排泄、提高血红蛋白等方面皆有所好转，未发现不良反应，无腹泻现象。23 例随访 1 年未发现不良后果。

编者按

慢性肾衰是进行性加重、难以逆转、病死率较高的难治重症。近年来，透析疗法与肾脏移植术提高了疗效，但由于技术、经济条件的限制，难以普遍开展。上述以大黄为主的中药疗法，体现了中医治疗本病的可喜成就。疗效结果、特别是对比治疗统计结果表明，中药对尿毒症早期的疗效是肯定的，确有缓解病情，控制肾衰恶化的作用。从治疗剂型上，有水煎服、灌肠、冲剂、注射液等不同，其中以灌肠法报道最多，或口服与灌肠兼用，可因人和具体病情选用。所用药物，有的用单味大黄；有的用以大黄为主的配方；还有的不用大黄，强调辨证论治，例如，熊氏在现代名医邹云翔先生等指导下，撰文谈"辨证论治对慢性肾衰病程进展的影响"（《中医杂志》1986，11：27），主张以"保肾气"为原则，分清虚实标本主次治疗本病，亦取得疗效。刘慰祖（《辽宁中医杂志》1985，5：28）观察到，使用单味大黄，可使患者血肌酐、尿素氮等下降，但在用药 30 天后，患者畏寒明显，而以大黄配伍附子、人参后，畏寒逐渐好转，且药物疗效持续较久。这证明中医辨证论治的科学性及重要性。

详实的临床观察与药理研究都表明，大黄治疗慢性肾衰的功效不仅在于通腑泻下降浊作用，还有其多方面的现代药理作用，具有降氮、抗菌、抗凝、止血、免疫双相调节、改善氨基酸代谢、改善脂质代谢、抑制肾小球系膜细胞的增殖、抑制肾小管高代谢、抑制黄嘌呤氧化酶等多种作用，是上述诸多作用的综合疗效。

综上所述，大黄是治疗慢性肾衰的有效专药，但并非特效药，特效的方法是辨证论治。应辨证与辨病相结合使用大黄，方能取得最佳疗效。

第七章　脑血管疾病

短暂脑缺血发作

短暂脑缺血发作属于中医中风先兆等范畴。多发于 40 岁以上的中老年人。其临床表现多见麻木（一侧手数指或半身）、无力（一侧手或上下肢）、眩晕、卒倒、手物失落等。具有突发性、短暂性、可逆性、反复性四个特点，即瞬间病情发作，历时短暂，数分钟或数小时（一般不超过 24 小时）内逐渐自然恢复，常反复发作，多则一日数次，或数日一次，少则数月甚至数年发作一次。其病因与中风家族史、中老年病症（高血压病、高脂血症、糖尿病、动脉硬化等）、情志失调、喜卧少动、嗜食厚味、吸烟饮酒等因素均密切相关。病机为本虚（多见于肝肾阴虚）标实（风、火、痰、郁）、脑海空虚、血流不畅，或一时性脑部血络瘀滞（微梗死）所致。西医治疗用抗血小板凝聚药物（阿司匹林）、抗凝剂等。中医药防治本病有较好疗效。

自拟抗栓防风丹治疗中风先兆

编者等（《中医药学报》1993，1：42）用自拟抗栓防风丹治疗中风先兆 210 例。

[治疗方法]把中风先兆患者 210 例，随机分为中药治疗观察组 140 例，西药治疗对照组 70 例，方法如下：观察组用抗栓防风丹，由大黄、牛地黄、生首乌、白芍、水蛭、地龙、葛根、黄连等药物组成。共研细末，装入胶囊，每次服 1.0~1.5g。日服 3 次，持续服药 3 个月。对照组口服藻酸双脂钠片（青岛某制药厂生产），每次 100mg，1 日 3 次，疗程同上。以上两组病例停用其他降脂、抗凝等中西药。对原发病症给予必要的对症处理。辅助疗法：要求患者坚持活动，劳逸适度，生活有序，力戒烟酒，饮食清淡，防止情绪波动。疗效标准：根据中风先兆的发病特点，患者在服

药 3 个月后，继续随访观察 3~9 个月。在服药与停药观察期间，中风先兆症状发作终止为显效；发作次数比服药前同等时间内减少为有效；发作无改善或增多为无效；发生脑梗死或心肌梗死为恶化。在 210 例病人中，坚持服中药的观察组 112 例；服西药的对照组 55 例；由于忽视治疗及其他原因，服药不足半个月的 43 例，列入治疗中止组。

[结果] 观察组显效 53 例，有效 41 例，无效 14 例，恶化 4 例，总有效率 83.9%；对照组显效 21 例，有效 17 例，无效 13 例，恶化 4 例，总有效率 69.1%；治疗中止组显效 8 例，有效 11 例，无效 18 例，恶化 6 例，总有效率 44.2%。并系统观察了用药前后血液流变学、血脂以及原发病症主要症状的改善情况，与对照组、治疗中止组比较，抗栓防风丹对上述多数指标疗效较好。

编者按

古今医家对中风先兆亦称小中风或中风前驱症状。其病因病理和临床表现与西医学所说的短暂脑缺血发作（TIA）颇类似。中风先兆不是一个独立的病，而是多种中老年病症发展过程中的一个证候群。不少资料把中风先兆的原发病症及相关因素视为中风的危险因素。因此，我们在药物治疗的同时，结合辅助疗法，以提高疗效。例如，有资料表明，经常参加体育锻炼，可以有效地减少和防止血管内微小血栓的形成。中风先兆的基本病机是本虚标实，本虚以阴血亏虚为主，标实以脉络血瘀为主。其血液流变以浓、黏、凝、集为特征的"血瘀状态"，也佐证了标实的病机。但实验研究表明，生地黄对血流变、微循环的调整作用也很明显。因此，不可舍本顾标，单纯攻瘀，应标本兼治，照顾整体。喻嘉言说："中风乃杂合之病，必须以杂合之药治之。"这是我们自拟抗栓防风丹的理论原则。本方具有调补阴阳，活血通络，润肠降浊的功效。全方标本兼顾，风、火、痰、瘀、虚并治，体现了中医治病的整体观及特色。编者的临床观察与有关报道都认识到，中风先兆发作持续时间较长的部分患者，CT 检查的结果实际上就是小中风，即轻微脑梗死。因此，加强"治未病"的宣传，不失时机地治疗中风先兆，这对延缓、减少中风的发生，以及降低中风病的发病率、致残率、死亡率具有重要的意义。

脑 梗 死

脑梗死俗称脑血栓，属于中医中风中经络、偏枯等范畴。多见于 60 岁以上的老年人。本病是脑部动脉粥样硬化的血栓形成，使管腔变狭或闭塞，导致急性脑供血不足所引起的脑局部组织坏死。其临床表现以偏瘫、失语为主症，常在几小时或数天内逐渐加重，但神志清楚，不少患者有前驱的短暂脑缺血发作史，多在安静时发病。症状不典型者，腰穿（脑脊液透明无色，压力不高）、CT（其梗死部密度降低，可能至起病后几天才发现）有助于确诊。其病因与短暂脑缺血发作的成因相同。病机亦为本虚标实，痰瘀交阻于脑部血脉所致。西医治疗主要是增进血流（低分子右旋糖酐）、减少脑水肿（甘露醇）、抗凝剂及对症处理。

抵当汤加味治疗脑血栓

蒋翅等（《实用中医内科学》1989，3：33）用抵当汤加味治疗脑血栓 68 例。年龄最大 79 岁，最小 52 岁；病程 1 个月以下者 43 例，1~4 个月者 21 例，4 个月以上者 4 例。

［治疗方法］基本方：水蛭、大黄、山药各 15g，虻虫 3g，桃仁 12g，甘草 10g。每日 1 剂，水煎分两次口服。以 10 剂为 1 个疗程。加减法：脑水肿明显者，大黄增至 60g；气滞血瘀型加生黄芪、当归、鸡血藤，大黄量减为 6g；风痰阻络型加胆星、竹沥、菖蒲、远志；阴虚阳亢型加龟板、女贞子、磁石、钩藤等。

［结果］68 例中，治愈 14 例，占 20.6%；显效 23 例，占 33.8%；有效 29 例，占 42.6%；无效 2 例，占 3%。一般多用药 1 个疗程开始见效，两个疗程无效者改用其他方法。

［休会］治疗脑血栓在于尽早改善脑缺血区的血液循环，消除继发性脑水肿，恢复脑细胞的正常代谢功能。抵当汤是较强的破血化瘀剂，尤其对瘀血凝滞时间不久的新病，用此方疗效尤为显著。

脑 出 血

脑出血亦称脑溢血，属于中医中风中脏腑范畴。本病与高血压病密切相关，多在 50 岁左右发病，个别也有仅 30 余岁发病者。其发病绝大多数是高血压病伴发脑小动脉病变在血压骤升时发生，故本病全称为高血压性脑出血。临床表现多在体力或脑力紧张活动时突然发病，先感到剧烈头痛，随即呕吐；常在数分钟到数十分钟内神志转为模糊或昏迷；呼吸深沉带有鼾声，重则呈潮式不规则；脉搏缓慢有力，血压升高；面色潮红或苍白，全身可大汗淋漓，大小便失禁。若发病严重，起始就深度昏迷和四肢弛缓。如果昏迷不深，或在起病后数天进行检查，可能发现轻度脑膜刺激症状以及局灶性神经受损体征。眼底检查（可发现动脉变细、周围出血或乳头水肿）、腰穿（脑脊液压力增高并为血性，但颅内压明显增高或疑小脑出血者，腰椎穿刺应禁忌）、CT检查（可见出血区密度增高）均有助于确诊。本病死亡率较高，若经救治神志转清，则会发现典型的半身不遂、语言不利等中风症状。其病因与短暂脑缺血发作类似。病机为在本虚标实的基础上，加之诱因（如情志郁怒，或抬举重物，或使劲排便等），以致血与气并走于上，冲击脑络，破裂出血，溢于脉外，元神清窍被蒙蔽而发病。西医治疗强调平时控制高血压为关键。一旦发病，要避免搬动，保持呼吸道通畅，保持营养和水、电解质平衡。用药控制脑水肿，逐渐降低过高的血压，必要时手术治疗。中医治疗中风脑出血首先分辨脱证与闭证。闭证辨证采用大黄治之，确能提高疗效。

1. 大黄治疗脑溢血

石恩骏（《浙江中医》1988，11：513）用大黄治疗脑溢血的经验：脑溢血起病多急骤，乃气血突然上逆所致，《内经》所谓"大厥"是也。羚角钩藤汤、镇肝息风汤等常用方剂，或许有效。若颅内血管已经破裂，血宛于上者，则宜用酒制大黄加入平肝息风方药之中，方可直折上逆之火势，引导气血下行。对证见高热气粗，昏迷便秘，脉弦劲之脑溢血患者，常用大黄煎汤，送服安宫牛黄丸；即使已表现脱证，仍可用大黄炭、姜炭各3~6g，人参汤送服，而绝不单用参附。

2. 大黄粉保留灌肠治疗急性脑血管病

马山（《中医杂志》1992，5：58）用大黄粉保留灌肠治疗急性脑血管病的经验：脑血管意外病人，急性发作期，普遍存在大便秘结，甚则昏迷，对抢救不利。用大黄粉20~30g，加温水150ml混匀，保留灌肠，日1次，连续 3 次，可使大便通畅，升高的血压下降，又有止血作用，加快清醒，减少合并症。

3. 生大黄浸渍液治疗脑出血

陈广义（《中医杂志》1992，1：8）用生大黄浸渍液治疗脑出血 30 余例。

［治疗方法］用 25% 的生大黄浸渍液（生大黄 50g，加沸水 200ml 浸泡而成）100ml，鼻饲或灌肠 1~2 次，待大便排出后改用 5% 的生大黄汤浸渍液 50ml，12 小时 1 次，用如前法，直至神志清醒，同时结合补液支持治疗。

［结果］用上法救治中风昏迷病人 30 多例，3 天内苏醒者达 70% 以上，尤其对应用甘露醇等脱水剂治疗症状不减者，及血压在 210/113mmHg 以上顽固不降者，应用上法可取速效。

［体会］用该法治疗较之用脱水剂治疗不仅效果好，且无电解质失衡之虞。大黄能推陈致新，有活血止血的双向作用，故对中风属实证者可放胆应用，即使无实证表现者也可配伍应用。但对伴有大量呕血、血压不升及脉微欲绝者，不宜采用本法。

4. 通腑泻热活血化瘀治疗脑出血

侯建民等（《河北中医》1987，5：1）用通腑泻热活血化瘀治疗脑出血 35 例。年龄最小 36 岁，最大 74 岁。

［治疗方法］全部病例先以通腑泻热法治疗，腑通后再以活血化瘀法治疗。通腑泻热方药：①加味大承气汤：大黄 12~15g（后下），芒硝 9~15g（冲服），枳实、胆南星、厚朴各 9g，莱菔子 15g，瓜蒌 30g，葶苈子 12g。②加味增液承气汤：玄参、麦冬、生地各 20g，大黄 9~12g（后下），芒硝 9~12g（冲服），枳实 10g，甘草 6g。③随证加减用药：昏迷嗜睡者加安宫牛黄丸一丸溶化后随上药灌服或鼻饲。活血化瘀方药：①加味活血涤痰汤：赤芍、当归、桃仁各 15g，丹参、瓜蒌各 30g，水蛭 9~15g，穿山甲、大黄、川芎、胆南星各 10g，钩藤 20g，全蝎 9g。有意识障碍加石菖蒲、郁金各 10g。②加味补阳还五汤。本组病例均为急性期入院患者，有明显脑水肿高颅压者，在投以通腑泄热之剂时，加用 20% 甘露醇 250ml，2~3 次 / 日，持续用药 3~5 天不等，合并感染加抗生素。

［结果］本组 35 例，痊愈 13 例，显效 15 例，好转 4 例，死亡 3 例，总有效率 91.3%。

蛛网膜下腔出血

蛛网膜下腔出血属于中医头痛、中风等范畴。其临床表现常有数小时至数天的整个头痛、颈痛、背痛、乏力、畏光等异常迹象，随即突发剧烈的局限性劈裂样头痛。伴有脑膜刺激征，脑脊液呈均匀血性，大体上可确诊。若眼底检查发现玻璃体膜下出血具有特征意义。轻型患者约有 1/4 出现不同程度的精神症状，易误诊为精神病。其病因为脑表面血管（常见颅动脉瘤、动脉血管畸形等）破裂出血流入蛛网膜和软膜间的蛛网膜下腔，称原发性蛛网膜下腔出血；若脑实质内血管破裂出血，进入至蛛网膜下腔称继发性。发病多有使劲大便、抬举重物等日常活动的诱发因素。本病预后很差，约半数半月内再度出血，死亡率较高。西医主要是病因治疗，去除引起蛛网膜下腔出血复发的根源。其他处治原则与脑出血基本相同。护理上应严格卧床到 1 个月，即使大小便也不可起床。并防止大小便潴留等。可选择性及早采用手术治疗以根除。

1. 中西医结合疗法用大黄

刘沛然（《中医杂志》1985，8：45）治疗蛛网膜下腔出血 11 例。

［治疗方法］首先给予常规降颅压、止血、镇静、止痛及预防感染外，均予中药治疗。药用焦栀子、黄芩各 6~12g，黄连 1~6g，黄柏 3~10g，大黄 1~12g。初期火热炽盛，头痛、神昏，或二便失禁，加银花炭 40~60g，菊花炭 12~30g，生地炭 30~60g；俟痛减神清后，加生地 15~30g，银花及其炭各 10~15g；头晕、呕吐，加竹茹 12g，焦栀子重用；大便秘结，小便失禁，手足麻木或偏废，加牛膝炭 12~30g，蚕沙 12~30g，银花 20~30g；烦躁及舌咽神经麻痹，语言含糊，加地骨皮 30g，丹皮 10~15g，生地 15~20g。

［结果］其中脑动脉瘤 4 例，平均 22 天治愈；脑动静脉畸形 2 例，平均 20 天治愈；脑动脉硬化 2 例，平均 14 天治愈；其他 3 例，均于 16~30 天治愈。

2. 桃核承气汤为主治疗出血性脑血管病

权晓理等（《湖北中医杂志》1991，5：12）用桃核承气汤为主治疗出血性脑血管病 24 例，包括蛛网膜下腔出血 15 例，高血压性脑出血 9 例。设对照组 20 例，对照组蛛网膜下腔出血 14 例，高血压性脑出血 6 例。44 例病人年龄最小者 20 岁，最大者 72 岁，平均年龄 46 岁。发病时间最短者 1.2 小时，最长者 5 天，平均 2.5 天。

[治疗方法] 两组均采用相同的降压和降颅压等西医方法。不同的是，治疗组用桃仁 20g，桂枝、炙甘草各 10g，大黄 15g（后下），芒硝 6g（冲服）。煎汤口服或鼻饲，日 1 次。气虚明显者加黄芪 20g；恶心呕吐者加姜半夏 10g；痰涎壅盛者加胆南星 12g，川贝母 10g。对照组均予 6– 氨基己酸 4~6g 静脉滴注，日 1 次。10 天为 1 个疗程。

[结果] 3 个疗程后，桃核承气汤组：痊愈 15 例，显效 4 例，好转 3 例，无效 2 例。对照组：痊愈 8 例，显效 3 例，好转 4 例，无效 5 例。桃核承气汤组疗效明显优于对照组。

[体会] 瘀热互结是急性出血性脑血管病的病理特点。脱水剂的应用使小便利而大便实，易致病情反复和脱水后的"反跳"发生。桃核承气汤活血化瘀，通下泻热，散瘀则血止，血行则风息，热泄则阳降。据现代研究证明，活血化瘀药有促进颅内血肿吸收，苏醒神志和改善神经系统的功能。通腑泄热可改善血循环，促进新陈代谢，排除毒性产物，降低颅内压，减轻脑水肿。全方使瘀、热、痰等实邪一并而出，故疗效明显优于对照组，值得推广。

3. 大承气汤灌肠治例

冯仓怀（《中医杂志》1992，1：8）治疗蛛网膜下腔出血 1 例，辨证属中脏腑，肝阳暴张，气血瘀火上蔽清窍，投羚角钩藤汤灌服 2 剂，诸症未见明显改善，大便 5 天未解，舌苔由薄变燥，遂加用大黄 15g，芒硝 10g，枳实 12g，厚朴 12g，浓煎 200ml 高位保留灌肠。半小时后排出燥屎数枚，继之神识渐清，体温、血压均下降。续用两次后，神志清楚，仅感头痛项强，头晕大减，体温正常，血压稳定在 140/90mmHg。后以天麻钩藤饮加减治疗 3 周，病愈出院。

[体会] 急性中风患者 90% 以上有不同程度的大便秘结。部分患者发

病初期虽未见便秘，但随着病程发展多可出现。此乃中风起病急骤，气血逆乱，中焦气机不畅，肠胃转化失司，排空障碍，水谷不能化为精微，糟粕不能排出体外，聚积于肠道，腑气不通，津亏肠燥之故，随着病程发展，因患者多有不同程度的发热，呕吐，加之脱水、利尿等治疗，常可伤津灼液，伤阴化燥，也可导致便秘发生。此外，由于腑气不通，秽浊之气内扰，邪热化生，常可致便秘加重。大黄可通腑导滞，泻火凉血，活血止血，有"推陈致新""釜底抽薪"之效用，可通过通导大便，排出邪热及秽浊之物，调整脏腑功能，调畅气机，从而加速神志的复苏和临床症状的改善，降低血压，缩短急性期疗程，挽救患者生命。

中　风

中风又名卒中，包括了前述的四种急性脑血管病症。短暂脑缺血发作为中风先兆，古代方书与现代报道常单独论述。而脑梗死、脑出血、蛛网膜下腔出血三病多综合论述。据资料统计，脑梗死（称缺血性中风）为最常见的中风，约占急性脑血管病的50%~60%；脑出血（称出血性中风）占20%~30%；蛛网膜下腔出血占5%~10%。此外，脑栓塞起病急骤，亦符合中风特点，故常合并讨论，约占中风发病率的15%~20%。上述四种病的鉴别要点：脑梗死与脑出血均多有长期高血压病等病史，发病以偏瘫、失语等局灶损害体征为特点，二者的鉴别为是否神志清楚。蛛网膜下腔出血以剧烈头痛伴脑膜刺激征为特点，虽也可出现"三偏"症状，但多无高血压病等病史，且发病年龄较年轻。脑栓塞的病因常为心源性的，根据心脏病史及其他脏器的栓塞征象有助于脑栓塞的诊断。以上疾患的由来与体质、饮食、精神失调、烦劳过度等因素密切相关。久而久之，积虚成损，本虚标实，血瘀于经或络破血溢而发病。由于上述病症都属于中风，且临床常综合报道，故结合有关资料，摘要如下。

1. 通腑法治疗急性脑血管病

汤宗明（《中国中西医结合杂志》1983，1：19）用通腑法治疗急性脑血管病72例。本文的72例是收治的急性脑血管病182例中有腑气不通者。72例中，脑溢血11例，脑血栓61例，均为4日以上大便未解，舌苔黄厚腻或干。脉沉实15例，弦滑49例，脉平8例。

［治疗方法］大黄 12g，芒硝 10g（冲服），枳实（或厚朴）9g，炙甘草 6g。煎汁 200ml，分两次服，每两小时 1 次。若神志昏迷或神志时清时蒙，舌蹇短缩，取牛黄承气汤之意，加安宫牛黄丸 1~2 粒，以清心开窍、泻下热结；若年迈体弱或形气不足者，配黄芪或泡参 45~60g。一般服 1~2 次后，腑气可通，不通者再服。一俟大便得下，则停服，继以涤痰开窍、活血祛瘀、滋阴息风、平肝潜阳等法治之。

［结果］72 例用药后，大便已通者 100%，腹部胀满消失者 76%，舌苔黄腻渐化者 75%，脉象弦滑或沉实缓和者 81%，其他恶心呕吐，神志不清等症状均有改善。

2. 以大黄温胆汤为基础方的中西医结合疗法

薛轴（《山西中医》1985，4：40）治疗急性脑血管病伴有腑气不通者 62 例。占同期急性脑血管病住院患者总数（143 人）的 43.4%，与国内文献报道基本一致。按照随机分配原则，对其中 32 例采用中西医结合疗法，即西医常规治疗加中医化痰祛瘀通下法治疗（以下简称中西医组）；其余 30 例单用西医治疗作为对照组。62 例患者中，脑出血 17 例，蛛网膜下腔出血 19 例，脑血栓 24 例，脑栓塞 2 例，均系发病 3 天以上，同时伴有腑气不通者。其舌苔厚腻或黄燥，脉弦滑或沉实。

［治疗方法］对照组 30 例，按出血性与缺血性脑血管病的不同处理原则治疗。针对便秘再给予缓泻剂、开塞露或肥皂水灌肠促进排便。中西医组 32 例中，除常规给予西医治疗外（不再用西药缓泻及灌肠），再用中药治疗。基本方用大黄温胆汤：制半夏、陈皮、枳实、竹茹各 9g，茯苓 12g，大黄 9~12g（后下），甘草 3~6g。水煎服，每日 1 剂，分 2~4 次口服或鼻饲。随证加味。一俟大便通畅，则去大黄或停服，继续以平肝潜阳、滋阴息风、化痰祛瘀、涤痰开窍、益气活血等法辨证施治。

［结果］中西医组 32 例中，显效 21 例，好转 9 例，无效 2 例。对照组 30 例中，显效 3 例，好转 13 例，无效 14 例。中西医组总有效率 93.7%，对照组总有效率 53.3%。两个样本率差异非常显著（$P < 0.01$）。中西医组一般在服中药 1~3 剂后，大便通畅，诸症改善。

［体会］西医学治疗脑卒中特别是出血性脑卒中也十分强调保持大便通畅。便秘不仅影响消化、吸收及新陈代谢，而且由于排便用力，可导致颅

内压更高，加重脑血液循环障碍，使颅内出血或缺氧加重，因而非常强调灌肠通便或投以缓泻剂。但目前西医治疗脑卒中特别是出血性脑卒中，主要采用高渗脱水剂降低过高的颅内压，使大量体液由肾脏通过尿排出，因而更容易发生便秘和水、电解质失衡，而且西医常规采用的通便方法只能单纯起通便作用，多无其他综合作用，故疗效不理想。采用中西医结合治疗法，即西医常规治疗加用中医化痰祛瘀通下法对伴有腑气不通的急性脑血管病确有较好的临床疗效。

3. 通下法治疗中风实证

常青（《浙江中医》1987，9：398）用通下法治疗中风实证患者 35 例。西医诊断为脑溢血 7 例，脑血栓 24 例，脑栓塞 4 例。

［治疗方法］生大黄（后下）15~20g，玄明粉（冲）、胆星各 10g，滚痰丸（包）15g，牙皂 6g，全蝎 5g，蜈蚣 4 条，鸡血藤 30g，川芎 12g。加减：脑出血深昏迷者，加安宫牛黄丸 1 粒化开鼻饲灌服；嗜睡或神昏，喉间痰鸣者，加鲜竹沥 2 支（兑入）。半个月为 1 个疗程。

［结果］1 个疗程后，基本痊愈 14 例，有效 17 例，无效 4 例。总有效率 88.5%。

［体会］中风急性期患者虽有一定的本虚现象，但风火痰瘀等标实证象更为突出。本组病例中，便干便秘 29 例，舌苔黄腻 34 例，脉弦滑 30 例。病机为痰热实邪阻滞中焦，气机逆乱，对神志障碍和半身不遂的恢复很不利。有鉴于此，治疗上当务之急应是通腑泄浊，使痰瘀速下，诸症自除。即使不伴有大便秘结的患者，短期内运用通下法亦同样能取得满意疗效。

4. 大黄为主辨证分型治疗急性脑卒中

陈梅英等（《湖南中医杂志》1992，2：3）用大黄为主辨证分型治疗急性脑卒中 55 例（称治疗组）。并设对照组 30 例。

［治疗方法］分 5 型进行治疗，治疗组在辨证分型的基础上加大黄 10~15g。对照组不加大黄。①肝阳挟痰型：症见半身不遂、麻木、口眼歪斜，舌强语謇或失语，眩晕头痛，面红目赤，口苦咽干，心烦易怒，尿赤便干。舌质红或绛，舌苔薄黄或黄腻，脉弦。治以平肝息风、化痰通络。药用：钩藤、菊花、夏枯草各 30g，丹皮 15g，怀牛膝 20g，珍珠母 30g，法半夏 10g，陈胆星 6g。②痰热腑实型：症见半身不遂，口舌歪斜，

舌强不语，大便秘结，腹胀或腹痛，胃纳不开，头晕目眩或咯痰量多。舌质红，苔黄腻，脉弦滑。治以清热化痰，通腑泄热。药用：制半夏、陈胆星、竹茹各10g，全瓜蒌30g，枳实15g，芒硝10g，生石决明30g。③风痰挟瘀型：症见半身不遂，口舌歪斜，舌强语謇，偏身麻木，头晕目眩，头部刺痛或跳痛。舌质暗淡或有瘀斑，脉弦。治以息风化痰，化瘀通络。药用：法半夏、生白术、天麻各10g，胆星6g，紫丹参30g，降香10g，香附15g，地龙10g。④阴虚动风型：症见半身不遂，口眼歪斜，舌强语謇，烦躁失眠，眩晕耳鸣，手足心热或盗汗，或手足颤动。舌红绛或暗红，苔少，脉弦细或细数。治以滋阴息风，平肝通络。药用：生地20g，玄参15g，女贞子15g，钩藤30g，白芍20g，寄生30g，丹皮15g，丹参15g。⑤风阳痰火型：症见突然昏倒，不省人事，面红目赤，直视或斜视，瞳仁缩小或不等，口噤，喉中痰鸣，大便秘结，肢体偏瘫，项强或抽搐。舌质红绛，苔黄腻，脉弦滑或弦滑数。治以清肝息风，辛凉开窍。药用：至宝丹、安宫牛黄丸先灌服；羚羊角粉0.3g，制半夏、胆星、菊花、蝉衣、生地、菖蒲、僵蚕各10g，夏枯草、生石决明各30g。

[结果] 治疗组55例中，临床治愈16例，好转37例中，无效2例，有效率为96.3%；对照组30例中，临床治愈5例，好转17例，无效8例，有效率为73.3%。

[体会] 本病的治疗关键在于以降为顺，于是在传统的治疗方法上加用生大黄通腑泄浊，使风阳随浊痰下出而解，从而达到治疗的目的。大黄对出血性卒中也有明显的治疗作用。中医学认为，离经之血即为瘀血，故大黄的活血化瘀作用可使出血性卒中患者瘀去新生，有利于颅内血肿尽早吸收。凡卒中急性期，不论是出血性还是缺血性，不论有无便秘症状，均可使用大黄，从而增强疗效。且本组病例中未见任何副作用。

还有，曲董力（《辽宁中医杂志》1990，5：16）中西医结合治疗中风230例，分五型，辨证加大黄。万远铁等（《20》1991，4：8）用泻心通腑法治疗中风162例。其他以大黄通腑治疗中风的个案报道不可胜数，均取得满意疗效。

编者按

中风一证，自古以来即为内科四大病症（中风、肺痨、鼓胀、噎膈）

之首。现代资料统计，在老年人中，中风、心脏病、癌肿为三大主要死因。因此，古今对中风的治疗都非常重视。中医治疗中风以辨证论治为主，并注重专方专药的研究及治疗大法的总结。大黄、承气汤、通下法，可谓千百年来治疗中风有效的专药、专方、大法之一。

在《金匮要略·中风历节病》篇载有风引汤一方，方中大黄为君药。而下法在中风中的应用，要首推金·张元素所创的三化汤（大黄、厚朴、枳实、羌活）。继之者为刘河间，他说："中风外有六经之形证，先以加减续命汤随证治之；内有便溺之阻格，复以三化汤主之。"明·王肯堂拟三一承气汤（大承气汤加甘草、生姜）治中风便秘、牙关紧急、浆粥不入者。可见，历代医家治疗中风都重视下法，并为当今奠定了基础。

方从法出，法因证立。用下法治疗中风，是建立在辨证论治的基础之上。现代不少临床报道指出，中风患者约半数甚至更多有程度不同的大便秘结。其病因相当复杂，有原发性与继发性的不同；有因虚与因实的不同；有轻与重的不同；有主症与兼症的不同等。①大便秘结的原发性，是指在中风之前即患有者。②继发性是指中风之后，因卧床、食少、用中西药影响等因素引起者。③因虚是指由于气虚不能推动，阴虚不能濡润大肠者。④因实是指由于肝风、痰火、血瘀导致大肠传导失常或胃肠燥热者。⑤中风本以"半身不遂，或但臂不遂"（《金匮》）为主症，但有的便秘等阳明腑实证特别突出。⑥有的患者虽有便秘而较轻，只是众多症状中的一个兼症。根据上述便秘的不同病机及病情，应采取具体的通腑方法以治之。

中焦为升降之枢，气血之源，若大便秘结，势必腑气不通，浊阴不降，浊气上逆于胃则饮食难入，上冲于头则脑部病变加重。因此，攻下通腑泄浊法不仅治标，且能治本，此法之功正如吴又可所说："一窍通而诸窍皆通，大关通而百关尽通。"如此心神清，脑窍通，中风向愈。上述报道，特别是权氏、薛氏、陈氏等对比治疗观察结果表明，辨证采用以大黄为主的通下法，确能提高疗效。

至于下法的具体应用，崔文成（《中医药研究》1989，6：24）针对中风的不同病机，归纳了中风通腑九法：即搜风通腑、化痰通腑、平肝通腑、通腑开窍、导滞通腑、化瘀通腑、增液通腑、补气化瘀通腑、滋阴养血通腑等。通腑九法，皆用大黄，或并用芒硝。

周继友（《山东中医杂志》1990，6：8）总结了治疗中风的通下五法：①痰湿壅盛，阻遏中焦，则涤痰息风通便，用导痰汤加大黄。②痰热腑实，风痰阻络，时刻不忘化痰息风，急下存阴，用大承气汤加味。③清窍被蒙而神昏者，宜启闭醒神息风通腑，用牛黄承气汤等方。④阴虚热结，风阳扰动，需滋通并施，用增液承气汤加减。⑤气血虚弱便秘，益气和血则便通，补阳还五汤主之，不可盲目用大黄。由于中风以本虚标实为基本病机、故通下方药应中病即止，勿使过之，伤其正也。大便已通，标实随除，本虚显露，当扶正为主。

须要说明，大黄用于中风便秘，不仅仅是攻下通便，并且具有多方面的治疗作用。据现代药理研究及临床观察，大黄治急性中风，不论出血性或缺血性，均可起到改善微循环、抗感染、降压、退热、化痰、止血、预防合并症、减少后遗症等作用。因此，凡中风大便不通或通而不畅，均可辨证酌情用大黄用下法，必能提高疗效。

附：大黄防治老年疾病的功用

大黄善于攻邪，故俗有"将军"之称。大黄不仅泻实，并能补虚、抗衰老，是一味"出将入相"的良药，故又有"黄良"之美誉。总之，大黄用之得当，能攻能补，疗效非凡。老年病如何应用大黄防治？综述如下。

一、古代医家对大黄的应用

在历代医家中，善用大黄的鼻祖要数医圣张仲景。仲景书用大黄之方有30多首。其中有大黄䗪虫丸一方，此方载于《金匮要略·血痹虚劳病》。原义说："五劳虚极羸瘦，腹满不能饮食，食伤、忧伤、饮伤、房室伤、饥伤、劳伤、经络营卫气伤，内有干血，肌肤甲错，两目黯黑。缓中补虚，大黄䗪虫丸主之。"本方是对《内经》所述大黄"下瘀血……推陈致新……调中化食，安和五脏"等功效的综合应用。条文虽未言及老年人，但分析所述病因病机及症状，必多见于老年人无疑。临床报道本方治疗高脂血症等老年疾病而获效便是佐证。

在民间散在的单、验方中，亦有不少用及大黄者。如赵学敏的《串雅内编》中有一"无极丸"。此丸即以大黄一斤分作四份，分别用童便、食盐、酒、醋等炮制后以蜜为丸，"治男女诸病"，其累述的诸病即有老年疾病。李增䗪

（《辽宁中医杂志》1990，7：38）即参照"无极丸"，用五制大黄散治疗60~70岁的老年疾病，如高血压病、冠心病、动脉硬化、高脂血症、咳喘、便秘等，临床观察，大多数老年人服药1个月以后竟觉头目清爽，大便通畅，饮食增加，有的甚至面色转红润，体力增加。

在古代方书中，很少明确单独论及老年病者，难能可贵的是清代名医徐大椿有专论。他在《慎疾刍言·老人》篇说："能长年者，必有独盛之处，阳独盛者，当补其阴，阴独盛者，当益其阳。然阴盛者十之一二，阳盛者十之八九。而阳之太盛者，不独当补阴，并宜清火以保其阴，故老人无不头热耳聋，面赤便燥，现种种阳证。乃医者为老人立方，不论有病无病，总以补阳为上，热盛生风，必生类中等病，是召疾也。若偶有风寒痰湿等因，尤当急逐其邪。盖老年气血不甚流利，岂堪补住其邪，以与气血为难。故治老人之有外感者，总与壮年一例，或实见其有虚弱之处，则用清淡之品，而量为补托。若无病而调养，则当审其阴阳之偏胜，而损益使平。盖千年之木，往往自焚，阴尽火炎，万物尽然也。故治老人者，断勿用辛热之药，竭其阴气，助其亢阳，使其面红目赤，气塞痰壅，脉洪肤燥，当耆艾之年，而加以焚如之惨也。"此论可谓精辟而切实。徐氏虽未言及用何药治之，若根据老人病机特点，"清火以保其阴"，大黄苦寒清降，可谓治标良药。

二、现代学者对大黄的应用及研究

人到中年以后，随年龄的增长，体质渐趋虚衰。故自古以来治疗老年病偏重补虚，现代抗衰老药品更是以滋补药占大多数。但是，古往今来善治老年病者，不仅深知老年人虚的一面，而且深知还有实的一面，应辨证地认识到老年人的基本病机是本虚标实、虚中挟实。因此治疗老年病不可一概呆补，应分辨虚实何者为主，以权衡治法与处方。古代医家治疗老年病用大黄已如上述，下面简述现代学者对大黄的应用及研究。

（一）大黄的临床应用

1. 大黄为主辨证治疗老年病

邓启源（《福建中医药》1985，3：29）用大黄为主辨证治疗老年病的体会：

（1）脑血栓，用大黄、归尾、川芎、赤芍、水蛭等通经活络之剂。

（2）前列腺炎，用通淋化瘀的桃核承气汤，症状好转以后再服补肾之剂以巩固。

（3）慢性支气管炎，在治疗时急则治标（肺），缓则治本（肾），在辨证论治时加用大黄，则腑气得通，肺气自可下行，肺部咳喘之状，可骤然缓解。

（4）消化力差、纳少，在治疗时可将大黄研粉，装入胶囊，1日2次，每次2丸，以图缓下通腑，清除肠胃秽浊，有利肠胃功能恢复。余少时闻邻县有一医，凡治肠胃病，皆投以大黄取效。

（5）老年习惯性便秘，本病多是津枯便秘，宜采用麻子仁丸（方中有大黄），首乌之类。有人认为"腑气不下，浊气上冲，需用将军攻"。

（6）动脉硬化，在辨证论治时多选用草决明、虎杖、茺蔚子、首乌、大黄等药物治疗。

（7）高血压，出现肝阳偏亢，或阴亏阳亢，心肝火炽之象，临床多采用龙胆泻肝汤，酌加大黄，可收到上病取下，釜底抽薪之效。《本草纲目》云："湿热眩晕不可当者，酒炒大黄为末，茶清服二钱。"并可投茵陈蒿汤，现代药理研究茵陈蒿汤中三味药均有降压作用。

（8）脑出血，在治疗时止血又恐成瘀，破血又虑出血，用炒大黄有止血凉血、化瘀生新之功。现代药理研究本品有使毛细血管致密，改善脆性，从而达到止血之目的。

（9）老年人痴呆，可应用大黄、荷叶，因为荷叶轻清能升清降浊，大黄荡涤痰浊，俾清气得升、浊气得降从而改善痴呆之象。

以上所述之老年病，对部分病症，均可用炒大黄研粉装入胶囊，每日3次，每次2粒，空腹吞之，可以祛瘀生新，荡涤积滞，促进代谢之作用。此外，还有老年人胃癌、食道癌、肠癌，以及消化道出血，均可酌用大黄。须要说明，大黄之功用虽广，但不是统治一切之病，还当辨证应用为要。

2. 泻下剂为主辨证施治老年人心系病

苏亚秦（《天津中医》1989，1：9）用泻下剂为主辨证施治老年人心系病患者38例。年龄均在60岁以上，其中冠心病9例；高脂血症5例；高血压病15例；病窦综合征2例；动脉硬化症6例；大动脉炎1例。除具有原发病的临床表现外，均兼有不同程度的有形之邪所致的腑实证。

［治疗方法］自拟以下三方辨证施治：①寒下：症见大便秘结，脘腹痞满胀痛，身热或潮热，舌苔黄腻，脉数有力。处方用通腑汤：生军、黄芩、莱菔子、枳实。②温下：证见大便不通，脘腹冷痛，以温为舒，舌淡苔白薄，脉沉

细而紧。处方用温下饮：酒军、细辛、干姜、小茴香、肉苁蓉。③润下：证见口干舌燥，五心烦热，盗汗，大便欲解难下，舌红苔白薄、脉沉细而涩。处方用润肠汤：桃仁、火麻仁、郁李仁、柏子仁、莱菔子。加减法：胸闷痛者加瓜蒌、薤白；瘀血者加丹参、赤芍；心悸甚加珍珠母、远志；头晕眩者加天麻、钩藤；头痛项强者加葛根、川芎；气少乏力加党参、黄芪。

[**结果**] 显效13例，好转17例，无变化7例，恶化1例，有效率为78.9%。

[**体会**] 老年人心系疾病多因积劳成疾，损及气血，脏腑功能减退，导致实证伴生，易呈虚实相兼的错综病机。其中胃肠腑实证为有形之邪久积胃肠，所产生毒物均可以被机体重新吸收，扰乱或破坏各脏腑的正常功能，久而导致诸证丛生。运用泻下剂能促进肠胃道分泌增加，蠕动增强，迫使有形之邪排出，从而可达以通为补的目的。

3. 关于牧驼人服用大黄水延长寿命的调查

何天有等（《中医药研究》1991，4：49）在"大黄抗衰老作用初探"一文，从骆驼饮大黄水膘肥、体壮、寿命延长受到启发，又从牧驼人饮大黄水防病、治病、长寿得到证实。他们深入西北地区基层，对60名常饮大黄水的牧驼人和两个自然村1900年出生不服大黄水的同龄人60人做了调查，并进行对比。结果二者在寿命方面有明显差异。其中60名服大黄水的牧驼人的寿命为：50~60岁1人（2%），61~70岁8人（13%），71~80岁16人（27%），81~90岁24人（40%），90岁以上11人（18%）。60名不服大黄水的同龄人寿命分别为：22人（37%），18人（30%），13人（22%），7人（11%），0人。上述不难看出，服大黄者寿命从50~90岁的百分率逐步上升；而不服大黄者的寿命从50~90岁是逐步下降，且90岁以上无一生存者。在调查中还注意到，常服大黄的牧驼人很少患高血压、冠心病，癌症的发病率亦低于不服大黄的同龄人。常服大黄的牧驼人还有以下几个特点：①不易患感冒，对疾病的抵抗力强；②头脑清醒，无头痛头晕等火热症状；③无老年性便秘及前列腺肥大；④肠胃消化功能好，食欲强；⑤肾功能好，无尿频、尿急现象，耳聪目明。

4. 大黄粉装胶囊治疗老年疾病

邓启源（《福建中医药》1983，3：29）治疗老年疾病，认为不可一概以老年体弱忌用大黄。对胃肠功能薄弱而致食欲不振，纳少厌食，甚至大便干燥难下者，将大黄研粉装入胶囊，1日2次，每次2粒，以图缓下通腑，恢复肠胃功能，健脾消食之功。对脑血栓气虚血瘀者，以酒制大黄 120g，炒水蛭 120g，研粉，每日 3 次，每次 5g，即可取效。

5.大黄制剂——清宁丸治疗老年病

赵凤金等（《中医杂志》1983，3：78）用大黄制剂——清宁丸治疗老年病，每月少则 30g，多达 150g，有的服用长达 20 年。有效地实现了防病治病的目的，对于增加食量，调和气血，健壮体质，均可以收到意料不到的效果。故认为大黄为抗衰延年之良药。

6.大黄丸可延年益寿

杨如哲等（《云南中医杂志》1984，3：42）在综述"大黄的补益功效"一文中谈到江西省肖俊逸老中医 80 岁时介绍他长寿的经验，即每天服大黄丸，连续达 40 年之久。

此外，还有论及大黄治疗虚证的验案及综述。如姚永年（《上海中医药杂志》1989，5：35）谓"虚证不忌大黄"；边文贵（《河北中医》1992，5：22）谈"大黄在虚证中的应用"；王世民等（《山西中医》1989，4：33）论"通下法——却病延年之道"；陈仓了等（《陕西中医》1990，5：233）作了"大黄的补益功效概述"；王传军（《吉林中医药》1989，5：34）综述了"大黄理虚功效之研究"。总之，以大黄治疗老年病虚中挟实证，日益引起广大医者的重视。

（二）大黄的作用机制

上述可知，大黄治疗老年疾病的临床功效已无可非议，其作用机制也已被现代药理研究及动物实验所证实。例如：杨如哲等（《云南中医杂志》1984，3：42）在实验中发现，喂大黄的鼠毛色润泽，发亮，伏贴，整齐，体重增加，血清白蛋白定量、血糖及白细胞计数均比对照组高。目前研究结果，已能从大黄中分离出几十种不同的成分，其中的糖、淀粉、蛋白质等可以直接作为机体的营养成分。其中的大黄素有利尿、降低血压和降低胆固醇作用。秦氏等（《中药通报》1982，3）研究发现，大黄生药中含有丰富的多种人体必需的金属元素。如钾、钙是血液和各种体液的必需成分；锰、铁、铜、锌等是人体生长发育和代谢所必需的微量元素。总之，西医学已经证实大黄的多效功用。

（三）大黄的用量问题

以大黄治疗老年疾病，如何掌握好其用量的大小，值得研究。因为，老年病多虚实夹杂，有的是由虚致实，以虚为主；有的是由实致虚，以实为主。

但不论是以虚为主，还是以实为主，只要虚实夹杂，即可用大黄治之。不过，用量大小适中，方为善用大黄者。不少学者认为，大黄小量以补为主，大量则以攻为主。这无非说明用大黄应掌握"火候"。一般而言，病人以虚为主者，大黄用量要小，以缓通大便，渐消瘀血，勿使过之，伤其已虚之正气。并宜辨证配伍益气之参、芪，养血之归、芍，滋阴之地黄，助阳之附子，要讲究方剂配伍之妙。若以实为主者，大黄用量可适当加大以祛邪胜病，但也要注意中病即止，或改用小量善后调理。

总之，用大黄要胆大心细。所谓胆大，即充分认识大黄的广泛适应证，大胆发挥"将军之威"；所谓心细，即充分认识大黄的攻泻之性，防止伤正。如果用大黄缺乏经验，用量大小掌握不准，那么，最稳妥的办法是先用小量，酌情加大用量，以腑通为验。须知大黄量大则便次多而泻，小量则不泻，因此，应根据不同病情掌握大便次数。若大黄用于治疗老年病，起抗衰老作用，大便以每日 1~2 次为度。

总而言之，大黄为首选通腑良药，并且有多种效用。晋代名医葛洪曾说"若要长生，肠中常清；若要不死，肠中无屎。"这说明保持大便通畅是却病长寿的大法门。大便一通，肺气降，脾气升，三焦通，一通百通，诸病随轻。老年人由于各种因素易便秘，便秘则引发不少疾病。因此，老年人常服点大黄，大便畅通，防治百病。

综上所述，大黄是一味防治老年疾病的神秘良药，其以通为补的功用无可非议，而其补益作用有待进一步研究。《中藏经》说的好："其本实者，得宣通之性必延其寿；其本虚者，得补虚之情必长其年。"此论言简意赅，客观公允。因此，若老年疾病因"实"需要"宣通"者，应辨证选用大黄。不可昧于年老体衰而不敢用大黄也。

第八章 精神、神经性疾病

精神分裂症

本病属于中医癫狂等范畴。多见于青壮年。其临床表现有思维（联想散漫及妄想）、情感（情感反应与其思维活动及处境不协调）、感知（听、视、触、嗅及味幻觉等）和行为等多方面障碍及人格改变，部分患者可导致人格缺损。本病多逐渐起病或突然发病，病程多迁延。其病因与情志失调（心理社会因素）及先天遗传因素密切相关。病机为脏腑功能紊乱，气滞血瘀，胃肠蕴热，痰火内生，干扰神明所致。西医治疗采取躯体治疗（药物、物理、手术）、精神治疗和环境治疗等综合疗法。以中医为主的中西医结合疗法，治疗效果较好。

1. 活血化瘀为主加西药治疗精神分裂症

吴彩云等（《中国中西医结合杂志》1984，12：714）以活血化瘀为主加西药治疗精神分裂症194例。设单纯西药治疗对照组153例。

[治疗方法] 随机分为2组。中医辨证分痰火内扰、气滞血瘀等六型。均用活血化瘀主方（大黄、香附、桃仁、当归、赤芍、川芎）随证加减，治疗3个月。

[结果] 小剂量西药（氯丙嗪及三氟拉嗪日量分别为300mg、30mg以下）加中药组比大剂量西药组疗效为优。

2. 辨证分型用药治疗类似精神分裂症

王昌远等（《新中医》1985，6：36）分三型治疗类似精神分裂症者2540例。

[治疗方法] ①痰火实盛型：清热涤痰、泻火通便。药用礞石、海浮石、黄柏、黄芩、赭石、菊花、二丑各12g，竹茹、栀子、花粉、麦冬、

知母各 9g, 大黄（后下）、芒硝（冲服）各 15g。②火盛阳亢型：清肝泻火、泻热通便。药用胆草、栀子、玄参、柴胡、郁金、白芍、地龙、菊花、麦冬、知母、女贞、二丑、大黄（后下）、芒硝（冲服）各 12g，生地、赭石各 15g。③气滞血瘀型：用理气活血方。

［结果］痊愈 2284 人，进步 172 人，无效 84 人。治愈率为 89.9%，有效率达 96.7%，平均疗程为 1 个月。

3. 大承气汤合礞石滚痰丸加减治狂证

杨茂丁（《山东中医杂志》1986，3：43）用大承气汤合礞石滚痰丸加减治狂证 12 例。

［治疗方法］大黄 15g（后下），黄连、黄芩、远志、芒硝（冲服）各 10g，枳实、川朴各 12g，炒枣仁 25g，珍珠母 20g，礞石 30g，朱砂 6g（分 3 次冲服），水煎服，日 1 剂，随证加减。

［结果］均痊愈。治疗时间最长者 21 天，最短者 7 天。为巩固疗效，可在原方基础上加减继服 5~6 剂；或以朱砂安神丸日 2 次，每次 2 丸。半年后随访及 3 年后追访均未见复发者。

4. 将军汤治疗狂症

吴克君（《中医杂志》1992，1：9）用将军汤治疗狂症 1 例。方为大黄 90g，水煎服。此方载于《寿世保元》癫狂门。盖癫狂多因气火痰食交结于肠胃，上逆于脑所致。将军致勇，斩关夺隘，将腑内之污物邪毒，一荡而尽，但泻后体倦，令其静养，食以糜粥，勿与肉食。曾治某家表妹，患狂病 1 周求治于余，思及此方，以生大黄 60g，水煎试服，日 1 剂。服后得泻，渐转安静，后又加龙齿 50g，连服 3 日，病情稳定。

还有，程哲（《四川中医》1983，1：33）用重剂大黄（后下）、苦参各 30g 治疗狂证，9 剂而治愈。

编者按

精神分裂症是一类常见的精神病。据统计，本病在我国精神病院中占住院病人的一半以上。上述方法，疗效满意，值得参考应用。但久病正虚者不可忽略扶助正气。

躁狂抑郁症

本病属于中医癫狂（轻症）、郁证等范畴，是情感性精神障碍中的代表性疾病。其临床表现为躁狂发作者称为躁狂症（具有情绪高涨、思维敏捷、言语动作增多三联症）；表现为抑郁发作者称为抑郁症（具有与躁狂症恰恰相反的三联症：即情绪低落、思维迟钝、言语动作减少）。病情有轻重的不同，除非是极端严重的患者，一般均可视为正常精神活动量的过度，与精神分裂症质的变化不同。本病的发作形式，有的病人是躁狂与抑郁两种病情交替发作，还有的病人只有一种病情发作。但无论是双相型发病或单相型发病，一般均为发作性，缓解期正常，不导致人格缺损。其病因病机与精神分裂症类似，治疗方法亦可互参。

清热涤痰辅以疏肝安神法治疗躁狂抑郁症

天津（《中华神经精神科杂志》1980，2：110）用清热涤痰，辅以疏肝安神治疗本病躁狂状态 20 例。

[治疗方法] 川连、黄芩、栀子、郁金各 15g，胆草 15~30g，生地 30g，大黄（后下）15~60g，胆星、芒硝（冲）各 6~9g，木通 12g，枳壳、柴胡、天竺黄各 9g，礞石 30~45g，每日 1 剂。赭石、磁石各 30~60g，生龙骨、生牡蛎各 30g，知母、远志各 15g，朱砂 1.5g（冲），每晚煎服。疗程为 1 个月。

[结果] 痊愈 7 例，显效 5 例，进步 5 例，无效 3 例。有效率为 85%。

编者按

上述是治疗本病的方法之一，还可采用疏肝解郁法或活血化瘀法，辨证准确，方法适宜，均可收到满意疗效。

反应性精神病

本病又称为心因性精神病，属于中医郁证等范畴。其临床表现可分为以下五个类型：①反应性意识障碍，突然呆如木僵，呼之不应，表情茫然等。②反应性兴奋，突然兴奋躁动，哭、喊、狂歌狂笑、言语零乱等。③反应性抑郁，某种程度的情绪低落，对前途悲观，食欲、睡眠差等。

④反应性偏执，表现为病态性猜疑。⑤反应性假性痴呆，表现为不能正确回答很简单问题。上述病情的病因常由七情所伤，多由突然而强烈的精神刺激所致。西医治疗强调去除精神刺激，并对症用药。

重用生大黄一味治疗癫狂

马晓中（《辽宁中医杂志》1984，7：6）学习老师重用大黄一味治疗癫狂的经验，治愈1例反应性精神病患者。病人因高考落第，气机郁结化火，郁火炼液成痰，哭笑无常，已逾半年。曾经某医院诊断为癔症。住院治疗罔效。出院后病情日益加重，躁狂打骂，动而多怒，不避亲疏，不知羞耻，逾垣爬树，持刀而欲杀人，服盐酸氯丙嗪等治疗无效，遂邀余诊治。见其面目红赤，手足躁扰不宁，多食，渴喜凉饮，脉洪数有力。此系气郁化火炼液成痰，扰乱心神，即《内经》所谓"诸躁狂越，皆属于火"是也。拟泻火定狂为治。即予生大黄50g研细末，用开水冲之，待冷频饮。服后1日泻10余次，患者渐趋安静，继减其量，大黄末每日30g冲服，狂乱定，诸症平。后予导痰汤化裁连服10余剂以善后。随访两年未曾复发。

✤ 编者按

上述反应性精神病患者并非少见，其他如天灾、人祸、失恋及家庭、社会等重大意外事件均可致病。治疗方法，郁热痰火等实证可采用马氏大黄治法。并且要针对病因，进行思想疏导。

周期性精神病

本病属于中医热入血室等范畴，是一种与月经周期相关的精神病。多见于青年女性，亦可见于男性。女性患者常月经前两三天发病，但在发病前一天即可有烦躁、失眠等。发病时以兴奋、吵闹为常见症状，每次发作约1周。本病的诊断要点是：按月发作，每次发作症状雷同，发作后完全缓解。其病因为经血不调，干扰神明所致。西医妇产科使用的人工月经周期疗法可治疗本病。

活血化瘀法治疗周期性精神病

周氏等（《中华神经精神科杂志》1980，2：114）用活血化瘀法治疗本病44例。

[治疗方法] 达营汤：三棱、莪术各 60g、赤芍、大黄各 30g。煎服。达营丸为上药 2 剂制成粉末，每以 1 剂浓煎 2 次，取汁制成丸药。达营汤每日 1 剂，分 2~3 次服，连服至下月发病日期后 1 周左右。如病情控制，可停服汤药，单服丸剂，每次 5g，每日 2~3 次，连服 2 个月不复发，再服 3~4 个月以巩固疗效。除对失眠者用安眠药外，不并用其他西药。

[结果] 有效 40 例，无效 4 例。

编者按

上述周氏治法，对瘀血为患的病人可以效法，方中大黄有"下瘀血"作用。但非形气实，瘀血重者不可盲目使用。《金匮要略》治疗热入血室以小柴胡汤为主方，后世医家常辨证加入凉血药或活血药，确有良效。

老年性痴呆

本病是一组慢性进行性精神退化疾病。病理改变以大脑的萎缩和变性为主。其临床表现的早期症状以性格改变为特点，进一步发展则为精神的异常。其病因为年老体衰，或加之大病、久病及情志因素。病机为脏气衰弱，脑海空虚，瘀血痰浊交阻所致。西医强调生活上的照顾与护理极为重要，缺乏特殊的治疗方法。如有精神兴奋，行为紊乱，难以管理者，可用地西泮等药。

逐瘀安神与醒脑开窍法治疗老年痴呆

刘寿康等（《中医杂志》1987，9：24）用逐瘀安神，醒脑开窍法治疗老年痴呆 2 例。

[治疗方法] 桃仁复苏汤：桃仁、生大黄、菖蒲、远志、玄明粉（分冲）各 10g，桂枝 60g，龙牡（先煎）各 30g，朱茯神 15g，甘草 6g，蜈蚣 2 条。1 例夹痰者加胆星。

[结果] 均服药 10 剂临床症状消失而愈。

编者按

上述刘氏治法，适宜于痰瘀交阻为主的患者，若本虚为主者，当着重补益肝肾，养心益脑。综上所述，精神病属于中医癫狂等范畴。本病是以精神活动紊乱为主要表现的疾病（包括：感知、思维、情感、注意、行为、意识和智能等方面的异常）。尽管各类精神疾病的病因和病理不尽相同，但临床上均突出地表现为精神活动的异常——精神症状。下面对有关问题简要说明。

第一，精神病的分类。

目前对精神病的分类常结合病因概括为三大类：一是器质性精神病（系指由于脑部器质性疾病或其他躯体疾病所引的大脑功能紊乱，以致发生的精神病变。其中又区分为脑器质性精神病和症状性精神病）；二是功能性精神病（系根据目前科学技术水平，还未能发现脑部有明显形态结构改变的精神病）；三是人格障碍和神经症。以上所谓器质性与功能性只是相对的概念，病因学研究已经发现，功能性精神病如精神分裂症和躁狂抑郁症都有一定的遗传基础。第三类中的神经症患者其精神功能紊乱程度较轻，一般并不严重影响工作与生活；人格障碍又可以说是"病态人格"，主要表现为性格脾气偏颇，但基本精神活动是正常的。

第二，精神病的病因病机及治疗原则。

精神病的病因主要是七情所伤，或先天遗传，或内伤杂病。西医学认识到是生理 - 心理 - 社会的综合因素所致。其病机是气血阴阳失调，脏腑（特别是"元神之府"——脑）功能紊乱，郁热痰火邪毒干扰神明，上瘀于脑而发病。西医常用的治疗方法是精神治疗和药物治疗，有时也用休克疗法或工娱疗法。中医治疗本着"心病还得心药医"的原则，有的放矢地对病人进行精神疏导，同时辨证论治。对实邪致狂者应用以大黄为主的方法治之。

第三，大黄治疗精神病的功效及药理作用。

早在《灵枢·癫狂》篇即对本病详细论述。张仲景在《伤寒论》中治蓄血发狂拟桃核承气汤、抵当汤，两方均以大黄下瘀热。龚廷贤《寿世保元》治癫狂的将军汤，即用单味"大黄四两酒浸一宿"，然后水煎服治之。近代名医张锡纯治癫狂亦重用大黄。总之，古代医家治疗癫狂实证多以大黄为主。现代学者吸取前人的经验，治之亦多采用大黄而取效。古今医家用大黄治疗癫狂精神病是根据《内经》"诸躁狂越，皆属于火"的理论为指导，取大黄泻火解毒，活血化瘀等。

现代药理研究已证实了大黄的抗精神病作用。如杨春林（《中医药研究》1990，2：34）在一篇综述"大黄的抗精神病作用初探"中说，近年来不仅在实验室有关项目指标中证实了精神病人存在血瘀，而且在广泛开展的活血化瘀法治疗精神病的临床观察中发现以大黄为主药的复方治疗精神病疗效较好，其疗效与血瘀的消除平行相关，说明以大黄复方治疗精神病的疗效是通过消除血瘀而达到的。周康（《中医杂志》1962，8：12）认为，精神分裂症是由于病人的代谢功能障碍而引起自体中毒所致，大黄能推陈致新、解毒、下积滞、通利水谷，能排除代谢障碍的毒素以治病。现代药理研究证实大黄有广谱抗菌、抗病毒作用，能降低前列腺素和环核苷酸含量而产生退热效果，因此能治疗感染高热引起的精神障碍。《光明日报》1986年7月31日转载说，由日本九州大学药理学专业植木昭和教授等人组成的研究小组通过动物实验证明，中药大黄能有效治疗精神分裂症，而且不像氯丙嗪容易产生运动障碍和自律神经失调等副作用。植木教授研究小组在动物实验中发现，大黄中具有能够抑制攻击行动和自发运动的成分。

总而言之，大黄可谓治疗癫狂精神病的良药，凡血分实热，瘀血不去、阳明腑实，痰火内盛等实证表现者，均可用单味大黄或以大黄为主治之。当然，还应根据本病的不同病因病机，辨证论治，酌情采取治痰（豁痰开窍、涤叶痰浊、重镇豁痰、清化热痰、吸逐顽痰等）、疏肝解郁，养心安神，交通心肾，调气和血等方法，以及针刺疗法。

最后需要说明，大黄虽为治本病实证的良药，但药后护理、饮食不当，便易招至复发。故《寿世保元》中说：癫狂"实病，宜泻而不宜补，故用大黄以泻之，取其苦寒，无物不降，可以泻实。又必数日后方可与食，但得宁静，便为吉兆。不可见其瘦弱减食，以温药补之，及以饮食饱之，病必再作。戒之戒之！缓与之食，方为得体，故曰：损其谷气，则病易愈。所以然者，食入于阴，长气于阳故也。"

第九章 男科疾病

慢性前列腺炎

本病属于中医尿浊、淋证、遗精、早泄等病症范围。多见于青中年患者。根据病因，本病可分为2种类型：慢性细菌性前列腺炎和慢性非细菌性前列腺炎。细菌性的感染途径主要为经尿道的逆行感染。其症状为尿道口滴白，可有排尿刺激征（尿痛、尿频、尿急），排尿困难，会阴部不适或疼痛，或睾丸放射痛，以及腰痛、神经官能症，性功能障碍（早泄、阳痿、遗精）等。在前列腺按摩液中可出现白细胞及含脂肪小体的吞噬细胞。诊断要点为反复发作的尿路感染与前列腺按摩液中持续有致病菌存在。直肠指诊前列腺按摩液白细胞＞10/HP，磷脂小体减少为诊断前列腺炎的佐证。慢性非细菌性前列腺炎的发病率比细菌性高8倍。其症状与细菌性前列腺炎类同，但明显不同的是，没有反复的尿路感染发作和常有前列腺液自尿道溢出。其病因为夫妇长期分居，盆腔充血，中断性交，长途骑车以及经常坐位工作等因素。但对该病致病原未有一致意见。西医对上述两种类型的首选药物均为红霉素、复方磺胺甲噁唑、盐酸多西环素。此外，每周做一次前列腺按摩，有规律的性生活，忌酒、咖啡及酸辣食物，以及理疗、热水坐浴等，均可作为本病的辅助疗法和预防措施。

单味大黄治疗慢性前列腺炎

李宝勤（《中医杂志》1992，2：6）用单味大黄治疗慢性前列腺炎近100例。

[治疗方法] 采用熏洗、内服及外敷三管齐下的方法进行治疗。将生大黄90g放入砂锅内加水400ml，煎至200ml左右，倒入瓷盆内熏洗会阴部，待药液不烫手时，再用毛巾浸液擦洗会阴处，同时用手指在局部作顺时针按摩，早晚各1次，每次30分钟。每剂大黄约熏洗1~2天。熏洗完毕后，

取中极、会阴二穴处敷用姜汁调制的大黄丸，局部胶布固定。体质强壮或有热象者，用生大黄3~6g泡茶饮，年高体弱者无明显热象者，每日可用3~6g制大黄煎水20分钟后饮服。以上15天为1个疗程。

[结果] 一般1个疗程可见疗效。在治疗中，对57例患者作了详细的观察记录，发现经过治疗后，前列腺压痛较治疗前明显减轻或消失。前列腺液做镜下检查，不少患者白细胞集团消失，卵磷脂小体普遍增多。

编者按

慢性前列腺炎临床并非少见，若不详加辨别，常可误诊为泌尿系感染等疾患。上述李氏采用具有泻热毒、行瘀血等功效的大黄治疗本病获得良效。此外，亦有采取补肾为主，或活血化瘀，或固精导浊法取效的报道。

急性睾丸炎

本病属于中医子痈等范畴。儿童、成人均可发病。其临床表现为发热，恶寒，常一侧睾丸肿胀，有的与附睾同时迅速增大，质地硬，压痛明显，疼痛向腹股沟放射，小便赤涩，血常规中白细胞总数升高。其病因多为感冒、劳累或受潮湿等。病机为外邪客于足厥阴肝经（肝脉环绕阴器），气血凝于阴器。西医以抗生素、激素治疗为主，必要时外科手术。

1. 生大黄散外敷治疗睾丸炎

陈龙跃（《浙江中医》1986，12：562）学习老中医经验，用生大黄散外敷治疗睾丸炎15例。

[治疗方法] 生大黄粉、大枣（去核）、鲜生姜（去皮）各60g，共捣如泥，敷贴睾丸，布包。敷药15分钟后，局部有凉爽舒适的感觉。1日更换1次，7日为1个疗程。

[结果] 15例中12例治愈，2例好转，1例无效。

2. 解毒散结法治疗急性睾丸炎

周光楷（《四川中医》1986，6：40）用解毒散结法治疗急性睾丸炎5例。

[治疗方法] 大黄、附子各5~10g，白花蛇舌草30g。辨证选加青皮、橘核、川楝子、赤芍、延胡索、丹皮、柴胡、黄芩等药。

［结果］均用药 3~4 剂治愈或显效。

［体会］本方诸药合用，清热解毒，行气活血散结而除肿痛。方中大黄、附片为必用之品，缺一不可。惟大黄、附片的剂量不必一律，须据病人体质及病势轻重，寒热的多少及脉象而定。大黄、附片同治睾丸炎系岳美中老先生的经验，笔者临床验证，亦获良效。

3.温阳消结汤加减治疗急性睾丸炎

刘氏（《河南中医》1986，5：18）用温阳消结汤加减治疗急性睾丸炎100 例。病程最短 1 天，最长半个月。

［治疗方法］基本方：附片（久煎 1 个半小时）、干姜各 6~60g，白芍、甘草各 30g，大黄、桂枝、细辛、路路通、橘核、当归各 10g。随证加减用药与用量。每日 1 剂，水煎 2 遍合汁分两次温服。晚上煎第 3 遍，用药汤熏洗患处。

［结果］3~15 天治愈 97 例，显效 3 例。

编者按

上述陈氏用生大黄散外敷治疗睾丸炎，可谓经验良方。周氏学习岳老并用大黄、附子治疗本病的经验，取得良效。正巧刘氏所用方法，亦是大黄、附子同用。盖大黄善于攻瘀，附子善于宣通，两药寒热相反而相成，其功效切合本病之基本病机，故而效著。此外，若病机为寒凝肝脉或肝经湿热，当选用古方暖肝煎或龙胆泻肝汤为主。

前列腺增生症

本症属于中医癃闭范畴。多发于老年人。其临床表现以尿频、排尿困难、尿潴留为主症。其病因病机为肾虚，瘀血阻滞尿道，下窍不通。目前，西医学常用雌激素治疗，必要时可施行外科手术。

内服结合外敷治疗 64~84 岁的前列腺增生尿潴留

王氏（《浙江中医》1984，9：397）以温通并用，内服结合外敷治疗64~84 岁的前列腺增生尿潴留 25 例。

［治疗方法］内服方用肉桂 6g，知母、黄柏各 10g，黄芪 30g，生大黄（后下）、木通、地龙、甘草各 9g，蟋蟀 10 只（捕得后，用沸水烫死，晒

干或焙干为末，分 10 次服），槐花、萹蓄、山楂各 15g。外敷方用生遂 9g，冰片 6g。共研末，加适量面粉。开水调成糊状，外敷于脐下 4 寸中极穴上，直径约 4~5cm，并于其上加热敷，一天一换。

[结果] 均能自己排尿，症状明显好转，尿潴留消失，平均 14 天左右。

🌿 编者按

据普查 1436 例（直肠指检、B 超检查）结果，前列腺增生在老年人中发病较高，应引起重视。上例王氏治例，为本病之重者。应早为防治，辨证采用温补肾气、补益脾气，通利小便，活血化瘀，软坚散结等综合方法治之。并可辅助温水坐浴、热敷，前列腺按摩以及气功疗法，均有效果。

附睾郁积症

本症是输精管结扎术后特有的远期并发症。其临床表现为精液郁积于附睾管腔，管腔膨胀，附睾肿大，阴囊坠痛，小腹酸胀等。其病因为术后瘀积。病机为气血阻滞而致。

内外合治法治疗附睾郁积症

明鸣（《国医论坛》1989，2：28）用内外合治法治疗附睾郁积症 22 例。

[治疗方法] ①内治法：用桃核承气汤为主方，桃仁、大黄各 12g，桂枝、甘草各 6g，芒硝 10g。温热重者加栀子 12g，夏枯草 20g，白花蛇舌草 30g；少腹胀痛重者加柴胡 10g，青皮 15g；舌质紫暗或有瘀斑，脉沉涩者加三棱、莪术各 9g，当归 12g。用法：水煎服，日 1 剂，分 3 次服。②外治法：苦参、胆草各 30g，黄芩、黄柏各 15g，白矾、土茯苓各 20g。诸药煎汤趁热熏洗阴囊。日 1 剂，熏 4 次。

[结果] 痊愈 15 例，显效 4 例，好转 2 例，无效 1 例，总有效率为 95.8%。痊愈多在 4~6 周之间，最长者达 12 周。病程短，疗效好；病程长，见效慢。

🌿 编者按

本病因术后气滞血瘀为主，故上述方法取得良效。若气血郁滞日久，可演变为湿热蕴结，有报道以龙胆泻肝加减治之而获效者。

第十章　外科病通治方与疮疡等

外科学是医学科学的一个重要组成部分，它的范畴是在整个医学历史发展中形成，并且不断更新变化的。在古代，外科学的范畴仅仅限于一些体表的疾病和外伤。我国医学史上，外科学早在公元前的周代即已独立成为一门，当时把外科医师称为"疡医"。如《周礼》医师篇记载："疡医掌肿疡、溃疡、金疡、折疡之祝药（祝，通'注'；祝药即敷药）、刮（刮除脓血）、杀之齐（销蚀腐肉之药剂）。"嗣后，历代擅长外科的名医辈出，撰写出不少外科学专著，成为中医学宝库中一个组成部分。

随着医学科学的发展，对人体各系统、各器官的疾病在病因和病理方面获得了比较明确的认识，加之诊断方法和手术技术不断地改进，现代外科学的范畴已经包括许多内部的疾病。因此，外科学与内科学的范畴是相对的。如果大体上加以划分，那么，外科以需要手术或手法及外用药为主要疗法的疾病为对象；而内科以应用药物为主要疗法的疾病为对象。然而，外科疾病也不是都需要手术的，而常是在一定的发展阶段才需要手术，例如化脓感染，在早期一般先用药物治疗，形成脓肿时才需要切开引流。而一部分内科疾病在它发展到某一阶段也需要手术治疗，例如胃十二指肠溃疡引起穿孔或大出血时，常需要手术治疗。不仅如此，由于医学科学的进展，有的原来认为应当手术的疾病，现在可以改用非手术疗法治疗；而有的原来不能施行手术的疾病，现在却创造了有效的手术疗法。更需要说明，中医与西医及其不同时期、不同医家的著述关于外科学的范畴都不尽相同，如西医认为应当手术的许多疾病（急腹症等），中医采取非手术中药治疗或中西医结合治疗取得良效，这方面的许多内容详见前述消化系统疾病等章节。本章着重论述大黄及其复方在疮疡、皮肤、骨伤等疾病方面的应用。

外科疾病通治方

1. 大黄冰硝散治疗疔疮痛肿

余江平（《四川中医》1984，3：24）用大黄冰硝散治疗疔疮痛肿。

[治疗方法] 大黄100g，冰片20g，芒硝100g，食醋适量。大黄、冰片、芒硝三药各研细末，加入食醋适量混合搅拌，然后摊于纱布块上敷在病灶部位。每日换药2~3次，连用2~4天。主治：一切疔疮、痈肿疮毒，以及跌打损伤引起的瘀血肿胀。如治一男26岁，因患左手虎口部位无明肿毒，皮肤鲜红、质硬，压之疼痛，肿块大如桃，无波动感，查体温39℃，夜间疼痛更甚。采用本方治疗，两天肿退病愈。

2. 自制蛇黄油纱治疗烧伤等皮肤疾病

李运馥（《中国中西医结合杂志》1987，7：439）用自制蛇黄油纱治疗烧伤、广泛性皮肤摩擦伤、接触性皮炎、过敏性阴茎溃烂等，均收到较好的效果。

[治疗方法] 蛇莓60g，黄连、大黄各30g，冰片少许，麻油400g。先把黄连置油中泡24小时后，以文火煎熬2小时左右，使之成为炭状，加入蛇莓、大黄约15分钟离火，冷却过滤，加入冰片搅拌即成蛇黄油，放入纱布即为蛇黄油纱。用法：烧伤、广泛性皮肤擦伤，清创后以1%苯扎溴铵冲洗创面；接触性皮炎以生理盐水清洁创面，用蛇黄油纱敷贴包扎，每日换药1次，创面干燥结痂后停用，行半暴露至愈；过敏性阴茎溃烂以生理盐水清洁创面后外涂蛇黄油，每日3~4次，暴露、结痂后停用。

[结果] 本组病例全部治愈。治愈时间：烧伤5~20天；广泛性皮肤擦伤4~7天；接触性皮炎3~6天；过敏性阴茎溃烂5~10天。

[体会] 本油纱药源广且价廉，制作与治疗方法简单，适应证广，无副作用，收效快。中面积烧伤、广泛性皮肤擦伤需应用抗生素。创面干燥结痂后应注意保护，勿硬性撕拉，以防损伤创面。据文献记载：蛇莓、黄连、大黄、冰片、麻油具有清热解毒、燥湿泻火、散瘀消肿、收敛消炎、祛腐生肌、润肌止痛痒及较强的抗菌作用，可降低毛细血管的通透性，改善脆性，减少体液外渗，改善组织与器官的循环与代谢。使用后创面很快干燥结痂，痛痒减轻或消失且感舒适。

3. 生大黄粉外敷治疗感染性病灶

傅明章（《四川中医》1988，6：41）用生大黄粉外敷治疗感染性病灶25例。其中臀部硬结（肌内注射药物所致）7例，炎性包块6例，急性蜂窝织炎3例，脚癣感染3例，湿疹2例，急性乳腺炎2例，电灼伤性溃疡1例，昆虫性皮炎1例。

［**治疗方法**］生大黄研成细粉，用25%~50%酒精调敷，1~2日换药1次，保持药物的湿度。皮肤有破损或对酒精过敏者可用凉开水调敷。

［**结果**］23例均在7日内痊愈，大多数为2~3日，最快的12小时；1例1周以上好转；1例无效。

［**体会**］大黄具有抗细菌及真菌的作用，又有收敛、消炎之效，除内服外，外敷治疗炎性病灶也具有明显功效。

4. 大黄软膏外敷治疗急性化脓性感染疾病的溃后脓液较多者

周庆符（《四川中医》1989，6：51）用大黄软膏或制成纱布，作为感染疮面的外敷药，收效良好。

［**制作与贴敷方法**］取生大黄100g，加水300ml，煎沸20分钟后过滤，再加同量水煎沸15分钟过滤，将两次煎出液浓缩至100ml，按100g凡士林加入30ml大黄煎出液，即成大黄软膏。用时根据疮面的大小摊于纱布上外贴。或制成大黄油纱布，高压灭菌后，贴敷疮面。

［**功效与主治范围**］本药膏具有清热解毒、祛腐排脓、散瘀消肿等作用。适用于各种疖、痈、有头疽、手足疔疮、外伤感染等一切急性化脓性感染疾病的溃后脓液较多者。

［**体会**］①在换药的具体使用中，大黄油纱布较大黄软膏直接外贴疮面效果较好，因为油纱布有利于脓液引流。②油纱布的大小亦应恰如疮口，不宜太大，以免超出疮面而浸泡正常皮肤。③油纱布一般1~2层即可。对较深的创腔，宜用油纱条，可起引流作用。

5. 自拟硝黄散治疗各种感染性疾病

李庆丰（《吉林中医药》1991，5：17）用自拟硝黄散治疗各种感染性疾病60例。其中扁桃体炎20例，乳腺炎19例，急性阑尾炎6例，局部外伤感染4例，针孔感染4例，附件炎6例，牙周炎1例。

[治疗方法] 生大黄 15g，芒硝 15g，冰片 5g，紫皮大蒜 1 头。将生大黄焙干，同芒硝、冰片共研细末，紫皮大蒜捣成泥状，与上药末调匀贴敷于患处相应皮肤上，再用纱布敷盖，胶布固定，每天换药 1 次。

[结果] 全部有效，治愈率为 96.67%，一般用药 2~7 天即可痊愈。

❀ 编者按

上述文献资料表明，大黄不但内服具有化瘀生新、泻火解毒及广谱抗菌作用，而且外用治疗疔疮痈肿、外伤、烧伤等疾患具有同样功效。值得探讨的是，以上治疗方法多以大黄配伍芒硝或冰片。何勤（《四川中医》1984，3：58）单用芒硝外敷治疗疔疮痈肿，具有止痛消肿功效。张连春等（《中国中西医结合杂志》1984，5：272）用冰片与芒硝按 1:10 的比例研末外用，治疗一般外科感染 230 例得良效。由此可见，大黄、芒硝、冰片三药合用有协同增效作用。

6. 葫芦化毒丹治疗无名肿毒

张在仁（《中成药》1984，4：44）用自制葫芦化毒丹（为清代祁坤《外科大成》无名肿毒方）治疗无名肿毒均获显效。

[治疗方法] 大黄、黄柏、远志等分，猪胆适量，雄黄少许。上药前三味研为细末，以猪胆汁调和成锭，雄黄为衣，阴干备用。用时取锭，用米醋磨如墨，鹅羽蘸药频涂患处，干即涂之。具有消肿止痛，清热解毒之功效。适应证：治疗一切无名肿毒，痈疽初起，疔肿、热疖、流注等，屡见良效。并可引伸治疗湿疹、烫伤、丹毒及带状疱疹等症。

7. 如意金黄散在外科中的应用

王云凯等《中成药》1984，4：29）对如意金黄散的临床应用进行了探讨。指出如意金黄散始见于明·陈实功《外科正宗》，又名金黄散，近人有称金黄如意丸的，是外科常用的外用剂。

[制备方法] 天花粉 5000g，黄柏、白芷、大黄、姜黄各 2500g，苍术、厚朴、陈皮、甘草、天南星各 1000g。上药切片，晒干，研细末，瓷器收贮，勿令泄气。功用主治：清热解毒、消肿止痛。主治痈疽发背、诸般疔肿、湿痰流毒、大头时肿、漆疮火丹、风热天泡、肌肤赤肿、干湿脚气、妇女乳痈、小儿丹毒等证属初起者。

［使用方法］每次依疮肿大小，取适量敷局部，或围敷四周，干则润湿，每日换药 1~2 次，若疮肿红赤，肿痛发热，未成脓者，或夏月火令时节均用茶水同蜜调敷；若微热微肿及大疮已成欲化脓者，用葱汤同蜜调敷；若漫肿无头，皮色不变，湿痰流毒，附骨痈疽，鹤膝风等，用葱酒调敷；若风热所致，皮肤灼热，色红光亮，游走不定，用蜜水调敷；如天泡火丹，赤游风，黄水漆疮，恶血攻注等，用板蓝根叶捣汁或加蜜调敷；若汤泼火烧，皮肤破烂，用麻油调敷。

［临床应用］如意金黄散功能消肿止痛，故凡阳热痈疽肿毒，证在初期，红肿热痛者，均可以本方涂敷。

此外，周氏等（《辽宁中医杂志》1989，12：35）对金黄散外用抗感染进行实验研究。结果表明，金黄散对金黄色葡萄球菌、绿脓杆菌等外来致病菌有一定抑制作用，是外用治疗体表化脓性感染疾病较理想的药物。

8. 大黄蜂蜡药膏治疗疮疡

孟凡珍等（《辽宁中医杂志》1990，7：47）用大黄蜂蜡药膏治疗疮疡120 例。

［治疗方法］大黄、川芎、白芷、冰片、蜂蜡。将大黄、川芎、白芷浸泡在麻油中，浸透后在火上炸至大黄、川芎变成黑色，冷却后用纱布过滤去渣留油，将蜂蜡加入药油中，并加热熔化，待药油温度降至 60~70℃ 时加入冰片，搅匀放冷即得大黄蜂蜡膏。取适量药膏摊于纱布上，外敷疮疡处，2~3 日换药 1 次。

［结果］显效（用药 1 周内治愈）106 例；有效（用药 2 周内治愈）13例；无效（用药超过 2 周仍不愈）1 例。

［体会］大黄蜂蜡药膏具有祛风活血、消炎止痛、生肌收敛、促进伤口愈合等功效，且无过敏现象。对治疗烫伤、疖肿、疮痛的疗效也很显著。

9. 黄芪大黄粉治疗慢性疮疡

彭世桥等（《浙江中医》1991，3：15）用黄芪大黄粉外敷治疗慢性疮疡。

［治疗方法］将优质干净之黄芪与大黄按 3：1 的比例，研成粉末备用（最好经低温灭菌），用时外敷患处，以无菌纱布覆盖，隔日换药 1 次。

［结果］一般换药 3 次后，脓血减少，疮面变为红活，再换药数次，疮

面鲜红，肉芽渐生，疮口趋向愈合。

［体会］慢性疮疡多久治不愈，临床治疗中西医均缺少良策，疗效不够理想。黄芪味甘性温，功擅益气生血，托毒生肌，《本经》言其"主痈疽久败疮，排脓止痛"。现代药理研究表明，黄芪有促进体液免疫的作用，可抑制细菌及病毒的繁殖，增强吞噬细胞的吞噬功能。然临床多作内服，历来外用药中鲜有用黄芪者，据"外治之药亦即内治之药"的原理，或单用，或伍大黄以清热解毒、化瘀生新，用治慢性疮疡多例，疗效颇佳。

编者按

古今治疗疮疡方多采用大黄。《大明本草》说大黄能"敷一切疮疡、痈毒"，具有清热解毒、化瘀生新功效。现代药理研究证实，大黄有多种抗菌作用。上述经验还表明，疮疡取大黄外用，应辨证配合他药，如彭氏治疗慢性疮疡配黄芪而取得较好疗效，便是例证。

疖

疖是一个毛囊及其所属皮脂腺的急性化脓性感染。常扩展到皮下组织。中医根据其发病季节、部位及特点等有许多名称。其临床表现为局部红、肿、痛的小结节，逐渐肿大，呈锥形隆起，数日后结节中央出现黄白色小脓栓，红、肿、痛范围扩大，再经数日后则脓栓脱落，排出脓液而向愈。疖一般无明显的全身症状，但若身体虚弱，抵抗力不足者，可感到全身不适、振寒、发热、头痛及厌食等毒血症状。面部，特别是所谓的"危险三角区"的上唇周围和鼻部疖，如被挤压或挑刺，极易出现严重的病情。其病因是局部皮肤擦伤，不清洁，经常受到摩擦及刺激等所致。致病菌大多为金黄色葡萄球菌和表皮葡萄球菌。中医认为是外感暑湿热毒壅于肌肤而成。西医治疗对其轻者以外敷药为主，而面部疖及有全身症状的疖应给予磺胺药或抗生素。

1. 生大黄水煎液外涂治疗金黄色葡萄球菌感染的诸炎性疾病

远建德（《中医杂志》1965，8：25）用生大黄水煎液外涂治疗金黄色葡萄球菌感染的口腔炎、口唇溃疡、皮肤毛囊炎、头部疖肿等炎性疾患均收到满意的效果，其局部培养金黄色葡萄球菌的转阴日数亦比较迅速。

[治疗方法] 生大黄 9~24g，煎取 150~500ml。一般每日 1 剂。本液用于漱口、外敷及洗涤，每天 4~6 次。在治疗前，局部应先予以清洁，头发宜剪掉，暴露患处。溃疡处洗涤时，必须将局部分泌物洗净，但局部摩擦不可用力太大，以免血液渗出。

2. 加味三黄粉外涂治疗天泡疮、脓窠疮等皮肤疾患

周昭庆（《江苏中医》1966，7：封三）用加味三黄粉外涂治疗天泡疮、脓窠疮、浸淫疮、急性湿疹、丹毒、缠腰火丹、漆疮、疖肿等皮肤疾患，收到了满意的疗效。

[治疗方法] 大黄、黄芩、黄柏、苦参各等量，共研极细末，放于干燥瓶中备用。使用时以冷开水调至糊状，以药棉蘸药汁涂于患处，1 日涂四五次，干后频频用药汁润之。亦可用香油、菜油调涂。春季最好用蒲公英、紫地丁、马蓝打汁调之。夏秋季用丝瓜叶、大青叶、菊花叶打汁调之，效果更为卓著。若病变范围大，或伴有畏寒发热，淋巴结肿大，必须结合内治法及抗生素治疗。

3. 大黄等中药煎汤内服治疗面部疖肿

杨昔年（《江苏中医》1983，2：63）用大黄等中药煎汤内服治疗面部疖肿。

[治疗方法] 大黄 12g（酒浸），紫花地丁 50g，蒲公英 50g，皂角刺 10g，加水 400ml，煎至 150ml，如法煎两次，混合分为 3 次温服，每日 1 剂。

[结果] 一般 2~5 剂可愈。服药期间，患处常以净纱布块热敷，但严禁挤压。

4. 加味皮炎洗剂治疗脓疱疮

夏前琪（《江苏中医》1987，6：2）用加味皮炎洗剂治疗脓疱疮 150 例。

[治疗方法] 大黄、黄芩、黄柏、银花、连翘各 10g，苦参、艾叶、蛇床子各 15g，马齿苋 20g。每日 1 剂，水煎待温后外洗患处，每日 2 次。

［结果］痊愈 133 例，好转 17 例。

5. 大黄花椒洗剂治脓疱疮

李光荣（《四川中医》1987，5：29）用大黄花椒洗剂治脓疱疮。

［治疗方法］生大黄 50g，花椒 15g。将上药煎水 200~300ml。先将渗出物和脓痂用药液洗净，再用纱布浸药液贴敷患处每次 10~20 分钟，每日 3~5 次。

［结果］一般 3~4 天可愈。

编者按

现代实验研究大黄有广谱抗菌作用，尤其对金黄色葡萄球菌感染更为显著，故以大黄为主的方药外用治疗疖有良效。上述周氏说，加味三黄粉用中药鲜品汁调之，一般鲜品难得，但师其法，用清热解毒水煎调之亦可。

痈

痈是多个相邻的毛囊及其所属皮脂腺或汗腺的急性化脓性感染，或由多个疖融合而成。根据其发病特点，中医还称之为有头疽等。成年人，糖尿病患者较易患痈。其临床表现呈一片稍微隆起的紫红色浸润区，质地坚韧，界限不清，在中央的表面有多个脓栓，破溃后似蜂窝状，逐渐坏死、溶解、塌陷，除有局部剧痛外，病人多有明显的全身症状，如振寒、发热、纳差等，白细胞计数常增加。痈不仅局部病变比疖重，且易并发全身性化脓性感染。唇痈容易引起颅内的海绵状静脉窦炎，危险性更大。其病因病机为外感火毒，饮食不节，内蕴湿热，气滞血郁肉腐而成。致病菌为金黄色葡萄球菌。西医常用抗生素治疗及局部用药，必要时用镇痛剂或手术处理。中医常辨证采用内外兼治法，以加强疗效。

1. 大黄扫毒汤治疗颜面部疔疮

王柏松（《浙江中医》1982，2：85）用大黄扫毒汤治疗颜面部疔疮。他说，颜面部疔疮在外科疮疡中治疗最为棘手，而且又不是刀针所宜，最忌挤压。其病因为火毒，而火毒之发，大多出于脏腑，因此治法以下其脏腑之火毒为主。用大黄扫毒汤釜底抽薪，收效颇为满意。此外，吴氏（《中医杂志》1992，1：9）亦用大黄扫毒汤加桔梗治一头部患痈者，不旬日而愈。

2. 大黄芒硝药袋治疗痈肿

张宏俊等（《辽宁中医杂志》1991，3：36）用大黄芒硝药袋治疗痈肿148例。

[**治疗方法**] 生大黄50g，芒硝250g，冰片10g。将大黄研成粗末，芒硝、冰片碾碎，拌匀后装入纱布袋中，以半袋药为宜，然后缝合袋口，备用。将药袋用绷带或胶布直接固定于患处，每日更换2次，或以药袋冰结发硬为度（本品适用于颈部、腋窝、乳房、臀、会阴等体表痈肿初中期，肠痈初期者）。

[**结果**] 痊愈（用药后痈肿消失）138例占93.5%；无效（用药后痈肿不消，治疗前后无改变）10例，占6.5%。治疗时间最短为2天，最长8天，平均3.5天。

[**体会**] 大黄清营分之热，除血脉之瘀，逐腠理之滞；芒硝软坚散结而收渗透消肿之功；冰片辛香走窜，通经透络，引药直达病所。诸药合用，共奏清热泻火，凉血解毒，消肿止痛之效，使痈消肿退，瘀去滞消，而告愈。

3. 仙豆姜泥外敷治外痈

朱沈（《辽宁中医杂志》1991，11：37）用仙豆姜泥外敷治外痈33侧。

[**治疗方法**] 仙人掌3份，土豆2份，生姜1份（用量视外痈面积大小酌定），生大黄粉适量。将仙人掌（去刺）、土豆、生姜切碎，捣烂成稀糊状，然后撒入生大黄粉（用量以不见汁为度）。搅拌成泥状，平摊于消毒塑料薄膜上敷患处，再敷2~3层消毒纱布固定。12小时换药1次。本方适于外痈初起，肿胀结块，高度发硬，表面鲜红，灼热疼痛等症。

[**结果**] 本组33例（乳痈21例，颈痈4例，腋痈2例，胯腹痈1例，下肢痈5例）全部治愈，治疗时间最短2天，最长7天，平均4天。

[**体会**] 外痈为气血毒邪壅滞所致，故治以祛邪通气血为主，初起宜消散。仙人掌苦寒，消肿解毒；土豆甘辛寒，消肿散结；生姜辛散；大黄行瘀破积。故本方用于外痈初起可获效。

王氏所述大黄扫毒汤，源于《医学衷中参西录·医论》篇。张锡纯在论治疗宜重用大黄的经验中说："堂侄女于口角生疔，疼痛异常，心中忙乱。投以清热解毒药不效，脉象沉紧，大便三日未行。恍悟寒温之证，若脉象沉紧，夫紧为有毒，紧而且沉，其毒在里可知。律以寒温脉之沉洪者可下其热，则疔毒脉之沉紧者当亦可下其毒也，况其大便三日未行乎。遂为疏方：大黄、天花粉各一两，皂刺四钱，穿山甲、乳香、没药各三钱，薄荷叶一钱，全蜈蚣三大条。煎服一剂，大便通下，疼减心安。遂去大黄，又服一剂，痊愈。方用大黄通其大便，不必其大便多日未行，凡脉象沉紧，其大便不滑泻者，皆可用。若身体弱者，大黄可以斟酌少用。愚用此方救人多矣，因用之屡见奇效，遂名之为大黄扫毒汤。"总之，大黄为治疗火毒致痈（疔）之要药，以其为主外敷或内服均取效甚捷。

臁疮（下肢溃疡）

臁疮在古代文献里还有裤口疮、裙风、烂腿等名称。多见于中年男性。其临床表现为初起小腿内臁或外臁瘙痒，继而焮红漫肿，甚则破烂，日久难愈，疮口下陷，疮面腐暗等。极少数病人因久不愈而癌变。其病因为过食辛辣肥厚，湿热内生；禀赋不足，肌肤失养；久立、久行，青筋怒张等，复因抓磕、虫咬等破损染毒结聚而成。西医无特效疗法。

1. 大黄甘草粉剂治疗臁疮

杨康龄等（《上海中医药杂志》1956，11：15）用大黄甘草粉剂治疗臁疮12例。

[治疗方法] 生大黄研成极细粉末，甘草捶碎，去净纤维，取细粉，大黄与甘草的比例为5:1，混匀备用。先用微温开水洗净创面，揩干后均匀撒布药粉，再用"千层"（又名千张或百页，为纯黄豆制品，以薄而韧者为良）覆盖包好。如有渗液外流，可任其自然，第2天再洗。每日换1次。轻者换药3~5次，重者8~9次，即会生新肉芽。此时不可再洗，药粉可少用或不用，但"千层"必须每日一换。当结痂牢固时会发生痒感，不叫揭去痂盖，隔5~7日或7日以上，痂盖自然脱落。

［结果］12 例均愈，其中 1 例病程达 13 年，经用药粉 6 日，贴"千层" 20 余日，便结痂而愈。

2. 外用二黄粉治臁疮

刘国洲（《黑龙江中医药》1990，5：40）外用二黄粉治臁疮 36 例。

［治疗方法］先用 1% 的双氧水清洗疮面，后用 0.9% 的盐水冲洗，再用黄柏、大黄各等分为末，用开水调成稠糊状外敷患处，每间隔两天重复上药清洗，直至红肿消散，下凹之肉长平，再用珍珠散。

［结果］治愈 29 例，显效 6 例，无效 1 例，总有效率为 97.2%。

甲 沟 炎

甲沟炎属于中医的手指疔疮。在手部急性化脓性感染中比较常见。其临床表现为指甲一侧的皮下组织发生红、肿、痛，多无全身症状，有的可自行消退，有的却迅速化脓；如果不切开引流，脓肿可向甲下蔓延，成为指甲下脓肿；处理不及时，可成为慢性甲沟炎。其病因多为微小刺伤、挫伤、倒刺，或剪指甲过深等损伤而引起，致病菌多为金黄色葡萄球菌。西医治疗对早期者用热敷、理疗、外敷三黄散等，并服用磺胺药或抗生素。已有脓液的，可在甲沟处作纵形切开引流。如甲床下已积脓，应将指甲剪去或拔去。

1. 大黄粉外敷治疗甲沟炎

李国仁（《中医杂志》1979，2：10）用大黄粉外敷治疗甲沟炎 15 例。病程最长 3 个月，最短 1 天。

［治疗方法］取生大黄、洗净、烘干、研末备用。临用时，以醋调匀（如系小儿可将醋稀释使用），外敷于患处，每日或隔日清洗后更换。结果，使用 1 周治愈 7 例，1~2 周 5 例，2~3 周 2 例，另 1 例因病程较长，嵌甲，经治疗 1 周，应患者要求而拔甲。

［体会］大黄粉醋调外敷具有活血祛瘀、抑菌消炎、收敛和消除局部炎性水肿的作用。对甲沟炎效果较好。但对嵌甲较重或合并甲下积脓者，尚需结合手术拔甲治疗。

2. 大黄栀子酒治疗甲沟炎

刘天骥（《四川中医》1990，5：40）用大黄栀子酒治疗甲沟炎 200 余例。

[治疗方法] 大黄、栀子各 30g，红花 10g，75% 酒精 1000ml。上药（大黄碎为豆粒大，栀子捣）入酒精中浸泡 1 周后（冬季半月），滤渣装瓶备用。主治甲沟炎未溃或甲下有少量脓液者。用时以大黄栀子酒 100ml，浸泡患指，一天不少于 10 小时。

[结果] 初起者，一般 2 天即消；有少量脓液者，用药后可自行吸收，免开刀之苦。

[体会] 甲沟炎属中医蛇头疔。因热毒炽盛，气血凝滞，郁于指（趾）端，故呈红肿热痛，汤泼火燎。法宜清热解毒，凉血活血。方中大黄、栀子清热凉血解毒，且大黄又能祛瘀；红花活血通经，酒行药势，以助散毒。诸药合用使热毒清、瘀血行，故治甲沟炎疗效可靠。

还有，高志银（《湖北中医杂志》1992，4：35）用大黄黄连白矾汤熏洗治疗手足疔疮 32 例取得较好效果。

静　脉　炎

静脉炎，全称血栓性静脉炎，是指静脉血管的急性无菌性炎症。根据病变部位不同，其可分为浅静脉炎和深静脉炎。少数病人可有发热、白细胞总数增高等症状，患者常常诉疼痛肿胀。引起静脉血栓形成的病因很多，如创伤、手术、妊娠、分娩、心脏病、恶性肿瘤、口服避孕药及长期站立、下蹲、久坐、久卧等，较常见的是外科手术后引发本病。

1. 大黄葱蜜膏治疗血栓性静脉炎

张和平（《辽宁中医杂志》1989，7：29）用大黄葱蜜膏治疗血栓性静脉炎 56 例。其病变在颈部 5 例，胸部 14 例，腹部 8 例，上肢 18 例，下肢 11 例。有手术史者 14 例，静脉输液史者 19 例，其他及原因不明显 23 例。本组病例均在肢体浅表静脉出现一段条索状硬结，多伴有自发的局部隐痛，活动时出现牵拉痛，触之疼痛加重。在条索状硬结两端如被牵拉时皮肤出现凹陷性浅沟，有部分条索硬结周围皮肤色素沉着，多为单发。

[治疗方法] 大黄葱蜜膏由生大黄 60g（压成粉），鲜葱白 60g，蜂蜜

100g 组成。先将鲜葱白用水洗净切碎，放在碗内捣成泥状，后加进大黄粉 60g，蜂蜜 100g，拌匀即成。用药前先把患处皮肤用 75% 的酒精消毒，再将药膏敷上较厚一层，然后用纱布包扎，1 日换药 2 次，6 次为 1 个疗程。第 1 个疗程后，可间隔 2 天再行第 2 个疗程。

［结果］痊愈 51 例（局部疼痛和条索状硬结消失）；有效 4 例（局部疼痛消失，条索状硬结消失 2/3 以上）；无效 1 例（经治疗症状不变）。总有效率 98.21%。

2. 硝黄散治疗肌内注射后局部硬结及静脉炎

孙颖（《中医护理杂志》1987，6：250）用硝黄散治疗肌内注射后局部硬结及静脉炎。

［治疗方法］大黄、芒硝各等份。先将上药共研细末，用陈醋调成糊状外敷患处，每日 1 次。

［结果］经治疗 50 例肌内注射青霉素、链霉素后引起的局部硬结的患者，其中外敷 1 次痊愈患者 10 例，2 次痊愈者 35 例，3 次痊愈者 4 例，1 例因过敏停用。又试用 4 例静脉炎，其中外敷 1 次痊愈者 1 例，2 次痊愈者 2 例，3 次以上痊愈者 1 例。

3. 大黄三七散治疗因静脉给药处置不当而引起的局部皮下瘀血和静脉炎

祁凤芹等（《吉林中医药》1992，3：16）用自制的大黄三七散治疗 50 例因静脉注射和静脉滴注处置不当而引起的局部皮下瘀血和静脉炎。其中男 24 例，女 26 例，临床表现为局部皮下瘀血，血管变硬，触之疼痛。

［治疗方法］大黄、三七等量，研末。用时以陈醋调成糊状，局部外敷，每日更换 2~3 次。

［结果］用本法治疗局部瘀血 25 例，均在 5 天内治愈。治疗静脉炎 25 例，均在 6 天内治愈。

编者按

由于肌内注射、输液而致静脉炎、局部硬结者较多见。上述以大黄为主的方法治之，简、便、廉、验，可以取法。编者曾用单味大黄粉，以温水调之敷患处，治局部瘀血硬结疼痛有良效。

第十一章　皮肤科疾病

体表皮肤疾病，外用疗法直接作用于病变部位，常能取得较好疗效。但是，人体是一个整体，有的病在外而根于内。因此，临床上对皮肤病采取适当的内外兼治法，可以提高疗效。大黄具有"推陈致新"的多种功用，治疗皮肤病既可外用，又可内服之，例举如下。

皮肤科疾病通治方

1. 防风通圣散

（1）龚景林（《福建中医药》1984，5：61）结合病例谈防风通圣散在皮肤病中的应用。

防风通圣散一方出自《宣明论》。此方为表里气血三焦通治之剂，方中的防风、荆芥、麻黄、薄荷疏风解表、使风毒之邪从汗而解；大黄、芒硝荡热于下，配伍山栀、滑石泻火利湿，使里热之毒邪从二便而解，更以桔梗、石膏、黄芩、连翘清解肺胃之热，上下分清，表里并治；当归、川芎、赤芍凉血祛风；白术健脾燥湿；甘草和中缓急。诸药相伍，从而达到解表通里、疏风清热、凉血解毒、利湿止痒之效。许多皮肤病，尤其是急性斑疹性皮肤病，大都属于热证，其中以风热、湿热、血热所致较多见。因此，运用此方加减治疗荨麻疹、接触性皮炎、药疹、湿疹、带状疱疹、皮肤瘙痒症、脓疱疮、银屑病、丹毒、玫瑰疹等皮肤病，临床效果颇为满意。

（2）梅和平等（《陕西中医》1990，11：514）用防风通圣散治疗皮肤病200例。

［治疗方法］以防风通圣散为主方，水煎服。偏风寒去石膏、芒硝、黄芩；偏血热，搔后有血痂去麻黄、川芎，加苦参、萆薢、土茯苓；风重痒

甚，搔抓有白屑，加乌梢蛇、刺蒺藜、全蝎、白藓皮；若病情日久，血虚风燥者去滑石、大黄、芒硝、石膏，重用当归、白芍，加首乌、黄芪、党参、生地。

［结果］本组 200 例中湿疹 118 例，急性荨麻疹 19 例，皮肤瘙痒症 40 例，痒疹 23 例。治愈 175 例，有效 16 例，无效 9 例。

2. 二黄合剂

施宗文（《四川中医》1988，7：48）自拟二黄合剂治疗黄水疮、湿疹、新生儿尿布皮炎、酒糟鼻、疥疮及一切具有渗出、红、痒的皮肤病，效果颇佳。

［治疗方法］硫黄打碎，与苦参、大黄同煎，取汁湿敷，每日 3 次。药汁每日煮沸 1 次，以防变质。渗出多者重用苦参；红甚者重用大黄；对疥虫、螨虫重用硫黄。常用量：硫黄 20g，苦参 25g，生大黄 15g。每剂可使用 7~10 日。

痤　疮

痤疮中医有很多名称，如肺风粉刺、粉刺、面粉渣、酒刺及粉花疮等。多见于青年男女，清《疡医大成》指出："书生娇女各多此病。"其临床表现为颜面或胸背部出现针头或芝麻大小样皮疹，较肤色略红，顶端日渐呈现黑头，可挤压出黄白色粉渣（即粉刺），易遗留凹陷疤痕。有的患者皮疹增大如黄豆或蚕虫大小，呈暗红色，消退后形成高突的瘢痕疙瘩。病程缠绵，至中年皮疹才日渐减少或自愈。其成因为青春期血热偏盛，加之饮食不节，肺胃积热，血随热行，上壅于面所致。久而久之，痰血瘀结，形成囊肿或硬结难消。西医常采取外用药及性激素、抗生素治疗。

1. 大黄紫草茶油治疗粉刺

秦学中（《新中医》1980，5：31）用大黄紫草茶油治疗粉刺。

［治疗方法］外用药物：紫草、大黄各等分，研末加入茶油浸泡，茶油以略高出药末为准。先搅拌后浸泡 3~6 天。然后用油搽患部，待病情控制后，如痒感消失（尤以鼻部为典型），则每次于洗脸后，用少量的油涂脸。

内服药（适用于粉刺的高潮期）：银花、野菊花、地丁、蒲公英、天葵子、龙骨、牡蛎。方中除龙骨、牡蛎重用至 30~60g 外，其他则为常用量。对于面部慢性久不愈者，可以在外用药内加入少量的蜂蜜，用时取少许，用温水稀释外搽。

[结果] 一般治疗半月可治愈或显效。

2. 外涂痤疮搽剂治疗寻常痤疮

刘玺珍（《河北中医》1984，3：28）用外涂痤疮搽剂治疗寻常痤疮 20 例。病程最短 1 个月，最长者 11 年之久。

[治疗方法] 硫黄 5g，枯矾 10g，生大黄 5g，黄连 3g，黄柏 3g。上五味，共研极细，过筛，加冷开水 70ml，合匀，装瓶备用。每晚临睡前将药液摇匀，用消毒脱脂棉蘸稀糊状液搽于患处，第二天早晨洗脸时洗去，须坚持天天用药，连续 7~30 天。注意本药液不宜放置过久。配成后冬季存放以不超过 1 个月为宜，夏季存放应在 10 日以内。

[结果] 20 例皆近期治愈。治程最短者涂药仅 7 日痤疮即消失；治程最长者 25 日痤疮消失。复发者再搽上药疗效仍佳。

[体会] 因青春期性腺成熟，内分泌增加，刺激皮脂腺分泌过多，使毛囊上皮增生，毛囊皮质腺管口阻塞，其中皮脂贮积，脂肪酸经空气氧化并与外界灰尘混杂而形成黑色。其诱因常与皮脂溢出症、消化不良、吃脂肪或糖类过多有关。故在用上述搽药的同时，应注意经常用温肥皂水洗脸，除去油脂，少吃脂肪和糖类，避免饮酒和刺激性食物，服用适量的维生素 B_6、B_2 或复合维生素 B 可减少发病或加速痤疮的消退，尤其对预防复发有一定的帮助。此外，延长痤疮搽剂的治程也是防止复发的好方法。

3. 四黄洗剂治疗痤疮

饶中华（《云南中医杂志》1989，4：46）用四黄洗剂治疗痤疮 20 例。病程 1~6 年。

[治疗方法] 大黄、黄芩、黄柏各 50g，硫黄 15g。上药研细末过 80 目筛，硫黄先用 75% 酒精溶解，然后均加入 500ml 蒸馏水中，充分摇动搅拌均匀、密封，1 周后即可使用。用时以棉签蘸适量外擦，每日 4~6 次。

[结果] 痊愈 13 例，显效 2 例，好转 4 例，总有效率 95%。疗程最短 7 天，最长者 20 天，一般在 15 天左右明显见效。

4.增液承气汤加味治疗寻常痤疮

徐学武（《湖北中医杂志》1991，1：18）用增液承气汤加味治疗寻常痤疮110例。年龄最小者16岁，最大者36岁。病程最短两个月，长者达8年之久。83例有大便秘结史。

[治疗方法] 本组病例分为中药组及西药对照组，中药组共110例，采用清热养阴，解毒通便法，方用增液承气汤加味：玄参15g，麦冬12g，生大黄10g，生地20g，芒硝6g，白花蛇舌草30g，生山楂10g。加减法：皮损重而感染者加黄连、生栀子、蒲公英、地丁；有结节、囊肿者加贝母、白芷、夏枯草；皮脂溢出过多者加生苡仁、红花、丹参、益母草。每日1剂，水煎两次服用，同时取其药渣，另加入芒硝44g，白花蛇舌草120g，加水1000ml，煎水熏洗患处，每日4~5次，每次20分钟，20天为1个疗程。服药期间禁食辛辣肥甘厚味之品，忌用各种化妆品及其他药物。对照组50例，口服甘草锌胶囊0.25g，甲硝唑0.1g，均为每日3次。20天为1个疗程，服药期间禁忌同中药组。

[结果] 中药组110例中，痊愈69例，显效21例，有效15例，无效5例，总有效率为95.5%。对照组50例中痊愈17例，显效10例，有效7例，无效16例，总有效率为68%。两组疗效经统计学处理有极显著差异。

编者按

痤疮是伴随青春发育期的面部皮疹，一般无明显痛苦，主要是有碍美容，所以患者常以手挤压，则易引起感染，遗留疤痕。临床有关治疗痤疮的报道极多，以外用方法为主，效果较好。如此小恙，一般无需内服煎剂。编者研制克螨护肤灵，主治酒渣鼻，并观察到对痤疮等皮肤病亦有良效，详见下文。痤疮治愈后易复发，关于预防方法，上述刘氏体会可以参考。

酒　渣　鼻

酒渣鼻又叫酒糟鼻，中医还有鼻赤等名称，多发于男性。其临床表现为鼻部皮肤潮红、丘疹，日久则皮肤肥厚以致形成鼻赘等。患部检查常有蠕形螨感染。其病因病机为嗜酒、喜食辛辣厚味及内脏疾患，以致肺脾胃郁热上熏于面所致。西医无特效疗治。

1. 颠倒散治疗酒渣鼻

宋乃秋（《吉林中医药》1983，4：37）用颠倒散治疗酒渣鼻 20 例。

[治疗方法] 硫黄、大黄各等分，研为细面。将药面拌匀，量出 5g 放入酒盅中，加凉水适量调成糊状。每晚临睡前用毛笔或毛刷涂鼻部，次晨洗脸时洗去，每晚 1 次。两周为 1 个疗程，一般需外用 2~3 个疗程。

[结果] 痊愈 10 例，显效 7 例，好转 2 例，无效 1 例。

[体会] 本病易于复发，故坚持长期用药，始能收到较好疗效。此外，尝用本药治疗面部痤疮（肺风粉刺）10 例，效果亦好。此类疾病多治疗 2~4 周而显效。

2. 内外并治法治疗酒渣鼻

杨泗奎（《中国中西医结合杂志》1986，11：696）采用内外并治法治疗酒渣鼻 79 例。

[治疗方法] 内服三黄栀子汤：大黄、黄连、生地、葛根、红花、赤芍、栀子、甘草。10 剂为 1 个疗程，连服 3 个疗程。外用 10% 硫黄霜。

[结果] 治愈 25 例，显效 22 例，有效 24 例，无效 8 例，总有效率 89.9%。

3. 螨护肤灵治疗酒渣鼻

编者等（《寄生虫病防治杂志》拟定 1994 年第 3 期刊载）用克螨护肤灵治疗酒渣鼻 120 例。其中单纯鼻部者 74 例、鼻面部者 44 例，鼻部连及胸背泛发者 2 例。此 120 例患者均在治疗前经蠕形螨检查证实有蠕形螨感染。

[治疗方法] 皆采取外用法，白天用克螨护肤灵酊剂（无色透明）外擦患处，3~6 次／日；夜晚睡前用克螨护肤灵霜剂（即颠倒散加味：大黄、硫黄、白芷等药）涂于患处，次晨用清水洗去。均 1 个月为 1 个疗程。每个疗程后做一次查螨计数，连续观察 1~3 个疗程。

[结果] 治愈 92 例，显效 14 例，有效 12 例，无效 2 例。总有效率达 98.4%。以上方法对面部痤疮及皮肤瘙痒亦有较好疗效。

酒渣鼻影响面容，患者多求治心切。颠倒散为清代《医宗金鉴》中的方子，目前有不少报道用此方为主治疗酒渣鼻，收到较好疗效。编者等总结多年来治疗酒渣鼻的经验，研制成克螨护肤灵，用于临床，疗效满意，正准备作科研成果鉴定。杨氏采用内外兼治法，虽疗效较快，但内服汤药不方便为其弊端。

脂溢性皮炎

本病中医有白屑风、面游风、眉风癣等名称。多见于中青年。常发于头面、鼻旁、眉间、耳项、胸前、背部以及腋胯之间，常自头部开始，向下延及全身。其临床表现有干、湿两型，干者皮肤潮红，脱屑黏腻，发痒，毛发枯燥，发易脱落，日久脸面渐呈黝黑，浸润肥厚；湿者则见红斑，搔破糜烂，流水结痂。其病因为血热风燥或湿热偏盛，肌肤失于濡养而成。本病常有家族遗传性因素。

1. 颠倒散治头皮脂溢性皮炎

广东省中医院皮肤科（《新中医》1986，11：29）用颠倒散治头皮脂溢性皮炎 100 例。

[治疗方法] 大黄、硫黄各等分，研细末外用。先用温水洗湿头发，然后把颠倒散搓到头皮上去，2~3 分钟后用温水洗去药粉，或再用硫黄香皂洗一次头，并用清水洗净便可，每隔 3~5 天用一次。

[结果] 显效（头皮痒、头皮屑、头发油腻及脱发均明显好转）60 例，有效 31 例，无效 9 例，总有效率 91%。

[体会] 在《医宗金鉴》中，颠倒散是用来治疗"刺风粉刺"（即痤疮）的，以凉开水调敷，效果很好。我们受此启迪借用治疗头皮的脂溢性皮炎，总有效率也很高。如果在颠倒散中加发泡剂和香料，用起来就更方便，并能去除硫黄气味。此外用凉开水调搽头皮以外的其他部位的脂溢性皮炎也同样收到良效。

2. 大黄冰片酊治疗脂溢性皮炎

文明昌（《上海中医药杂志》1988，9：34）用大黄冰片酊治疗脂溢性皮炎45例。

[**治疗方法**] 取生大黄100g，冰片20g，食醋250g。于密封瓶中浸泡7天，待变成深棕色后方可使用，如大黄研末放入瓶中则更佳。治疗时先用75%酒精消毒患处，再涂大黄冰片酊，每日3~4次。有滋液外溢者先用清热收敛之品治疗，然后再用本品。用药后皮肤有轻度刺激，几分钟后便消失。治疗中忌辛辣刺激食品，保持皮肤清洁，禁用碱性强的化妆品。

[**结果**] 治愈（症状消失，皮损消退）20例，显效（症状消失，皮损好转）15例，有效（症状改善，皮损好转）5例，无效5例。

扁 平 疣

扁平疣又称青年扁平疣，属于中医扁瘊子范畴。其临床特点大多突然出现，为扁平稍高起皮面的小疣，表面光滑，呈浅褐色或正常肤色，小圆形、椭圆形或多角形，境界清楚，多数密集，偶有微痒，好发于颜面、手背及前臂处。其病因为风热毒邪客于肌表。西医认为是病毒由皮肤接触传染所引起。西医治疗常内服右旋咪唑、氧化镁、乌络托品等，或采取外用药。

大黄木贼汤外洗治疗扁平疣

王道俊等（《辽宁中医杂志》1991，5：39）用大黄木贼汤外洗治疗扁平疣42例。

[**治疗方法**] 生大黄、木贼草、香附、板蓝根各15g。加水煎至500ml，用洁净的纱布擦洗患部，使局部发热发红为度，每日1~2次。

[**结果**] 用药10剂治愈26例，10剂以上治愈14例，无效2例，治愈率为95.2%。

[**体会**] 扁平疣是由病毒引起的一种疾病，具有自我传染性。本方诸药合用，共奏活血、疏风、软坚、抗病毒、除赘作用。外洗可以使局部毛细血管扩张，皮肤的新陈代谢及通透性增强，使药物直达病所，故取效显著。

银 屑 病

银屑病属于中医松皮癣范畴。男女老幼皆可患之，多见于青壮年。其临床表现为大小不等、界线清楚的红斑，覆盖银白色鳞屑，剥去白屑，可见到点状出血。易反复发作，难于根治。其外因为风寒湿热燥毒之邪，侵袭肌腠，内因为素禀血热或血虚，内外相因而为病。

生、熟大黄内服配合外用治疗银屑病

纪钧等（《陕西中医》1990，11：54）用大黄治疗银屑病45例。

[治疗方法]内服：生大黄（后下）3~15g，熟大黄6~20g，每日1剂，水煎分早晚2次服。1个月为1个疗程。外用：生大黄、熟大黄各30g，用30%酒精100ml浸泡1周，取汁外搽患部，每日1~2次。搽药后用手在患部摩擦5~10分钟，使局部有微微发热感。

[结果]痊愈（皮损全部消失，或仅留有少量不明显的点状损害）28例；好转（皮损消失50%以上）12例；无效（治疗1个月皮损无明显变化或继续发展者）5例。在治疗过程中，8例出现腹泻，食欲不振，通过调整服药剂量，其症状消失，未影响治疗。

还有，蔡世恩（《中医杂志》1992，5：41）用复方大黄汤治疗银屑病30例取得较好疗效。有的学者对湿热型银屑病的治疗设立对照组，结果表明，复方中用大黄比不用大黄效果好，证实大黄对银屑病有确切疗效。

手 足 癣

足癣中医称为脚湿气，俗称脚气疮、烂脚丫、香港脚等。其临床表现为脚趾间或足底部生水疱蜕皮，伴有发痒。多发于夏秋湿热之季，冬日转轻，日久则皲裂，可沾染他人。由于足癣痒甚搔抓，常致患处皮脱糜烂，继发感染，脚臭熏人，中医称之为臭田螺，甚者足部肿痛，步履困难。手癣干裂如鹅掌，故中医称为鹅掌风。其临床表现多发于掌心及指缝，水疱陷没，针眼大小，透明如晶，刺痒难忍，搔破流脂，不久即涸，叠起白屑。日久皮肤变厚，皲裂而痛，屈伸不利。多夏天起水疱加剧，冬日干裂加重。其病因足癣多为湿热下注或湿毒相染所致；手癣亦因湿毒凝聚肌肤，失其气血荣润而成。西医认为属真菌感染。常用冰醋酸、水杨酸及克霉唑等外用药治疗。

1. 皂黄浸剂治疗角化鳞屑型手足癣

吴白勤等（《河北中医》1991，6：6）用皂黄浸剂治疗角化鳞屑型手足癣 100 例，设对照组 50 例。

[**治疗方法**] 治疗组以皂黄浸泡患处。皂黄浸剂的药物组成及制法：皂角、大风子、明矾各 30g，大黄、川椒、地骨皮、红花各 20g。将上药粗加工，用 7% 醋酸 1750ml 浸泡 1 周后过滤，即可使用。用法：取药液 500~1000ml，每日浸泡患手或患足 1 次，每次 30 分钟，连泡 7 次。糜烂型足癣忌用。对照组：用复方苯甲酸软膏，每日擦患处 2 次。

[**结果**] 治疗组 2 个月以内治愈率 71%，显效率 20%，总有效率 91%。优于对照组用复方苯甲酸软膏的疗效。

[**体会**] 皂黄浸剂方中红花、大黄、地骨皮活血润肌，川椒、皂角、大风子、明矾燥湿杀虫，加用醋酸造成了不利于真菌生长的环境，浸泡后表皮松软，中药渗透力强，促使角化鳞屑尽快剥脱。本品具有较强的燥湿收敛、脱皮作用，可用于混合型手足癣，但主要适用于长期不愈的角化鳞屑型手足癣。

2. 硝黄散治疗足癣感染

黄硕（《四川中医》1992，12：43）用硝黄散治疗足癣感染 60 余例。

[**治疗方法**] 大黄 50g，芒硝 20g。先将大黄打成细粉，用 1000ml 水煮 15 分钟，然后加入芒硝，溶化后过滤。用时将患足置药液上方，熏至药液不烫皮肤时，再把患足浸泡 20 分钟。每日 2 次，每剂药可连续用 4~5 次，以愈为度。

[**结果**] 全部病例疗效显著。

编者按

中医治疗手足癣的方法很多，以外治法为主，必要时配合内服药。选用方药应结合辨证，并注重有效验方的发掘。

第十二章　骨伤科疾病

骨伤病是难以预料的意外损伤，应及时就治。古代医家在整骨疗伤方面积累了丰富经验与独特疗法，应努力继承之，以弘扬中医药学。大黄既止血，又有活血去瘀生新等多种神奇功效，为骨伤科不可替代的内服外用之要药。将现代相关文献摘编如下。

骨伤疾病通治方

1. 新伤消瘀散

张禄初（《湖南中医杂志》1989，1：14）介绍了已故先师张紫赓先生五代秘方——新伤消瘀散的临床应用。共治疗 1423 例骨伤患者，其年龄最大者 75 岁，最小者半岁。损伤部位：膝股部 315 例，小腿踝部 345 例，肩肘部 278 例，前臂腕部 225 例，胸胁腰部 148 例，头面部 112 例。病种：软组织伤 723 例，骨折伤 654 例，脱臼伤 46 例。

［治疗方法］大黄 10kg，龙胆草 3kg，香附 8kg，丹皮、黄芩、乳香、白芷各 4kg，黄柏 2.5kg，栀子 12kg，姜黄 4kg，红花 3kg，生石膏 5kg，赤芍、没药各 4kg，元寸 1g/500g 粉，面粉 20%。上方药配料后，共研细末，经 80 目筛，并按配方掺入面粉和匀封储。使用时以蜂蜜或饴糖、凡士林油膏加冷开水调制成软糊胶状备用，然后据肢体伤面大小，均匀涂摊于牛皮纸或纱布上，敷贴于患处包扎。2~3 天更换 1 次，皮内创伤渗血或伤口感染发炎者忌用。

［结果］全部病例有效，多数患者敷药 2~5 次痊愈或显效。

［体会］新伤消瘀散制方严谨，制作遵依古法，经骨伤科三十多年来大量病例观察，确系疗效卓著。对改善伤症局部软组织血液循环，消除损伤所致的炎症，以及改善伤处软组织缺氧，恢复机体功能有显著作用，从而达到消炎止痛，疏通经络，调理气血，排除致病物质的治疗效果。损伤是

临床常见疾病，清·吴尚先最崇外治之法，他在《理瀹骈文》中说："外治之理即内治之理，外治之药即内治之药，所异者法也。"

🌸 **编者按**

上述方中所用元寸即元寸香，为麝香之处方名。还有，方中重用大黄、栀仁，不可忽视。骨伤疾病不仅常用大黄，并且有报道以栀子为主治疗损伤有良效。

四肢关节损伤

四肢关节部位的软组织损伤属于中医伤筋范畴。其病因主要为扭伤、挫伤、碾挫伤等。通常按伤筋的程度分为筋的断裂伤与撕裂伤，并按伤后肢体皮肤完整与否分为开放性伤筋与闭合性伤筋。其临床表现为伤筋处的疼痛、肿胀、出血及瘀血斑、畸形及功能障碍等。伤筋的诊断主要依据受伤史、症状、体征、X线及化验检查等综合资料来确诊。并注意与不完全骨折、错位、关节疾患等进行鉴别，以免误诊误治，造成不良后果。伤筋确诊之后，应采取综合性的治疗方法，如理筋手术、包扎固定、药物治疗、功能锻炼及其他辅助疗法。及时妥善的治疗既能达到早日康复，又能防止伤筋的并发症（如慢性肿胀、肌萎缩、关节僵直、韧带松弛、关节与韧带骨化、外伤性关节炎及痹证等）。中医治疗伤筋有丰富的经验，以下主要介绍以大黄为主药的外治方法。

1.五方散治疗软组织损伤

梁锡恩（《云南中医杂志》1983，4：24）所献验方五方散治疗软组织损伤，具有活血散瘀消肿止痛作用。对于各种关节扭伤、软组织挫伤有较好疗效，一般用3~5贴即能痊愈。

[**药物配制及用法**]大黄、泽兰、桃仁、乳香、没药、归尾、红花、土鳖、川断、杜仲、骨碎补、马钱子、无名异、苏木、自然铜各等份，香胶粉适量。上药共为末，瓶装备用。使用时用淡酒煮药末成糊状，或以凡士林调成25%~30%软膏敷患处，每日或两日一换。

2.消瘀止痛散治疗软组织损伤

吴建等（《湖北中医杂志》1985，2：封三）用消瘀止痛散治疗软组织损伤 550 例。

［**治疗方法**］生大黄 100g，丹参 60g，红花 60g，延胡索 40g，冰片 10g，共为细末。用时取药末适量用蜂蜜与 75% 酒精各半将药粉调成糊状，均匀地敷于患处，再以绷带包扎固定。每日换药 1 次。

［**结果**］以肿胀、疼痛消失，功能活动正常为痊愈。本组 550 例均获痊愈。经 1 次治愈者 97 例，占 17.9%；两次痊愈者 304 例，占 55.3%；3 次以上痊愈者 149 例，占 27.1%。如治一患者因行走不慎，摔伤右腕部，当日下午前来诊治。查见右手腕部肿胀，背侧压痛，手腕活动不利，经 X 线检查，排除骨损伤。遂取消瘀止痛散调敷患处，并以绷带固定。次日肿痛消失，功能正常。

［**体会**］肿胀和疼痛是急性软组织损伤最常见的症状。外伤后由于筋脉受损，气滞血瘀使局部肿胀、疼痛，本方重用生大黄为化瘀活血之要药，配丹参、红花、延胡、冰片等药，直接外敷于患处，使药性作用直接达于病所。故有化瘀活血、行气止痛之良效。

3. 军芷萘附散治疗软组织挫伤

方观杰（《浙江中医》1988，6：259）运用家父方金莲老中医经验方军芷萘附散，治疗软组织挫伤 275 例。

［**治疗方法**］药用生大黄、白芷、山萘、生香附各等份，研极细末，瓶贮备用。用法：仅见瘀肿疼痛者，取军芷萘附散适量（根据患部面积大小决定），用人尿调匀，放在温火上使药烧热，热度以患部能耐受为度，然后均匀敷贴于患处，包扎（上肢伤者三角巾悬吊）。挫伤并见骨折，取军芷萘附散加糯米粉（量为药散的 1/5 左右），用少许水调匀，放锅中蒸热，做成药饼，先行骨折手法整复，然后把药饼敷贴于患部，包扎并固定。如疼痛较剧者，可用温开水送服生香附粉 10g，每日 3 次。

［**结果**］单纯软组织挫伤 233 例，外敷本散 1 次后，肿瘀均告消散，病愈。治疗时间最短 2 天，最长 5 天。合并骨折者 42 例，敷药饼月余均愈。

［**体会**］软组织挫伤治宜活血散瘀、消肿止痛为法。本法用生大黄、白芷、人尿，对消肿散瘀有良好作用；白芷又有明显的镇痛效果；山萘、生香附行气止痛，俾气行血行，行则瘀散，故组方合理，取效迅捷。应该指

出，方中大黄和香附必须生用，否则无效。伤及眼睛和皮肤破损处不可用本法。

4. 栀黄散治疗单纯性关节扭伤

宋红旗等（《中国中西医结合杂志》1989，9：547）用自制栀黄散治疗单纯性关节扭伤150例。其中踝关节扭伤89例，膝关节扭伤20例，腕关节扭伤36例，肘关节扭伤5例。病程最短者1小时，最长者72小时，平均2小时。

[治疗方法] 取生栀子、生大黄各等份，用粉碎机粉碎后消毒备用。用时将扭伤部位洗净，取药粉适量，24小时内就诊者以醋调外敷，24小时后就诊者以酒精调敷。有外伤者按常规清创消毒后调敷上药。敷药范围以直径大于肿痛区2cm为度，厚度0.5cm，用塑料薄膜及绷带包扎固定，一般24小时换药1次。若药物干燥可用酒精直接外滴，保持湿润，亦可用原药重新调敷。

[结果] 本组病例全部治愈，用药12小时即可止痛。其中24小时开始消肿、48小时痊愈者130例，72小时内愈者15例，96小时内愈者5例。平均治愈时间为52小时。

[体会] 关节扭伤证见红肿热痛，属瘀血内阻，蕴而生热。栀黄散用酒精或醋调敷患处，可借其发散之力渗入肤内，起到活血化瘀、清热解表、通利关节、消肿止痛之作用。此法简、便、廉、验，值得推广。

5. 苏木合剂加味煎洗治疗踝关节扭伤

雷玉林等（《中国中西医结合杂志》1989，9：563）采用河南中医学院（今河南中医药大学）附院协定方苏木合剂加味煎洗，治疗踝关节扭伤30例。

[治疗方法] 苏木、川芎、赤芍、丹参、鸡血藤、木瓜、银花、连翘各30g，川牛膝20g，归尾、红化、大黄、甘草各15g，䗪虫10g。加水5000ml，煎取3000~3500ml，倒入脚盆，兑白酒100ml，硫酸镁200g，搅匀置凉处备用。药略温浸洗患部，每日1剂，早晚各1次，每次1小时。注意有骨折脱位者先行复位后再施此法。

[结果] 2例骨折者2日内肿热消失，痛减。余均1~5日肿痛消除，能步履。1剂愈者7例，2~4剂愈者21例，另2例5剂而愈。

［体会］本方诸药配合，共奏活血化瘀，舒筋通络，凉血止血，消肿止痛之功，收到使药物直达病所，改善其局部血液循环，促使骨折愈合，软组织修复之效。

6. 桃仁大黄外敷治闭合性损伤

赵焕良等（《黑龙江中医药》1992，6：34）用桃仁大黄外敷治闭合性损伤42例。

［治疗方法］外伤在半小时以内者，桃仁适量捣成泥状，大黄适量为细末，与仙人掌泥（去皮刺捣碎），调和成糊状，敷于肿痛处，面积视病势而定，厚度1cm左右，塑料膜覆盖，胶布固定，每小时换药1次。外伤半天以上者，桃仁泥适量，大黄末适量，与黄酒调和成糊状，外敷法同前。

［结果］治愈40例（其中1次而愈3例，2次而愈5例，3次而愈者10例，4次而愈者10例，5次而愈者12例）；好转2例，有效率100%。

编者按

伤筋为骨折科常见疾患。《素问·五脏生成篇》说："诸筋者，皆属于节"，故四肢关节损伤则伤筋。伤筋亦即关节附近的软组织损伤。上述临床观察以大量的病例表明，以大黄为主的方药外敷或熏洗治疗伤筋，具有可靠的良效。

腰　扭　伤

1. 生大黄粉捣糊外治腰扭伤

梁兆松（《天津医药》1976，1：47）用生大黄粉配合生姜、冰片、葱白头共捣糊状外治32例，均在4天内治愈。

2. 大黄粉、生姜调膏外敷治疗腰扭伤

郭锡康（《中医杂志》1984，7：46）治疗急性腰扭伤110例。

［治疗方法］大黄粉、生姜各适量。先将生姜洗净、切碎，绞汁于干净容器中，然后加入大黄粉，调成软膏状，平摊于扭伤处，厚约0.5cm，并覆盖油纸或塑料布，以保持湿润，再覆盖纱布并用胶布固定，12~24小时

未愈者可再敷。

[结果] 110 倒全部治愈。其中敷药 1 次者 86 例，2 次者 22 例，3 次者 2 例。

3."生军散"治疗因扭闪跌打伤所致的腰痛

袁国民（《四川中医》1985，5：56）用"生军散"治疗多例因扭闪跌打伤所致的腰痛，疗效颇佳。

编者按

上述以大黄、生姜为主外敷治疗腰扭伤，学有渊源。《验方新编·腰部》载："生军散：先以葱白捣烂炒热，将痛处擦遍；随以生大黄研末，姜汁调敷，盖以粗纸。一日一换，尽量饮以好酒，三日即愈。年余不愈者，皆极神效。并治闪跌内伤，肩挑重物受伤，初时不觉，日久忽然疼痛，浮面按之不痛或咳嗽牵扯作痛，三五年不愈者，用此亦效。"由此可见，大黄研末，姜汁调敷，既治急性腰伤，亦可治慢性者，可临床验证。

骨　折

骨折是由于外力的作用破坏了骨的完整性和连续性。骨折的诊断首先是根据确切的受伤史，这对指导检查，决定诊断和处理甚为重要。诸如暴力的方式（坠落、碰撞、打击、跌仆、扭转、挤压……）、性质（直接、间接、牵拉、持续劳损）、方向、大小、作用的部位、受伤姿势、伤后现场情况等，都是诊断骨折必须收集的资料。其临床表现为骨伤的局部疼痛、肿胀、功能障碍，并有畸形、骨擦音，异常活动等骨折的特征，X线检查有利于确定诊断和进一步明确骨折部位、类型及病理变化。骨折虽以局部症状为特点，但还会伴有不同程度的全身症状，如发热、口渴、口苦、心烦、尿赤、便秘、夜寐不安、脉浮数或弦紧、古红苔黄等气滞血瘀化热之象。骨折严重或处理不当，还可能出现多种全身或局部的并发症，如外伤性休克、感染、内脏损伤、动脉损伤等，严重的并发症对人体的危害，远远超过骨折本身，有的在短时间内影响生命，必须及时处理。中医治疗骨折积累了丰富的经验，下面只介绍以大黄为主的治疗方法。

1. 攻下逐瘀法治疗脊柱压缩性骨折

曹继尚（《江苏中医》1988，7：25）用攻下逐瘀法治疗脊柱压缩性骨折36例。其中男13例，女23例。年龄最小20岁，最大62岁。胸椎骨折9例，腰椎16例，胸腰椎11例。患者初期除有局部疼痛、压痛、纵向叩击痛、胸腰段功能活动受限等临床表现外，还伴有不同程度的腹满胀痛、便秘或便艰等症，体温均在37.5~39℃之间。部分还伴呃逆、呕吐、不思饮食、咳嗽、喘息等症。

[治疗方法] 以桃仁承气汤加减。处方：桃仁、当归、大黄、芒硝、莱菔子、桂枝。气滞者加枳实、厚朴；伴咳嗽者加苏子、杏仁；呃逆欲吐者加藿梗、半夏；小便不畅者加夏枯草、车前子、泽泻等。每日1剂，泻下瘀结之燥屎为度。

[结果] 一般首剂即可通便，泻下瘀结，腹胀满疼即缓解。少数病例因瘀结较甚，虽1剂已能大便：但燥结瘀血未尽，可继服1~2剂，直至便软腹满胀痛消失为止。36例中有31例为1剂后泻下瘀结，腹部胀满疼痛解除，5例为2~3剂后获显效。36例患者的胸腰段骨折处疼痛均得到不同程度的减轻。

[体会] 脊柱压缩性骨折多由高处坠下暴力传达所致，伤后除了发生脊柱压缩骨折外，同时损伤血脉，离经之血随经脉下注脏腑，形成瘀血蕴结，从而气机不畅，发生壅滞。跌必震，震必壅，壅必塞，塞必呛是其病理变化。正如《正体类要》所说："肢体损于外，则气血伤于内，营卫有所不贯，脏腑由之不和。"因瘀血内结，气机壅塞，故不仅有瘀血蓄结之证，还有因腑气不通、气机上逆、瘀血上乘所出现的呕吐、呃逆、喘急、胸闷、心烦、咳嗽、不思饮食等临床表现。胸腰段脊柱压缩性骨折治疗目前多采用卧平板床，配以功能锻炼，以争取恢复脊柱损伤部位的正常形态与解剖结构，但由于患者因损伤后瘀血内蓄、气机逆乱、脏腑功能失和而腹满胀痛，不能很好地卧床治疗，易出现兼证，严重地影响骨折的修复。所以治疗本病宜用攻下逐瘀法，以祛除损伤所致的瘀血，通畅气机，调和脏腑，方能使受损脊柱得以修复。方中以桃仁、当归、桂枝活血祛瘀，莱菔子、大黄、芒硝降气通便，清热逐瘀，使瘀随便出，气机得畅，而诸证皆平。

2. 自制大黄散配合治疗开放性骨折

刘堂隆（《四川中医》1989，11：43）用自制大黄散配合治疗开放性骨折 40 例，其中上肢骨折 32 例，小腿骨折 8 例。

[治疗方法] 生大黄 250g，金银花 100g，黄芩 50g，红花 30g，冰片 10g。除冰片外，先将其余各药烘干，研末过筛，再将冰片研细，然后混合研匀，密贮瓶中。先清创，整复骨折断端，然后用 75% 酒精消毒伤口，再撒上药末，以完全遮住伤口为度；最后以杉皮夹板行外固定。隔日换药 1 次。换药时如渗出物不多，可直接加撒一层药末，以能吸收渗出物为度。如脓液较多，宜先用生理盐水清洗伤口，然后用药。该药治疗一般不需增用抗生素，但伤口严重感染者，除局部清创外，宜加用抗生素。换药时动作宜轻，以免影响骨折断端的对合。如伤口过大过长，则应予缝合处理。

[结果] 伤口在 15 天内结痂脱落者 24 例，21~30 天内者 16 例。40 例中，有 5 例因感染较重加了抗生素。

[体会] 开放性骨折，内外相通，伤口失去皮肤肌肉的屏障，邪毒易于乘机而入，侵袭机体。轻则伤口感染化脓，重则邪毒深入，骨质腐败，经久难愈。尤其是小腿骨折，开放部位多在胫前，该处肌肉、血管少，恢复更是不易。该类骨折在治疗方面，除了准确的复位和有效的固定外，伤口的处理是关键的一环。方中大黄清热散瘀，黄芩、金银花清热解毒泻火，红花活血散瘀，冰片解毒除腐。制成散剂能够止血与吸附毒性分泌物。诸药合用，共奏止血、解毒、防腐生肌之效。

编者按

骨折后以血瘀为主要病机，故攻下散瘀法是损伤初期常用内治法。曹氏在治疗脊柱压缩性骨折中，针对其初期多有瘀血内结的病理特点，采用攻下逐瘀法治之而获效，可在临床中辨证效法。并应根据骨折的具体情况，把内治法和外治法结合起来，以提高疗效。

需要说明，骨折及伤筋等较为严重的损伤常可引起人体内部气血、经络、脏腑遭受损伤而致损伤内证，如损伤后便秘、腹胀及腹膜后血肿等，都应积极治疗，详见下文。

损伤性便秘

1. 桃仁承气汤加减治疗骨伤科便秘

郑康宁（《四川中医》1989，11：41）用桃仁承气汤加减治疗骨伤科便秘441例。其中截瘫217例（外伤性154例，结核性61例，化脓性2例），下肢骨折行牵引术196例，其他28例。

[治疗方法] 大黄（后下）、枳实、厚朴各20g，桃仁15g，甘草6g。每日1剂，水煎，日分3次服。

[结果] 大多数服1剂即排便，总有效率为99.8%。

[体会] 六腑以通为用，泻而不藏，动而不静。伤后或因血瘀气滞，血虚肠燥，或为气衰血弱，津液干枯失于濡润，均可致胃肠运化失常而成便秘。桃仁承气汤加减能促进胃肠功能的恢复，润燥滑肠，故能消除便秘。本方以大黄泄热通便，荡涤肠胃；枳实、厚朴行气散结，消痞除满；桃仁破血散瘀，润燥滑肠；甘草和胃缓中，使缓下不伤正气。

2. 承气汤类方治疗骨伤科疾病继发的胃、肠、膀胱等腑实证

王广智等（《河南中医》1992，3：34）用承气汤类方治疗骨伤科疾病继发的胃、肠、膀胱等腑实证，每获捷效。所治病症如下：

（1）胸腰椎骨折继发肠麻痹。《素问缪刺论》记载："人有所堕坠，恶血留内，腹中满胀，不得前后，先饮利药。"胸腰椎骨折，多由堕坠引起，骨骼损伤，脉络破损，瘀血留滞腰脊，阻塞气机，气机不通，最易出现脘腹胀满、大便不通的里实证。常伴有腹痛、恶心、呕吐、烦躁、不眠，甚至出现谵语，躁扰等急重征象。急则治其标，必须"先饮利药"，予以攻里通下，疏通气机。证虽重笃，但往往用承气汤一下而诸证全消。

（2）股骨上端骨折继发肠麻痹。股骨上端骨折，多见股骨颈、股骨粗隆间骨折，多发于60岁以上的老年人。老年气血运行无力，局部之瘀血极易影响周身气血运行，尤以胃肠气滞最为多见，可出现周身不适，胃纳减少，脘腹痞胀，大便不畅，甚则腹胀腹痛大便秘结，诸证丛生，治以通腑导下，常用承气汤疏通气机。

（3）腰椎间盘突出症：拉压复位术后继发肠麻痹。腰椎间盘突出症，目前多采用人力或机械牵拉加手法按压复位治疗，但牵拉按压可扰乱气

机，再加复位后须严格仰卧硬板床限制活动，卧则伤气，两种因素结合，常出现胃肠气滞不通的腑实证，表现为胃纳减少，脘腹痞闷鼓胀，大便不通，重者可见恶心呕吐、腹痛、烦躁等症，诸证常在拉压复位后2~3日出现，如不及时处理，往往影响治疗原发病而致拉压复位的失败。对这类证候予以攻下通闭，小承气汤内服是行之有效的治法。

（4）骨盆骨折并发大小便闭。骨盆骨折因盆腔内瘀血常产生腹胀腹痛，大小便不通等并发症，临床应作为急重症处理。无盆腔脏器实质性损伤者，用承气汤类方下之，往往收药到病除之效。

（5）肋骨骨折继发腹胀便闭。肋骨骨折，特别是老年人多发性肋骨骨折，除骨折证候及胸胁满闷，呼吸不畅甚至诱发痰喘外，常继发腹胀满，大便闭的腑实证。其成因，一则由于肺气损伤不能肃降，致大肠传导失职；二则因骨折疼痛，不能动转，不能用力排解大便所致。此类病症，应急予处理，降肺气，通大肠，常常腑气一通而诸症消减，有利于骨折治疗。

［体会］骨伤科疾病每伤气血，多为血瘀阻气而致气血两伤，除出现局部肿胀疼痛证候外，往往引起脏腑气机的紊乱，最常见的是胃肠气机壅滞，甚至闭塞不通的证候。也可发生三焦决渎失职，膀胱气化不利而致水道不通等腑实证。承气汤攻里通下，不唯能治"标病"，其便闭腹胀腹痛或小便不通等症顿失，还往往由于腑气一通而成为气机运行之转枢，使机体逐步转向气血流畅，脏腑和调，为骨伤科"本病"的治疗创造了有利的条件，这一作用，是一般调和气血药难以替代的。仲景的承气汤类方，包括大小承气汤、调胃承气汤、桃核承气汤、厚朴三物汤、厚朴大黄汤等，在应用时，应在仔细辨证的基础上灵活运用。一是根据病之轻重酌定药用量；一是根据证候的不同进行药味的加减变化。如"燥实"重者重用硝、黄；"痞满"重者重用枳、朴，还可酌加木香之类以行气消胀。胸胁伤兼咳喘憋闷者，酌加杏仁、莱菔子之类，既可宣肺止咳喘，又可降气通大肠，一举两得；见小便不利者，加木通、桂枝、甘草梢以助通阳化气利小便。

编者按

胸、腹、骨盆、脊柱等损伤较重者，常可引起便秘，脊柱损伤尤其多见。其病因病机为损伤后瘀血蓄积于腹中；或损伤失血过多，血虚肠燥；或损伤后长期发热，热伤津枯；或由于长期卧床及损伤后期气血虚衰便秘等。上述诸种导致便秘的因素，应辨证论治，大便通畅，胃肠功能恢复，有利于骨伤本病的尽快康复。

损伤性腹胀

大承气汤治疗脊椎损伤性气臌症

郭绪才（《浙江中医》1987，10：452）用大承气汤治疗脊椎损伤性气臌症。气臌症是脊椎损伤（骨折）常见合并症，中医认为本症由气机郁滞、升降失调所致。上则饮入即吐，下则二便不利。腹中胀满，胸胁满闷，转侧不利，外形如箕，中空无物，叩之如鼓。

笔者根据《素问·缪刺论》"人有所堕坠，恶血留内，腹中胀满，不得前后，先饮利药"的理论，经20余年的临床观察，对脊椎骨折后见腹中胀满上下不通者，投大承气汤每获良效。如治一男性患者，30岁。压伤腰部，疼痛难忍，脊椎胸腰段后凸，局部红肿，饮食如常。大便2日不解，腹胀。X线摄片见第5胸椎粉碎性骨折，第11、12胸椎压缩性骨折。入院第2天腰痛剧烈、腹臌胀如鼓，急投大承气汤加桃仁、红花。初因饮入即吐，未见效果。后以大承气汤冷却，少少饮之，饮至药尽，次日呕吐消失，大便通利，腑气已通，腹胀大减。第5日腹胀消失，饮食如常。停药后未见复发。

［体会］大承气汤为峻下剂，原用于痞满燥实的阳明腑实证。本症脊椎骨折损伤后经络受阻，气机郁滞，升降失常导致腑气不通，故投大承气汤甚为合拍。

🌸 **编者按**

脊柱、骨盆及腹部等严重损伤常可致瘀血腹胀，多在伤后1~2天逐渐发生，但若有大量瘀血内停，则腹胀发生甚早。若有脏腑破裂，不仅很快出现腹胀，而且腹大如鼓，胀痛欲死等症。上述郭氏经验，可谓善用大承气汤者。方中大黄不但通腑气以消胀，而且"下瘀血"以止痛，一药两用，乃良药也。

损伤性腹膜后血肿

单味大黄治疗腹膜后血肿

夏学德（《江西中医药》1988，6：19）用单味大黄治疗腹膜后血肿12例。损伤原因：汽车事故5例，坠落3例，挤压2例，斗殴1例，火器1例。血肿来源：并发于骨盆骨折7例，肾挫伤3例，脊柱骨折1例，膀胱损伤1例；联合伤伴脾破裂2例、肝破裂2例、肠系膜血管损伤1例。

[治疗方法] 成人给予生大黄30g/d，加热水200ml浸20分钟，去渣分4次内服。服后1天如无大便，应加大剂量，如大便每天超过4次，应减量。连服1周，儿童酌减。

[结果] 腹痛腹胀均在2~5天消失。血肿包块消失时间：12例中11例分别于服药后3、6、10天进行B超复查，3天消失者2例，6天消失者7例，10天消失者2例。其中3例（包括未行B超检查的1例）于伤后6~7天，因与腹膜后血肿无关的并发症（小肠粘连性肠梗阻2例，迟发性肠穿孔1例）再次剖腹手术，同时观察腹膜后血肿，完全吸收2例，基本吸收1例。

[体会] 腹膜后血肿为血瘀，主要表现为腹胀、腹痛、寒热、腹内热如汤火、少腹硬满急结、腹内肿块等。血瘀治疗总的法则为活血化瘀。如《医碥》中说："凡血瘀蓄，必用行血破瘀之剂，盖瘀败之血势无复返于经之理，不去则为患。故不问人之虚实强弱，必去无疑。"因此，对腹膜后血肿的病人，在其腹腔脏器损伤处理后，生命体征稳定的情况下，就及时应用具有泻热毒、破积滞、下瘀血功能的生大黄治疗。用大黄治腹膜后血肿疗效显著，疗程短，简便经济而无副作用。伤后用药愈早，效果越好；随病情需要，还可辨证配伍用药。

编者按

腹膜后血肿临床上比较常见，然而治疗研究不多。大部分任其自然吸收或晚期理疗，故并发症较多。如血肿压迫、机化粘连，甚至发生腹膜后软组织硬化综合征，从而导致肠梗阻，或血肿感染发生败血症，也可因血肿化脓并发腹膜后结肠瘘。上述夏氏早期用大黄治腹膜后血肿取得满意效果。

损伤性张力性水疱

生大黄粉外敷治张力性水泡

李永新（《上海中医药杂志》1988，9：34）用生大黄粉外敷治张力性水泡56例。

[治疗方法] 视局部水泡面积大少，取消毒纱布一块，先涂上少量凡士林软膏，撒上生大黄药粉，厚度约0.2cm，直接敷于患处，用绷带或胶布包扎固定。水泡未破裂者，先用消毒针头刺破放液，剪去疱壁；渗液并感染者，常规消毒后敷药。敷药后仍可用夹板固定，隔日换药。

[结果] 本组56例，经用药6天治愈37例，8~10天19例。治疗时间最长10天，最短6天，一般8天。如治一女性患者，36岁，在建房时从3米多高处坠下，左手前臂着地，当即不能活动。某医院X线拍片诊断为左桡、尺骨中上1/3骨折，手法复位失败，次日来本院治疗，再次复位成功，以小夹板外固定。次日伤处肿胀疼痛加剧，左前臂内外侧约1/3处出现水泡，内侧水泡破裂渗流黄水，皮肤红肿灼热。经上法处理，用生大黄粉外敷3次，同时内服桃红四物汤，6天后红肿瘀热减退，渗液吸收，创面愈合。

脑外伤性颅内出血

生大黄治疗脑外伤性颅内出血

陈广义（《中医杂志》1992，1：8）用生大黄治疗脑外伤性颅内出血。

[治疗方法] 用25%生大黄浸渍液灌肠，并以生鲜大黄片（生药饮片亦可，效不及鲜者），用60度白酒或75%酒精浸泡，外敷创伤局部，取效甚速。用该法治疗外伤性颅内出血10余例，均获满意效果。但对大面积开放性外伤，及脑挫裂伤严重者，宜配合其他抢救措施。

[典型病例] 治一牧童，深秋峻山放羊，不慎从10米多高的悬崖跌入河间，头着河中卵石，致头顶颅骨凹陷，头皮血肿如桃，渗血不止，昏不识人。伤后1小时，送至当地卫生院，遂急求鲜大黄一块，切成约4×4cm大小、3cm厚度的薄片，酒浸1分钟后，敷于头部伤面渗血处，约5分钟

血止，外以消毒敷料包扎。同时用 25% 生大黄浸渍液 100ml 灌肠。30 分钟后排出二便，病人目泪自溢，痛苦呻吟，2 小时后神志清楚。后予 5% 生大黄浸渍液 50ml，日服 2 次，配合其他药调治 7 天，头部血肿全消，智力、饮食、肢体活动如常，1 个月后凹陷颅骨亦渐复平。生大黄止血不留瘀，实乃救治脑外伤之良药。

第十三章　妇产科疾病

急性乳腺炎

本病属于中医乳痈、蒸乳等范畴。多发生于哺乳期妇女。其临床表现为患乳排乳不畅或乳窍不通，乳房红、肿、热、痛，周身不适，发热，体温升高，查白细胞总数和中性粒细胞均升高。其病因病机为肝郁胃热、感染邪毒、哺乳和断乳不当等，以致乳汁蓄积，气血不畅，热毒瘀于乳腺所致。西医治疗以抗生素为主，脓肿形成后切开引流。

1. 大黄芒硝散外敷治疗乳痈

肖伍华（《四川中医》1987，5：25）用大黄芒硝散外敷治疗乳痈 30 例。除 1 例为妊娠期外，其余均为哺乳期初产妇。病程最长者 1 周，最短 2 天。

[治疗方法]生大黄、芒硝各等份研末，加入少量凡士林油膏，用开水调匀，将药摊于纱布上，敷贴于乳房红肿部位，每日换药 3~4 次。一般 2~3 天即愈。伴有发热恶寒等全身症状者，可配合内服加减五味消毒饮，促其托毒外出，缩短疗程。

[结果]30 例中，属轻症者 16 例，平均治疗 2.9 天；重症伴恶寒发热者 14 例，平均治疗 6.3 天。症状全部消除，治愈率 100%。

2. 复方大黄汤治疗急性乳腺炎

吴乙青（《中国中西医结合杂志》1992，12：719）用复方大黄汤治疗急性乳腺炎 150 例。年龄 20~42 岁。发病因素：乳头凹陷 96 例，乳头皲裂 40 例，乳头受挤压 11 例，精神紧张 3 例，以青年初产妇多见，多于产后第 3 周发病，就诊时病程最短 1 天，最长半个月。

[治疗方法]以活血化瘀，消炎解毒，止痛清热为主。方药：大黄

12~20g，生赤芍 60g，丹参、川芎各 10g，黄芪 10~15g，双花、公英、生甘草各 30g。水煎服，每日 1 剂，分两次服（早、晚）。治疗期间，患侧乳房停哺乳，以吸乳器吸出乳汁。

［结果］痊愈 138 例（92.0%），显效 7 例（4.7%），有效 3 例（2.0%），无效 2 例（1.3%）。治疗中服 1~2 剂自觉症状和体征明显减轻，体温恢复正常，95% 以上患者服 2~5 剂即可痊愈。治愈效果和病程长短成正比，重者不超过 10 剂。除个别病例全身中毒症状明显，需加用抗生素控制感染外，一般不用西药治疗。有 2 例因就诊时间较晚，局部已形成脓肿，经切开引流，继服中药，其余 148 例均收到满意效果，总有效率为 98.7%。

［体会］复方大黄汤内大黄具有明显的清热消炎作用；丹参含有多种生物活性物质，具有扩张血管、抑制血小板凝集、降低血黏度、疏通微循环、加速血流等活血化瘀作用。方中用赤芍、甘草剂量较大，赤芍有止痛清热、活血化瘀作用，甘草不仅清热解毒、调和药性，且能散结，二者用量以 2：1 为宜。黄芪有类似激素样作用，同时有抗病毒、抗感染作用，这种作用刺激干扰素系统，刺激 T 细胞调节机体免疫反应，从而增强机体免疫功能。银花、公英抗菌抑菌作用较强。上述诸药清热解毒、活血化瘀、止痛降温，故收到较好疗效。此外，复方大黄汤对外科急性软组织感染也有同样效果，应用中未发现有明显毒副作用。

3. 分期辨证治疗急性乳腺炎

张乃祥（《四川中医》1984，1：11）分期辨证治疗急性乳腺炎 1057 例。其中外吹乳痈（哺乳期乳痈）1023 例；内吹乳痈（怀孕期乳痈）15 例；引产后乳痈 11 例；其他类型 8 例。

［治疗方法］采用中药内外兼治的方法，外敷方中有牛大黄。

［结果］治愈 1010 例，好转 26 例，未愈 13 例，不详 8 例。

编者按

上述以大黄为主的方法治疗乳痈取得良效，应辨证采用。本病的治疗原则：早期宜消散通乳，成脓宜排脓解毒，溃后宜托毒补益气血。有的学者（《浙江中医》1984：7）撰写了"《外科正宗》治乳八法"一文，可以参考。

乳腺增生病

本病亦称乳房囊性增生病、乳房纤维腺瘤等，属于中医乳癖、奶癖、乳中结核等病症范畴。各种年龄均可发生。其临床表现以乳房出现肿块、乳房胀痛或不痛为主症，其肿块常为多发性，或呈串珠结节状，肿块皮肉不相亲，推之能动，经前或恼怒时肿块可增多，经后缩小，并常与不孕症，或与青年少女的月经不调，或与更年期综合征等兼见。其病因病机为肝郁气滞、痰气凝结、肝郁肾虚等，以致瘀痰互结，积聚于乳房所致。西医治疗着眼于调整雌激素、孕激素比例，必要时手术。

1. 大黄䗪虫丸治疗乳腺增生病

李去病（《陕西中医》1990，4：163）用大黄䗪虫丸治疗乳腺增生病66例。

［治疗方法］每次月经来潮之前10日开始服用大黄䗪虫丸，每日2次，每次1丸，每10日为1个疗程。

［结果］治愈38例，显效20例，有效6例，无效2例，总有效率96.7%。治疗最多用药5个疗程，最少1个疗程。

2. 中药热敷配合内服治疗乳腺囊性增生病

剧恒（《福建中医药》1982，1：30）用中药治疗乳腺囊性增生病92例。其中84例每于月经前及经期中胀痛加剧，月经过后胀痛减轻或消失，其余仅稍有不适感。

［治疗方法］①中药热敷方剂组成及用法：瓜蒌、连翘、川芎、香附、红花、泽兰、寄生、大黄、芒硝、丝瓜络、鸡血藤，上述12味中药各30g。装两个白布袋中，其大小以覆盖乳房为宜，置锅中蒸热外敷乳房部，两个药袋交替使用，药袋不宜过热，以皮肤能耐受为度，谨防烫伤。临用时，药袋上洒酒精或烧酒少许，每次热敷半小时至1小时，每日1~2次，热敷完毕，将药袋用塑料袋包好，留待再用，该方约热敷10次左右药效即已消失，切勿内服。②内服方剂：逍遥散或越鞠丸临证化裁互用。以药袋热敷为主，兼服上述二方为辅（间断服药），其他西药均未投用。

［结果］肿块在1~2周内消散、乳房胀痛消失、乳头分泌已无者79例，11例因肿块较大、病程较长者多在3~4周左右方消散。经两年随访仅有

12 例复发，继用前法治疗而愈。本组病例，施治过程中发现恶变可疑者 2 例。

编者按

上述李去病所用大黄䗪虫丸为中成药，服用方便，但适宜于形体壮实、气滞血瘀者。剧恒以中药外敷与内服并用，相得益彰，故而效佳，方法平妥切实，可以效法。本病大多预后良好，可以治愈，但也有个别癌变者。故应提高警惕，定期检查，对较大的肿块或有癌变可能者，若中药疗效不佳，应及早手术为宜。

妇 科 血 证

妇科血证概指阴道出血疾患，如功能性子宫出血（崩漏）、月经过多、经期延长、计划生育上环后或人工流产术后出血量多，以及胎前产后血证。上述血证，皆可酌情用大黄治疗。其中功能性子宫出血（简称功血）属于中医崩漏范畴，是由于卵巢功能障碍所致，而未发现有周身及生殖系统器质性病变。根据排卵之有无，通常将功血分为无排卵型（多发生在青春期或更年期妇女）与排卵型（多发生在生育年龄）两类。功血的临床表现多为月经不按周期而妄行，阴道出血量多势急，或量少淋漓不断，以及因出血而引起的症状。妇科检查、实验室检查以及卵巢功能测定有助于确诊。其病因病机为肾虚、脾虚、血热、血瘀等因素，以致冲任失调，不能制约经血而发病。西医治疗为对症止血（雌激素、孕激素、睾丸素等）、调节月经周期、促进排卵等，必要时刮宫或子宫切除。

1. 大黄益母地榆汤治疗功能性子宫出血

汪凤杰（《实用中西医结合杂志》1992，9：526）用大黄益母地榆汤治疗功血病 43 例。其中年龄 18~48 岁 36 例，50 岁左右 7 例。西医确诊：功能性子宫出血 29 例，子宫内膜炎 7 例，上节育环后阴道出血 4 例，刮宫术后出血 3 例。中医辨证：血瘀型 14 例，热瘀型 18 例，气血虚损型 11 例。本组病例接受治疗前均使用过己烯雌酚、丙酸睾酮、肾上腺色腙片、黄体酮及云南白药等药，效果欠佳者为选择治疗对象。

[治疗方法] 通瘀清宫，益气摄血。方药：大黄炭 30g，益母草 30g，生地

榆 18g，三七粉 6g，蒲黄、炒阿胶各 12g，党参 15g。诸药浓煎 300~500ml，加红糖 50g，每日 1 剂，分 3 次温服。临床加减：形寒肢冷伴气血虚者加附子 12g，五味子 12g，炙黄芪 15g；热瘀者加黄连 6g，石膏 60g，柴胡 12g，大黄 30g（后下）；血瘀者加桃仁 12g，丹参 12g。治疗期间停服其他中、西药物。血止后用当归养血膏调理半月以固其本。

[结果] 治愈 38 例，显效 3 例，有效 1 例，无效 1 例（葡萄胎），总治愈率 88%，总有效率 98%，平均止血时间 2~3 天。平均治疗时间 5 天。上述疗效并随访 3~6 个月。

编者按

功血应根据辨证分清虚、热、瘀及何脏为病，本着急则治标、缓则治本的原则，结合具体病情采用塞流、澄源、复旧的方法治之。上述汪凤杰报道的方法疗效显著，有独到之处，可以辨证采用。

2. 单味大黄治疗妇科血症

曹大农（《湖北中医杂志》1992，5：12）用单味大黄治疗妇科血症 20 例。其中属上环后流血量多，时间长者 5 例；产后及人工流产术后流血量多，时间长者 7 例，其中 2 例属流产不全；属月经过多，经期延长者 7 例；因服避孕药而致月经量多者 1 例；合并盆腔炎症者 5 例。

[治疗方法] 均以单味大黄煎剂治疗，每日 100ml（含生大黄 10g），分两次内服。

[结果] 服药 50ml~400ml 观察疗效，临床治愈（服药 300ml 以内，阴道流血完全停止者）18 例，1 例属青春期子宫功能性出血，服药 200ml 后流血减少，后未坚持治疗，1 例因流产不全属无效。

编者按

以上曹氏用大黄治疗妇科血证获得良效。大黄具有活血与止血双重作用。现代药理研究认为大黄的作用非常广泛，这就为大黄治疗妇科血证提供了依据。

闭　经

闭经是指女子年过 18 岁尚未初潮，或已行经而又中断达 3 个月以上者。一般把前者称为原发性闭经，后者称为继发性闭经。闭经的原因复杂，经常是某些疾病的症状之一。其病因病机为肝肾不足、气血虚弱、阴虚血燥、气滞血瘀、痰湿阻滞等。西医主要是针对病因对症处理或激素治疗。

大黄丸治疗瘀阻性闭经

吴叔民（《湖北中医杂志》1992，5：34）用大黄丸治疗瘀阻性闭经8例。

[治疗方法] 先取生大黄120g，置于200g白酒中浸泡12小时，取出晒干研末。再取清泉水、米醋各210g，煮沸后加入大黄末，搅拌令稠，以起大泡，泡破冒青烟，色如老酱者为佳（色黄为过嫩，易泻；色黑过老者效差），待凉后做成约15g重的药丸，每次1丸，每日3次。

[结果] 8例皆在服药3~7天后，月经来潮，获得奇效。

[体会] 大黄丸对属热性之瘀阻闭经效如桴鼓，若属寒性，当予温药佐之。

编者按

闭经的病因较复杂，须结合病史及有关检查，排除生理性闭经，找出病因，明确诊断。闭经中医辨证以血瘀为主者，可以如上述吴氏之法治之。

子宫内膜异位症

本症属于妇科难治症之一，多发于育龄期。其临床表现常见痛经、月经失调、下腹坠胀、肛门坠痛，或性交痛、不孕、腰酸、经前乳腹胀痛等。其病因与剖腹产、人工流产术等有一定关系。病机为离经之血瘀阻少腹、胞宫、胞脉所致。西医采用激素及对症治疗，或保守性手术。

化瘀通腑法治疗子宫内膜异位症

王祖倩等（《上海中医药杂志》1992，9：8）用化瘀通腑法治疗子宫内膜异位症95例。

[治疗方法] 药物组成及服法：醋制生大黄、醋制炙鳖甲、琥珀按2：2：1比例研粉成丸，每日5g分两次服，连续治疗3个月为1个疗程。若经行不畅、痛剧或量多者，行经期加服相应中药煎剂5~7天。随症用药：

气虚者加服补中益气丸或黄芪、党参之类；脾胃虚者加服香砂六君丸；气血两虚加十全大补丸或归芪冲剂；肾阳虚加右归丸、苁蓉片或仙灵脾、菟丝子；肾阴虚加服六味地黄丸；畏寒加肉桂、桂枝、吴萸、小茴香之类；郁热加丹皮、山栀、淡黄芩；气滞加逍遥丸或加柴胡、香附、延胡、木香之类。

[结果] 经上述治疗，有痛经症状的 87 例中 23 例消失，63 例好转，有效率 98.85%；68 例盆腔痛中 35 例消失，25 例好转，有效率 88.24%；29 例性交痛中 18 例消失，8 例好转，有效率 89.66%；35 例月经不调中 25 例恢复正常，3 例好转，有效率为 80%；65 例肛门坠痛中 25 例消失，26 例好转，有效率为 78.46%。

[体会] 血瘀是子宫内膜异位症的本质。这类病人常以渐进性疼痛为主要症状，而且痛有定处拒按。本组绝大部分病人有固定部位的痛经、盆腔痛、肛门坠胀痛、性交痛。此外月经过多者常有血块，大部分病人舌质紫暗，尖边有瘀点、瘀斑、舌下静脉曲张。妇科检查时常能扪到有触痛的结节或固定拒按的包块。血液流变学指标具有浓、黏、聚的特征。化瘀通腑治疗能改善或消除这一血瘀的特征。从而收到一定效果。

还有，张志民（《新中医》1992，8：4）用抵当汤合八正散加减治疗子宫内膜异位症近 100 例，获得显著疗效。

编者按

上述王祖倩等所用药物亦可研粉装入空心胶囊服用。此外，临床报道辨证论治子宫内膜异位症均取得较好疗效，如田映碧等（《中国中西医结合杂志》1985，1：31）用补肾益气活血化瘀法治疗 42 例；林永华等（《浙江中医》1989，4：159）用行气活血或益气活血治疗 85 例；林育樵（《福建中医药》1988，6：21）分寒凝血瘀、气滞血瘀、气虚血瘀、热郁血瘀等四型治疗 40 例。上述报道都观察到，本症的病机以血瘀为主，大黄能"下瘀血"，为对症之药，辨证处方，疗效更好。

慢性宫颈炎

本病属于中医带下病范畴。多发于育龄期。其临床表现以白带增多、黏稠、有臭味为主，可伴有血性白带或接触性出血，腰骶酸痛，下腹坠痛等症。妇科检查示：宫颈有不同程度的糜烂、息肉、肥大等病理变化。有的可并发宫颈癌，对宫颈糜烂尤其有血性白带或接触性出血者，应注意与早期宫颈癌鉴别。其病因为分娩、流产、手术操作损伤，以及产褥期、经期或房室不洁等感染，或与内分泌有关。病机为湿热、湿毒蕴结、脾虚或肾虚所致。西医多采取局部对症治疗。

用大黄治疗慢性子宫颈炎的经验

赵甫成（《中医杂志》1992，2：7）谈到用大黄治疗慢性子宫颈炎的经验时说：20世纪60年代末，我随师临证，对带症治疗颇多。老师治带症，无论何种原因引起的带下之症（赤、白、黄、青、黑），均以完带汤（白术土炒、苍术土炒、党参、山药、白芍、柴胡、车前子、陈皮、荆芥炒黑）加减治疗。但每次方中必加生大黄6~9g。问其原因，师曰：大黄善走下焦，荡涤积垢，有推陈致新的功能，故治妇人经血不通，赤白带下，崩漏不止，其效甚捷。以后我亦常遵师训，用大黄治疗带症。但从临床中发现，这种治法仍有不尽人意之处，如疗程长，病人常因喝汤药不便而不能坚持治疗。后来我又从西医辨病的角度，来认识带症的原因。带症多由慢性子宫颈炎和阴道炎引起，多因分娩、流产或手术损伤宫颈，由葡萄球菌、大肠杆菌、厌氧菌、霉菌和滴虫侵犯而致。而大黄有杀灭、抑制上述病菌的作用，据此，于1989年10月，我采用大黄粉外用，同妇科合作，治疗经宫颈刮片或活检而确诊的慢性子宫颈炎，获显著疗效。

[治疗方法] 精选大黄，洗净去杂，烘干为粉，装瓶备用。上药前，先用苯扎溴铵棉球拭净阴道分泌物，在窥阴器下，将大黄粉撒布于宫颈及阴道后穹隆，并以带线的消毒棉球塞阻阴道，24小时后取出棉球，每隔2日换药1次，治疗3~4次后总结疗效。在治疗中观察到，对一般宫颈充血、水肿或宫颈轻度糜烂的病人，经1次治疗后，症状减轻，白带明显减少。对中、重度糜烂或合并出血的病人，经2~3次治疗后，出血停止，大部分病人之子宫糜烂面消失，宫颈修复光滑，充血、水肿消失。以上可见，大黄不仅有清热解毒、杀菌、止血、去腐生新的功能，还有加速子宫颈糜烂面坏死脱落，促进鳞状上皮新生的作用。以后我又在大黄粉中加入适量蛇床子等药，对滴虫、霉菌性阴道炎所致的带症疗效更佳。

编者按

编者常用完带汤治疗白带病，确有良效，但亦有不效者。赵氏学习老师的经验，并且辨证与辨病相结合，充分发挥大黄的效用，值得效法。

盆 腔 炎

盆腔炎属于中医少腹痛、带下、月经不调等范畴。本病为女性内生殖器及其周围的结缔组织、盆腔腹膜发生炎症。临床分急性与慢性两种，是妇科常见病。急性盆腔炎的临床表现为下腹痛，呈持续性腰酸，白带增多；重者出现高热、寒战等；如炎症严重可形成盆腔腹膜炎或盆腔脓肿，并出现相应症状。腹部检查与妇科检查均有阳性体征。其病因为产后、流产后感染、宫腔内手术操作后感染、经期卫生不良以及邻近器官（如阑尾炎）炎症蔓延等。西医治疗主要是抗生素及对症处理，必要时手术。急性盆腔炎治疗不当可迁延为慢性。慢性盆腔炎全身症状多不明显，有时低热，常感腰骶部酸痛，小腹坠胀，在劳动、月经前后、因盆腔充血而疼痛加剧，易急性发作，常有带下增多、月经异常或不孕症。西医对慢性盆腔炎无特效疗法。

1. 大黄配合鸡蛋蒸煮内服治疗盆腔炎

泗县红塔公社医院（《安医学报》1977，1：82）治疗盆腔炎30例。

[治疗方法] 生大黄15g，鸡蛋5个。先将生大黄研末，分5包。鸡蛋敲一个洞，去蛋清，装入生大黄末3g蒸或煮熟服。每次月经净后，每夜临睡前服1个，连服5个为1个疗程。如患者体质较差，便泄1日3次以上，大黄用量酌减。

[结果] 经治疗30例，24例有效。服药后小便灼热感，色似浓茶，大便如鱼肠状腥臭，为有效反应。

2. 大黄牡丹汤治疗盆腔脓肿

杨玉民等（《湖南中医杂志》1992，6：27）用大黄牡丹汤治疗盆腔脓肿20例。

[治疗方法] 大黄5~10g，丹皮15g，桃仁15g，冬瓜子20~30g，芒硝5~10g。并随症加用黄连、黄芩、郁金、银花、连翘、败酱草、蒲公英、

白花蛇舌草等药物。每剂水煎 2 次共得药液 300ml，早、中、晚分服。其中便秘者大黄后下。

[结果] 治愈 10 例，显效 8 例，无效 2 例。

3. 大黄牡丹汤热敷治疗慢性盆腔炎

徐汉敏等（《湖南中医杂志》1992，1：47）用大黄牡丹汤热敷治疗慢性盆腔炎 50 例。

[治疗方法] 大黄 300g，丹皮 200g，桃仁 150g，瓜子 100g，芒硝 120g，将上药（芒硝除外）共为末，分 3 份，使用时将 1 份加米醋拌匀。以润而不渗为宜，然后拌入芒硝 40g，装入事先做成的布袋内（布袋大小可上至脐，下至耻骨，左右达附件），放锅内蒸至透热，乘热敷于少腹，药袋上加盖热水袋，以保温助热，温度以热而不烫为宜。每袋药用 2~3 天，早晚各 40 分钟左右。3 份共用 6~9 天，为 1 个疗程。

[结果] 痊愈（用药不超过 4 个疗程，症状全部消失者）42 例，占 84%；好转（症状比用药前明显减轻，但病情不稳定者）6 例，占 12%；无效（用药前后无变化者）2 例，占 4%。总有效率为 96%。

4. 益气化瘀治带汤治疗慢性盆腔炎

尚云（《中国医药学报》1988，2：41）以益气化瘀治带汤治疗慢性盆腔炎 116 例。

[治疗方法] 生黄芪 15~30g，失笑散 15g，红藤、生苡仁各 30g，桃仁、红花、丹皮、枳实、制大黄各 10g。每日 1 剂。

[结果] 甲组（加用黄芪）86 例，治愈 43 例，显效 26 例，好转 16 例，无效 1 例，总有效率为 98.8%；乙组（不加黄芪）30 例，治愈 7 例，显效 9 例，好转 11 例，无效 3 例，总有效率为 90%。

还有，朱鸿全（《浙江中医》1992，8：352）用大黄红藤汤治疗盆腔积液（因急慢性盆腔炎所致）47 例，获得较好疗效。

编者按

以上杨氏所述盆腔脓肿为急性盆腔炎所致。用大黄牡丹汤时应密切观察病情变化，若有加重趋势，需考虑手术治疗，以免脓肿破裂、感染扩散。尚氏治本病用化瘀清热药加黄芪有较好疗效，这与黄芪益气扶正，具有增加机体非特异性免疫功能有关。徐氏用热敷法取效，结合内服药会效果更快。

外 阴 溃 疡

外阴溃疡在妇科外阴病变中少见。多为外阴炎或阴道炎的伴发症，或外阴创伤感染所引起。西医对此病无特殊疗法。

单味大黄粉外用治疗外阴溃疡

冯杰等（《山西中医》1991，2∶18）以单味大黄粉外用治疗外阴溃疡8例。8例中，2例属单纯性溃疡；2例由外阴白色病变封闭治疗后引起；4例为白塞氏综合征之外阴溃疡。

[治疗方法] 将生大黄研成极细面，过120目筛备用。外阴用适量高锰酸钾水或干净水清洗，取大黄粉涂撒在溃疡面上，每日7~8次，上药量不限，随脱随上。

[结果] 治疗半个月左右全部治愈。远期疗效尚待观察。

[体会] 取大黄消炎解毒、清热燥湿、祛腐生新之功，用治外阴溃疡，效果很好。8例外阴溃疡用大黄粉外用愈变过程中为：脓苔干结，分泌物减少，溃疡面变浅缩小，形成结痂，自然脱落，疮面新生愈合。此法简便易行，无副作用。

产科会阴切开术后伤口硬结症

会阴切开术是产科常用的一种手术。主要目的是防止自然分娩或手术产时所引起的严重会阴裂伤。会阴切开术分为中切开与侧切开两种。一般多采取会阴侧切术。

硝黄粉外敷治疗会阴侧切伤口硬结

袁弋等（《北京中医学院学报》1992，1∶29）用硝黄粉外敷治疗会阴侧切伤口硬结130例。将拆线后切口硬结超过3cm，且明显肿胀触痛者作为收治对象。

[治疗方法] 取生大黄饮片1份，芒硝4份，分别研为细末，然后混匀。用软布缝制两个布袋，6cm×5cm大小，将上述药面装入袋内（占容积的

2/3），封好袋口。先将一个药袋敷在会阴切口硬结处，用月经带固定，待袋内药面形成硬块时更换另一药袋（两个药袋轮换使用）。敷药期间避免尿液及恶露污染药袋。

[结果] 130 例中，5~7 天切口硬结、疼痛消失者 122 例，占 94%；其余 8 例经治 2~4 周而愈，占 6%。

[体会] 产科外阴侧切术后形成伤口硬结，临床甚为多见，但无特殊疗法。究硬结之成因，乃由肌纤维损伤形成瘢痕，或缝合线在体内一时不能溶解吸收，或伤口周围感染等因素所致。中医认为属于瘀血阻滞，气血不通之故。因此，治疗当行气活血，软坚散结。方中大黄、芒硝二者相得益彰，共奏破血行瘀、软坚散结、行气止痛之效。

妇产科腹部手术后的处理

妇产科腹部手术的种类包括：剖腹手术、子宫切除术（全切、次切、破裂修补等）、卵巢肿瘤切除术、输卵管吻合术、宫外孕、附件手术以及剖腹探查等手术。上述腹部手术患者由于麻醉、创伤等影响，术后常常引起胃肠道功能紊乱，出现肠胀气，甚至肠麻痹。往往需要禁食、胃肠减压、靠输液维持水电解质平衡，患者既痛苦，又影响术后恢复，尤其是剖腹产后的产妇，因禁食，乳汁自然分泌较迟较少，给母婴带来不利。鉴于上述问题，西医处理难以令人满意。若在手术前、后采用中药配合治疗，常能取得满意效果。

1. 中药排气汤促进腹部手术后排气

方之斌等（《江西中医药》1984，6：21）对妇产科腹部手术后使用中药排气汤治疗 489 例。设未服中药的对照组 164 例。

[治疗方法] ①排气汤处方：生大黄、炒枳实各 6g，炒厚朴、木香、陈皮各 10g，甘草 7g。气虚加党参、黄芪；血虚加当归、阿胶；严重感染加银花、败酱草、丹皮。②使用方法：病人手术后 12 小时，每日煎服排气汤 1 剂，2 次分服，连服 2~3 天。

[结果] ①各种手术后 24 小时内出现肛门排气者，中药组为 74.43%，而对照组仅为 7.04%，说明服用排气汤组效果明显优于未用药组。②术后服用排气汤对各种麻醉均有促肛门排气的功效。③服药组由于手术后排气

早、进食早，减少了补液量与补液人数。④根据食物可促进肠管蠕动，服药组在术后 24 小时内即进流质者占 94.7%。术后服用排气汤的采用肛管排气或注射新斯的明者各仅 1 例，其余均未作其他促排气的措施。未用药组的 164 例中，需采用排气处理者占 39.02%。

[体会] ①手术后出现腹胀、疼痛拒按和大便不通为肠胃瘀滞所致。术后排气汤，具有理气逐瘀排便功效，能解除术后腹胀痛等症。②术后体虚，排气汤不宜久用，一般以不超过 3 天为宜。③手术后肠蠕动减弱与肠腔空虚有关，食物本身是促进肠蠕动的条件，早期进食流质可以达到促进肠蠕动，改善营养状况。术后服用中药排气汤，配合早期活动，早期进食等综合措施，是手术后恢复胃肠功能的有利因素，可以有效地减少病人术后的痛苦。

2. 大承气汤保留灌肠促进腹部手术后排气

李娣等（《中国中西医结合杂志》1987，10：604）对 120 例妇产科腹部手术患者，随机分为给药组和对照组，各 60 例。

[治疗方法] 给药组采用大承气汤，即大黄（后下）、芒硝（冲）、枳实、厚朴各 15g，煎成 200ml。术后即刻（最晚 12 小时）用 100ml 保留灌肠，用后 6 小时肛门不排气重复 1 次，24 小时仍不排气可根据肠鸣音恢复情况再用药 50~100ml。对照组按一般治疗处理。两组其他治疗措施尽量保持一致。

[结果] 给药组 60 例，48 小时内肛门排气或排便者 58 例（96.7%）；对照组 48 小时内排气者 30 例（50.0%）。两组术后出现中度以上腹胀者 16 例，其中给药组 1 例，对照组 15 例。

[体会] 剖腹产、子宫切除和附件手术等，虽不涉及肠道，但因腹腔手术能引起交感神经兴奋，致使胃肠道活动受到抑制，故术后早期胃肠道活动减弱，可导致肠麻痹。研究表明大承气汤能对肠管平滑肌起直接兴奋作用，明显增加肠道的蠕动功能。

大承气汤煎剂术后保留灌肠的优点：①术后用药不产生肠胀气、肠麻痹，一般患者可进食，肠功能恢复早。以通为补，气机升降协调，调动机体的抗病能力，术后发热反应轻。患者能尽早活动，故可能有避免肠粘连之功效。②产妇术后进食不限，乳汁分泌早，有利于婴儿的喂养。③输液和其他用药减少。④操作简便，安全可靠，无副作用和并发症，易于掌握，便于推广。

3. 通里解毒汤在妇产科腹部手术前、后的使用

茹颖莲（《中国中西医结合杂志》1988，4：206）在妇产科腹部手术前、后采用通里解毒汤配合治疗 100 例，同时设对照组 100 例。两组年龄及疾病种类对比差异均无显著性（P > 0.05）。

[治疗方法] 通里解毒汤组成：厚朴、枳壳、大黄、桃仁、赤芍、红花、黄芩各 9g，莱菔子、蒲公英、败酱草各 30g，丹参 15g，元胡 10g。每日 1 剂，水煎两次早晚口服。术前服 2 剂，术后 3 剂；手术前、后均不禁食。对照组 3‰肥皂水 800~1500ml，术前 2 小时清洁灌肠，术前 8~12 小时禁食；术后禁食，待排气后再进饮食。

[结果] 治疗组在手术中组织松弛，视野清楚，可见缓慢的肠蠕动，便于手术操作。对照组术中往往出现肌紧张、臌肠现象。

[体会] 妇产科腹部手术，尤其是肿瘤较大的盆腔深部手术，因臌肠视野受干扰及肌紧张等，给手术带来困难，术后肠胀气、腹痛及排气慢，尚需禁食、输液等，给患者带来痛苦，针对这些弊病，采用通里解毒汤有以下三种功效：①通里行气：可增加生理性肠蠕动排空肠腔，术中可见肠管空虚且有缓慢的肠蠕动，术后可闻及肠鸣音，排气快，又因不禁食、水，需补液量较少，电解质紊乱及酸中毒都较少出现，从而保持机体生理平衡状态。②活血化瘀：有祛旧生新的作用，增强组织抗病能力，加速手术创伤的愈合。③解毒止痛：能抑制细菌的生长、达到预防感染的目的，术后体温不高，多在 37℃，所以对抗生素用量小或不用。元胡止痛作用较强，术后腹痛减轻，应用止痛药较少，使患者平安度过手术治疗的难关。

4. 行气通腑汤治疗妇产科剖腹术后

刘少先等（《湖南中医学院学报》1991，1：20）用行气通腑汤治疗妇产科剖腹术后患者 204 例（A 组），并设对照组 170 例（B 组）。

[治疗方法] 行气通腑汤：生大黄（后下）、厚朴、枳壳、当归、赤芍、桃仁各 10g，党参、金银花各 20g，蒲公英 30g，乌药、木香各 6g。一般于剖腹术后 12 小时开始给药，每日 1 剂，每剂加水 500ml，煎至 200ml，两次连煎，取两次药液混合，早晚分服。一般服药 1~2 剂即可见效，但根据

患者的年龄大小、体质强弱、炎症轻重、服药反应等不同情况，其用药剂数可以增减，如炎性患者或药效迟缓者，可增服 1~2 剂。对照组用常规输液抗炎疗法，观察组根据病情需要适当采用输液等支持疗法。

［结果］通过统计学处理，两组间各项指标差异显著，A 组明显优于 B 组，患者排气排便时间明显提前，发热、住院天数及输液量显著减少，切口感染及并发症的发生亦得到有效控制。

［体会］剖腹术患者由于手术创伤，损伤人体元气，一方面气虚血行不利可导致血脉瘀阻；另一方面，中气受损又可导致气机不畅，腑气壅滞，瘀血留阻与腑气壅滞皆可蕴而发热。因此，剖腹术后患者常以气虚为本，气滞血瘀、腑气不通、热毒内蕴为标。针对此种病机，以补气扶正、行气通腑、活血止痛、清热解毒为治则，自拟行气通腑汤治疗各种剖腹术后患者。本方具有改善气血运行，调整胃肠功能，增强机体抵抗力等作用。

还有，李祥云（《上海中医药杂志》1990，8：14）总结了老师治疗妇科术后发热的经验。常用白虎汤加减，得心应用。有的用白虎汤加大黄、玄明粉，急下存阴取得疗效。

🌸 **编者按**

以上报道用中药治疗腹部术后患者，均设立对照组，显示了中药的良效。关于术后是否本虚的问题，认识不一，需要结合具体患者具体分析。但认为术后标实则是一致的，如气滞血瘀、肠腑不通、热毒蕴结等。故治疗主药皆用大黄，治疗主方皆为承气汤或随证加味。用药时间：茹氏在手术前、后应用，其他均在术后用药。用药方法：李氏采用灌肠，其他均为汤剂口服。上述经验，学者应灵活运用，以切合病情，提高疗效为目的。若确以正虚为主的患者，术后治疗应着重补正。编者曾以小剂补中益气汤治疗卵巢囊肿术后 3 天不排气者，服药后数小时即排气，随之排便，腹胀顿消，便是验证。

产 后 腹 痛

产后腹痛以产后小腹疼痛为主症。其病因为产后气血骤虚，或血虚胞脉失养，或瘀血阻滞冲任。致瘀之因，又有寒凝、气郁或气虚之异。治疗总应抓住产后"多虚、多瘀"的特点。

1. 大承气汤加味治疗产后腹痛

许振宜(《福建中医药》1984,3:22)用大承气汤加味治疗产后腹痛100例。

[结果] 全部治愈出院,疗程短者3天,长者13天,平均7天。

[体会] 当地产妇均有过食酒、姜等辛燥厚味的习惯,以致食滞不化,湿热内蕴,腑气不通,浊气不降,是便秘腹痛的病机。此非润肠通便所能奏效,均需应用承气汤类。

2. 承气汤加味治疗产后腹痛

曾亚庆(《新中医》1991,2:34)用通里攻下的承气汤加味治疗产后腹痛100例。

[治疗方法] 大黄(后下)15~30g,枳实10~20g,厚朴、元明粉、槟榔各10~15g,蒲公英20~25g。呕吐频者加代赭石20~30g;恶露暗红、有块,舌有瘀斑者加桃仁6g,延胡9g,赤芍15g。日1剂,水煎两遍合汁,分2~3次温服。

[结果] 全部治愈,疗程短者2天,长者10天,平均6天。

[体会] 目前采用新法接生,产妇分娩时间短,恶露在短时间内干净,失血甚少,多数产妇不存在有血虚的表现不宜过多强调补虚。凡因饮食不节有腹痛、便秘者,即可用本法。

编者按

上述许振宜与曾亚庆先后报道用大承气汤加味治疗产后腹痛,时间不同,方法却非常类同,不知是何道理?求古训,《金匮要略·妇人产后病》篇说:"病解能食,七八日更发热者,此为胃实,大承气汤主之。"此乃饮食不节,胃肠壅实所致。多表现为脘腹痛、便秘等实证,故用承气汤。但张仲景治产后腹痛,并有当归生姜羊肉汤之补虚止痛;枳实芍药散之行气和血止痛;下瘀血汤之攻逐瘀血止痛等。总之,治疗产后腹痛,既不可拘于产后多虚而一味补虚,亦不可拘于产后多瘀而盲目攻实,应审病求因,辨证论治。产后腹痛如此,产后诸病皆然。

产后尿潴留

本病属于中医产后小便难、产后小便不通范畴。其临床表现为产后排尿障碍，小便点滴难下，甚者小便不通等。其病因为产时耗气伤血、劳伤正气，或不注意产时卫生，造成泌尿系感染，或接生不慎，或难产手术损伤膀胱等。病机为膀胱气化不利，小便不通而尿潴留。西医常对症治疗，导尿处理。

1. 增液承气汤加味治疗产后尿闭

渐秀松（《辽宁中医杂志》1992，1：30）用增液承气汤加味治疗产后尿闭34例。其中初产妇27例，二产妇6例，三产妇1例。主证：产后小便点滴不通，小腹胀急，口渴喜饮，大便数日不行，或便干量少，舌红少津，脉沉数。

［治疗方法］基本方为增液承气汤加味：玄参30g，生地、麦冬各20g，大黄、芒硝各6g，车前子30g，桔梗10g。有感染发热者加黄柏10g，蒲公英50g。

［结果］34例全部治愈，1剂治愈13例，2剂治愈19例，3剂治愈2例。

［体会］妇女以血为本，产时损伤阴血，致使阴血亏乏，理应禁下，但方中有增液汤养阴补血以治本，小量硝黄能清热通下。诸药合用能使腑气得通，气机通利，小便自可通畅，泻后阴亦可利前阴也。

2. 中药灌肠治疗产后尿潴留

余秀兰等（《中国中西医结合杂志》1992，4：209）用中药灌肠治疗产后尿潴留23例。尿潴留时间最短1天，最长5天，其中有3例在中药灌肠前用保留导尿，拔管后仍不能自行排尿。

［治疗方法］枳实12g，厚朴12g，生大黄20g（后下）。大便干者加芒硝20g冲入煎好的药剂中。以上药物煎取100~200ml，保留灌肠。每日1~2次，每次间隔4~6小时，每次保留30~60分钟，疗程为1天。无效改导尿管保留导尿。

［结果］灌肠后立即解大便同时解小便者5例，灌肠后10~20分钟解大便同时解小便者12例，30~60分钟内解大便同时解小便者5例，1例于第

2次灌肠后2小时未排尿改为导尿管导尿而治愈，其余各例均为1次治愈。随访1月，无一例复发。

［体会］产后尿潴留中医认为是膀胱气化功能失常所致，因难产致瘀血停聚，气滞下焦，阳明腑气不通，阻碍膀胱气化，以及因产用气，肺气虚不能通调水道均可形成癃闭，故先通大便乃治疗产后癃闭之关键。从本文结果看，以大黄为主的承气汤灌肠可直接刺激肠壁，引起肠壁节律性收缩，分泌增多，而发生泻下通便作用。并间接刺激膀胱，使膀胱括约肌松弛而排尿。注意：疑有膀胱损伤者，应于分娩后留置导尿管，保持膀胱空虚，以利受损部位愈合，不宜灌肠。

编者按

上述口服方与灌肠法均取得良效。需要说明，对产后尿潴留，要尽快治疗，以免膀胱过度膨胀而破裂。对膀胱损伤者，应及时处理，如治不及时、彻底，成为膀胱阴道瘘，将给产妇带来极大的痛苦。

回　乳

婴儿母乳喂哺 10~12 个月便宜断乳。断乳宜采取逐步断的方法，渐减母乳喂哺次数，以牛、羊乳或乳粉及半固体食物代替母乳。若断乳需要尽快取效者，应采取回乳方法。中医回乳方法较多，下述硝黄散外敷简便灵验。

沈石渭（《四川中医》1991，4：50）回乳方，取大黄 20g 研末，与芒硝粉 50g 参合，再捣进一个鸡子。拌成糊状，敷在乳区，以纱布绕胸束围固定。一般 5~7 小时，乳汁即回。

滑　胎

滑胎是指坠胎或小产连续发生 3 次及 3 次以上者。本病与西医“流产”中“习惯性流产”相同。其病因比较复杂，多由于母体诸种病理因素，有的与父方亦有关系。其病因病机为脾肾两虚，或因气血虚弱，或因阴虚血热，均可致胎元失固而滑胎。治疗先予保胎，确诊妊娠已不能继续时，应及时清除宫腔，终止妊娠。

侯锡五老中医用大黄安胎

陆景明等(《湖北中医杂志》1983，5：10）整理了侯锡五老中医用大黄安胎的经验。共收治滑胎孕妇46例。妇检均有子宫增大、变软、与停经天数相符，尿妊娠试验阳性。临床诊断为早孕。来诊时或已发生少量阴道流血，或有不同程度的小腹胀痛及下坠感。就其病因病机来说，历代医家各有不同认识，归纳起来不外乎脾肾不足、气血两亏、血热阴虚、跌打损伤四型。为了辨证求因，审因论治，而对46例滑胎孕妇进行了病因分析，发现血热阴虚型竟达31例之多。下面仅就此型谈谈侯老之见解，余者在此不作具体讨论。此型临床表现：少腹疼痛下坠，阴道淋漓不断出血，量少色鲜，面赤，口渴咽干，喜冷饮，心烦热少眠，舌质红，苔薄黄少津，小便短赤，腹胀，大便燥结，精神萎靡，脉象滑数或虚弦。

[治疗方法] 滋阴清热，凉血安胎。选用《景岳全书》泰山盘石散加大黄，随症加减。处方：黄芪、生地各25g，党参、玄参、白芍、续断、黄芩、阿胶（烊化）各15g，当归、川芎、白术、甘草各10g，糯米一捻，大黄5~10g，为1日剂量，加水适量，慢火煎煮30分钟，去渣，得浓汁100~200ml，1日2次分服。方中大黄清热以通便，排出燥粪以存阴，使胎不受热灼。诸药合用，共奏养血益气滋阴清热之功。用以安胎保产，稳如泰山磐石之固。

[结果] 一般尽1剂之后，即腹中频转矢气，再服则大便通畅，但无暴下峻攻之弊，腹胀满犹如泄气的皮球顿即消失，腹痛亦随之减轻，已无胎动不安及下坠感。阴道有出血者，亦逐渐停止。食增，精神快慰。既去其所因，则胎儿自然正常发育成长，直到超过各人不同的流产时日，再观察半月即可停药。在服药期间，未发现不良反应，亦无一例中途流产。上述31例患者，均已先后足月分娩，母子皆健。

编者按

侯老中医用大黄安胎可谓有胆有识。此法实根据《素问·六元平纪大论》所谓"有故无殒，亦无殒也"之精神的具体运用。医圣张仲景本有先例。《金匮要略·妇人妊娠病》篇对妊娠宿有癥病者，用桂枝茯苓丸祛瘀以安胎；妊娠有水气者，用葵子茯苓散通窍利水以安胎；妊娠由虚寒盛腹痛者，用附子汤祛寒暖宫以安胎；妊娠恶阻呕吐不止者，用干姜人参半夏丸主之等,均体现了辨证论治。上述经方中不少药物,后世视为妊娠忌药,而医圣则用之,这充分体现了《医学心悟》说的一句话:"有病者病当之,故毒药无损于胎元。"但终究峻药易伤胎,故仲景处方多为丸、散小剂,用药审慎周详。侯老中医在大黄用量上亦相当慎重。

母婴血型不合

母婴血型不合属于中医堕胎、小产、滑胎、胎黄等病症的范畴。其临床表现在孕妇可发生流产、习惯性流产、早产、死胎及新生儿黄疸、贫血、水肿、肝脾肿大等症。父母双方 ABO、Rh 血型测定有助于诊断。西医常分别孕期、分娩期及新生儿等不同情况治疗。

1. 黄疸茵陈冲剂预防母婴血型不合

陈蕙英(《中医杂志》1985,9:25)用黄疸茵陈冲剂预防本病 10 例。患者均在当地确诊为 Rh 系血型不合,并曾有死胎及新生儿溶血病死亡等病史,入院后即做夫妇双方 ABO、Rh 血型测定及孕妇 Rh 系抗体测定,确诊为夫妇 Rh 系血型不合的孕妇。

[**治疗方法**]治以黄疸茵陈冲剂:茵陈 15g,黄芩 9g,制大黄 3g,甘草 1.5g。每日 2 次,每次 1 包,直至分娩。

[**结果**]死胎 1 例,成活 9 例。其中正常新生儿 2 例,轻度新生儿溶血病 2 例,中度新生儿溶血病 2 例及重症新生儿溶血病 3 例(其中 1 例于生后 9 小时死亡)。

2. 以大黄为主治疗新生儿 Rh 溶血病

王敬爱等(《浙江中医学院学报》1989,5:24)以大黄为主治疗新生儿 Rh 溶血病 家 4 例。Rh 溶血病是一种少见的新生儿溶血病,以少数民族的发病率较高,汉族较低, 家发生 4 例者更少见。本家庭父母均为汉族,父 B 型,Rh 阳性,母 B 型,Rh 阴性,所生 5 个子女中,第 1 胎正常女婴,第 2、3、4、5 胎均为本病患者,其中第 2、3 胎足月顺产 2~3 天均死亡;第 4、5 胎足月顺产后经采用中西医结合治疗 1 周而愈。第 4 胎现 4 岁,第 5 胎现 1 岁,两例生长发育、智能均正常。

[**体会**]对重症新生儿溶血病,在没有换血条件的基层医院,除尽早

输血浆、白蛋白，使用小剂量激素，光疗等方法外，还要早期加用中药治疗。我们选用了三黄汤与茵陈蒿汤加减治疗。因二黄汤对抗 A、抗 B、抗 D 抗体均有一定的抑制作用，尤其对抗 D 抗体作用最明显。茵陈蒿有很强的利胆作用，大黄的缓泻作用对促进胆红素的排泄和阻断肠肝循环均有一定的影响，而且实验证明大黄对抗体的抑制作用最明显，所以我们选用了大黄为主的方药治疗新生儿溶血病，取得了一定效果。但中药作用缓慢，必须早用，对重症不能进食者，可用鼻饲法给药。

3. 寿胎丸合茵陈蒿汤治疗母婴血型不合

崔林（《浙江中医》1990，9：416）用寿胎丸合茵陈蒿汤治疗母婴血型不合 20 例。20 例孕妇，年龄最小 24 岁，最大 32 岁。血型鉴定均为 O 型，其丈夫的血型分别为 A 型、B 型及 AB 型。大多数病例既往有流产史，包括人工流产的难免流产，其中流产 1 次者 5 例，流产 2 次者 8 例，流产 3 次者 4 例。所有孕妇均在孕 6~24 周时经血液 ABO 抗体效价测定，效价均有不同程度增高，范围在 1∶128~1∶1024，位于 3~4 区之间。

［治疗方法］寿胎丸合茵陈蒿汤加减：菟丝子 12g，桑寄生 15g，川断、阿胶各 10g，茵陈、炒山栀各 24g，制大黄 9g。若脾胃虚弱之大便溏烂者，酌减大黄用量，加党参、白术；腰酸明显者加杜仲；阴道流血加苎麻根、仙鹤草、生地炭、藕节炭。水煎服，每日 1 剂。大多数病人经抗体效价测定在 ≥ 1∶128，达到 3~4 区时开始服药。少数病人既往有难免流产史，并确诊母婴 ABO 血型不合，故在停经早期即服药，直至分娩或分娩前 1 周停药。

［结果］20 例中，19 例有效（患者定期进行抗体效价测定显示抗体效价稳定或下降。阴道流血症状消失，至足月分娩活婴，新生儿未出现严重黄疸）；1 例无效（阴道大量流血，胎儿流产）。

［体会］母婴血型不合，西医学认识是由于胎儿从父方遗传下来的显性抗原恰为母体所缺少，此抗原侵入母体后刺激母体产生免疫抗体，当这抗体又通过胎盘进入胎儿血循环时，可使胎儿的红细胞凝集破坏，出现一系列症状。中医学虽无此病记载，但从辨证论治角度出发，认为是一方面肾虚，冲任失固；另一方面是湿热之邪潜伏在母体而侵袭胎儿。故取寿胎丸滋肾安胎；茵陈蒿汤清热除湿，两方相合，补中有清，清中寓补，相辅相

成，使孕母肾气强盛则固胎有本，湿邪逐除则安胎有望。

4. 保胎药加入少量大黄治疗由于母婴血型不合而引起习惯性流产和新生儿溶血

张思佳（《中医杂志》1992，2：58）在治疗由于母婴血型不合而引起习惯性流产和新生儿溶血患者的保胎药中，加入少量大黄，均取得满意疗效。并介绍一典型病例，先用补肾安胎止血药，后加入大黄2g获效。说明了大黄对ABO血型不合孕妇的特殊保胎疗效。

编者按

对母婴血型不合治疗成功者较少，故上述经验诚为宝贵。用大黄治疗母婴血型不合性病症，古代文献中尚无明确记载。现代药理研究认为，大黄含有多种维生素、氨基酸和雌激素样的食用大黄素等成分，具有增强细胞免疫，进行免疫调节及其他多种药理作用。上述报道，以及前述侯老中医用大黄安胎的经验，均表明了大黄的安胎作用，大黄对母婴血型不合是否有特殊效用，其机制有必要深入研究。

第十四章　儿科疾病

第一节　儿科病证治概述

小儿病可泻论

胡大中（《江西中医药》1984，3：46）在"小儿可泻论"一文中，论述小儿病用泻法的临床体会。他说：小儿病因单纯。实证居多，可用泻法。小儿用泻法的临床特征约有下列数端：①大便不通或黏稠臭秽，或下痢不爽，里急后重；②腹胀满拒按或腹痛啼叫，或四肢虽不甚热，但腹部灼热熨手；③小便短赤，混浊臊臭；④苔黄燥或垢，浊腻不化；⑤口渴喜饮，口有热臭，唇干红，目赤面红；⑥厌食，反饱或有呕吐酸馊不化；⑦烦躁不安，夜寐惊啼或龄齿；⑧有热如潮，或有汗不解，或但头出汗，蒸蒸冒气；⑨脉滑数有力，指纹沉滞深红色。以上数条，不必悉具，但见二、三证即可用泻法。总之，要形实、气实、脉实者，方为适宜。下列疾病表现为实证、热证者，可参照上述各条指征施用泻法：①新生儿疾病有胎热、胎毒表现者，如口腔焮红、马牙、重龈、重颚、不乳、吐乳、二便不通等；②头面咽喉部疾患有胃热重、便结者，如扁桃腺红肿、鹅口疮、眼结膜炎、化脓性中耳炎、鼻窦炎、腮腺炎等；③小儿流感汗出热邪不退者，可用表里双解法，所谓大便畅行则邪无所依附而热自退也；④疳积初起可导滞攻下，盖"积为疳之母"，若一味健脾补脾，往往误补遗患；⑤乙脑、流脑等温热病，高热抽搐用了清热平肝息风法不效时，可加用釜底抽薪法，往往一泻而热减搐平；⑥小儿肺炎痰壅气憋而腹胀便秘者，可通腑以泄肺热；⑦小儿麻疹透发不畅，或出到腹以上即不再下达，属肺胃热毒壅滞者，可适当泻下，疹点很快可下达透出；⑧小儿黄疸性肝炎、新生儿溶血性黄疸（即胎黄）；⑨小儿单纯机械性肠梗阻、小儿阑尾炎、小儿坏死性结肠炎等急腹症；⑩小儿脂溢性皮炎、顽固性湿疹、小儿外科疮疖脓肿严重者等等。

小 儿 急 症

1. 王玉玲老中医以大黄为主治疗小儿急症的经验

（1）钱钦晖（《江苏中医》1986，4：3）整理了擅长儿科的王玉玲老中医在儿科急诊中运用通腑法的经验。①小儿高热：王老在辨治小儿高热时，除解表、清热、养阴、化瘀外，常以通腑为先，方选凉膈散化裁，图其迅速退热，急治其标。②急性腹痛：婴幼儿急性腹痛常表现为突然或阵发性反常哭闹、烦躁不安，或憋气出汗，双手捧腹等症状。其病变多由寒积、热积、食积、血瘀及外感等所致。王老临诊在排除外感急腹证的前提下，以"通则不痛"为宗旨，辨证施治，用小承气汤为基本方加减，每每奏功甚捷。③咳喘发作：小儿咳喘，王老认为发时治标——从痰、肺论治；缓时治本——从脾、肾着手。故在喘咳发作时用涤痰通腑法，以自制大黄皂角汤（生军、皂角、葶苈子、杏仁、炙甘草）加味治疗。④新生儿诸病：新生儿脏腑娇嫩，形气未充，易于感邪，更常兼有胎毒壅内，正气不得舒展而不能敌邪，故有黄疸、不乳、便秘、口疮、发热、脐风等。王老在长期的临床实践中体会到，对于新生儿病，在注意顾护正气的情况下，亦可使用通腑法，使邪有出路。常用大黄茯苓甘草汤，通腑祛邪治其标，甘淡健脾固其本。新生儿黄疸加茵陈蒿，频频泡饮；便秘加生蜜；不乳属实者加焦三仙；口疮加淡竹叶；发热加山栀、黄芩；脐风加全蝎、钩藤。

［体会］小儿脏腑娇嫩，形气未充，易虚易实，易寒易热，故为小儿医者难用通药，恐伤正气。然而王师则认为，小儿更有肝常有余而易化热动风，脾常不足易积滞于内的特点。特别是当今世人过宠小儿，过食积滞者甚多。故按"实则泻之"，"急则治其标"之法则，通腑祛邪，正气则复。王老亦常告诫后学云，通腑一法适用于邪实病急之候，纯虚证禁用。

（2）秦亮（《辽宁中医杂志》1988，5：16）亦整理王玉玲老中医以大黄为主治疗小儿急症的经验。①急惊风：凡是小儿外感风热或感寒化热挟滞所致的急惊风，王老常用大黄，配伍连翘、薄荷、山栀、钩藤等品治疗，收效甚佳。②急性黄疸型肝炎：王师常用大黄配伍茵陈、焦山栀、茯苓、鸡内金等品，治疗湿热郁蒸所致的黄疸，临床治疗多例，效若桴鼓。③胆道蛔虫症：凡是蛔虫引起的腹部剧痛，王师常用大黄配伍干姜、乌梅、槟榔、木香等品治疗，颇有良效。④急性胃肠炎：王师常用大黄配伍枳实、川朴、木香、楂曲等品治疗小儿积滞，奏效回响。

[体会] 王师认为，小儿急症多由于外感以及虫食积滞所致，其辨证多属于里证、热证、实证，并以腑证为主。"六腑以通为用"，治疗应以生大黄为主药，随证配伍，通腑泻下，腑通邪去。

2. 董廷瑶名老中医运用仲景法治疗小儿急重症

宋知行（《广西中医药》1987，1：16）介绍了董廷瑶名老中医运用仲景法治疗小儿急重症的经验。①清热泻火，退阳明高热。小儿之阴常不足，风火易动，故邪热不泄，迅即化火，而致症现急重。因此儿科应用清热泻火的机会颇多，是开门逐盗的一大法门。临床所见外感高热，阳明传变的多。凡症见高热大汗，烦躁口渴，舌红脉洪大之际，董师即从阳明经证论治，投以白虎汤加味。②急下存阴，攻阳明腑实。董师指出，小儿之阳明病传变甚多而屡见胃家实者，与小儿时夹里滞、阳气旺盛有关，故气热投白虎，腑实予承气，方药合拍辄能转危为安。然因小儿之阴常不足，邪热化火易耗液。故阳明腑实之际，见高热神昏，谵语妄言等，必须与邪陷心包相鉴别。在多种急性热病，包括脑炎、麻疹、肺炎等症中，若见热结便闭，阳明腑实，当须考虑投以承气。一般腹满不显者，仅用生大黄、玄明粉两味为君，而邪热化火者，则需参入石膏、知母、黄芩、黄连、连翘、栀子诸品。若有火扰心包之势，亦加用紫雪丹或至宝丹之类化服。每日1剂为度，察其症势，而后再议。然多数均仅一二剂奏效。足见承气攻法，诚为救急存阴之良剂。③回阳救逆，温脏之虚寒。

3. 重用大黄组方治疗小儿危重急症

秦仁生（《江苏中医》1990，5：3）整理了其先父重用大黄组方治疗小儿危重急症经验。

（1）流行性脑脊髓膜炎：本病以发热头痛、呕吐项强、皮肤瘀点和惊厥为主要特征。因心肝实火，阳明炽热乃是导致高热、抽搐的主要病理机制。大黄功擅泻火解毒，火降毒去则热自平，热平则不抽矣。临床每与石膏、知母、地龙、钩藤等品相伍之。

（2）肺炎咳喘：临床以高热咳嗽、气急鼻煽为特征，其病理以肺气闭塞为主。大黄功能推荡肠胃，肠胃一通，则邪热、痰浊可随大便而去，因之肺气自降，而热、喘之候可平。常与石膏、杏仁、瓜蒌、葶苈子等品同用。

（3）中毒性细菌性痢疾：常可出现闭、脱之危证。实热内闭型由于热毒炽盛，化火化风，故见壮热烦躁，谵妄抽搐，下痢脓血等症。对于此种证型非大黄以荡涤腑气、导毒下行不为功。每与枳实、川连、黄芩、白头翁、全蝎、蜈蚣之品相伍用之。

（4）急性出血性小肠炎：本病是小儿时期的一种危险疾病，其主证为发病急骤，发热，腹痛腹胀，便血等。其中便血是诊断本病的主要线索。此病为肠风、脏毒，病机为小肠热毒，迫血妄行。大黄既有解毒化瘀之效，又有推陈致新之功，因此对促进肠道毒素排出及祛除败血有重要作用。常与当归、白芍、枳实、地榆、败酱草、红藤等品同用。

4. 急下存阴存阳法治小儿急证

杨琢成（《江西中医药》1985，1：16）用急下存阴存阳法治小儿急证。列出治愈两案，一系温热伤阴，一为寒水伤阳，同属小儿急危重症。例一暑邪侵入，误汗伤津，而致胃家燥实，腑结愈久愈耗津液，津竭热炽，内窜厥阴，致使痉厥，神昏直视，阴竭危候峰起。例二寒水内渍，损伤阳气，肾阳衰微，不能制水，泛滥为肿，脉沉而绝，阳气将亡之象。在治疗上针对温热化燥阴竭，寒水泛滥阳亡，均用"急下"之法，唯一以大承气法存阴，一用大黄附子存阳之异而已。

小 儿 杂 病

1. 王瑞伍先生运用牛黄散的经验

党炳瑞（《吉林中医药》1986，3：30）整理了王瑞伍先生运用牛黄散的经验。他说，业师王瑞伍先生，专儿科六十余年。精心研制儿科26种散剂，牛黄散即其中之一。该散剂由牵牛子、大黄等份为末组成。具有消食导滞、祛疳化积、健胃调中、化癥去瘀、逐痰涤饮、清热泻火、解毒凉血等功能。且价廉易得，服用方便。兹将先生对运用牛黄散的有关教诲及经验总结如下：

①疳积食伤，可消可导。先生常谓大黄、牵牛二药峻猛，用之不当则伤正气，然药性在天，巧用由我。治疳证药量宜轻，服后以大便稍增为度，勿令泻下，勿伤其正。每岁每日 0.5~2g，服 7~10 天，停 1 周再继续服，如此二三疗程可愈。治食伤，每岁每日 2~3g，使之缓泻，服一二次即止，不可尽剂。治纳呆，每岁每日 0.5~1g，服一二日病儿自能下食。

②豁痰通窍，可治食痫。食痫是癫痫的一种类型，因饮食过饱而诱发癫痫，故称食痫。以牛黄散治食痫，取其健脾祛湿、豁痰通窍之功，可酌加天竺黄面、青礞石面等化痰之品，或改为汤剂。

③能止腹泻，妙在用量。大黄、牵牛子均系峻泻之品，何以能止泻？先生云："妙在用量不同，起不同之药理作用。"牛黄散的用量确有其奥妙之处：大量（每岁每日 2~3g）有攻坚去滞，涤荡肠胃宿垢之功；中量（每岁每日 1~2g）有清热泻火，祛痰涤饮之用；小量（每岁每日 1g 以下）则有健脾止泻，清胃厚肠之能。小儿腹泻，多系饮食失节、食滞不消而然，以小量牛黄散只起理气运肠、健脾消食之功，宿食消，胃气和，则泻可止矣。唯对脾虚或脾肾阳虚之腹泻应禁用。

④涤痰泻饮，流涎可止。先生云："稠为痰，稀为饮，自溢于外者为涎。名虽不同，实则为一，乃脾虚不能运化，湿邪留滞所致。"小儿少量流涎，乃脏腑娇嫩，脾气未充之故。若大量流涎，则为脾虚不运，水湿泛滥。先以中量牛黄散缓泻水湿，继用少量健脾宽中，利湿化涎，其病可除。

⑤清泻胎热，夜啼能安。婴儿夜啼，病因不一，先生认为："以胎毒热郁者居多"，凡孕妇忧思恚怒，躁烦冲动，热郁肝经，致令郁火传至胎儿，即生之后，胎毒郁火乘心，入夜则阴不胜阳，热扰神明，神不守舍，故烦躁啼哭。牛黄散清热泻火，解毒凉血，可清泻郁热胎毒，令病人安卧。如：王氏男婴，病夜啼，给牛黄散每日 0.5g，分 4 次服，以竹叶、绿豆、蝉衣、冰糖煎水冲服，服 1 日病减，3 日愈。

⑥釜底抽薪，火毒可消。先生赞赏《内经》"热浮所胜，以苦泻之"之说，常谓："大便通利热自消，"意指小儿热性病居其大半，治疗时，通其大便，内热泻出，病已愈半矣。每至夏季暑热阳盛，小儿系纯阳之体，

外阳内热，易结热毒，症见鼻赤目红，头面掀肿，疖疮火毒，口干烦躁，溲赤便结，累月不愈，治用牛黄散大量，重剂泻热，令大便通利，其热毒可消。

[**体会**] 牛黄散的应用极为普遍，若能恰当掌握适应证、用量和环境季节，可治儿科多种疾病，疗效显著，但务必注意勿使用过久过量，特别是病久体弱、先天发育不良之患儿，更应慎用。

2. 大黄散在儿科临床的应用

张孟林（《四川中医》1987，1：14）结合病例谈了大黄散在儿科临床的应用。对营养不良性贫血、疳积、多食体胖、痢疾、急性出血性坏死性小肠炎、哮喘等病症，均以辨证论治为主配伍大黄，制成散剂，取得良效。

3. 王玉玲老中医用大黄治疗儿科疾患的经验

钱松本（《浙江中医》1988，9：403）整理了王玉玲老中医用大黄治疗儿科疾患的经验。

①愈口疮，导赤配大黄。口疮是儿科常见病之一，患儿常因啼闹不宁，拒绝乳食，甚则发热而使家长忧虑不安。王老认为，口疮一证，所见多实，属虚者极少。诚如《婴童百问》所云："口疮候，乃小儿气血盛，兼将养过温，心脏积热，熏蒸于上焦，故成口疮也。"由此可见，清泻心脾积热实为治疗口疮之要务。药用导赤，意在引心火从小便而出，而大黄缓下，有泄热荡实，釜底抽薪之妙，诸药相伍，常获立竿见影之效。

②通二便，肉桂配大黄。新生儿二便不通，为临床所见之危急重症，若不尽快通利，常致不良后果。药用肉桂之温阳，以助膀胱气化而利小便，大黄苦寒攻下，以通腑解毒，一寒一温，即调和阴阳，又相互制约，药简效捷。如患儿初生32小时二便不通。处方：肉桂1g，生大黄2g，木通4g，开水泡，频频喂服，1剂后二便得通。

③消腹胀，枳壳配大黄。腹胀是新生儿疾患，多以腹胀膨隆，啼闹不安，吮乳减少为急。王老常取枳壳行气消积，大黄荡积解毒，二药相伍，腹胀可消，验之临床，每获良效。若满腹胀大，青筋显露者，则佐以活血祛瘀之桃仁，用药既简又廉，其效也佳。如患儿腹胀已1周，处方：枳壳、桃仁各4g，大黄2g，开水泡，频频喂服；另以海皮硝10g敷脐。服药2剂，

腹胀得减，继服 2 剂，诸症自愈。

4. 以大黄为主泡饮治疗新生儿疾患

秦亮（《浙江中医》1989，7：303）以大黄为主泡饮治疗新生儿疾患。

［**治疗方法**］大黄 4~10g 以开水浸泡取汁，不欲其重浊下降，只取其清泄无形邪热之功。

［**结果**］用于新生儿黄疸、鹅口疮、呕吐、夜啼、厌食症等疾患，收效神速。

［**体会**］以大黄泡饮治疗新生儿疾患，佐药不在多，用量不在大，盖小儿脏气清灵，只要药证合拍，必然随拨随应。

5. 以大黄为主治疗儿科杂证

程三江（《湖北中医杂志》1991，3：36）以大黄为主，治疗儿科杂证，常能获得满意疗效。例一：宿食内蕴，取生大黄泡服。例二：表里俱病，以熟大黄同煎。例三：病上治下，取酒大黄共煎。例四：疮疡破溃，大黄炭调敷。验案四例，均用大黄，因炮制法，煎服法不同，疗效各异。生大黄攻下力猛，欲攻下宜生用，取泡取；酒大黄泻下力较弱，但活血化瘀作用较好；熟大黄泻下力缓，用于肠胃宿滞而又腑实不盛者为佳；大黄炭适量，外用有去腐生肌解毒之效。值得一提的是：儿科疾病变化莫测，应用大黄务必详于辨证，中病即止。

上述之外，还有蔡根兴（《湖北中医杂志》1983，4：31）、孙庆芳（《江西中医药》1985，1：23）、李云花（《广西中医药》1987，4：23）、张孟林（《四川中医》1988，1：16）、杜胜滨等（《中医药信息》1991，6：35）、周世雁（《云南中医杂志》1992，5：21），皆撰文论述大黄、承气汤、下法在儿科的临床应用。

🌸 **编者按**

以上报道所述，表明了以大黄为主的下法（或辨证配合其他方法）治疗小儿疾病的广泛应用。大黄用于治疗小儿病源远流长，早在唐代杰出的医药学家孙思邈就在《千金方》与《千金翼方》中论及治疗小儿急症、杂病等，共载方 371 首，其中用大黄之方近 50 首，尤其对小儿惊痫、伤寒、咳喘、癖结胀满等病，用大黄之方更多。尔后，历代医家有不少关于儿科诊治的专著、专论。关于儿科病因，明《景岳全书·小儿则总论》中说："小儿之病，非外感风寒则内伤饮食，以致惊风吐泻及寒热癫痫之类。"可谓要言不烦。关于儿科治则，明《医学正传》说："小儿脏腑脆嫩，而猛浪之剂与乎峻寒峻热之药，俱不可随便施用，不得已而用，亦当中病即止，勿过剂量。"可谓用药之慎。关于下法的具体应用，清《幼幼集成》说："邪之深入者，下而夺之，总欲其邪尽而后已。"可谓至理名言。关于大黄用于儿科之剂量，患儿越幼小，用量越宜少。如初生儿1~3g便可；数月~1岁3~4g；2~3岁可用至5~6g……随年龄的增长，视病情的轻重，选定剂量，水煎或沸水泡后，分次服用，以利为度，不必尽剂。关于大黄的炮制，为了扩大其应用范围，减少其副作用，根据病情需要，可用蜜炙、土炒、醋炒、姜汁炒、朱砂拌等，但若取其攻下之性，仍以生大黄为宜。需要明确，大黄下之只是治病八法之一，欲应付万变之病情，下之一法还宜适当配合其他方法，以中病为目的。

第二节　儿科病证治各论

小儿疾病各论的排列顺序，依次为热性病、肺病、脾胃病及其他疾病。有关传染病的内容如小儿细菌性痢疾、小儿痄腮等列入各论第一章传染病中。新生儿溶血列入各论第十三章妇产科疾病"母婴血型不合"中。

小 儿 高 热

小儿高热属于中医急惊风、感冒等热病范畴。发热是儿科最常见的病症。其临床表现以高热（体温38.5~40℃，若高于41℃称超高热或恶性高热）为多见，常伴有寒战、手足凉、皮肤发斑、甚至惊厥抽搐等，结合不同病变系统的不同症状及辅助检查，可分辨高热的病因及病位。其病因西医区分为感染与非感染两大类；中医认为多由感受时邪，饮食不节或不洁、暴受惊恐等。病机为邪气束表，或表里同病，或痰热积滞、毒热内盛等，总是正邪交争，以实热证为主。西医以病因治疗为主，结合降温方法，如物理降温、药物退热、冬眠疗法等。中医辨证采用大黄通腑泄热、釜底抽薪，效果很好。

（一）灌肠

1. 大黄保留灌肠治疗小儿高热

陈亚秀（《吉林中医药》1989，6：14）用大黄保留灌肠治疗小儿高热31例。

[**大黄浸汁液的制备**] 取大黄洗净，加沸水中浸泡30分钟，取浸泡液即成。具体用量：6个月至1岁，大黄5g，加水50ml，取汁30ml；2~3岁，大黄7.5g，加水75ml，取汁50ml；4~5岁，大黄10g，加水100ml，取汁80ml。

[**灌肠方法**] 取大黄浸汁液（温热适中），选择细小肛管，先用清水清洁灌肠1次，再行药物灌肠。灌肠时臀部垫高5cm，插管深度为7~10cm，肛管拔出后迅速按揉肛门部片刻，以利药物存留，灌肠后卧床半小时。

[**结果**] 31例患儿灌肠后0.5~1小时均达到退热目的，降温幅度为0.5~3℃。灌肠后密切观察患儿，保留时间越长则效果越佳，未发生不良反应。本法适用于正盛邪实者，体弱正衰者忌用。

2. 大黄灌肠治疗小儿外感发热

王美霞（《新疆中医药》1991，8：345）用大黄灌肠治疗小儿外感发热60例。60例患儿在发热的同时均伴有大便干结。

[**治疗方法**] 将大黄压为细粉装瓶备用。临床应用时配制成20%大黄粉水溶液即可应用。每次用量婴儿为15ml，幼儿20ml，学龄前儿25ml，学龄儿30ml。给药方式均采用直肠注法，即用20%大黄粉水溶液给予患儿保留灌肠。高热者可辅以物理降温。

[**结果**] 显效46例（1日以内体温恢复正常），有效12例，无效2例。

[**体会**] 小儿外感发热，肺热影响大肠时常伴有大便干结，在清热宣肺的同时，给以清热泻下之药物，往往能收到良好的效果。小儿服药每多抗拒，用大黄粉水溶液保留灌肠，避免了小儿服药困难，治疗效果也比较满意。

（二）汤剂

1. 通腑法治疗小儿急性热病

丁雅芳（《山西中医》1986，6：15）用通腑法治疗小儿急性热病30例。

诊断为上呼吸道感染21例,扁桃腺炎4例,支气管肺炎3例,口腔炎2例。

[治疗方法]在中医辨证基础上,全部病例均加用通腑之品生大黄。采用解表通腑,以银翘散加生大黄者20例;清热通腑,以白虎汤加生大黄者3例;清利通腑,以导赤散加生大黄2例;解毒通腑,以解毒药加生大黄4例;涤痰通腑,以礞石滚痰丸加生大黄1例(其中有6例配合补液)。

[结果]服药后当天解大便,体温下降者25例(其中配合补液6例,在用药当天退热,未再上升)。第二天解大便,体温下降者5例。

[体会]①小儿为纯阳之体,六气之邪皆易化火,故感受外邪极易化热入里,火热伤津,肠胃燥结。②使用通腑时,必须见到大便干结或大便不通,方能起到"恶秽一去,邪毒从此而清"之功。大便一通,即可去大黄。对小儿急性热病,体实当下,偏于津液亏损而热结者,须用甘寒清热生津之品,以滋阴液,润大肠,如芦根、元参、麦冬、生地等。此外,静脉补液亦即养阴,必要时应与通腑法结合使用。

2. 用下法治疗小儿急性热病

费蓉华(《山西中医》1989,1:16)用下法治疗(曾应用多种抗生素治疗无效的)小儿急性热病138例。

[治疗方法]全部病例均采用中医辨证论治,据腑实证的轻重,用轻泄阳明或攻下腑实的药物治疗。①急性扁桃腺炎病例均用余氏清心凉膈散(连翘、黄芩、栀子、薄荷、生石膏、桔梗、甘草、大黄)清上泄下,利膈通便,肺胃两清。咽疼红肿加山豆根、牛子、金果榄、马勃;扁桃体化脓者加公英、紫花地丁;下颌淋巴结肿大者加浙贝、元参、生地、山慈菇。②上感病例中凡胃肠型感冒,具有发热、呕吐、腹痛、大便秘结、舌苔黄厚腻、脉滑数等少阳阳明合病者,均用大柴胡汤(柴胡、大黄、枳实、黄芩、半夏、白芍、生姜、大枣)和解攻里,通下腑实。③病毒型感冒具有发热、咽红、目赤、眼睑浮肿、流涕泪、大便秘结者,均用病毒感冒方(僵蚕、蝉蜕、荆防、薄荷、黄芩、黄连、当归、生地、赤芍、芦根、生石膏、板蓝根、桔梗、滑石、甘草)加大黄、元明粉以疏风清解,清利通腑。④肺炎中凡具有喘促不宁、痰涎壅盛、潮热便秘者,均用宣白承气汤(生石膏、大黄、杏仁、瓜蒌皮)。⑤口腔炎病例中凡具有舌红、

口腔黏膜糜烂、流涎、烦躁易啼、尿短赤、大便秘结者，均用导赤承气汤（赤芍、生地、大黄、黄连、黄柏、生石膏）。

［结果］药后2日内解大便，体温下降者103例；药后第3~4日解大便，体温下降者35例。4日内治愈者105例；4~8日治愈者31例；8~10日内治愈者2例。

［体会］①下法，尤其寒下法是儿科急性温热病中运用广泛而奏效迅速的一个治疗方法。因小儿体属纯阳，感受外邪，六气之邪极易化火，热盛津伤，肠胃燥结，腑气不通，积热内蕴，热邪难下，此时单纯应用抗生素或解表清热解毒之剂极难奏效，如用寒下之法，通便泄热，排其积滞，使炽盛之里热，得从下泄，邪热得以顿挫，加速向愈。②小儿因胃肠积滞，肺胃热盛，热邪循经上逆，复感外邪而引起的诸上焦热病如感冒、乳蛾、咽喉诸疾，口腔病如口疮、口糜、腮腺肿大等，凡具有腑实证者均宜上病下取，釜底抽薪，或在解表同时泄下积热。③小儿因腑气上逼而患肺炎喘嗽者，治宜宣上通下。④小儿为稚阴稚阳之体，胃气未充，肠胃脆薄，在应用下法之时，要方药对证，中病即止。

3. 加味小承气汤治疗小儿高热惊厥

李寿彭（《四川中医》1989，8：19）用加味小承气汤治疗小儿高热惊厥13例。

［结果］服药1~2剂后，热势下降，惊厥控制，再辨证治本，均获痊愈。

［体会］高热惊厥是小儿急重症。多属实证热证。发病时由于高热而出现全身阵挛性抽搐，意识不清。多次发作或持续发作可引起惊厥性脑损伤、脑缺氧性损害、脑水肿，甚至发生呼吸、循环衰竭，危及生命。故治疗关键在控制体温，急挫热势，截断病邪传变。以加味小承气汤治之，釜底抽薪，通腑泄热，解表息风。体温下降，惊厥停止后，一定要根据病灶所在，辨证以治本，否则体温复升，惊厥可再度出现。

4. 柴黄合剂治疗小儿高热

张瑞宣等（《中国中西医结合杂志》1990，1：56）用柴黄合剂治疗小儿高热112例，对照组41例。病因均为急性上呼吸道感染及疱疹性口腔炎。主要症状：全部病例体温＞38.5℃，有卡他症状或伴口咽疱疹等。体温

≥ 40℃者占 17.5%。两组基本病情无明显差异（P＞0.05）。

［**治疗方法**］治疗组服柴黄合剂（柴胡 1000g，大黄 1000g，氯芬那酸 15g，糖适量，加水煎至 1000ml），每次口服 1~2ml/kg，每日 3~4 次；对照组用氯芬那酸，每日 25~50ml/kg，分 3 次口服。其他治疗如抗生素等两组相同，但均不用其他退热措施。

［**结果**］治疗组平均退热时间 1.02 天，显效 98 例，有效 2 例，无效 12 例；对照组平均退热 1.99 天，显效 16 例，有效 15 例，无效 10 例。

［**体会**］本组多数病例为卫分实热证，以病毒性感染所致者居多。用大黄的泻热作用和柴胡的解热镇痛作用配合西药氯芬那酸（抗风湿灵）组成柴胡合剂，以求得良效。临床经双盲对照观察 153 例，两组疗效有显著性差异（P 均＜0.05），尤其对伴有高热、心烦、便结等实热证者疗效更佳。

5. 大柴胡汤治疗小儿高热

张俊杰（《中国中西医结合杂志》1990，3：167）用大柴胡汤治疗小儿高热 39 例。39 例患儿均接受足量抗生素和解热药治疗效果不明显而转中医治疗。临床诊断病毒感染者 28 例，上呼吸道感染者 9 例，右下肺炎者 2 例。中医辨证认为本组高热患儿均属少阳、阳明合病。

［**治疗方法**］停用抗生素和解热药，给予大柴胡汤煎剂。方药：柴胡、黄芩、半夏、枳实、白芍各 10g，大黄 6g，大枣 3 枚，生姜 3 片。每日 1 剂，水煎至 100~250ml，分两次服用。第 1 剂大黄后下，若患儿服药后腹泻 1~2 次，第 2 剂大黄可同煎，如患儿热退，则可去掉大黄。5 岁以下患儿减半。

［**结果**］服第 1 剂退热者 17 例（43.6%），服 2 剂退热者 14 例（35.9%），服药 3~6 剂退热者 6 例（15.3%）。2 例右下肺炎者无效（5.1%）。

6. 泻下通腑法治疗小儿病毒感染性高热

张颖（《实用中西医结合杂志》1992，9：556）用泻下通腑法治疗小儿病毒感染性高热 25 例。本症常见于乙脑、腮腺炎、重症感冒等病。热度的高低、热程的长短直接影响疾病的进展与转归。

［**治疗方法**］自拟中药方：金银花 20g，连翘、栀子、牛蒡子各 10g，黄芩 15g，厚朴、生大黄（后下）、甘草各 5g。每日 1 剂，分 4 次服完。

［结果］服药后两天内热退者 17 例，其余 8 例均 4 天以内退热。

［体会］小儿病毒感染性高热病多险笃。因此，泻下通腑是攻下阳明邪热，把住气营关，顿挫热势，截断病变发展的有力手段。

（三）散剂

1. 双解降热散治疗小儿高热急症

陈先泽（《新中医》1988，3：29）以本院名老中医退热经验方为基础，针对表里同病者，制成双解降热散，治疗小儿高热急症 100 例（治疗组），设对照组 74 例用中药汤剂治疗，治疗组和对照组之病例选择采用随机分配方法。

［治疗方法］凡体温 39℃ 以上，具有表里同病见症，并能配合单用降热散或中医药治疗者，经全过程服药治疗为统计观察对象。其中曾在其他医院用过退热药、抗生素、羚羊角丝、紫雪散、中药汤剂等而热未退，方来就诊治疗，治疗组有 28 例，对照组有 10 例。降热散由薄荷叶 3.7%、蝉蜕、黑丑各 5.6%，栝蒌仁、山栀子各 7.4%，生大黄、熟大黄、前胡、僵蚕、黄芩各 11.1%，葛根 9.2% 等药组成，共研极细末，分装于小瓶中，每瓶重 5g。1 周岁每次 1/3 瓶，日 2~3 次（或每 4 小时服 1 次）。用开水冲服。其余年龄酌量增减（因于暑者加青蒿、六一散煎水冲服）。

［结果］100 例治疗组中，有效率为 84%，平均退热时间 1.89 天，而 74 例对照组中有效率为 82.5%，平均退热时间为 2.26 天。100 例治疗组中治前已经服用羚羊角 19 例，紫雪散 9 例，而热未减，再予服降热散，显效 22 例，有效 6 例。说明降热散在临床中具有简便、速效的优点。

［体会］降热散用于治疗小儿感冒、喘咳、风温、暑温、喉蛾、痄腮、痢疾、急惊风、泄泻等证具有表里同病见症者疗效尤佳。即西医学所指的上呼吸道感染、肺部感染、急性气管炎、急性扁桃体炎、中耳炎、外耳道疖肿以及病毒引起的腮腺炎、流感等小儿科常见病所致的高热，均证明具有较好降热效果。

2. 通腑泻热法治疗小儿高热

高淑清等（《吉林中医药》1991，4：25）用通腑泻热法治疗小儿高热 120 例。发病特点：起病急，壮热，体温 39℃ 以上，面赤唇燥，鼻孔干焦，喜冷饮，溲赤便秘，甚或抽搐，舌红苔黄。

［治疗方法］黄芩、川芎、大黄、黄柏各9g，牛蒡子1g，滑石、赤芍、连翘各6g，榔片7.5g，薄荷4.5g，枳壳4.5g。共为细末，每包重1.5g。6个月以内每次0.25g；1~2岁每次0.5~1g；3岁以上每次1.5g。均为1日3次口服。

［结果］痊愈（服药两天后体温降至正常，大便通畅或微有泄泻，其他症状消失）者96例；显效者21例；无效者3例。总有效率达97.5%。

还有廖伯筠（《云南中医杂志》1983，6：45）治疗小儿病热郁腑实者2例。李世君（《四川中医》1986，5：32）治疗外有表邪，内有积热的小儿高热3例。伍鸿基（《江苏中医》1989，9：16）用大青龙汤合升降散之汗、清、下为原则治疗小儿高热34例。秦亮（《云南中医杂志》1989，1：20）用泻热汤治疗小儿外感高热77例。彭暾（《辽宁中医杂志》1989，10：38）用高热灵（银翘散合大青龙汤加减）治疗小儿高热340例。师秀萍（《四川中医》1991，12：16）用釜底抽薪法治疗小儿高热抽搐2例。陈来新（《浙江中医》1990，5：207）用复方清胃散治疗小儿发热60例。徐孝仁（《内蒙古中医药》1991，4：11）用釜底抽薪法治疗因感冒、口疮、乳蛾、肺炎所致的小儿高热及高热待查各1例。姚湖山等（《浙江中医》1992，11：499）用退热Ⅰ号灌肠治疗小儿持续高热50例。陈蓉蓉（《广西中医药》1992，2：24）论述了用下法治疗儿科热症的经验。上述报道，皆辨证采用大黄，均取得良效。

编者按

小儿高热为儿科病中最常见的急重症。由于小儿的生理特点及生活习性，其病因多由感受外邪或食物积滞，外感内积最易从阳化热，热毒内郁则侵犯五官七窍或脏腑经络而变生诸疾。若病之初起，邪在表者，汗之可也；化热者，清之可也；伤食者，消之可也。若邪热内盛，积滞不去，肠腑不通者，非用大黄通腑泄热之法难以奏效。否则，热甚生风，危症峰起，不可救药矣！上述治疗小儿高热的经验丰富多彩。剂型有灌肠、汤剂、散剂，可以酌情选用。方法有单用大黄者；有清、下并用者；有汗、清、下并施者，应辨证取法。大黄下之应中病即止。

麻　疹

麻疹是婴幼儿常见的呼吸道急性传染病，传染性极强。其临床表现以发热、咳嗽、鼻塞流涕、泪水汪汪、满身布发红疹为特点。西医首先采用预防免疫；一旦发生麻疹，强调加强护理，对症处理及并发症的治疗。中医治疗对麻疹顺证的疹前期以辛凉透表为主；出疹期以清热解毒透疹为主。对热毒闭肺、攻喉及邪陷心肺等逆证，要及时救治，不然会危及患儿的生命。

孙宝善先生用通下法治疗麻疹的经验

李金华（《江西中医药》1986，2：10）整理了孙宝善先生用通下法治疗麻疹的经验。他说：孙宝善先生擅长儿科，被当地誉为"麻疹专家"。孙老治疗麻疹主要特点是以攻邪为主，善用下法。常以大黄为主药之一，贯穿麻疹之始终。一般认为小儿稚阴稚阳，脾胃薄弱，不敢过用寒凉，不敢攻下，尤其早期，忌用下法，以防麻毒内陷。孙老认为治疗此证以使其火毒之邪有所出路为第一要义；麻疹火毒之邪最盛，心、肺、胃、大小肠均受火邪侵袭，以肺金受邪最重，但心、胃火亦盛，故要防其火毒升腾。"扬汤止沸，莫若釜底抽薪"，故初期治法，一方面要透毒于外，另一方面要泻毒于内，不忌攻下；中期清热解毒攻下；后期防余毒留滞，宜清热攻下与养阴配合以善其终。在整个治疗过程中，极注意肠道的通畅，故云"治麻以泻肚为主"，哪怕日泻七八次，只要唇干或舌红则仍不为忌。一般大黄用量6~12g，有时还配合丑牛等量，或元明粉12~30g（冲服），芩、连也用至10~18g。通过观察与随访，非但未因用药"猛""重"而出现医疗事故，而且可缩短病程，提高疗效。发生兼证变证的机会也会减少。

新生儿败血症

本症为新生儿期严重感染性疾病之一。其临床表现常缺乏典型症状，但多有发热。凡局部症状不重（感染灶有时也不明显），而全身中毒症状表现严重者应考虑为败血症。其病因为先天不足（早产婴、免疫功能缺陷）感染邪毒（宫内感染、产时感染、产后感染），热毒入于血分（细菌侵入体内，在血循环中繁殖并产生毒素）所致。西医为抗生素治疗，对症处理，支持疗法。

通腑泻热法治疗新生儿败血症

陈忠琳等（《四川中医》1089，5：13）用通腑泻热法治疗新生儿败血症 7 例。发病年龄均在 7~28 天之间。体温 39~41℃以内，血象白细胞低于 10×10^9/L 3 例，12.5~17 $\times 10^9$/L 4 例，并发肺炎 2 例，肠炎 1 例。

［治疗方法］僵蚕、紫草各 10g，大黄 6g，青蒿 15g，败酱草 20g，甘草 30g。高热无汗者加木贼 10g，连翘 20g；正虚邪陷者加生黄芪 15g，制附片 6g；伤阴较重加花粉 10g，乌梅 10g；部分病例曾加用抗生素治疗。

［结果］7 例全部治愈。服药 3 日以内体温降至正常者 5 例，1 周内降至正常者 2 例。随着腑气通，体温恢复，其症状亦随之缓解。

［体会］本法有通腑泄热、祛风解毒作用，其中大黄一味不论小儿是否便结腹满均可酌情运用（但无便秘者不必后下）以收釜底抽薪之效。

扁 桃 体 炎

扁桃体炎属于中医乳蛾等范畴。本病为少儿期常见病，多因反复急性发作（一年发作 4 次以上者）而转为慢性扁桃体炎。其急性发作的临床表现为发热、咽痛、吞咽痛、扁桃体红肿甚至化脓，肥大者可影响呼吸，颌下淋巴结肿大，血象呈白细胞增高。无急性发作时，有的患儿觉咽部异物感。其病因为娇儿体弱，感受外邪（常见细菌感染）或暴食之后，热毒蕴结于上所致。西医主要是抗生素治疗，扁桃体过于肥大者在缓解期可手术切除。

1. 单味大黄饮治疗小儿化脓性扁桃体炎

孙绍民（《中国中西医结合杂志》1987，11：695）用单味大黄饮治疗小儿化脓性扁桃体炎 40 例。40 例均具有发热，咽疼，扁桃体红肿，其陷窝有脓点或其表面覆有脓苔，并除外病毒性上感所致咽红，疱疹性咽炎，以及白喉性扁桃体伪膜者。

［治疗方法］取生大黄 6~9g，放入茶杯内，用沸开水 150~250ml 沏泡，待水温降至温凉可口时即可饮用，服完两小时后原药再用上法沏泡 1 次，用法同前，在服药时可加冰糖调味。用量：2~4 岁每剂用生大黄 6g，

每日 1 剂，每次沥泡 150ml；5 岁以上用生大黄 9g，每日 1 剂，每次沥泡 250ml。

[结果] 总计 72 小时内脓灶消失者 27 例，总计在 48 小时内热退者 36 例。

[体会] 大黄具有攻下、活血化瘀的功效，其抗炎作用更为医学界所重视，它含有大黄酸、大黄素和芦荟大黄素，这些物质对细菌的核酸和蛋白质合成有明显的抑制作用。本治疗方法简便易行，价廉，疗效满意，适用于无条件施注射治疗或不能用抗生素类药物的患者，特别为对青霉素等过敏的患者提供了一种新的治疗方法。

2. 单味大黄外敷治疗小儿急性扁桃体炎

王腾干（《中医药研究》1991，1：37）用单味大黄外敷治疗小儿急性扁桃体炎 30 例。

[治疗方法] 取生大黄 20g，用炉火把泥瓦块烧热，将生大黄放瓦土焙干，研细末装瓶备用。每次取其 1/3 或 1/4，用食醋或茶水调成糊状，摊于白布或纱布上，贴敷脚心，包扎 8 小时便可（男左、女右）。每日 1 次，连续 3~4 次。

[结果] 治疗 30 例，有效率 100%，治愈率达 94%。

3. 通下法治疗小儿化脓性扁桃体炎

吕长青（《湖北中医杂志》1991，4：23）用通下法治疗小儿化脓性扁桃体炎 50 例。

[治疗方法] 自制通下解毒汤：大黄 3~6g，黄连、丹皮、桔梗各 4g，银花 10g，连翘、山豆根各 5g，桃仁、红花、皂刺各 6g。每日 1 剂，水煎服。伴惊厥者加钩藤 6g，全蝎 3g；伴腹痛者加木香 5g，元胡 4g，伴颌下淋巴结炎者加炮山甲 3g，夏枯草 9g。

[结果] 50 例经治疗后全部痊愈（体温下降至正常，咽部疼痛消失，扁桃体恢复正常水平）。服药最多者 12 剂，最少者 4 剂，平均 8 剂。

❀ **编者按**

目前临床治疗本病，多采用清热解毒利咽法。上述报道表明，若肺胃热盛，肠腑不通者（即使大便正常亦可少用大黄），宜加用大黄内服或外敷足心，以上清下泄，分解热邪，疗效必著。

小儿气管炎

小儿气管炎概指急性喉、气管、支气管、毛细支气管炎性病变，本病属于中医小儿科中百日咳、马脾风、哮喘等范畴。其临床表现为咳嗽、喘憋胸满、喉中痰鸣、呼吸困难、鼻煽、发热等症。肺部查体及实验室、X线检查多为异常。其病因多为感受外邪（各种病毒或细菌），入里化热，痰热阻肺，或肺有伏痰、留饮、蕴热，复由外邪诱发，内外合邪，肺失宣肃所致。西医治疗为一般处理，对症治疗，抗生素控制感染，防治并发症等。若痰热阻肺伴有肠腑不通等实热证，应肺病治腑，能提高疗效。

1. 单味熟大黄粉治小儿咳嗽

冯刚（《中医药研究》1990，4：38）用单味熟大黄粉治小儿咳嗽，每获良效。熟大黄粉是用生大黄经黄酒焖、蒸、晾干、粉碎等几道工序而制成，苦寒之性味明显降低，而且该药食用方便，疗效可靠，比较适合于小儿应用。约1岁患儿可每次用熟大黄0.5g，每日3次。随年龄大小酌情增减。一般用药2~3日，便可见效。此药适宜于肺热及大肠蕴热者。

2. 小儿暴喘应用桑杏苈黄汤的治验

王玉玲（《江苏中医》1965，11：35）谈治疗小儿暴喘应用桑杏苈黄汤的治验。小儿暴喘一症，方书谓之"马脾风"。《医宗金鉴》云："马脾风俗传之名，即暴喘是也。"其病因有风热，寒包热，热痰之不同。本病主要症状为气喘痰鸣，咳嗽声哑，痰涎潮涌，喉中有拽锯声，胸满腹胀，心中烦闷欲绝，不得平卧，多汗。感风热者，多见壮热面赤，脉浮数；有里热者，多见古红苔黄腻，口十渴，脉滑数。临床以实证热证为多，虚证少见。根据临证观察，本病特点有三：①暴啼；②心中闷乱不安；③胸满腹胀。只要能掌握这几个特点，不难诊断。

[治疗方法] 桑杏苈黄汤：葶苈子、杏仁、桑白皮、大黄（后入）。一周岁以上的小儿剂量各用6g，较大的儿童各用9g，水煎分两次服，得快利，其喘即平。再用平和之剂调理善后。

3. 含大黄方治疗小儿哮喘

王玉玲（《江苏中医》1983，6：36）治疗小儿哮喘二则。如患儿1岁，突然暴喘，喉中哮鸣，声达户外，有闷乱不安之象，腹胀，舌红苔薄腻。证属风痰壅肺，气失宣降。治以宣肺疏风，豁痰降气。

［处方］炙麻黄2g，葶苈子、杏仁、桑皮各10g，川军（后入）5g，皂角1寸（去皮弦），嘱服1剂。翌日复诊：上药分3次喂服后，呕吐痰涎较多，并解黏便1次，哮喘即止。

［体会］方中用皂角除痰，始于《金匮》。尤在泾说："皂角味辛入肺，除痰之力最猛。"凡病人服皂角汤剂后，多吐痰涎，哮喘即从而缓解，屡试屡验。

4. 清热泻下通腑法治疗小儿哮喘支气管炎

诸惜勤等（《中国中西医结合杂志》1986，4：241）用清热泻下通腑法治疗小儿哮喘支气管炎20例。病前大多有受凉史，因气候骤变而发病，大部分患儿有反复发作史。全部患儿均有发热、咳嗽、气喘。

［治疗方法］虎杖、鱼腥草、桃仁、杏仁、葶苈子各10g，苏子9g，桑白皮9g，大黄6~9g（后下），甘草3g。每日1剂，分2~3次口服，一般服用5~7天。

［结果］本组平均退热时间为2天，气喘消失时间为2.5天，咳嗽消失时间为6.2天，肺部罗音消失时间为6.5天，白细胞平均7天恢复正常。20例患儿经治痊愈17例，临床痊愈2例，无效1例，痊愈率为85%，有效率95%。

［体会］哮喘性支气管炎是小儿时期常见的呼吸道疾病，多见于2岁以下小儿，其病因为各种细菌和病毒。临床以阵发性咳喘，气促，呼气延长为特征。其病理因素，以痰为主。小儿哮喘性支气管炎，在急性发作时，以邪实为主，当攻邪而治其标，并辨其寒热而论治。临床所见热性哮喘，一般发病急骤，由于外邪郁闭肺经，气机不畅，聚液成痰，壅塞不通，出现咳嗽，气促，鼻煽痰鸣，发热面红，有时脸色青紫发绀，咽红，乳蛾焮红，苔黄腻，大便燥结，甚至胸高抬肩等症。以往我们治疗大多应用麻杏石甘汤加降气化痰药治之。临床疗效不够满意。在多年的临床实践中，发现热性哮喘患儿，在大便不通时，咳喘症状加重，此类似《素问》所讲

"阳明之逆"。倘热结大肠，里热壅盛，可致肺气不得宣降，阳明腑气不降，其气上逆则为喘。针对其肺实气闭，痰热壅盛，应用清热泻下通腑法治疗，取得较为满意疗效。清热泻下通腑法治疗小儿哮喘性支气管炎，一般用于里证、热证、实证，如临床患儿表现为脾肾阳虚，或气虚之象，营养不良或脾虚泄泻患儿，都不可妄下。临床观察中，服药后大多数患儿均见大便稀薄或溏薄，含有黏液，日行 2~3 次至 4~5 次，1~2 天自行好转，未见其他不良反应。

5. 宣肺通腑汤治疗小儿支气管炎

李连生（《天津中医》1988，3：27）用宣肺通腑汤治疗小儿支气管炎 35 例。其中年龄最大 8 岁，最小 4 个月；病程最短 3 天，最长 2 月。多有外感史，虽经西药治疗，而疗效不显著者。

[治疗方法] 炙麻黄 3~6g，川贝 10~15g，大黄 6~9g（后下），生石膏 15~20g，桔梗、杏仁、炙杷叶各 9g，炙甘草 6g。痰黏加海浮石，生蛤壳，咽痒加苏叶，咽干加麦冬，纳呆加焦三仙。

[结果] 服药 1 周内判断，治愈 33 例，好转 2 例，总有效率 100%。服 3 剂以下治愈者占 80%。

[体会] 肺与大肠相表里，临床观察，小儿支气管炎多伴大便秘结。若只宣肺止咳而不通腑清热，难以奏效。宣肺通腑汤是以麻杏甘石汤为主，方中用大黄不以便干为依据，而作为一种宣畅肺气的方法，大便正常也可用。多数患儿药后大便可日行 3~4 次，停药后即可恢复正常。

6. 大陷胸丸加减治疗小儿喘息型支气管炎

林文谋（《四川中医》1988，6：21）用大陷胸丸加减治疗小儿喘息型支气管炎 31 例。本组 31 例皆经西医确诊，并治疗无效后再转中医治疗。临床以发热、咳嗽、气喘，或喉间痰鸣气喘为主。大部分患儿大便干燥，胸满腹胀，小便短黄，咽红，舌红，苔薄腻或黄腻，脉滑数或弦数。

[治疗方法] 葶苈子、杏仁、桑白皮、大黄（后入）。半岁以下患儿取上药各 3g 煎服；半岁至 1 岁者各 4g；1~3 岁者各 5g；4~5 岁者各 6g；5 岁以上者各 9g。

[结果] 服 2 剂通便、腹胀消、体温下降、喘息平者 18 例；3 剂见效者 6 例；4 剂见效者 6 例；6 剂见效者 1 例。平均服药 2.7 剂。

[**体会**] 小儿喘息型支气管炎多为痰火所致的实证。肺与大肠相表里，邪热袭肺，肺失宣降，肠腑不通，浊气上攻，咳喘更甚。在治疗上急宜清上泻下。由于小儿形气未充，肺娇胃弱，故方中去苦寒及有毒的芒硝与甘遂，代之以桑白皮清泄肺热，协同葶苈子发挥效力。

7. 己椒苈黄丸治疗小儿咳喘

周玉萍等（《湖北中医杂志》1991，5：15）用己椒苈黄丸治疗小儿咳喘31例，并设西药治疗组30例作对照观察。两组均属痰热型。西医诊断：支气管炎33例，哮喘性支气管炎17例，支气管哮喘7例，支气管炎33例。

[**治疗方法**] 治疗组用己椒苈黄丸加味：防己、川椒目、葶苈子各6~10g，大黄3~6g。热甚者加鱼腥草、生石膏；喘甚者加麻黄、苏子；咳剧加杏仁、蒌仁；舌质暗、唇周青紫加桃仁。日1剂，煎取汁200~300ml，分服。对照组用抗生素1~2种静脉滴注。口服退热、止咳祛痰等西药对症处理。

[**结果**] 以上两组病例，经治疗后均痊愈，但在止咳、平喘、干湿罗音消失时间上，治疗组均优于对照组。

[**体会**] 小儿咳喘，病机为外邪化热，热邪灼津，炼液成痰，痰阻气道，肺气郁闭。治疗以清热宣肺化痰、止咳平喘为常法。痰为咳喘的病理产物，亦为咳喘的第二致病因素，痰去则气道得通，肺气得宣，咳喘能平，治痰实为治疗咳喘的关键。痰、饮、水异物同源，病理上可以相互转化。水饮去则痰亦去也。故选用己椒苈黄丸，四药合用，具宣肺化痰平喘之功，又能前后分消水邪，故治咳喘效果较好。临床使用本方时，应见效减量，中病即止。

还有，龙万春（《四川中医》1985，1：47）用釜底抽薪法治疗小儿腑实咳喘伴心衰12例；任亚轩（《新中医》1984，12：26）用钩藤大黄汤治疗小儿痰热闭肺，均取得满意疗效。

编者按

以上报道，冯刚用单味熟大黄治疗肺与大肠表里蕴热，每获良效。其他诸家报道，均是根据肺与大肠相表里，腑气不通，肺气不降的机制，凡是肺热肠实的实热证，皆采用清金通腑的大法，以大黄为主药，有便通病减之效。所用方法，多从古方加减，灵活变通，或自拟经验方，方法对证，疗效显著。

小 儿 肺 炎

小儿肺炎属于中医感冒、咳嗽、喘证等范畴。本病为儿科常见病，婴幼儿尤其多见。婴幼儿多表现为小叶性，又称支气管肺炎；3岁以上年长儿肺炎以大叶性肺炎和支原体肺炎为主。其临床表现多为发热、咳嗽、喘憋、气急、呼吸困难，或胸痛，烦躁，紫绀等症。肺部听诊及X线检查多有异常。其病因有内外两种因素，多为幼儿脏器娇嫩，形气未充，机体防御能力尚不健全，再加之气候骤变，寒温失调，感受外邪（细菌、病毒、支原体等），邪气侵肺，肺失宣肃而发病。失治或误治，易累及心、脑而危及生命。西医为一般护理、对症处理、支持疗法、抗生素等药物治疗。

1. 大承气汤治小儿肺炎

周汉清（《新中医》1986，7：19）用大承气汤治小儿肺炎30余例。谈及体会说：小儿肺炎以发热咳喘、喉中痰鸣为主症，临床中常伴有出汗、腹满、便秘等症。其病机多为外感所致，外邪犯肺、肺失清肃、气机宣降失职。若外邪入里，伤津化燥，易致燥屎内结大肠，腑气不通。浊气上逆而更增喘满。此种证候若单纯治肺，只是"扬汤止沸"，疗效不佳，余对此证则采用"釜底抽薪"以通腑泄热为主，兼以清肺平喘，每获良效。曾治30余例，真是屡验不鲜，故敢介绍。然小儿肺炎，病位在肺，若里热不盛，燥屎未成者又非本法所宜。此法一用，若大便得通，则不必尽剂，免伤正气。

2. 以大黄用于自拟清肺定喘汤中治疗小儿肺炎

马大义（《内蒙古中医药》1990，2：31）以大黄用于自拟清肺定喘汤中，治愈小儿肺炎数百例。多有立竿见影之功。如患儿3岁，诊断为"支气管肺炎"，西药抗生素不效。辨证：小儿热喘（痰热交结、肺气闭塞），治以清肺定喘，化痰泻热，处以清肺定喘汤：大黄3g，鱼腥草20g，黄芩7.5g，芦根5g，陈皮5g，葶苈子3g，半夏3g，天竺黄5g。武火水煎，每日服药2剂，6小时服1次。佐食白梨，数不拘。翌日其家长来告，热象已退，喘息骤减，进药后连泻大便3次，泻下羊屎状粪块及极臭稀水少许。今晨已向家长索食，遂嘱其上方减大黄，每日1剂，4日后告愈。

3.外敷法治疗小儿麻疹并发肺炎

周嘉善（《江西中医药》1984，2：23）用外敷法治疗小儿麻疹并发肺炎。

[治疗方法及结果] 双柏散（大黄、黄柏、泽兰、侧柏、薄荷等份研末）外敷胸背部罗音密集处，取得肺部罗音迅速吸收消失的效果。如治患儿3岁，出疹3天后仍高热、咳嗽、气急、鼻塞。查体：两肺满布湿性罗音，指纹青紫过气关，脉洪数，以麻疹并发肺炎收住院。辨证为痰热壅肺证，以麻杏石甘汤加葶苈子、僵蚕水煎内服。2剂后热退，疹点出至膝下，但肺部罗音仍甚多。停内服药，改用双柏散加适量醋及面粉调匀，外敷于罗音密集处。次日罗音大减，续用2日，肺部罗音完全吸收。1972年冬、春，我县流行麻疹，并发肺炎而住院者190多例，两肺罗音吸收缓慢，给部分患儿试用双柏散外敷，肺部罗音多在热退后1~2日内吸收。

[体会] 外敷法之所以能治病，一方面是通过皮肤吸收，以促进局部的血、淋巴液循环，以及组织新陈代谢，并通过神经、体液调节，使瘀血吸收，炎症减轻，疼痛缓解；另一方面，可能主要是通过经络及其穴位的调节、吸收作用，调节人体气血运行及脏腑生理功能，达到邪去正安的作用。

编者按

上述经验表明，当小儿肺炎发展到痰热阻肺，肠腑不通时，治肺方中加大黄通腑泄热为最佳方法。周氏外敷法若与内服方兼用，是否会提高疗效，可临床观察。

小儿积滞、厌食、疳积

小儿积滞（消化不良）的临床表现为伤食后不思乳食、腹部胀满、大便不调等；厌食为较长时期见食不贪、食欲不振、甚则拒食等；疳积则以形体消瘦、面黄发枯为主症。以上三种病症的病因均为饮食喂养不当及多种原因损伤脾胃所致。治疗应改善不良乳食习惯、病因治疗、对症处理。

1. 大黄配大枣炒炭存性研粉治疗小儿消化不良

吴家清（《湖南医药杂志》1979，2：42）治疗小儿消化不良54例。

[治疗方法] 大黄250g，大枣去核500g，置锅内炒炭存性，研为细粉，密封装瓶，每瓶3g。1岁内小儿每天1g，1岁以上小儿每次2g，2岁以上每次3g，均为每天3次。

[结果] 54例均获满意疗效，一般住院5~7天痊愈出院。

2. 敷脐膏治疗小儿厌食症

何远征（《辽宁中医杂志》1990，9：39）用敷脐膏治疗小儿厌食症300例。多为1~5岁小儿。病程：数月或逾年不等。适应证：多数患儿除厌食外，伴有腹胀，腹痛，大便不调（次数多，不消化便），口角流涎，手足心热或腹大，鸡胸，毛发不泽，有异食癖，面黄肌瘦等，精神均较正常。

[治疗方法] 大黄、肉苁蓉、白蔻、三仙、良姜、陈皮各等份。粉碎过筛（120目），用凡士林调配成膏状备用。每次取莲子大药膏置于一块4.5cm×4.5cm橡皮膏中央，药膏对准脐心贴在脐上，四周粘牢，每次敷8~12小时（夏季可缩短），每天1次，10天为1个疗程，最长为2个疗程（局部如发现皮肤潮红，瘙痒者以醋酸氟轻松软膏外涂即可；若有皮肤过敏者，胶布改用纱布固定）。

[结果] 痊愈263例（食欲正常，症状消失）；好转28例（食欲增加，症状减轻）；无效9例（诸症未减）。多数敷5次即饮食大增。

3. 疳积散敷脐部治疳积

胡翘武等（《广西中医药》1983，3：22）用疳积散敷脐部治疳积。如患儿3岁，近月来患儿形体逐渐消瘦，纳谷不香，时欲呕吐，口渴喜饮，烦躁易怒，大便时干时溏，夜卧龂齿。观其面黄发稀，腹胀叩之如鼓，舌苔厚腻，指纹紫滞。诊为疳积。力用疳积散：桃仁、杏仁、大黄、山栀各6g，芒硝9g。上药共研末。用蛋清、葱白汁、醋、白酒少许，调敷脐部，每日1换，3次即愈。

[体会] 疳积散具有泻下活血的功用，加入醋，酒作为引导，更可使药力从表达里，以收清热通便之功。热清便通，则脾运得复，积滞得消，疳乃自愈。

以上何远征与胡翘武采用的敷脐疗法，古人早有应用，现代报道较多。此法为辨证论治的外治法之一，对脾胃病尤其常用。

先天性肥厚性幽门狭窄

本病属于中医初生儿呕吐范畴。多见于男婴，第1胎。其临床特点是反复喷射状呕吐、便秘、体重不增、脱水、胃蠕动波及右上腹肿物等。病机是寒热秽恶之邪相互搏结，致胃失和降而成。目前西医主张先行内科保守治疗，确诊后再施幽门肌切开术。

1. 针药兼施治疗先天性肥厚性幽门狭窄

宁波（《浙江中医》1977，3：25）采用针药兼施治疗本病21例。

[治疗方法] 药物以生姜为主，佐丁香、陈皮、高良姜、半夏、竹茹。体虚者加党参、甘草、白蜜以润肠；通便用承气汤加减。配合西药解痉、输液等措施。

[结果] 痊愈17例，显效2例，有效率达90%。

2. 大黄等中药方治疗先天性肥厚性幽门狭窄

郭景华（《中医杂志》1964，10：7）治愈本病1例。患儿3个月，经X线胃肠造影诊断为本病。

[治疗方法] 大黄、芒硝、川朴、半夏、陈皮、甘草各1.5g，赭石、枳实、莱菔子、党参各3g。

[结果] 2剂呕止，再予调理脾胃以善后，2个月后，随访症状未复发。

小 儿 腹 泻

小儿腹泻属于中医泄泻范畴，多见于婴幼儿，多发于夏秋季节。其临床表现以排便次数增多、便稀，甚则如水样，夹有不消化的乳食及黏液为主症。其病因（肠道内感染、肠道外感染及非感染性）病机为小儿脾胃薄弱，加之感受外邪、内伤乳食，以致肠道湿热、寒湿困脾，脾胃运化功能失调而发病。西医治疗为调整饮食、控制感染、液体疗法、加强护理和避免并发症。

1. 自拟大黄糖茶煎治疗小儿腹泻

邓朝纲（《四川中医》1987，12：23）用自拟大黄糖茶煎治疗小儿腹泻100 余例。

［治疗方法］酒制大黄 3g，茶叶 5~10g，红糖 10~20g。沸水泡后服用。日服 1~2 剂。

［结果］一般 2 剂而愈。严重者可连服数剂。

［体会］本方大黄消积导滞，涤荡胃肠之积热，酒制大黄通腑而不峻，导滞而不破，具泻中有补之妙；茶叶功主收涩，并能清热解毒；红糖甘温，有健胃暖胃，活血散寒，缓解疼痛之效。该方药物简便，疗效可靠，易为小儿接受，应予推广。成人倍量用之，亦可取得满意疗效。

2. 小承气汤治疗小儿急性胃肠炎

秦亮（《国医论坛》1990，1：190）用小承气汤治疗小儿急性胃肠炎91 例。

［治疗方法］91 例均未用西药及其他治疗方法，全部单纯服中药治疗。药物组成：生大黄 10g，川朴 5g，枳实 10g，焦楂 10g，焦曲 10g。若腹痛者加木香，发热者加连翘、薄荷，呕吐频繁者加砂仁、川连、半夏。诸药加水同煎两次，煎成 200~300ml 药液，分次频服，日服 1 剂。治疗期间忌食生冷油腻之品。

［结果］速效 16 例（1 天内治愈），显效 42 例（2 天内治愈），有效 26 例（3 天内治愈），无效 7 例（其中 3 例未能将药服下，4 例未坚持治疗，改服他药），总有效率达 92.3%。

3. 大黄附子汤治小儿泄泻重症

李世君（《四川中医》1988，12：13）用大黄附子汤治小儿泄泻重症。小儿泄泻失治、误治，易酿成水泻无度，甚则为完谷不化的洞泄。可辨证以大黄炭（2~3g）、附子（6~9g）相伍为主，再根据临时症情的变化特征，或配以北沙参、茯苓、白术、甘草，或伍以干姜、莲子等类药物，用治小儿洞泄重症，每能收到满意的效果。

［**体会**］大黄附子汤本为阴寒积聚，腹痛便秘而设。但方中附子辛热，温肾壮阳，益火之源，补火生土。少量大黄炒炭入药，活血荡积，泻中有收，扫除余邪而获推陈致新之功。

编者按

上述邓朝纲方法，简便易行；秦亮方法只适宜实证、热证；李世君方法可辨证用于腹泻日久伤阳者。以大黄为主的治法，只是治疗泄泻的方法之一。古人关于泄泻论治，总结出了九法，即：淡渗、升提、清凉、疏利、甘缓、酸收、燥脾、温肾、固涩，可谓周详。应辨证取法，依法处方，才能药到病除。

小 儿 便 秘

便秘以粪便在肠内停留过久，大便次数减少，粪块干硬，排便困难为主症。其病因为婴幼儿喂养、饮食不当，生活不规律及疾病所致。一般处理应改善喂养、饮食的内容及习惯，训练定时排便及对症治疗；若因疾病引起者，应治疗原发病。

1. 大黄粉外敷脐部治疗小儿由于乳食积滞之便秘

刘相敏（《浙江中医》1988，7：305）用大黄粉外敷脐部治疗小儿由于乳食积滞之便秘 30 例。年龄均在 7 岁以下，病程在 1 周以上。

［**治疗方法**］大黄烘干研成粉末备用。取大黄粉 10g，用适量的酒调成糊状，涂于脐部，用纱布覆盖固定，再用热水袋热敷 10 分钟，每日 1 次。

［**结果**］28 例痊愈（其中用药 1 天 8 例，2 天 13 例，3 天 7 例），2 例症状有所改善。

2. 大黄甘草汤加味治疗新生儿便秘

吴自生（《湖北中医杂志》1987，2：53）用大黄甘草汤加味治疗新生儿便秘 12 例。年龄最大者 25 天，最小者 8 天。

［**治疗方法**］大黄 9g，甘草 6g，金银花 9g。用法：将上药加冷水适量，煎至沸腾后，再用文火煎煮 15 分钟，去渣取汁，待其不烫口时，频频喂服。头汁服尽仍不排大便者，则用原药渣加冷水重煎，服法如前，直至便

通为止。

[结果] 12 例均获痊愈（大便通畅，腹部膨胀等症状消失）。其中服头汁痊愈者 8 例，服二汁痊愈者 4 例。

3. 小儿习惯性便秘验方

姚传伟（《四川中医》1991，12：17）介绍小儿习惯性便秘验方。

[治疗方法] 当归、知母、木香、泽泻各 10g，肉苁蓉、炒大黄各 6g。头煎加水 400ml，二煎加水 150ml，先浸泡 20 分钟，急火煎沸，文火再煎 15 分钟，各取汁 50~80ml，混合稍煎备用。日服 1 剂，分 5~6 次服完。药量可根据患儿年龄、体质酌情增减。服药期间给清淡易消化饮食，婴儿期用乳制品喂养者应注意按比例稀释。

[结果] 一般 2~3 天显效，大便正常即停药。腹痛者去泽泻加白芍。器质性病变引起便秘者忌用。

[体会] 六腑以通为用。本方当归、苁蓉、知母润肠胃，大黄荡涤肠胃、泄浊生新，木香行气消积，泽泻利尿以防腹泻。

编者按

以上刘相敏外敷法患儿易于接受；吴自生所用大黄甘草汤为《金匮要略》方，治疗胃肠实热所致之呕吐、便秘非常灵验，编者亦有体会。方中大黄味苦，小儿难于接受，但配伍味甘之甘草，以及微甘芳香之金银花，则甘苦可口，便于受用。姚传伟验方，配伍得法，想其从古方济川煎化出。其中当归和血并润肠，肉苁蓉温阳润便而不燥，二药为虚人便秘之要药。故不论老年、中年及少儿患者，凡因虚所致之便秘，应首选当归、肉苁蓉，而大黄只为体壮邪实者设也。当然，权宜之计，大黄适当炮制，辨证配伍处方，对于虚证便秘，必要时亦可用之治标。

小儿麻痹性肠梗阻

本病为肠梗阻（详见内科部分）的一个类型。其临床表现为病史中有全身疾患或电解质紊乱、腹部创伤历史，尔后出现腹痛、腹胀、呕吐及不排便，但以腹胀最突出，肠鸣稀少或消失，多无肠型。X 线检查：小肠结肠均匀扩大充气，有时可见液平面，多无张力。其病因多由中毒休克、缺氧及神经性病变引起，如肺炎、肠炎、败血症等。发生肠麻痹后肠蠕动减弱或停止，吸收功能障碍，使气体、液体滞留，肠襻胀大，进一步丧失动力，形成恶性循环。西医多针对原发病治疗，并行禁食，胃肠减压，静脉补液。可针刺足三里、合谷、中脘等穴位。因中毒性肠麻痹多为原发病临终期症状表现之一，故预后多不佳。以中药为主，中西医结合治疗，取得较好疗效。

（一）灌肠方法

1. 大黄液灌肠治疗小儿中毒性肠麻痹

刘宗媛（《四川中医》1989，4：13）用大黄液灌肠治疗小儿中毒性肠麻痹50例。年龄最小32天，最大10岁（＜3岁者35例）。原发病因：婴幼儿肺炎22例，中毒性消化不良15例，中毒型细菌性痢疾7例，肠蛔虫2例，败血症2例，有机磷中毒2例。

[治疗方法] 在治疗原发病基础上，按年龄需要量（＜1岁5~10g；1~3岁10~15g；4~5岁15~20g；7~10岁20~30g）取生大黄，用开水50~100ml浸泡，待温度适宜（约37℃）时进行直肠灌注，保留10~20分钟，每日2~3次。

[结果] 50例中痊愈42例；好转6例；无效2例。多在半小时至2小时见效，1~3天大便通畅，肛门排气，肠鸣恢复。

[体会] 大黄具泄下作用，可促进大肠蠕动而排便，使因肠麻痹积集在肠腔内的有害物质随之排出，改善肠道微循环。大黄还对多种细菌，如葡萄球菌、溶血性链球菌、枯草杆菌、痢疾杆菌、副伤寒杆菌、真菌、病毒、寄生虫等有不同程度的抑制作用，对治疗中毒性肠麻痹来说是可取的。

2. 导滞承气汤治疗小儿麻痹性肠梗阻

罗时来等（《江西中医药》1982，2：31）用导滞承气汤治疗小儿麻痹性肠梗阻46例，其中1977年3月以前收治29例（简称西药组）；1977年3月以后收治17例（简称中药组）。

[治疗方法] 中药组主要采用导滞承气汤保留灌肠，每6小时1次，1日2次。药物组成：厚朴7g，枳实、黄连、沉香、广木香各5g，大黄7g，槟榔6g，橘皮3g。同时可根据辨证论治的原则随证加减。以上中药剂量为

一岁小儿用量。

[结果] 不管是死亡率还是腹胀消退时间，中药组均显著地优于单纯西药治疗组。

[体会] 麻痹性肠梗阻与器质性肠梗阻迥然不同。器质性肠梗阻临床多见"痞、满、燥、实"证候同时出现，治疗宜峻下热结、攻里通腑，多用大承气辈；麻痹性肠梗阻常见为气滞热郁或气虚不运所致。两者病机虽然有别，临床表现有所不同，但在治疗原则方面仍有相似之处，即以通为用。所谓"以通为用"，就是运用通腑的方法使大肠恢复通降下行、传导糟粕的功能。本文病例大多并发于热性病的发展过程，且都有大肠郁热、气滞不通为主的临床表现，治疗宜理气清热导滞。导滞承气汤即基于这一治则，在小承气汤的基础上加味而成。在用药途径方面，鉴于本病患儿因腹部胀满而多有呕吐拒食表现，口服中药比较困难，同时可因啼哭吞咽空气而加重腹胀，我们改用汤剂保留灌肠，这不仅可以克服口服之困难，同时能使汤药直达病所而迅速发展作用。实践证明中药对本病的疗效是无可置疑的。但投药必须及时，给药越早效果越好。能否及早投药是治疗成败的关键。另外，汤药液体必须适宜，灌注速度应慢，否则可因肠腔胀气而突然加大肠管张力导致肠穿孔，这点应加注意。

（二）口服或鼻饲方法

1. 小承气汤加味治疗中毒性肠麻痹

徐济群（《中医杂志》1984，9：42）用小承气汤加味治疗中毒性肠麻痹7例。

[治疗方法] 厚朴、枳实、熟大黄（研末，后下）、陈皮各2g，黄连、木香、砂仁、藿香、大腹皮各3g，川芎、瓜蒌皮各4g，柿蒂3枚。将上药水煎、浓缩、过滤，取汁200ml鼻饲；鼻饲前应先抽取胃内容物，首次鼻饲40ml，以后每隔2小时注入药汁20ml。

[结果] 7例患儿均于间断用药20小时后，肠麻痹消失，肠蠕动功能恢复，肠鸣音恢复，开始排气排便，停止呕吐，腹部胀痛基本消除而愈。

[体会] 应用小承气汤加味治疗中毒性肠麻痹，能够阻止病情继续恶化，避免引起中毒性休克及循环衰竭。应用的关键在于掌握本病传变迅速的特点，判断准确，及时用药，适可而止，及时改用扶正养阴，补益脾胃

之剂，方能取得疗效。

2. 厚朴三物汤加味治疗小儿中毒性肠麻痹

李德启（《浙江中医》1988，10：446）用厚朴三物汤加味治疗小儿中毒性肠麻痹 28 例，对照组 23 例。

[治疗方法] 厚朴、桃仁各 5~8g，枳实 4~6g，生大黄 4~8g（后下），丹参 6~10g，红花 3~6g。气虚者，加党参 4~6g，黄芪 6~10g；阴虚津亏者，加玄参、麦冬各 4~6g，生地 3~5g；大便次数增多后，去生大黄。以上剂量适用于 6~12 个月小儿，临床可按年龄及体质情况作适当增减。每日 1 剂，水煎分 3~6 次口服或鼻饲，一般 2~3 剂即可奏效。对照组：采用禁食、胃肠减压、肛管排气，以及血管活性药物酚妥拉明每次 0.5~1mg/kg，日 2~4 次，静脉滴注或静脉注射；新斯的明每次 0.05~0.06mg/kg，肌内注射；少量 2% 肥皂水或 3% 盐水灌肠。

[结果] 经治疗 1~4 天，治疗组：24 例痊愈，3 例显效，1 例无效；对照组：7 例痊愈，13 例显效，3 例无效。

[体会] 本文报告的 51 例患儿中 41 例小于 6 个月，人工和混合喂养占 42 例，Ⅰ~Ⅲ度营养不良占 15 例，由此可见患儿多有先天与后天不足的病理基础，再加上原发病的病原体及其代谢作用于机体，肠微循环障碍，肠蠕动能力丧失，形成邪实正虚的局面，治疗颇为棘手。应用本方当中病即止，继以补脾健胃药善其后。早期应用，疗效迅速而明显，一旦出现肠管缺血、坏死，则乏效。

编者按

以上报道采用单味大黄或承气汤加味治疗小儿中毒性肠麻痹取得良效，其中罗时来与李德启均设立了西药对照组，这就更显示了中医药的较好效果。具体是煎汤口服还是灌肠，应酌情选择。

新生儿黄疸

新生儿黄疸属于中医胎黄、胎疸的范畴。由于发病机制不同，本病有生理性黄疸与病理性黄疸的不同。二者临床表现的区别是：生理性黄疸不伴有其他症状，精神反应良好，一般不需治疗。病理性黄疸由于发生病因的不同，常有引起黄疸的原发病的伴随症状。中医认为胎黄的病因多系出生前后湿热熏蒸或寒湿阻滞，以致淤积发黄。西医对病理性黄疸的治疗为去除病因、对症治疗、光疗，对母儿血型不合者必要时采用换血疗法。本病中西医结合治疗效果较好。

1. 中西医结合治疗新生儿黄疸

张志魁等（《中国中西医结合杂志》1986，7：415）用中西医结合治疗新生儿黄疸45例，并在疗效上与未用药的21例对比观察。

[治疗方法] 全部病例均于入院当日（38例）或入院次日（7例）服中药消黄利胆汤：茵陈15g，制大黄、泽泻各3g，茯苓、金钱草各9g，栀子6g，水煎至100ml，每日1剂少量频服。有皮肤脓疱疮及脐炎者加双花；惊厥者加钩藤、僵蚕；腹泻者去大黄加黄芩；热重者加羚羊粉。西医着重病因及对症治疗，如抗生素、维生素C、能量合剂等，有18例输过血浆。全组均未采用光疗。

[结果] 经中西医结合治疗，除1例发生核黄疸外，余全部治愈，退黄时间3~12天。而对照组则为6~15天。

[体会] 新生儿病理性黄疸较其他年龄组黄疸的原因复杂。目前国内除部分的Rh血型不合所致新生儿溶血症需换血疗法以外，一般采用非换血疗法如光疗及中药等即可治愈。本组采用中药消黄利胆为主的中西医结合疗法，效果好的关键在于早期、足量、足程，退黄后巩固治疗几日。多数于入院当时立即服用，每隔1~2小时喂1次，每次10ml。

2. 茵陈蒿汤加味等方治疗婴儿梗阻性黄疸

宁世清等（《辽宁中医杂志》1986，6：24）治疗婴儿梗阻性黄疸97例。合并症：肺炎15例，败血症13例，肠炎6例，各种化脓感染11例，出血倾向4例。

[治疗方法] 阳黄用茵陈蒿汤加味（茵陈、栀子、大黄、郁金、甘草、金钱草）。热偏盛加黄柏、黄芩、板蓝根、大青叶；湿偏盛加陈皮、半夏、茯苓、白术等。阴黄用茵陈术附汤或茵陈五苓散加味。

[结果] 97例中，治愈63例占65.0%；曾一度好转14例占14.4%；无效20例占20.6%（死亡27例占27.8%）。

3. 中西医结合治疗新生儿病理性黄疸

张桂荣（《中国中西医结合杂志》1991，4：239）治新生儿病理性黄疸
61 例，其中 30 例采用中西医结合治疗（简称甲组），31 例单纯用西药治
疗（简称乙组）。

［治疗方法］甲组采用中西医结合治疗，阳黄用茵陈蒿汤加减，基本
方：茵陈 15g，茯苓、山栀各 6~9g，大黄 1.5~3g，薏苡仁 10g。阴黄用茵
陈术附汤加减。危重儿黄疸治宜清热解毒为主，用茵陈蒿汤合黄连解毒汤
加减。均每日 1 剂，水煎服，不能口服者鼻饲管给药。7 日为 1 个疗程，
疗效不明显时继服第 2 个疗程。西药用地塞米松、苯巴比安、尼可刹米等
药。乙组除使用以上西药外另加用能量合剂。两组患儿凡有感染者均及时
加用抗生素治疗。

［结果］甲组 30 例患儿痊愈 28 例，占 93.3%；好转 2 例，占 6.7%。乙
组 31 例患儿痊愈 18 例，占 58.1%；好转 12 例，占 38.7%；未愈 1 例，占
3.2%。

编者按

上述可见，新生儿病理性黄疸的治疗与成人黄疸病无异，不外区分
阳黄与阴黄，分别以茵陈蒿汤与茵陈术附汤为主方加味治之，取得满意
疗效。

新生儿不乳

大黄泡饮治新生儿不乳

秦亮（《山东中医杂志》1992，5：209）用大黄泡饮治新生儿不乳。

［治疗方法］取生大黄 10g，放在茶杯或碗里，沸水 100ml 左右，浸泡
10 分钟后，少量分次频频喂服。

［结果］一般喂服 1 天即可吮乳。

［病案］朱某，其母代诉：生后 1 日半不吮乳，啼哭不已，烦躁不宁，
腹胀便秘，口腔检查无异常，予大黄泡饮治疗，当日下午来告，解下稀
热臭大便 1 次，量多，诸症消失，吮乳正常。

编者按

古代本草早已认识到，大黄具有泻下热毒，荡涤肠胃，调中化食等多种功用。故对于新生儿因胎粪不下，秽热郁结胃肠所致的不能吮乳（排除口腔疾患）用之效著。

鹅　口　疮

鹅口疮又名雪口疮。其临床表现为在口腔舌、颊、腭及口角黏膜上形成乳白色绒状斑膜。如未处理病情加重，可蔓延到咽部、喉头、食管等，便伴有吞咽困难及呼吸不畅等症。其病因为婴幼儿口腔黏膜细嫩，抗病力弱，加之喂养不洁或不得法（造成营养不良及消化不良），以及用过大量抗生素药物所致。西医强调口腔卫生，采用局部处理及病因治疗。

1. 蓖麻散外贴涌泉穴治疗婴幼儿鹅口疮

杨迎民（《天津中医》1990，6：20）用蓖麻散外贴涌泉穴治疗婴幼儿鹅口疮34例。

[治疗方法] 取蓖麻子30g，吴萸30g，大黄6g，制南星6g，共研成细末，用鸡蛋清调成糊状。每晚睡前贴于涌泉穴处（用1.5cm×1.5cm普通胶布固定），第二天早晨取去。上药一料分5次贴完，每5次为1个疗程。

[结果] 本组34例，痊愈19例（1个疗程内白色乳凝块样物消失）；好转12例；无效3例。

[体会] 本法用蓖麻清热利湿、消毒拔毒，吴萸开郁化滞除湿，大黄泄壅滞、通利水谷，制南星有燥湿化痰之功。外贴于涌泉穴，通过经络达到清热解毒、利湿除腐之功效。

2. 自拟釜底抽薪散治疗小儿口疮

王忠智（《浙江中医》1990，7：304）用自拟釜底抽薪散治疗小儿口疮98例。

[治疗方法] 吴茱萸、胆南星、大黄，按4：1：2配方，共研细末后，与陈醋适量调成糊状，俟患儿睡熟后涂敷于两足心，外加纱布包扎，12小时后去之。可根据病情次晚再用1次。用量应按患儿年龄、病势而酌情变更。

[结果] 98例全部治愈。

［体会］本散中吴茱萸能引热下行，《本草纲目》早有记载："咽喉口舌生疮者，以茱萸末醋调，贴两足心，移夜便愈。"胆星清热化痰镇惊，大黄长于通下，醋调诸药，使上热得下，引火归原，故疗效尚佳。而且患儿越小，取效越捷。

编者按

上述方法，简便灵验，患儿易于接受。如此上病下取法，为中医理论之特色，应在临床中发挥应用。

癫　痫

癫痫中医俗称"羊痫风"。本病小儿发病率较高，严重者可影响小儿精神及智能发育，应及早防治。其临床表现为全身性或部分性抽搐发作、神志异常等症。脑电图、CT检查异常及异常体征，均有助于诊断。其病因为先天因素（胎中受惊、元阴不足）、血滞心窍、惊风之后及内伤饮食等，以致痰瘀交阻、气机逆乱、心无所主而发作。西医治疗为去除病因，药物控制发作，减少脑损伤。

凉膈散加减治疗小儿原发性癫痫

王作林（《中国医药学报》1991，2：40）用凉膈散加减治疗小儿原发性癫痫10例。

［治疗方法］大黄、薄荷、竹叶各6g，栀子、连翘、黄芩、槟榔、甘草各10g。加减：睡眠较少者，加磁石、天麻各10g；食欲不佳、舌苔黄厚者，加焦三仙各6g；大便稀者，加大枣6枚；易患上呼吸道感染者，加桑叶、菊花各10g。服药方法及疗程：每日1剂，水煎服，早晚空腹各服1次。发作控制后，坚持服药0.5~1年。

［结果］追访5年至今未发作者5例，3年未发作者2例，2年未发作者2例，1例半年后复发作。

［体会］①上中二焦热盛为小儿原发性癫痫的主要病机。小儿为稚阳之体，阳热亢盛，最易引动肝风。本报道10例患儿，临床均有大便干燥，易患上呼吸道感染，舌红苔黄等见证，辨证以上中二焦热盛为主证。故治疗以清泻上中二焦之热的凉膈散为主方，使热清风息，不用息风而风自

平，痫自止。②小儿原发性癫痫对大黄等清热泻下药耐受力较强，长时间服用大黄 6g 左右并无明显泻下作用，若用量在 10g 以上可偶见腹痛泻下，加大枣 4~6 枚或加甘草至 10g，即可缓解。大黄为主要药物，不能随意减去。③服用本方见效比较快，一般 1 月以内均可见效。若服用本药 1 月尚未见效，则属无效。此外在癫痫控制发作以后，必须坚持服用本药半年以上，否则易复发。④初服本药时，不能骤停西药，以免引起大发作。待发作控制后，可逐渐撤除西药。⑤治疗期间，应防止惊吓等精神刺激，注意预防外伤及感冒，禁食辛辣油炸等动火食品。

编者按

中医治疗癫痫的方法很多。以上王作林方法是采用名老中医经验。具体用法及适应证应参考其体会。

第十五章　头面五官疾病

《素问·五常政大论》说："气反者，病在上，取之下。"张景岳解释说："气反者，本在此而标在彼也，其病既反，其治亦反。故病在上，取之下，谓如阳病者治其阴，上壅者疏其下也。"汪昂简要指出："通其下而上病愈。"这就提示了治疗头面五官疾病的一个大法，即上病下取法。此法适应于阳病里实，邪火、热毒上冲所致的头面五官疾病，采用大黄为主的方法，通腑攻下，泄热排毒，具有"釜底抽薪"之功，常能获得其他方法所不能达到的疗效。分述如下。

第一节　眼部疾病

通腑泄火法在眼科的应用规律

1."泄脏不离腑"，方剂组合常数法并用

肖国士（《江西中医药》1985，3：53）总结了泄火法在眼科临床的运用规律。他说，泻火法适应眼内、外各种化脓和非化脓性炎症，各种热性过敏或出血眼病，急性充血性青光眼。此法主要通过苦寒直折或咸寒泻下，使病邪内消、上清或下夺。具有消除红肿，去痛止血，除障降压之功。眼科火证多为眼科的重证、急证，具有发展快，兼证多，反应剧烈，破坏性大的病理特点，一般要用大方重剂才能解决问题，否则就有珠凸睛枯的危险，所以在方剂的组合上多数是数法并用，常为泻火药与解毒药的配合，能起协同作用，增强其泻火解毒的功效；泻火药与凉血滋阴的药物配合，能起辅助作用，弥补泻火药的不足；泻火药与泻下、渗利的药物配合，能起引导作用，使病邪或代谢产物迅速排出体外；泻火药与退翳去障的药物配合，能起保护作用，可控制翳的发生发展或保护眼睛的视觉功能；在泻

火药中加用少许辛温发散的药物，能取克制作用，克制其寒凝的偏向，有利于病变的恢复。不同的脏腑可以内生不同的火证，故有五脏之火的不同证型。根据脏腑相联，"泻脏不离腑"的原则，在古今泻心火、泻肝火、泻脾火、泻肺火等方剂中，常配伍大黄以通腑泻火。此法对虚证、寒证要慎用或禁用。

2. 通腑法治疗眼病因实证、热证所致者常配用大黄

殷伯伦（《江西中医药》1986，2：33）谈通腑法在眼科的应用。用通腑法治疗眼病因实证、热证所致者，如天行赤眼（急性传染性结膜炎）、金疳（疱疹性结膜炎）、白涩症（慢性结膜炎）、花翳白陷（病毒性角膜溃疡）、绿风内障（青光眼近绝对期）等，均在辨证论治的处方中用大黄。眼病虽繁，不外乎脏腑气机不畅，升降受阻，郁滞化火，上犯清窍。通腑法，旨在使火邪有出路，下窍得通，则上窍清宁。生大黄荡肠胃积滞，推陈致新，通九窍，泄热解毒，故临证不论大便秘结与否，凡实证所致的眼病均可使用。并宜早用，避免邪积而变症烽起。通腑法一旦用上，病症见减，即当随证变法，继以清热养阴之品，使余邪得除。

3. "上病下取"通腑导滞

田爱华（《中国医药学报》1989，4：42）介绍了"上病下取"治则（例如釜底抽薪、疏利水道、清泄肝胆、降逆通经、补益肝肾等）在眼科临床运用的经验。例釜底抽薪法，前贤曰："目无火则不病，"故多种眼科专著均创立了较多的清热泻火剂，然火有肝火、肺火、心火、肠胃火的不同，故治法各异。若肠胃之热与食滞、痰瘀等相结而成肠中燥实之证，运用泻下剂通腑导滞，使食滞、痰瘀所化的火邪热毒下行而不逆上犯目，则可收"上病下取"之效。这种"釜底抽薪"法在眼科运用极广，可主治热盛毒深之角膜溃疡、角膜炎、巩膜炎、急性结膜炎、急性泪囊炎、麦粒肿、前房积脓、急性传染病之双目失明及因血热上冲引起的眼内、外出血等多种目疾，且伴有大便燥结，苔厚脉滑实者。常用方剂多为苦寒、咸寒组成的三承气汤之类，若系寒实结滞，亦可予温下法。

4. 凡郁（瘀）结、闭塞而致不通或不畅之病机可应用通法

张存明等（《中医药研究》1991，2：55）论通法在眼科的应用。认为通

法属中医学治则八法中下法的范围，其治疗范围广泛，在眼科应用极为普遍。眼科疾病多是由于脏腑阴阳失调、外受时邪侵袭，导致表里不和，上下闭塞。故凡郁（瘀）结、闭塞而致不通或不畅之病机，均可应用通法。通法主要以疏、通、调、散有机地结合，使之上下左右贯通，郁开闭启。如外眼病的麦粒肿、急慢性泪囊炎、巩膜炎、虹膜睫状体炎、黄液上冲等，在治疗上就应以通为用，使局部气血通畅，其炎症也就随着疼痛的减轻而缓解。治疗急性泪囊炎患者，自制还阴散瘀汤（生地15g，元参24g，赤芍15g，丹皮、羌活、白芷各9g，连翘18g，大黄12g，元明粉6g）有较好疗效。

编者按

眼属清窍，需赖脏腑精气之上输濡养，清宁则视敏。若一有拂郁，脏腑不和，升降受阻，易致肠胃积滞，郁而化火；火热上犯，邪害空窍则眼病。通泄郁滞，火邪下泄，肠胃清净，则目窍清宁。故上病下取，通腑泻火，以治眼病，起到了其他诸法所起不到的作用。上述各家的经验充分表明，以大黄为主的通腑泄火法对眼科病应用广泛，疗效显著，足供效法。

急性结膜炎

本病又称急性卡他性结膜炎，属于中医暴风客热证；若暴发流行者称之为流行性出血性结膜炎，属于中医天行赤眼、天行赤热及俗名暴发火眼、红眼病等范畴。暴发客热传播范围较少。而天行赤眼传染性很强，可广泛流行。其临床表现均以白睛暴赤，多眵目泪为主症。其病因以外感风热毒邪或猝感时气邪毒（细菌或病毒感染）为主，或肺胃积热，内外合邪，交攻于目而发。治疗首应隔离病员，预防传播流行，防止交叉感染。西医以病因治疗，外用药为主。

1. 防风通圣散加减治疗急性结膜炎

陈石保（《湖北中医杂志》1988，5：20）用防风通圣散加减治疗急性结膜炎200例。单眼148例，双眼52例。症状均有胞睑红肿，白睛红赤，怕光流泪，眼球或眼眶疼痛。

[治疗方法] 防风、荆芥、连翘各15g，滑石、石膏各30g，薄荷、当归、赤芍、川芎、白术、栀子、黄芩、桔梗、甘草各12g，麻黄、大黄、芒硝各9~15g（根据表里证候之轻重而定量），随证加减。

[结果] 本组病例均获痊愈（基本症状消失，一月内无复发）。200例中，疗程最短1天，最长5天。1天治愈5例，占2.5%；2~3天治愈161例，占80.5%；4~5天治愈34例，占17%。

[体会] 本病属内外合邪，表里俱病。故在治疗上以疏散、清利、通下并用，上下分消，方中麻黄、芒硝、大黄、滑石等诸药合用，有良好的临床疗效。

2. 凉膈散加味治天行赤热

张淑仙（《新中医》1990，3：23）用凉膈散加味治天行赤热32例。1988年5~10月该市流行天行赤热，用各种抗生素及退热剂无效。患儿年龄最大者12岁，最小8岁。临床症状均有发热，眼红肿，咽红或扁桃体肿大，大便干结，舌红，苔黄，脉数。

[治疗方法] 大黄、竹叶、连翘、黄芩、芒硝各9g，山栀子、薄荷各6g，银花15g。每日1剂，煎汤取汁100~150ml频服，体温达39℃以上者，加葡萄糖盐水或10%葡萄糖液静脉注射。

[结果] 32例均治愈。退热时间在1天的5例，2天的15例，3天的6例，4天的5例，5天的1例。眼及咽部红肿消退时间为4~8天。

[体会] 本文所收病例辨证均属热邪炽盛，故以凉膈散清除膈上实热。方中山栀子、黄芩、银花、连翘清热泻火解毒；薄荷、竹叶清疏上、中二焦邪热；大黄、芒硝荡涤肠道，排除燥屎。现代药理研究表明，大黄蒽醌对多种病菌均有强烈的抑杀作用，也有较强的抗病毒作用。因而对本组病例高热不解者，能起到一泻而热解的特效。

3. 中西医结合疗法治疗急性结膜炎

编者用中西医结合疗法治疗急性结膜炎43例，设西医对照组42例。

[治疗方法] 在急性结膜炎流行期间，随机把患者分为两组：一组单纯用西药治疗；二组中西药并用，即所用西药与一组相同，同时口服防风通圣散（中成药），1次6g，1日2~3次。

[结果] 两组病人均全部治愈（患眼症状全部消失）。而疗程以二组中

西医并用者为快。其治愈天数：一组 1~2 天者 7 例，3~4 天 22 例，5~6 天 13 例。二组 1~2 天者 12 例；3~4 天 28 例，5~6 天 3 例。

编者按

急性结膜炎的治疗，临床常以疏风清热解毒法为主。上述经验表明，若患眼热毒壅盛，或舌、脉、症有内热表现者，不论大便通与不通，均可酌情加大黄通腑泻热，常可增强疗效。

麦 粒 肿

麦粒肿又名睑腺炎，属于中医针眼土疳、土疡及俗名偷针等范畴。其临床表现在初起为胞睑微痒微痛，患部微红微肿，有麦粒样硬结，推之不动，按之不痛。轻者可自行消散，较重者数日后成脓破溃，红肿消退。其病因病机为过食辛辣厚味，脾胃积热，火毒上攻于胞睑，或外感风热毒邪所致。西医为对症处理，必要时手术切开排脓。

1. 生大黄片贴敷治疗麦粒肿

何观涛（《浙江中医》1986，3：118）治疗麦粒肿 10 例。

［治疗方法］临睡时取大片生大黄，温水中浸泡片刻，使之变软，平敷于患眼上，用布包眼，以防脱落，次晨启布去大黄，可发现胞睑黏附着较多眼屎，宜用温水缓缓洗净。

［结果］一般连用 3~5 晚，即获治愈。

2. 消散粉治疗睑腺炎

王元贵（《中国中西医结合杂志》1987，11：698）用消散粉治疗睑腺炎 86 例。年龄最大 71 岁，最小 6 岁，以青少年居多。病程最长 22 天，最短 1 天，以 2~5 天为多。共 86 只眼，其中内睑腺炎 61 例，外睑腺炎 25 例。急性 65 例，慢性复发 21 例。

［治疗方法］消散粉处方：蜈蚣 1.5g，全虫 1.5g，大黄 3.0g，冰片 1.5g。先将蜈蚣、全虫、大黄三药研细，再将冰片单独研细。治疗时用 75% 酒精或硼酸水清洁病区皮肤，根据局部炎症范围大小，将适量上述中药粉末用陈醋调成糊状，涂于患处（眼睑皮肤表面），用纱布复盖固定，1 日 1 次。

［结果］治愈54例，其中49例经3~4次治愈，另5例4~6次治愈。有效28例，治疗次数在12次以内。无效4例，为不能坚持治疗者。

3.三黄酒内服外敷治愈麦粒肿

邓朝纲（《湖北中医杂志》1990，2：32）用三黄酒内服外敷治愈麦粒肿166例。

［治疗方法］黄连10~15g，黄芩15g，生大黄10~15g。热重者加银花30~60g；血瘀者加红花、赤芍各10g；牵引致头痛者加菊花、川芎各10g。用法：水煎日1剂，一半内服，一半乘热熏蒸敷洗患处。

［结果］多数患者连用3剂可愈。

4.扶正祛邪法治疗屡发性麦粒肿

罗氏（中西医结合眼科1983，2：62）用扶正祛邪法治疗屡发性麦粒肿28例。

［治疗方法］炎症较重时用消毒丸：木通、滑石、黄芩、连翘、瞿麦、大黄、蝉蜕、生甘草。炎症消退或接近消退时佐以黄芪、党参、山药、白术。

［结果］用药10~14剂，显效10例，进步17例，仅1例无效。观察时间最短3个月，最长14个月。

编者按

麦粒肿为小恙，轻者不治自愈。但较甚者，处治不当，或未成脓而挤压，均可使毒邪内攻，引起不良后果。上述方法，疗效均好，应结合辨证选用。

目　衄

通腑泻热治目衄

杨波涛英（《辽宁中医杂志》1989，8：47）用釜底抽薪治目衄1例。患者男性，46岁。诉说初患伤寒，迭经数医误治后，继而出现双目大眦血液沁沁而出，长流不止，伴见胸闷，脉滑数。此乃热邪壅闭脏腑，气逆热盛，灼伤脉络，而致目窍出血不止。

［**治疗方法及结果**］治以通腑泻热。用大黄、生地各 15g，栀子、黄芩各 12g，芒硝 10g（化服），甘草 5g，白茅根 50g。结果用 2 剂即瘥。

第二节　鼻部疾病

鼻　衄

鼻衄即鼻出血，出血严重者又称鼻洪。本病为鼻部急症之一。其临床表现以鼻腔突然出血为主症，出血量多时可出现面色苍白，乏力，头晕，出冷汗，脉细数无力甚至脉微及血压降低等危重证候。其病因复杂，但可分为局部原因与全身原因两大类。由于内外各种因素，以致肺经热盛，胃热炽盛，肝火上逼，肺肾阴虚及脾不统血等，均可导致鼻部络脉损伤而出血。西医采取局部止血、全身对症处理及病因治疗。中药大黄止血有良效。

1.大黄内服治鼻衄

（1）金松亭（《河北中医》1984，2：31）用大黄治胃气横逆，鼻衄如注 1 例。患者女性，16 岁。15 岁月经初潮，先后无定期，近停经 3 个月，鼻衄 3 次。昨日鼻衄如注，并有头晕，胸闷，咳嗽，嗳气，大便实，小便黄。舌红尖有芒刺，脉弦数。生大黄 15g，煎 5 分钟温服。服后大便三四次，鼻衄止。继服 2 剂，月经行。

（2）蒋瑞金（《上海中医药杂志》1988，12：28）用大黄治疗鼻衄 50 例，设对照组 50 例。年龄最小 5 岁，最大 76 岁。鼻衄患者中因全身原因导致 14 例，局部原因导致者 36 例。多数患者鼻衄血量 10~50ml，若鼻衄血量超过 500ml 以上的病例不作为观察对象（因大量衄血可引起休克，需采用综合抢救措施）。

［**治疗方法**］大黄粉每次服 3g，每日 4 次，5 天为 1 个疗程，儿童药量酌减。鼻衄血时采用消毒药棉蘸少量大黄粉进行鼻腔局部用药，6 小时左右更换 1 次。对照组：经局部处理后采用肾上腺色腙片治疗，每次用量 5mg，每日 3 次，连服 5 天为 1 个疗程，进行对照观察。

［**结果**］中药组：止血时间一般在 2~4 天即止血。50 例中治愈 40 例，有效 8 例，无效 2 例，有效率为 96%。对照组：50 例患者治愈 9 例，有效

24 例，无效 17 例，有效率为 66%。可见大黄粉效果明显优于肾上腺色腙片。副反应处理：服药组 50 例中 4 例出现恶心，3 例发生呕吐。对恶心呕吐病人嘱其用粳米粥汤送服，如反应重不能吞服者可以用胶囊分装吞服，年幼患者可用纯蜂蜜调服。服大黄粉后的另一特点是排便次数增多，一般每天约 2~3 次，但不影响日常生活及治疗，不必处理，仅向患者解释清楚即可。

[体会] 鼻衄血是急诊中最常见的疾病之一，多数患者属实热症，生大黄除了有止鼻衄作用外，还有清热解毒，广谱抗菌作用。同时也是上病下取，釜底抽薪的治疗方法。

2. 大黄外用治疗鼻衄

（1）张履端（《四川中医》1987，12：44）用大黄炭塞鼻治疗顽固性鼻衄 30 例。

[制法] 生大黄，明火烧焦存性（约烧至七八成），碾成细末，装瓶待用。

[用法] 取大黄炭末，用温开水调匀，塞患侧鼻孔。

[结果] 用此方治愈鼻衄患者 30 余例，其中 14 例经长时间中西药治疗无效，成顽固性鼻衄，反复发作，用此法皆获奇效。

（2）徐东晨等（《中国中西医结合杂志》1991，11：673）用大黄炭粉治疗鼻衄 350 例。

[治疗方法] 大黄碾碎成粉末，过筛后炒制成炭，均匀撒在经 2% 甘油水溶液浸制备好的纱条或棉片中备用。全部患者在初诊后均给以大黄炭粉纱条或棉片鼻腔填塞。出血较少、部位明显者，隔日换药；出血较多、部位不明显者，3 日后换药。高血压动脉硬化者加口服大黄炭粉，每次 3g，每日 3 次。除凝血障碍患者外均未使用止血药。疗效标准：治愈为大黄炭粉纱条或棉片填塞 2 次或 2 次以上即达止血效果者；无效为填塞 3 次或 3 次以上仍不能止血者。

[结果] 350 例患者中，治愈 306 例，占 87.43%；无效 44 例，占 12.57%。其中因黏膜血管损伤者（203 例）治愈 195 例，占 96.1%；高血压动脉硬化者（98 例）治愈 67 例，占 68.4%；凝血功能障碍者（38 例）治愈 33 例，占 86.48%。

（3）彭暾（《中国中西医结合杂志》1992，11：696）以大黄外用治疗鼻衄62例。

[治疗方法] 针对鼻衄情况，方法有二：①对急性鼻衄，量多症急者，取大黄粉 3~5g，黏附于油纱布条上，填塞出血鼻腔；②对慢性鼻衄，量少症缓者，取大黄 5~10g，加温开水 15~30ml，浸 30 分钟，去渣，令患者仰面，每次滴入出血鼻腔内 2~3 滴，1 日 3~5 次，血止后续滴 3 天。填塞法待油纱布条取出后，可再用本法治疗。

[结果] 运用填塞法治疗 7 例，均为 1 次止血；运用滴鼻法治疗 55 例，其中 1 次血止者 7 例，1 天血止者 41 例，2 天血止者 6 例，3 天血止者 1 例。停用本法 10~15 天后复见出血者 3 例。

3. 含大黄中药方内服治疗鼻衄

（1）王道俊等（《福建中医药》1992，4：53）用桃花散治疗鼻衄54 例。

[治疗方法] 白石灰 240g，生大黄片 45g，先将石灰用水泼成末，与大黄入铁锅同炒，以石灰变成桃花红色为度。去大黄，将石灰研成细末，瓶装备用。同时取消毒大棉球 1 只，蘸满桃花散，塞于出血区，每日 1~2 次。

[结果] 痊愈（1 年以上未复发者）48 例；显效（复发次数，出血量明显减少，持续时间缩短，再用即止者）4 例；无效（治疗 3 天仍然鼻衄不止者）2 例，总有效率 96.3%。用药最少者 2 次，最多者 6 次，一般外用 1~2 次鼻衄即止。

（2）陈超（《四川中医》1988，6：47）用加味增液承气汤治疗重症鼻衄12 例。

[治疗方法] 生地 13g，麦冬、玄参、枳实、厚朴各 15g，大黄 10g，芒硝 25g，丹皮 20g。每日 1 剂。

[结果] 12 例均获良效。

[体会] 鼻衄系肺胃热盛，迫血妄行；或肝脾阴虚，虚火上炎，灼伤脉络所致。本方诸药相伍，共奏峻下热结、增液补阴、凉血止血之功，故疗效卓著。

编者按

以上报道用单味大黄治疗鼻衄均取得良效。其治疗方法，多采用外用法，如张履端、徐东晨等为炒炭外用；彭暾为大黄粉外用或水煎后外用；王道俊等为把大黄与白石灰同炒后外用；蒋瑞金则采取大黄粉口服与外用并施法。还有金松亭的个案及陈超的复方治疗，无不表明大黄治鼻衄的可靠疗效。现代药理研究证明，大黄止血之功，既有局部直接作用，又有全身调节作用，这就提供了现代科学依据。但尚须明确，若辨证论治，急则治标，缓则治本，或标本兼治，会疗效更好。

第三节　口腔疾病

牙　痛

牙痛为多种牙齿疾病和牙周疾病的常见症状之一，齿龈或肿或不肿，若肿而化脓者，多牙痛难忍，影响饮食等。其病因有风火、胃火、虚火牙痛及寒滞牙痛等因素。西医治疗以消炎、止痛为主。

1.辨证分型治疗多发性牙龈脓肿

（1）王氏（《陕西中医》1985，3：113）分二型治疗多发性牙龈脓肿31例。

[治疗方法]①胃火炽盛型，采取清胃泻火法，用三黄泻心汤加减：黄连 6g，黄芩、栀子、大黄各 10g，生石膏 30g。或用加减消毒饮：连翘、地丁各 20g，牛蒡子、赤芍、白芷、防风、陈皮各 10g。②阴虚火旺型，先服三黄泻心汤，待脓液基本消除后再投滋阴降火的知柏地黄汤加减：熟地、山萸肉、山药、黄芩、知母、黄柏各 10g。两组用金银花、丹参各 20g，黄芩、白芷、薄荷、甘草各 10g，煎汤含漱。

[结果]均 3~7 天治愈。

（2）冯氏（《中华口腔科杂志》1978，2：89）分两型治疗多发性牙龈脓肿 19 例。

[治疗方法]①湿热型（11 例）用三黄解毒汤加减：大黄、甘草各 3g，黄连、黄芩、栀子、白术各 9g，冰片 1.5g（冲）。②实热型（8 例）以上方加连翘、花粉、薄荷、芒硝。局部均用双氧水冲洗、引流，口服抗生素。

［结果］治疗 10~15 天，服中药 4~6 剂，均治愈。作者曾单用西药治疗，疗程达 20~80 天。

2. 大黄黄连泻心汤治疗牙龈肿痛

李恒欣等（《河南中医》1991，2：40）用大黄黄连泻心汤治疗牙龈肿痛 100 例。

［治疗方法］大黄、升麻、银花各 20g，黄连、黄芩、竹叶、生甘草各 10g（体弱者方中药量酌减）。上六味放暖瓶内，加热开水 1500ml，加盖 1 小时后即可服用。每饭后服 400~500ml，日 3 次。第 2 天再加热开水 1200ml，服法如上。一般 2 剂即愈。不愈者，更服 1 剂。龋齿者加蜂房 20g，阴虚者另服六味地黄丸。

［结果］1 剂愈者 20 例，2 剂愈者 49 例，3 剂愈者 28 例，加用西药愈者 1 例，无效者 2 例，总有效率为 98%。

编者按

牙痛辨证，火证较多，寒证较少。火证之中，实火较多，虚火较少。上述方法，多为实火牙龈肿痛而设。编者治疗牙痛，常用清胃散合玉女煎化裁治之，实火以苦寒清火药为主，虚火以甘寒养阴药为主。实火便秘者加大黄，即使大便正常，亦可少加大黄通腑泻火。如上治疗，常能获得痛止肿消之捷效。

口　炎

口炎又称口腔炎，属于中医口疮、口疳、口糜等范畴。其临床表现为口腔黏膜发生单个或多处口腔溃疡，即舌尖边、口颊、上腭红肿溃烂，大如绿豆，小如针尖，以疼痛为主。有的反复发作，长期不愈。其病因为嗜食膏粱厚味，醇酒辛辣及内脏亏虚等因素，以致心脾胃实热或虚火上炎所致。西医无特效疗法。

1. 大黄煎汤漱口、洗涤等方法治疗口腔炎、口唇溃疡

天津市传染病医院（《中医杂志》1965，5：25）用大黄 9~24g 煎成 150~500ml 溶液，采取漱口、洗涤等方法治疗金黄色葡萄球菌所致之口腔炎、口唇溃疡等，收到满意效果。

2. 大黄煎汤温服治疗复发性口疮

王心乐（《辽宁中医杂志》1987，11：24）用大黄治疗复发性口疮36例。最大年龄63岁，最小年龄22岁。病史以1~7年为多见。

[治疗方法] 均用单味生大黄30g，加水250ml，武火煎沸至200ml，1次饭后温服，每日2次。

[结果] 全部病例服药1次后，出现程度不同的腹内疼痛，伴下坠欲便，25例减轻。发现药后腹泻与口疮灼痛的减轻有直接的关系，即早泻痛早解。

3. 南黄散外敷治疗口疮

赵昌宋等（《四川中医》1987，6：41）用南黄散外敷治疗口疮73例。年龄最大的49岁，最小5个月。以1~3岁为最多。

[治疗方法] 黄连（黄连叶可代）、吴萸各20g，大黄40g，南星30g。将诸药晒干、研细末，用醋调和药粉，敷患者涌泉穴（或将前脚掌心全敷上），然后用布包好，一日一换。一般敷药两次即可。注意事项：①用药后，多无不适。个别患者可出现疱疹和脱皮，无需处理，停药即可。②药品剂量随年龄大小可适当增减。③患者若体温高于38℃要作相应处理。④冬天，醋可以加热以防感冒。

[结果] 治愈67例（用药后，口疮在3天以内彻底痊愈）；好转6例（用药3天以后，口疮减轻，疼痛缓解）。

4. 外敷釜底抽薪散治愈口腔大面积化脓性感染

何远征（《黑龙江中医药》1991，5：37）用外敷釜底抽薪散治愈口腔大面积化脓性感染1例。釜底抽薪散由吴萸子15g，胡黄连6g，大黄6g，生南星3g，共研细末而成。具有荡积除热解毒，引火归源之效。临床上以陈醋调和，外敷涌泉穴治疗小儿口疮等症，屡试屡效，近来笔者以本法治愈1例农药中毒脱险后，口腔黏膜大面积化脓性感染的成人患者，治以釜底抽薪散10g，陈醋调和，分敷双足涌泉、神阙三穴，每日1次。结果次日即疼痛大减，共敷4次，溃面愈和。

编者按

上述治疗口疮的方法，用单味大黄水煎嗽口或口服，均取得较好疗效。或以大黄组方研末，外敷涌泉穴，显示了釜底抽薪、引火归源法的神奇疗效。但以上王心乐所用方法，宜结合辨证应用为妥，对虚火口疮，用如此大量之大黄，编者不敢苟同。

唇　炎

唇炎属于中医唇风范畴。其临床表现以唇部红肿痒疼、日久破裂流水为特征，多见于下唇。其病因病机为风热湿毒聚结于唇部或血燥生风所致。西医常用抗炎药物治疗，但效果不理想。

大黄冰片散外浸治疗唇风

王玉如（《新中医》1992，1：11）用大黄冰片散外浸治疗唇风10例。

［治疗方法］大黄、芒硝、黄柏、甘草各10g，冰片3g。大黄、黄柏、甘草各等份煎好后冲芒硝、冰片于带盖碗中，将患者口唇浸泡于药液中约20分钟，然后轻轻擦干，外擦红霉素软膏，每日治疗3次。

［结果］10例全部治愈（以唇红肿痒疼消失，裂纹愈合为愈）。其中用药2剂治愈者4例，用药6剂治愈者5例，破裂流水者1例于治疗1周后结痂，10日后痂脱痊愈。

口　臭

大黄炒炭配合冰片刷牙漱口治疗口臭

缪宝迎（《江苏中医》1983，6：32）治疗口臭，将大黄炒炭为末，每天晨起以大黄炭末适量，加少许冰片刷牙嗽口，结果屡试屡验，口臭于3~5天减轻或消失。

第四节　咽喉疾病

急性咽炎

本病属中医咽痛、嗌干、喉痹等范畴。各种年龄、性别均可发病。其临床表现为咽部干燥，灼热疼痛，吞咽痛，咽部充血肿胀等。其病因病机为感受外邪或内有郁热，壅结于咽喉所致。

桃核承气汤加味治疗急性咽炎

王继仙（《广西中医药》1989，2：21）用桃核承气汤加味治疗急性咽炎47例。

[治疗方法] 桃仁12g，桂枝12g，大黄粉8g（冲服），芒硝10g（更上微火开沸即可），怀牛膝12g，射干10g，桔梗12g，胖大海8g，生甘草8g。水煎服，1日1剂，服本方时，原则上一律不服用其他中西药。

[结果] 服药2~5剂全部痊愈。

还有，饶宏孝（《辽宁中医杂志》1989，6：22）用通腑法治疗热毒蕴积于里所致的咽喉疾患，取得满意疗效。

急性扁桃体炎

本病属于中医乳蛾、喉蛾、喉痛等范畴。多见于儿童及青年。其临床表现为咽痛，吞咽时加剧，进食困难，咽部急性充血，扁桃体红肿，表面有黄白色脓点融合的伪膜，恶寒发热（体温38~40℃以上）等。血液检查示白细胞总数及中性粒细胞增高。其病因病机为风热邪毒外袭，或肺胃热盛，火毒上攻咽喉，搏结于喉核所致。西医以抗生素治疗为主。

（一）单味大黄的应用

生大黄治疗乳蛾

范积健等（《上海中医药杂志》1982，10：16）用生大黄治疗乳蛾61例。

[治疗方法] 生大黄每天9g，症情较重者可用12g，用沸水泡药，加水约150ml，待不烫时顿服，间隔2小时左右泡服第2汁，留院观察期间不应用其他药物。

[结果] 61例患者全部治愈。治愈标准为体温退至37℃以下，咽喉疼痛消失，扁桃体红肿及其渗出物消退，咽部充血改善，血象恢复正常。其中42例在服药后12小时内体温转正常或接近正常；19例服药1天即热降痛减，第2天基本痊愈。随后予桔梗4.5g，生甘草4.5g，鲜芦根1尺，煎汤代茶饮，以清理余邪。多数患者服药后有一过性大便溏薄（最少者1次，

一般 2~3 次，最多一例 6 次），少数患者伴肠鸣腹痛，便后即缓解。

[体会] 本病患者大多具有大便干燥或秘结，伴身热，咽喉肿痛等症，辨证以实热证为主，生大黄除泻下作用外，还有较强的广谱抗菌能力，故用生大黄 9~12g，沸水泡服，收效甚佳。曾将此法试用于高热待查或肺炎高热患者，也取得较好的疗效。

还有，林文谋（《四川中医》1986，12：24）、孙绍民（《中国中西医结合杂志》1987，11：695）、王敖康（《中医函授通讯》1986，3：33）均用单味大黄沸水泡后饮服，分别治疗急性化脓性扁桃体炎 22 例、40 例、50 例，取得全部或大部分治愈的效果。

（二）大黄复方的应用

1. 通泻利咽汤治疗急性化脓性扁桃体炎

戴舜珍等（《福建中医药》1986，2：26）用通泻利咽汤治疗急性化脓性扁桃体炎 52 例。

[治疗方法] 生大黄（后下）、柴胡、黄芩各 6~9g，金银花、连翘、蒲公英各 10~15g，射干、夏枯草各 10g。每日 1 剂，水煎两遍合汁，分 3 次温服，连服 2~3 剂。表热盛者加薄荷叶，里热甚者加生石膏、黄连，热毒甚者配合银花注射液肌内注射，每次 2~4ml，每日 1~2 次。同时外用治喉药。

[结果] 用药 2~3 天，痊愈 46 例，好转 4 例，无效 2 例，总有效率达 96.16%。

2. 理血清热汤与西药合用治疗急性扁桃体炎

李国良等（《辽宁中医杂志》1990，4：23）治疗 126 例急性扁桃体炎。

[治疗方法] ①中药组用理血清热汤：丹参、熟大黄、土牛膝、皂刺、公英、金银花、板蓝根、连翘。水浸泡半小时后文火煎 2 次各 15 分钟，药液约 600ml，分早、午、晚 3 次服。儿童酌减。②合用组用理血清热汤配抗生素（给足量，青霉素过敏者改用他药），中药服用同上。③西药组抗生素（给足量），若高热加解热止痛剂。

[结果] 以上三组比较，从时间与疗效关系来看，合用组疗效高、差异显著。

还有，刘立芬（《四川中医》1991，2：51）用大黄升麻汤治疗急性化脓性扁桃体炎 56 例，其中 55 例均服 1~3 剂而治愈。庞瑞英（《四川中医》1987，6：44）与彭世桥（《云南中医杂志》1992，1：15）分别用大柴胡汤加清热解毒药，治疗急性化脓性扁桃体炎 36 例与 60 例，都取得良效。

编者按

以上范积健等使用单味大黄治本病取得疗效，显示了大黄的确切功用。李国良设对照组的治疗结果表明，中西医结合治本病，比单用抗生素效果好。其他报道均验证了以大黄为主的方剂治疗急性扁桃体炎有良效。

第五节　其他头面五官疾病

化脓性中耳炎

大黄配合冰片治疗化脓性中耳炎

王氏（《中医药信息》1989，2：38）治疗化脓性中耳炎 10 余例。

[**治疗方法**] 大黄 50g，冰片 5g。先将大黄置乳钵中研磨。徐徐加入冰片，共研成细末备用。同时，先按常规清除外耳道积脓，然后将上药用香油调滴耳，每日 3 次。

[结果] 疗效较好，多不复发。

头　　痛

1. 酒炒大黄与茶叶煎服治疗头痛

金松亭（《河北中医》1984，2：31）治 35 岁女性患者，怒后头痛如劈，恶心干呕，口苦面赤，胸肋胀痛，小便黄赤，大便硬结，心悸耳鸣，舌红苔黄，脉弦细数。证属肝胆火升，风火上扰。用大黄（酒炒）12g，茶叶（酒炒）5g。煎服 3 剂，头痛消失。

2. 大黄、甘草、川芎方煎服治疗头痛

杜氏（《新疆中医药》1991，2：63）治一 40 岁男性患者。左侧颜面及

牙床呈阵发性疼痛 3 年，逐渐加重，疼痛如锥钻，发作时双目紧闭，不敢走动。曾服西药 654-2 及中药，时作时止。近日发作加重，心烦急躁，口苦咽干，饮食尚可，大便稍干。舌红边有瘀斑，脉数。西医诊断：三叉神经痛。辨证为瘀热闭阻清窍。治宜泻热破瘀，通窍止痛。予大黄 20g，甘草 10g，川芎 15g。水煎服，日服 3 次。服药 7 剂，头痛解除。

编者按

头痛病因复杂，须分辨外感内伤、虚实寒热以论治。上述个案，因肝火或瘀热而引发头痛，采用大黄通腑泻火，火降则痛止，亦为上病治下、釜底抽薪之法也。

第十六章 其他

烧 烫 伤

1. 紫黄膏治疗烧伤

玄相栋等（《黑龙江中医药》1985，6：35）用紫黄膏治疗烧伤50例。其中Ⅱ度49例，Ⅲ度1例。50例在治疗前创面均无感染。

[治疗方法]紫草、大黄、栀子、黄柏、薄荷各15g，石膏50g。将上药置入500ml豆油中浸泡，24小时为宜。然后放入锅中，文火炸至焦黄去渣，离火趁热，加入蜂蜡150g，搅匀冷却成膏，装瓶密封备用。局部清创处理后，涂抹紫黄膏。

[结果]50例中48例治愈；1例因好转出院，后中断治疗；1例无效。48例治愈时间分别为3~6天者43例，8~10天者4例，20天者1例。有效率占96%。50例中，21例分别给予抗生素配合治疗，8例采用支持疗法，其余病例均单独使用紫黄膏治愈。

[体会]紫黄膏外用，对较大面积或小面积烧伤，浅度或深度，都有较好的疗效，主要作用如下：①消肿止痛；②收敛、去腐生肌；③抑菌防感染等。在50例病例中，使用本药未发现毒、副作用。

2. 自拟大黄虎杖方外用治疗小面积烧伤

谢福友（《湖北中医杂志》1988，5：4）自拟大黄虎杖方外用治疗小面积烧伤56例。其中，浅Ⅱ度38例，深Ⅱ度13例，Ⅲ度5例。24小时之内接受治疗者46例，3天后接受治疗者5例，7天后求治者5例。其中2例因伤口感染，曾配合使用抗生素及时对症处理。

[治疗方法]大黄50g，虎杖、川黄连、冰片各10g，地榆30g，白及20g，五倍子15g。取上药（除冰片外）焙干、碾末，与冰片混合，加适量

香油调匀。用法：先用生理盐水将患处洗净，用消毒敷料揩干烧伤区，将已调好之药均匀涂在患处，根据患处大小、形状，用薄塑料的内侧面敷盖之，再经绷带包扎，切勿过紧，以患者舒适为宜。夏季 2 天换药 1 次，冬季 6 天换药 1 次。

[结果] 56 例中，经 1 周治疗痊愈者 25 例，10 天痊愈者 14 例，10~20 天治愈者 6 例，20~30 天痊愈者 4 例，30~50 天痊愈者 7 例，49 例痊愈后无痕迹。

3. 中药制剂"润肌膏"治疗烧伤

刘明再（《湖南中医杂志》1992，6：27）用中药制剂"润肌膏"治疗烧伤 510 例。中药软膏润肌膏是醴陵市中医院治疗烧伤的传统药物，临床运用已 35 年，治疗烧伤已达 9000 余例，有显著疗效。对近 5 年收治住院的烧伤患者 510 例报告如下。烧伤面积最小者 1%，最大者 85%。烧伤原因：电击者 9 例，化学伤者 6 例，水火烫伤者 298 例，火药伤者 197 例。

[治疗方法] 穿心莲 60g，黄连、黄柏、黄芩、赤芍、大黄、生地、紫草、甘草各 30g，丹皮、白芷各 20g。将上述中药置入 2.5kg 猪油中炸至焦黄，滤除药渣，加入适量白蜡冷却凝固即成。用法：烧伤创面先用生理盐水和 0.1% 苯扎溴铵清创，有水泡者在最低位剪一小孔，使泡液流出，除污染严重者外，腐皮尽量保留。对 I 度烧伤创面用半暴露疗法，用润肌膏渗透的单层纱布敷盖，不包扎，纱布如果干燥后再在其上涂一层润肌膏，使创面保持一定湿度。纱布每日更换 1 次，更换时用生理盐水清洁创面；小面积Ⅲ度烧伤处理同 I 度烧伤，一般能自行愈合，无需植皮；较大面积Ⅲ度烧伤先用润肌膏纱布换药，促进创面溶痂、脱痂，待肉芽组织出现后，再行自体游离植皮手术，当植皮成活后，又用润肌膏纱布换药至痊愈。

[结果] 510 例患者中，治愈 491 例，占 96.27%；死亡 19 例，占 3.73%。其中成功地抢救了 2 例烧伤总面积在 80% 以上的特重烧伤患者。

4. 石灰炒大黄治疗烫伤

湖南省祁东县医院（《中华医学杂志》1973，4：225）治烫伤，以大黄 1 份，入陈石灰 2 份中，炒至大黄呈黑灰色时取出研粉，撒布于伤面，或用芝麻油调涂患处，每日 2~3 次。经治 400 余例，均获显效，并能防止感染。

5. 军石散外用治疗烫火伤

李学声(《江苏中医》1983, 2: 63)用军石散外用治疗烫火伤。

[治疗方法] 生川军 30g, 寒水石、赤石脂各 15g, 上梅片 3g。将前三味研极细, 过筛后入梅片, 用乳钵细研和匀, 藏瓶备用。烫伤轻而起水泡不脱皮溃破者, 用醋或鸡蛋清调敷患处; 伤重而脱皮溃破者, 用芝麻油或蜂蜜调敷患处; 若破溃脂液分泌过多者, 亦可用干药面撒之, 待脂液吸收后再用芝麻油或蜂蜜调敷。此药需随用随调。用时需先用生理盐水作局部冲洗, 并用双氧水消毒。轻者每日上药 1 次, 重者每日 2~3 次。每隔 2~3 日用生理盐水冲洗创面并消毒 1 次, 随后再涂敷新药。

[结果] 临床效果好, 疗程短, 无副作用, 也未见其他化脓感染, 愈后一般不留疤痕。

6. 大黄、黄柏、寒水石、地榆炭等分为末治疗水火烫伤

袁培春(《四川中医》1985, 1: 47)介绍水火烫伤验方: 大黄、黄柏、寒水石、地榆炭等分为末(若加用青黛及珍珠粉少许效更佳)。用时以芝麻油调成糊状, 涂敷于烫伤局部(如局部水疱破溃者, 可先以 0.1% 苯扎溴铵液消毒), 每天 1 次, 再用纱布等敷料包扎; 如烫伤在四肢暴露部位, 上药后不包扎也可, 每日换药 1~2 次。本方适用于一、二度烫伤。

7. 自配灭庆大黄液治疗水火烫伤

何太安(《中国中西医结合杂志》1989, 5: 565)用自配灭庆大黄液治疗水火烫伤 36 例。

[治疗方法] ①自制灭庆大黄液方法: 取生大黄 100g, 加水 1000ml, 煎至水沸后 30 分钟, 过滤去渣灭菌, 另加庆大霉素针剂 40U, 甲硝唑粉按 1% 的比例加入上液备用。②用 0.1% 苯扎溴铵液局部消毒后, 用空针抽净水泡内液体, 再用 75% 酒精消毒伤面周围, 然后用灭庆大黄液浸泡的无菌纱布块湿敷, 每日 1 次, 换药至痊愈为止。

[结果] 36 例烫伤患者全部治愈, 不留色素及疤痕, 治疗时间最长者 8 天, 最短者 4 天。

[体会] 古人有用大黄末治疗面部烧伤不留痕迹、止痛效果好的记载。

大黄内服有通腑泻热之功，外用有清热、止痛、收敛（本品含有儿茶素）之效。甲硝唑能抑制厌氧菌和其他菌种生长；庆大霉素能防治绿脓杆菌和耐药金葡球菌及其他菌的感染，但无明显止痛效果。故中西药联合运用能互补不足，并有防治感染、消炎、止痛、减少渗出、结痂之能。

8. 大黄紫草油治烧烫伤

王万祥（《四川中医》1992，7：27）用大黄紫草油治烧烫伤 37 例。

[治疗方法] 大黄、紫草各 50g，白芷、地榆、虎杖、忍冬藤各 30g，香油 1000g。上药加入香油浸泡 72 小时后文火加热至不起泡，再用武火熬炼至黑色。用数层纱布过滤，再取研细的冰片 50g 加入拌匀，凉后即可使用。创面按外科常规消毒处理。有水泡者宜刺破水泡，吸尽积液。有感染者剪除坏死组织，用盐水反复冲洗，除去污物，再用 0.1% 苯扎溴铵消毒创面，待创面干净后，用消毒棉球蘸大黄紫草粉直接撒布创面，1 日 3 次。创面均采用暴露疗法。可用灯烤，以促进干燥结痂。

[结果] 治愈时间最长 1 个月，最短 1 周。

[体会] 大黄紫草油具有显著的止痛、消炎、收敛、防腐、抗感染作用，既能保护创面，促进结痂早期形成，又能促进肉芽生长而加速愈合，减少瘢痕形成。

编者按

上述资料表明，以大黄为主的方法外用治疗烧伤与烫伤确有良效。古代方书（《夷坚志》）记载，治疗汤火灼伤，以"庄浪大黄（生研），蜜调涂之，不唯止痛，又且灭瘢"。现代研究亦证实，大黄能抗菌消炎，控制感染，并可降低毛细血管通透性，控制伤面体液外渗，使伤面干燥结痂，因此对治疗烧烫伤皆有较好疗效，不但疗程缩短，而且无副作用，愈后不留瘢痕。总之，大黄是一味治疗烧烫伤的良药。

冻　疮

1. 大黄甘草液治疗冻疮

马文秀（《中国农村医学》1987，12：33）用大黄甘草液治疗冻疮 100 例。

[治疗方法] 甘草、大黄各 50g，加水 400ml，煮沸 30 分钟后，取出药渣，冷却至 50~60℃。将病灶部位先用温水洗净，然后再用大黄甘草液浸泡病灶。用后，药液装入玻璃或瓷器皿内，待下次再用，用法同上述，每剂药液可使用 1 周。

[结果] Ⅰ°冻疮 59 人，均在 10 日内痊愈；Ⅱ°冻疮 32 人，均在 15 日内痊愈；Ⅲ°冻疮 9 人，均在 25 天内治愈。

2. 大黄煎水熏洗治疗手足冻疮

谢修亮（《四川中医》1989，2：27）对手足生冻疮者，常用大黄 20g，煎水熏洗患处，取得了满意疗效。如治一 20 岁女性患者，每年从 10 月起，至下年 3~4 月，双手生冻疮，肿胀、疼痛、甚则手背皮肤溃烂。经多方治疗无效。用大黄 20g，煎水熏洗患处，每日 2 次。3 天后，肿痛明显减轻；改为每日 1 次煎洗患处，半月而愈。随访 1 年，未复发。

蝮蛇咬伤

生大黄治疗蝮蛇咬伤

沈友云（《中医杂志》1992，2：8）用生大黄治疗蝮蛇咬伤千余例。他说，上海郊区的毒蛇是蝮蛇，历年来被蝮蛇咬伤的病人比较多。对蝮蛇咬伤的治疗，中医学强调通腑利尿，早有"治蛇不泄，蛇毒内结，二便不通，蛇毒内攻"之说。大黄具有活血化瘀、通便泻下、清热解毒、消肿止痛等功能。所以在治疗蝮蛇咬伤时，除了应用清热解毒中药：半枝莲、扁蓄、黄芩、黄柏、徐长卿、商陆等外，特别注意通二便，尤其是重用生大黄，不论患者年龄大小必用大黄以通腑排毒。患者被蝮蛇咬伤后，应用生大黄最合适，如 24 小时后未解大便者，更要应用。一般患者每日至少服 10g，重者用到 60g，另煎或后入在其他中药中，分 2~3 次内服，连服 5~7 天，个别病人用到 10 天左右。通过千余例蝮蛇咬伤病的治疗，仅 1 例死亡，绝大部分患者在咬伤后 7 天内治愈，其疗效是满意的。经 20 多年临床应用生大黄，认为该药服后大便次数增多，每日 2~4 次外，无不良反应，很少发生恶心、呕吐、腹痛等症状，对心、肝、肾的功能无毒副作用，甚至对妊娠患者也应用生大黄。有一例 29 岁患者，被蝮蛇咬伤右食指，即来院就诊，考虑到妊娠 8 个月，初期未用生大黄，仅用清热解毒中药，但病情未缓解，反而出现复视、眼睑下垂、恶心、吞咽困难、气促，项强、肿胀、尿量减少，大便 2 日未解。后加用生大黄，每日 15g 煎服，共 7 天，病情逐渐稳定，未见失血、早产等不良反应，住院 11 天治愈出院。通过观察发现被蝮蛇咬伤后若不用生大黄，则住院时间延长，容易出现后遗症。有 3 例被蝮蛇咬伤致死的病人，均未用生大黄。所以本人认为治疗蝮蛇咬伤不要忘记生大黄，一要早期应用，二要大胆用药。其他蛇咬伤的患者也可以放心应用生大黄。

农 药 中 毒

1. 调胃承气汤可用于各种农药中毒

王尧等（《中国中西医结合杂志》1985，5：371）在抢救急性农药中毒时并用调胃承气汤治疗各种农药中毒 17 例，效果明显。来诊时表现轻度中毒 3 例，中度中毒 10 例，重度中毒 4 例。洗胃距发病最短 15 分钟，最长约 90 分钟。人工洗胃 3 例，电动洗胃 14 例。洗胃后即用中药者 9 例，洗胃后 4 小时内用中药者 5 例，10 小时内者 3 例。服中药时神志尚清者 6 例，神志昏糊者 11 例。

［治疗方法］该 17 例入院后立即催吐、洗胃、清洗肌表，选用有效解毒药物阿托品、解磷定等，并配合输液，防治脑水肿，应用激素，对症处理等综合抢救措施。同时取生大黄、芒硝、甘草各 20~30g，先煎大黄、甘草 2~5 分钟后，纳芒硝 1~2 沸，或直接用开水冲泡上述三药，待微温取药汁 500ml，于洗胃后经胃管缓缓灌入（胃管宜保留一段时间，以备重复洗胃，并防中药呕出）。若胃管已去，可分次口服。神志不清者可鼻饲。病人排便后用大黄、芒硝、甘草各 10g，日 1 剂泡服，维持 2 日。

［结果］本组 17 例用中药后 4 小时内排便者 7 例，约 4~10 小时排便 10 例。24 小时内神志转清者 14 例，48 小时神清者 3 例。17 例神清后均未见明显胃肠道症状，进食也较早，平均住院天数 6 天，全部治愈。大便通利后未再见尿潴留发生。其中 11 例有机磷中毒者皆尽早足量使用阿托品，结合西药治疗同时给以中药，不久即排出大便，小便随之通畅，诸危症明显缓解。

[体会] 经口中毒属急症，祛除药毒刻不容缓。催吐洗胃的重要性已为公认，而导泻尚未引起足够重视，但若摒弃泻法则大便留滞、秽污难去，势必酿成余毒不清，加重气机中阻之病理状况，给救治带来困难；另外反复地催吐洗胃本已使胃气亢逆不已，因势泻降是为正治。因此，采用中药通利二便，通腑祛邪是完全必要的。临床观察表明，及时对经口中毒采用下法，不仅使浊毒得泄，从而防止毒邪深陷，且对于改善机体应激状况，缓解化学药品过量引起的毒副作用都有较好的疗效。提示下法确能在农药中毒抢救中发挥重要作用。

2. 大黄为主的方药治疗经口有机磷中毒

王尧（《山西中医》1992，1：20）为了探索组方各药效应，自 1986 年又对经口有机磷中毒 122 例分别以单味大黄、调胃承气汤、芒硝、西药等 4 组进行临床观察。

[治疗方法] ①生大黄液：大黄 30~60g，加冷水 1000ml 煮沸 3~5 分钟，或开水浸泡 10 分钟，捣拌大黄成糜，滤汁。②调胃承气汤：大黄 30~50g，芒硝 30~50g，甘草 20~30g。取冷水 1000ml，先将大黄、甘草浸泡 10 分钟后煎煮，煮沸 2~5 分钟，纳入芒硝煮 1~2 沸，滤汁。③芒硝液：芒硝 30~100g，开水 1000ml 溶化。以上三组方药均分别在西医抢救处理（患者收住后立即用微温清水或淡盐水洗胃，静脉注射足量阿托品，至阿托品化后，改肌内注射，逐步减量，维持 2~5 日，并给以呋塞米、甘露醇、碳酸氢钠、激素、电解质、能量等）。后微温经胃管灌入为宜，拔出胃管者可口服或鼻饲，日 1~2 剂，每次 200~500ml，不拘次数。药后 2 小时无大便可配合大黄液灌肠。排便后减量，日 1 剂，连服 3 日。停药后改拟疏肝健脾以善其后。④西药组：洗胃后不导泻，不灌肠，强调保留导尿，重视输血。兼见谵狂、发热、尿潴留者阿托品减量或停用，同时给以镇静、退热剂。

[结果] 单味大黄、调胃承气汤组与西药组疗效相近，但在促进排便、清除胃肠残毒、拮抗阿托品过量反应、防止反跳、简捷病程等方面均较西药组技高一筹。对照大黄、调胃承气汤、芒硝三制剂作用，芒硝效果明显欠佳，尤其在化量期使用几乎无效，说明调胃承气汤中起主要作用者应是大黄。

［**体会**］上述以大黄为主的方药的应用，须强调一个"早"字，早实现二便通利，症情可早缓解，洗胃后凡令泻能泻者，则残毒去除，更提示良好预后，故临床应认准一个"通"字。大胆加大大黄剂量（笔者曾一次性用 100g）未见洞泄不止。临床观察证实大黄在排毒解毒及缓解中毒所致心肝肾等损害，遏制阿托品过量导致的心率加快、便秘等确有一定的疗效。总之，大黄与阿托品并用相互补允、制约，确属妙合，大黄得阿托品之刚烈，和中解毒而不致泻下不止，阿托品得大黄之调畅，稳妥易驭又防过量肆虐之弊，确有深入研究推广应用之必要。

还有报道（《中国卫生信息报》1988 年 12 月 7 日），在临床对口服毒物中毒的抢救中，洗胃后用生大黄的温开水浸液或生大黄粉温开水冲剂，从胃管中灌入，有明显的导泻效果。不仅比硫酸镁导泻快，还无硫酸镁导泻易出现的肠道感染症状，无禁忌证，可应用于任何口服毒物洗胃后的导泻，安全无后遗症。

编者按

抢救急性农药中毒，刻不容缓，时间就是生命。经口中毒的抢救，催吐、洗胃是祛除毒物的关键。但这些方法并不能彻底解决迟发死亡之主因——胃肠残毒问题。上述王氏采用中西结合方法，以大黄为主药通腑利尿（大黄不仅通大便，并有利小便作用），使残毒从二便排泄，可谓良策，应推广应用。

铅 中 毒

自拟解毒承气汤治疗铅中毒

黄炳初（《江西中医药》1987，5：26）用自拟解毒承气汤治疗铅中毒 3 例，获得满意疗效。

［**治疗方法**］生大黄 10g（后下），芒硝 10g（冲化），枳壳、栀子、木通、竹叶、黄芩、葛花各 10g，黄连 5g，益元散 30g。呕吐加竹茹 10g，生姜 3 片；腹痛甚者加玄胡、青木香各 10g；心悸失眠者加琥珀 3g。水煎服，每日 2 剂。

［**体会**］铅中毒中医无此病名，根据其腹痛腹胀、呕吐便秘、口臭小

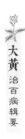
便短赤、苔黄等证，符合阳明腑实证，且其病因为铅毒内结，多与饮酒有关，故取承气汤通腑泄热，以黄连解毒汤加木通、车前、竹叶、碧玉散、银花等解毒利小便，配葛花以解酒毒，使毒从两便分消，故病可愈。

还有的报道（《江西中医药》1985，5：29）用增液承气汤治疗慢性铅中毒而取效，取该方通便利尿以排铅解毒。

编者按

上述铅中毒，均为饮用锡壶所盛之酒所致，故饮酒盛具，不可盲目使用。

癌　瘤

周岱翰（《新中医》1983，5：19）论述了大黄在治疗消化系统癌瘤中的应用。他说，细读《本经》中大黄记载，体会到大黄是治疗消化系统疾病的专药，贵在一个"通"字，有泻腑实、利水谷、破积聚的功效，可以治疗消化系统功能性和器质性病变，消化系统癌几乎占全部恶性肿瘤的一半，包括食管、胃、肠道、肝胆、胰腺等癌瘤，以食管癌、胃癌、肠癌、肝癌为常见。这类癌瘤的临床表现多见相同之点，与人体的饮食、消化吸收和排泄功能都有密切关系，其辨证分型、治疗原则和拟方选药亦每有相似之处。中医学认为食管、胃、肠统属脾胃，而肝与脾在生理和病理上息息相关。这类癌瘤的共同病机是脾胃失调，中医的脏腑学说还认为脾主运化，脾气功能失常，则可出现腹胀、便溏、疲乏、消瘦，以及水肿、痰饮等症状。胃之上口通食管，胃之下口连肠道，皆归属于六腑，六腑以通为用，以降为和，泻而不藏，如六腑积滞，或肝郁侮脾致脾不运化，水湿内停、蕴湿化痰，痰湿阻滞成瘀等，就形成了实则泻之的病机。宜通利六腑，荡涤胃肠。如食管癌痰瘀梗阻；胃癌见痰热上逆；肠癌见腹痛滞下、脏毒脓血；肝癌见湿热发黄、腹水肢肿等，皆以"通利"为急务。大黄可为首选药。对于消化系统癌的辨证，属痰浊阻滞者宜通，属湿热内蕴者宜利，属瘀毒郁结者宜泻。不少中、晚期消化系统癌病患者，尽管体质已较虚衰，而某些症状如呕噎、哽塞、疼痛、出血、黄疸等却较为突出，此时标急本缓，按照"急则治其标"的治则，应用大黄的复方进行辨证论治，常用量每次 10~20g，后下与否，可因人因证而灵活变通，使用得当，疗效显著。

大黄治癌瘤，编者亦有治例。曾治一胃癌患者，男，56岁，农民。身体消瘦，呕吐不能食，舌红苔黄腻，脉滑。据《金匮》所述"食已即吐者，大黄甘草汤主之"之法，以大黄12g，甘草6g，并加入清热化湿药，服药3剂呕吐渐轻。

经方应用大黄概要与单方治验

一、经方应用大黄概要

【基原与药材】大黄为蓼科多年生植物掌叶大黄、唐古特大黄或药用大黄的根茎。以上各种大黄，均以外表黄棕色、锦纹及星点明显、体重、质坚实、有油性、气清香、味苦而不涩、嚼之发黏者为佳。

【经典原文】《本经》：大黄一名黄良。味苦，寒，无毒。主下瘀血，血闭，寒热，破癥瘕积聚，留饮，宿食，荡涤肠胃，推陈致新，通利水谷，调中化食，安和五脏。生山谷。

《别录》：大黄，大寒，无毒。平胃下气，除痰实，肠间结热，心腹胀满，女子寒血闭胀，小腹痛，诸老血留结。一名黄良。生河西及陇西。二月、八月采根，火干。

【用法与用量】内服：煎汤（用于泻下应后下，不宜久煎）3~12g；或入丸、散。外用：研末，水或醋调敷。张锡纯说："凡气味俱厚之药，皆忌久煎，而大黄尤甚，且其质经水泡即软，煎一两沸，药力皆出，与他药同煎宜后入，若单用之开水浸服即可。若轧作散服之，一钱之力可抵煎汤者四钱。大黄之力虽猛，然有病则病当之，恒有多用不妨者。是以治癫狂其脉实者，可用至二两，治疗毒之毒热其盛者，小可用至两许。盖用药以胜病为准，不如此则不能胜病，不得不放胆多用也。"

【经方用药】《本草经疏》："《经》曰，实则泻之。大黄气味大苦大寒，性禀直遂，长于下通，故为泻伤寒温病、热病、湿热、热结中下二焦，二便不通，及湿热胶痰滞于中下二焦之要药，祛邪止暴，有拨乱反正之殊功。"《本草正义》："大黄，迅速善走，直达下焦，深入血分，无坚不破，荡涤积垢，有犁庭扫穴、攘除奸凶之功，因有将军之称。生用者其力全，迅如走丸，一过不留，除邪而不伤正气……；制过者其力已缓，颇难速效。"《本草正》："大黄，欲速者生用，泡汤便吞；欲缓者熟用，和药煎服。"《本草述》："大黄，《本经》首曰下瘀血、血闭，固谓厥功专于血分矣。阳邪伏于阴中，留而不去，是即血分之结热，唯兹可以逐之。《本草》所谓肠间结热，心腹胀满，亦指热之结于血中者而言。"简要言之，大黄色正黄，其性寒凉，味虽苦而带清香之气，入血分而兼入气分，善治一切里实热证。

经方有31首方剂中用大黄，另有1方在加味法中用及。这32方对《本经》所述大黄的主治功效运用得丰富多彩。综合研究，可概括为"七大功用"，这7种功用，一言以蔽之，即"推陈致新"也。具体分析如下。

1. 荡涤肠胃

仲景以大黄"荡涤肠胃"者有5方，著名的大、小、调胃三承气汤是对《本经》所谓大黄"荡涤肠胃"的绝妙运用，主治邪热转属阳明与肠间糟粕互结所形成的"胃家实"证，后人称为阳明腑实证。三方皆以大黄"荡涤肠胃"为主。其中大承气汤配伍枳实、厚朴疏通气机，并用芒硝软坚泻下，四药相合，其攻下实热，荡涤燥结之力最为迅猛。主治大便燥结，甚者热结旁流，脐腹胀痛，潮热谵语，手足濈然汗出等阳明腑实重证。若大承气汤减去芒硝，名曰小承气汤，适用于阳明腑实证中气滞较甚者。若大承气汤减去枳、朴，加甘草，名曰调胃承气汤，适用于阳明腑实证中燥结较甚者。另外，以小承气汤加麻仁、杏仁、芍药，变汤剂为蜜丸，名曰麻子仁丸，变攻下之方为润下之剂，适用于胃热津亏所致的大便坚，小便数之脾约证。对于邪热蕴结少阳胆腑证，仲景以大柴胡汤主之，该方用大黄者，使胆腑邪热假道阳明泻之可也。上述可见，仲景对于大黄"荡涤肠胃"的灵活运用可谓高妙！

2. 通利水道

大黄通谷道之功已如上述，而利水道为何？《素问·灵兰秘典论》说："三焦者，决渎之官，水道出焉。"张景岳释曰："决，通也；渎，水道也。上焦不治，则水泛高原；中焦不治，则水留中脘；下焦不治，则水乱二便。三焦气治，则脉络通而水道利，故曰决渎之官。"张仲景以大黄利水道有下列4方：①大陷胸汤：由大黄、芒硝、甘遂组成，三药共奏破结逐水之功。主治水与热邪互结于上中二焦所致的"结胸热实，脉沉而紧，心下痛，按之石硬"，或"有潮热，从心下至少腹硬满而痛不可近者"。②大陷胸丸：由大陷胸汤加葶苈子、杏仁、白蜜等组成。此方改汤为丸，并加入葶苈、杏仁宣泻肺气，白蜜缓和泻下之性。适用于结胸证邪结高位兼见"项亦强，如柔痉状"。③厚朴大黄汤：由厚朴、大黄、枳实组成，三药相合，泻实涤饮。主治"支饮胸满者"。④己椒苈黄丸：由防己、椒目、葶苈、大黄组成，蜜和为丸，疏通二便。主治"肠间有水气"证。上述可知，大黄不但通谷道，泄大便，而且通水道，利小便。其通利水道之功应引起重视进而深入探讨。

3. 下瘀血血闭

仲景对《本经》所谓大黄"下瘀血、血闭"的运用达到炉火纯青的境界。分述如下：

（1）治"太阳随经瘀热在里"的蓄血证。《伤寒论》中治疗蓄血证的3个方剂均使用了大黄：一是桃核承气汤，方由大黄与桃仁、桂枝、芒硝、甘草相配，适用于少腹急结，其人如狂之蓄血轻证；二是抵当汤，方由大黄与桃仁、水蛭、虻虫相合，适用于少腹硬满，其人发狂，脉沉涩有力，或见身黄之蓄血重证；三是抵当丸，即抵当汤减少水蛭、虻虫用量，加大桃仁用量，其大黄用量不变，改汤为丸，变峻攻为缓攻之剂。

（2）治湿热疫毒深入血分的"瘀热"发黄证。《金匮》中治疗黄疸病有3个方剂用及大黄：一是茵陈蒿汤，方由大黄与茵陈、栀子相配，主治"瘀热以行"所致的"寒热不食，食即头眩，心胸不安，久久发黄为谷疸"者；二是栀子大黄汤，方由大黄与栀子、枳实、豆豉相合，主治"酒黄疸，心中懊恼或热痛"等症；三是大黄硝石汤，方由大黄与硝石、栀子、黄柏相伍，主治"黄疸腹满，小便不利而赤，自汗出"等瘀热重证。三方所治，虽病因、病机及病情有所不同，但以大黄通利二便，攻除瘀热则一。

（3）治肠痈瘀热证。《金匮》治疗热壅气滞，营血瘀结于肠中所致的急性肠痈，症见振寒发热，"少腹肿痞，按之即痛"，甚至拘急拒按等，以大黄牡丹汤主之。方由大黄、牡丹皮、桃仁、瓜子（冬瓜仁）、芒硝组成。

（4）治妇人瘀血病。《金匮》中治疗妇人杂病及产后病用大黄者有3

方：一是抵当汤，主治"妇人经水不利"而属于瘀结实证者；二是大黄甘遂汤，本方以大黄破瘀，甘遂逐水，阿胶补虚养血，攻补兼施，主治产后"水与血俱结在血室"而表现为"少腹满如敦状"等症；三是下瘀血汤，方中大黄、桃仁、䗪虫三药相合，攻血破瘀之力颇猛，用蜜为丸，缓其攻破之性，主治产后"腹中有干血著脐下"所致的"腹痛"等症。此方"亦主经水不利"因瘀血者。产后多为虚证，但亦有实证或虚实夹杂证，仲景以攻逐之方治产后之病，可见其辨证（病）论治的求实精神和胆大心细的医疗作风。

4. 破癥瘕积聚

仲景以大黄"破癥瘕积聚"者有 2 方。一是大黄䗪虫丸，本方以大黄与䗪虫、虻虫、水蛭、桃仁等逐瘀药和干地黄、芍药、甘草等补虚药相配伍，主治五劳七伤，正虚久瘀所致的"内有干血"之病证；二是鳖甲煎丸，本方以鳖甲软坚散结为主，配大黄、桃仁、䗪虫、蜣螂等破瘀药与人参、阿胶、芍药等补虚药，攻补兼施，扶正祛邪。主治疟病日久不愈，反复发作，正气渐虚，假血依痰，居于胁下，"结为癥瘕"的疟母病症。

5. 调中去宿食

若宿食为病，《金匮》宿食病篇以大承气汤主之。《伤寒论》说："大病差后，劳复者，枳实栀子豉汤主之。"方后云："若有宿食者，内大黄如博棋子大五六枚，服之愈。"这是仲景运用大黄"荡涤肠胃"或"调中化食"，以除"宿食"的最好注脚。

6. 治邪实寒热

大黄苦寒，治病以泻实为主，故《本经》所谓大黄治"寒热"者，乃指邪热壅实而言。例如：大陷胸汤证之"日晡所小有潮热"者，乃水热结实所致也；大承气汤证之"潮热"者，乃腑气壅实所致也；大柴胡汤证之"往来寒热"者，乃"热结在里"所致也；抵当汤（丸）之"有热"者，乃"瘀热在里"所致也；茵陈蒿汤证之"寒热"者，乃湿热疫毒深入血分，"瘀热以行"所致也；大黄牡丹汤证之"时时发热，自汗出，复恶寒"者，乃邪热瘀结于肠中所致也；大黄附子汤证之"发热"者，乃寒实内结阳被寒郁所致也；苓甘五味加姜辛半杏大黄汤证之"面热如醉"者，乃"胃热上冲熏其面"所致也。上述八种方证，无一非里实热之证，故诸方配伍大黄通里泻实，内脏调和，则体表之振寒发热自愈。《内经》反复告诫："治病必求于本。"此之谓也。

7. 推陈致新，安和五脏

人的生命活动就是一个新陈代谢，吐故纳新的过程。大黄的上述种种功用，可归纳为"推陈致新"四个字。邪实得去，正气自安，故云"安和五脏"也。

总之，大黄之功至大至广，神奇之药也！既可救治危急重症，如"良将"之勇，一战成功，又可调治慢性痼疾，如"良相"之谋，安抚八方。临证运用全在于灵活变通，神明善变，则大黄出将入相之功发挥无遗矣。

二、大黄的古今应用

古今医家以大黄为主药内服、外用在各科多种病症中的广泛应用，摘要如下。

（一）热性病

1. 热病狂语

用大黄五两，锉炒微赤，为散。用腊雪水五升，煎如膏。每服半匙，冷水下。（《本草纲目》第十七卷"大黄"引《圣惠方》）

编者按：胃肠实热上扰心神，常可出现谵语、狂乱、意识不清等症。大黄峻下实热，荡涤肠胃，走而不守，适用于胃肠实热积滞所致的谵狂等症。

2. 瘟疫时气

治一切瘟疫、时气，恶寒发热、昏迷头痛等症。制大黄一两五钱，生大黄一两五钱，僵蚕三钱，生姜汁捣糊为丸，重九分、七分、五分凡三等。遇瘟疫时症，取无根井华水服之（即平旦井中取起第一汲之水），视病人之老幼强弱，为多寡之准。（《串雅内编》）

编者按：元·朱震亨《丹溪心法》有治大头瘟兼治喉痹方与此方（普

济丹）相同。瘟疫、时气侵袭，卫阳被郁而恶寒发热，疫毒火邪上攻头部因而头痛、昏迷。方用生大黄通下泻热，大黄酒浸制则苦寒性减而上行，可使头部风火热毒得到清解。辅以僵蚕疏风清热，散结止痛；用生姜汁（糊丸）可防止主药大黄苦寒伤胃之弊。诸药合用有清热解毒，辟瘟祛浊的功效。

3. 湿温

杨某，患感旬日，初则便溏，医予温散，泻止热不退，昼夜静卧，饮食不进。孟英诊脉迟缓，浮取甚微。目眵，舌光红，口不渴，溲亦行，胸腹无所苦，语懒音低，寻即睡去。是暑湿内伏，而有燥矢在胃，机关为之不利也。先与清营通胃药两剂，热退舌淡而脉症依然。加以酒洗大黄、省头草，即下坚黑燥矢甚多，而睡减啜粥，继以凉润，旬日而痊。（《回春录新诠》）

原按：此案患感而便溏，是湿邪偏重，虽经温散，泻止而发热不退，仍是湿邪未解，郁遏清阳，三焦滞室，气机不利。故上则神疲嗜卧，语懒音低；中则运化失司，饮食不进；下则失于传送，内有燥矢；外阻于卫，而发热脉迟缓；内舍于营，则舌绛而反不渴。王氏用清营通胃之法，服后虽热退舌淡，而脉症仍然者，是营分之热已清，在腑之湿浊仍结也。故方中加入大黄通腑荡积，省头草芳香化浊。果解燥矢而睡减啜粥，病渐痊愈。此证较难辨认。揆腹泻之后，应无燥矢；且精神萎顿，饮食不思，语懒音低，肢体倦怠，脉象迟缓，俨似一副暑湿困脾，阳虚气弱之证。当用东垣清暑益气汤，或生脉散加藿、朴、夏、苓诸法。但细绎其目眵舌绛，不烦躁而嗜睡，始知有燥矢未行，非阳虚气弱之可比。故不能用温补辛散之剂。况前医已经温散而无益于病体乎？此处若不精细考察，必为外症所眩惑。足证王氏学识过人。非读书之不达者所能企及。

4. 暑温

仲夏，淫雨匝月，泛滥为灾。季夏，酷暑如焚，人多热病。沈小园者，患病于赵，医者但知湿甚，而不知化热，投以平胃散数帖，壮热昏狂，证极危殆。返杭日，渠居停吴仲庄浼孟英视之，脉滑实而数，大渴溲赤，稀水旁流，与石膏、大黄，数下之而愈。（《回春录新诠》）

编者按：脉症及发病季节合参，此案为"暑温"邪结阳明无疑。方取清热之主药石膏与泻下之良将大黄并用，内清下泄，方精药专，可取药到病除之功。

5. 产后热毒病

特大剂量大黄治疗产后热毒病100例疗效分析。目的：观察不同剂量大黄治疗产后热毒病的临床疗效。

[方法] 将会阴侧切患者178例，产后急性乳腺炎患者164例，分为会阴侧切观察组与对照组、产后急性乳腺炎观察组与对照组。处方均用《医宗金鉴》五味消毒饮（金银花10g，野菊花、蒲公英、紫花地丁、紫背天葵子各5g），观察组100例加大黄50~100g，对照组242例加大黄5~10g。

[结果] 会阴侧切两组中观察组总有效率为85.7%，对照组为23.5%；产后急性乳腺炎两组中观察组总有效率为87.9%，对照组为41.5%。两组疗效比较，差异有显著性（$P < 0.01$）。

[结论] 五味消毒饮中加入大剂量大黄可明显提高产后热毒病的疗效。具有见效快、疗效高的特点，可有效地避免会阴侧切的再次清创缝合和乳房脓肿切开引流手术的痛苦。

[讨论] 古人一直认为"产前一盆火，产后一盆冰"，这是因当时的生活条件和接生方法及产后的饮食禁忌所形成的。后世一直遵循"产前宜凉，产后宜热"的治疗大法。对于产后热毒病也恐其产后气血虚弱，不敢用下药。既然产后余热已转化为热毒，出现疼痛化脓等热极毒症，就应大量用药，快速制止其发展，防生他变。明代张介宾就说过："病重者宜大，病轻者宜小，"只要患者体质好，无他病的情况下，就不会出现其他副作用。产后热毒病往往因药量不足使病情加剧而化脓。本文资料表明，特大剂量清热解毒药大黄治疗产后热毒病明显优于小剂量，其平均治愈天数也明显少于小剂量组。人们往往因畏惧大黄的泻下作用不敢用于产后。药理研究认为，大黄产生泻下作用的有效成分乃蒽醌苷，如果此种苷水解而失去糖的作用，成为游离的蒽醌类（如大黄素），效力即减弱，至于蒽醌本身则几乎无泻下作用。我们在临床上用温水先将大黄浸泡24小时，然后将水倒掉，再将大黄放入五味消毒饮中同煎，泻下作用减弱，而大黄具有很强的抗菌作用，清热解毒之功居群药之首，五味消毒饮中金银花、野菊花、蒲公英三药对金黄色葡萄球菌均有较强抑杀作用，紫花地丁消散痈

肿，紫背天葵子活血祛瘀，六药合用使积热火毒清解消散。我们在治疗过程中大剂量方只用2剂，小剂量方用15剂。根据临床观察大剂量方药后出现药物色水样大便是药已中病，若第2剂后病仍未出现转机，恐有他因。再用就会苦寒太过伤及脾胃等脏腑，故不可妄投。小剂量方连服15剂仍未治愈，不应再服，以免延误最佳治疗时间。总之，药量太小会失去治疗时机使病情深化。所以治疗产后热毒病应稳、准、狠、快。（张烈平，等《中医杂志》2003，3：205）

编者按：本文重用大黄治疗产后热毒病要点有二：一是对热毒炽盛，体质好者应不失时机重用大黄治之；二是"将大黄浸泡24小时"将水倒掉，再与五味消毒饮同煎，如此意在减少其泻下有效成分，以免特大剂量伤正，而又取其重用以清热解毒之功。此外，编者认为其五味消毒饮可适当加大剂量。

6. 高血压脑出血中枢性高热

高血压脑出血（HICH）患者并发中枢性高热是较常见的危重征象之一。其主要原因是丘脑下部散热中枢受损，是脑卒中"中性症状"的一种表现，严重影响预后。近年来我们用大黄（10g水煎去渣）、芒硝（10g冲兑）24小时内分3次鼻饲或口服，治疗高血压脑出血中枢性高热患者30例，疗效优于对照组。（陶文强，等《中医杂志》2011，15：1323）

编者按：上文所述HICH危重患者症由于胃肠反应，"形成应激性胃肠黏膜病变和中毒性肠麻痹，大便与应激性溃疡引起的出血在胃肠道内存积，有毒物质被吸收进入体内，产生中毒性发热、多器官功能衰竭"。大黄、芒硝泻热通便等多种功用，可"促进胃肠道新陈代谢和肠道营养的恢复"等，从而达到治疗"高血压脑出血中枢性高热"之功。这是对中医学"病在上，取之下"之治病求本大法的具体运用。

（二）内科病

1. 痢疾

治泄痢久不愈，脓血稠黏，里急后重，日夜无度，久不愈者：大黄一两，细锉，好酒二大盏，同浸半日许，再同煎至一盏半，去大黄不用，将酒分为二服，顿服之，痢止。一服如未止，再服，以利为度，服芍药汤和

之，痢止，再服黄芩汤和之，以彻其毒也。（《素问病机气宜保命集》大黄汤）

2. 积聚，二便不通

治久患腹内积聚，大小便不通，气上抢心，腹中胀满，逆害饮食：大黄、芍药各二两。上二味末之，蜜丸，服如梧子四丸，日三，不知，可加至六七丸，以知为度。（《千金方》神明度命丸）

3. 痰证——滚痰丸

医分门户，盛于金元。在这一时期学风形成的发展过程中，人才辈出，流派纷呈。除人们所熟知的刘、李、朱、张四大家之外，常熟王珪独树治痰一帜，也给当世及后代留下了深远的影响。王氏在医学上的成就颇多，而以痰证为最，《古今图书集成·医部全录》称其"论证有旨，于诸痰诸饮挟火为患，悉究精详，制有滚痰丸最神效"。

（1）滚痰丸的组成：制大黄（酒蒸）、黄芩（酒洗）各八两，焰硝煅青礞石一两，沉香五钱。为末，水丸如桐子大。为免他人"妄自加减，轻生是非"，王氏此方秘之不传，"好事者百计求方，至于请托要路官员索之，未尝敢泄。不得已，则尝书六七味相去颇近者，作滚痰丸与之"。所以民间曾流传几张不同的方子，如《景岳全书》中一方有五倍子，《本草经疏》则有前胡而不用黄芩。

（2）滚痰丸方旨：顽痰老痰，皆火灼炼液而成，故有"痰即有形之火，火乃无形之痰"之说。本方用大黄荡涤痰火，并开下行之路；黄芩泻肺凉心，清上焦痰热，二药性皆苦寒，都酒制以免伤中败胃。礞石甘咸重坠，软坚消痰，得硝煅则性盖（编者按："盖"字难解，原文如此）剽悍。沉香辛温，行气调中，俾气行痰行。全方苦寒之药特重，能降能泄，甘咸辛热之品为辅，有升有散，泄降升散相合，相反实以相成，善泻火郁为痰，旨在治病求本，芟草除根，药效峻捷，故名"滚痰"。

（3）应用指征："怪病多痰"。凡消化、呼吸、心血管、泌尿、精神神经等多系统病症，都与痰证有关。滚痰丸适应于实热老痰，顽痰怪证。王氏有如下描述："津液既凝为痰，不复周润三焦。故口燥、咽干、大便秘结、面无血色、白如枯骨、毛发焦槁，妇人因之血无赢余，经水绝断，或即愆期。"这是痰热相煽而致津伤血凝的表现。《张氏医通》又加"舌红、苔黄、脉滑"，尤为正确，更便于掌握。纯虚寒痰，非滚痰丸所宜。

（4）滚痰丸的用法：在服法上，以吞服和含化为主。凡痰在脏腑之间者，用吞服法。若口腔疾患，用含化法。笔者经验，急重痰火证出现神昏痰壅，无法吞服时，可改用煎服法。用量上须"量其大小虚实轻重，任意消息服之。"极量为每服三二百丸（目前市售之滚痰丸，1g 约为 12 粒，300 丸约重 25g）。常用量五十至一百丸，小剂量三二十丸。急重证及壮实人用大剂量，以效为度；慢性病用中等量，轻病或病缓解期用小剂量。如"或癫或狂等证，每服一百丸，人壮气盛能饮食，狂甚者，一百二十九丸以上至三二百丸，以效为度"，"中风瘫痪，痰涎壅盛，大便或通或结者，每服八九十丸；人壮气盛者，一百丸；常服三二十丸，无大便秘之患，自然上清下润而妙"。服药后，还须根据反应情况，酌情增减，具体而言："先夜所服，次日痰物下三五次者，次夜减十丸；下一二次者，仍服前数；下五七次，或只二三次而病热顿已者，次夜减二十丸；头夜所服，并不下恶物者，次夜加十丸。"其中贯穿着因病、因人、因时制宜的辨证论治精神。此方所以能"剂利年远、稳审绝伦"者，除辨证准确外，当推制方之精妙入微，并与用法的进退有序有关。（褚玄仁，等《中医杂志》1990，5：9）

编者按：上文乃编者对褚玄仁、戴祖铭撰写的"王珪生平及其痰证学说"一文之摘录。王珪生于金元之变革年代。他自幼多病，屡治乏效，乃发奋攻岐黄、治《伤寒》，埋头钻研，潜心领悟，悟出了自己所患，实为痰祟，故研制了滚痰丸，治愈了自身痼疾，继而试之他人，亦多获效，从而远近闻名，求治者众。滚痰丸之用药仅 4 味，但配伍严谨，针对实热顽痰所致之诸多怪病证候，方证相对，最具"神效"。滚痰丸之君药大黄一药多用，前面"经方用药"已详述。临证时对经方、时方都应活学活用，如实热老痰日久而见阴虚者，则宜兼用生津化痰药。总以切合病情为要。若属体质虚寒之痰证，"当以温药和之"，非滚痰丸所宜。

4.吐血（上消化道出血）

（1）治虚劳吐血：生地黄汁半斤，川大黄末一方寸匕。上二味，温地黄汁一沸，纳大黄（末）搅之，空腹顿服，日三，瘥。（《千金方》）

（2）王某，吐血不止，头痛如劈，烦躁欲死，西医诊为上消化道急性大出血伴高血压危象，单用生大黄 30g 煎服，服后 2 小时泻下黑色粪水半

面盆，顿时血止，险象解。（《长江医话》）

（3）王某，50 岁，吐血 3 次，伴柏油样大便 1 天，经输液、补血及西药止血治疗，仍吐血不止。予生大黄末，每服 2g，每日 3 次。服药 1 天后，吐血未作。3 天后大便潜血转阴。（马新凤《浙江中医杂志》1990，1：36）

编者按：明·龚廷贤用将军丸（单味大黄酒拌九蒸九晒为末，水泛为丸）治"吐血不止如神"。清·唐容川指出："大黄一味既是气药，又是血药，止血不留瘀，尤为妙药。"上述文献启发了现代学者，焦东海等首先报道（《陕西新医学》1997，6：20）及综述（《中医杂志》1985，10：34）表明，以单味大黄粉（每次 2~3g，每日 3 次）治疗上消化道出血数万例，2~3 天止血率达 90% 以上，疗效显著。

5. 鼻衄

（1）王某某，男，16 岁。患者既往有反复鼻衄史，近 2 天来鼻衄 10 余次，每次血量约 5~10ml 左右，血色鲜红，流血不止，甚至吃饭时鼻血不自觉地滴入碗中，睡时滴血于被上。五官科检查：鼻中隔前下部易出血区黏膜充血，糜烂，破溃。大便 3 日未解，腹满胀痛，平素急躁易怒，偏头痛，喉痒，舌偏红，苔黄腻，脉弦滑带数。证属湿热郁蒸，燥屎内结，木火刑金而致鼻衄。取单味大黄粉口服：生大黄粉 3g，每日 4 次，连服 5 天，腑气通，鼻衄止。为巩固疗效，又连服 15 天。随访 3 年未复发。（蒋瑞金《上海中医药杂志》1988，12：28）

（2）谢某某，男，12 岁。因鼻衄不止，1980 年 1 月来我院就诊，患者 4 岁开始，不明原因鼻衄，时发时止，1 日 2 次，多至 5 次，血流量多，曾在各地医院求治，先后用中药、西药、静脉注射止血药无效，用气囊填法压迫止血、肾上腺素、麻黄素滴鼻亦不见效。用大黄炭末，温开水调匀，塞患侧鼻孔而愈。随访 5 年未复发。（张履端《四川中医》1987，12：44）

6. 咯血

单味大黄治疗 158 例（每次用 3g，每日 3 次）与复方西药组 60 例随机对照观察。治疗结果表明，中药、西药组止血有效率相似，单味大黄组止血时间（平均 6 天）较西药组明显缩短。（焦东海《中医杂志》1988，11：67）

编者按：大黄善泻火凉血，引血下行，常用于火热亢盛，血热妄行所致的吐血、衄血、咯血等症，具有简、便、廉、验的特点。实验证明：大黄能缩短凝血时间，降低毛细血管的通透性，改善脆性，能使纤维蛋白原增加和血管的收缩活动增加，能促进骨髓制造血小板。总之，单味生大黄粉治疗血证具有显效快、疗程短的特点，为一味很有前途的止血佳品。

7. 咳嗽

范某，女，8个月。其母述患儿因着凉后出现咳嗽。开始全天咳嗽，曾到驻地医院胸透未见异常，查血象：血细胞 11200/mm^3。中性白细胞 55%，淋巴细胞 42%，单核 3%。用青霉素 40 万单位，每日 2 次肌内注射。1 周后，患儿每于凌晨四五点钟咳嗽加重，以干咳为主，不得入睡，后继用青霉素及其他止咳药，效果不佳。诊见口微干，舌红，脉数，大便稍干，辨证为大肠蕴热，上灼于肺，肺气上逆。宜用清热泻火，釜底抽薪之法。用单味熟大黄粉 0.5g，每日 3 次，吞服。3 日后，症状明显减轻，偶闻咳嗽数声，但已不影响睡眠，大便偏稀。遵小儿用药中病即止之法，令其停药自然恢复。3 日后访，完全恢复。（《中医药研究》1990，4）

编者按：大黄功能泻下通便，为热结便秘的常用药。肺与大肠相表里，若大肠实热壅盛，大便秘结者，借大黄清热泻火，釜底抽薪之效，通过泻下，大肠热邪得清，则肺气上逆得平，从而咳嗽自愈。此即中医常用的"上病下取"之法，也体现了辨证施治的整体治疗思想。

8. 呕吐

耿某，男，72 岁。患"中风后遗症"五年，经治疗可以步行。3 天前跌倒后恶心呕吐，每日 4~5 次。诉小便赤涩，大便欠畅，口苦黏腻，形丰面红，舌红苔黄厚腻，项软，脉弦滑。嘱嚼服生姜 1 片后即取生大黄粉 10g 冲服。次日复诊，诉服药后排稀便 3 次，呕恶随止，晨起服稀粥两碗未吐。（潘建华《四川中医》1990，6：29）

编者按：呕吐一证，其病因虽有多种，但总以胃失和降为主。《金匮》说："食已即吐者，大黄甘草汤主之。"即对于胃肠实热，腑气不通而呕吐者，以大黄为主药通腑止吐。本案先嚼服生姜止呕以治标，后服大黄通腑泄热以治本。

9. 胃痛（慢性肠炎）

一慢性肠炎患者，胃痛腹满，食欲不振，大便溏薄，每日2~3次，迁延日久，面黄肌瘦，神疲乏力，服健脾益气方药罔效。与服独圣丸（即大黄研末为丸），旬日大便成形，食欲增加，胃痛痞满尽除，体重增加。（《北方医话》）

编者按：本案之独特疗效，证明了《本经》所谓大黄"调中化食"之功效。现代药理研究已证实，少量大黄具有健胃利胆，促进消化等作用。

10. 宿食

（1）姚僧垣治梁元帝，患心腹病，诸医皆请用平药。僧垣曰：脉洪大而实，此有宿食，非用大黄，必无瘥理。元帝从之，果下宿食愈。（《名医类案》）

（2）淮安大商杨秀伦，年七十四。外感停食。医者以年高素弱，非补不纳。遂致闻饭气则呕，见人饮食辄叱曰：此等臭物，亏汝等如何吃下？不食不寝者匝月，惟以参汤续命而已。慕名来聘，余诊之曰：此病可治，但我所立方必不服，不服则必死。若徇君等意以立方亦死，不如竟不立也。群问：当用何药？余曰：非生大黄不可。众果大骇，有一人曰：姑俟先生定方，再商其意。盖谓千里而至，不可不周全情面，俟药成而私弃之可也。余觉其意，煎成，亲至病人所强服，旁人皆惶恐无措，止服其半，是夜即气平得寝，并不泻。明日全服1剂，下宿垢少许，身益和。第三日侵（渐近）晨，余卧书室中未起，闻外哗传云：老太爷在堂中扫地。余披衣起询，告者曰：老太爷久卧思起，欲亲来谢先生。出堂中，因果壳盈积，乃自用帚掠开，以便步履。旋入余卧所，久谈，早膳至，病者观食，自向碗内撮数粒嚼之。且曰：何以不臭？从此饮食渐进，精神如旧，君以为奇。余曰：伤食恶食，人所共知，去宿食则食自进，老少同法。今之医者，以老人停食不可消，止宜补中气以待其自消，此等乱道，世反奉为金针，误人不知其几也。余之得有声淮扬者以此。（《洄溪医案》）

编者按：上述案例充分证明，临证用之得当，大黄下宿食之功颇著，老少同法。

11. 阳毒

愚在籍时，曾至邻县治病，其地有杨氏少妇，得奇疾，赤身卧帐中，其背肿热，若有一缕着身，即觉热不能忍，百药无效。后有乘船自南来赴北闱乡试者，精通医术，延为诊视，言系阳毒，俾用大黄十斤，煎汤十碗，放量饮之，数日饮尽，竟霍然痊愈。(《医学衷中参西录》)

编者按：大黄为泻下热结之要药，可使体内热毒由泻下而解，故可治阳毒之病。《金匮》曰："阳毒之为病，面赤斑斑如锦文，咽喉痛，唾脓血，五日可治，七日不可治，升麻鳖甲汤主之。"上述可见，本案所述"阳毒"与《金匮》所述主症不同。

12. 阳强

汪某某，肾水不足，君火上炎，相火下炽。心中如燔，舌光如柿，阳事易举，阴精易泄。取鸡子一个，破头，纳大黄三分，蒸熟。每日服一个。(《王旭高临证医案》)

编者按：阳强多由肝火旺盛或阴虚火旺所致。患者为肾阴亏虚，火热内炽，故用大黄以泻火，并辅以鸡子滋阴和阳，共奏泻下滋阴之效，则阳强自平。

13. 黄疸（病毒性肝炎）

大黄为退黄之要药，甲型肝炎证见黄疸、腹胀、便秘、苔黄腻、脉弦滑等，此乃湿热毒邪蕴阻脾胃，深入血分所致，属实热证。我院用自制精制大黄片（单味生大黄精制而成，每片为0.25g）治疗，疗效优于复方西药和清热利湿中药合剂。对乙肝患者见有苔黄腻或薄腻者，可用制大黄9~15g，合甘露消毒丹治之，连续服用2个月，使HBsAg转阴。(陈敏先《中医杂志》1991，11：6)

14. 臌胀（肝硬化）

肝硬化基本病机可用瘀、热、积、水、虚概括。笔者临床治疗肝硬化，大黄为首选药物之一，对湿热内蕴和肝脾瘀血型选用大黄尤其适宜，即使是其他证型，合理配伍使用大黄也有利无弊。六腑以通为用，"通"在治疗肝硬化时显得尤为重要。(谢纪源《江西中医药》1996，2：23)

15. 胆病（慢性胆囊炎、胆石症、胆道感染）

由于大黄具有利胆、消炎、抑菌、促进胆汁分泌、使胆囊收缩增强、降温等作用，我们曾于 1985 年至 1986 年间，开展单味生大黄（研粉，装胶囊，每次 0.6g，日 3 次）治疗胆石症的临床研究。大黄由于有消炎作用和利胆作用，对胆石症合并感染，或单纯胆道感染病例更适宜。对不宜手术、结石 < 1.0cm 或泥沙样结石，可用单味大黄治疗。对胆石症合并重症胆道感染、胆石症合并胰腺炎、高热、腹胀者，用大黄有效。每次用大黄 30g 煎汤，或粉剂 3g 口服，也可用 10g 粉剂加入 100ml 液体中灌肠，以通腑为目的。大黄对重症感染可起到通腑、泻下、降温、降低内毒素、提高白细胞吞噬功能的作用，早期应用，有阻止病情演变的可能。（刘凤奎《中医杂志》1991，11：5）

16. 高脂血症

用单味大黄不同制剂治疗高脂血症 237 例，与中药何首乌或西药烟酸肌醇酯的随机对照治疗比较，结果证明大黄降高胆固醇血症的疗效较好。（焦东海《中医杂志》1988，11：68）

17. 老年病

（1）常饮大黄水防治老年病

现代学者从骆驼饮大黄水之后膘肥、体壮、寿命延长受到启发。又从牧驼人常饮大黄水防病、治病、长寿得到证实。在调查中注意到，常服大黄水的牧驼人很少患高血压、冠心病，癌症的发病率亦低于不服大黄的同龄人。常服大黄的牧驼人还有以下几个特点：①不易患感冒，对疾病的抵抗力强；②头脑清醒，无头痛头晕等火热症状；③无老年性便秘及前列腺肥大；④肠胃消化功能好，食欲强；⑤肾功能好，无尿频、尿急现象，耳聪目明。（何天有，等《中医药研究》1991，4：49）

（2）用大黄抗衰延年

大黄，性寒苦泄，泻下力峻，故一般认为老年病者应用宜慎，尤其不可作为抗衰延年药饵。然而，我在进入老年期后，大黄制剂"清宁丸"却是案头必备的药品。我今年 75 岁了。从事中医临床已经 50 多年了，至今尚是耳不聋、眼不花、齿未脱，长年很少因疾病缠身而停诊，其中，大黄立下不朽之功。其实，我的体质本来并非健壮，往年曾是多病之秋。如1960年患肝炎，两次被怀疑为初期肝硬化；尔后又患高血压、心绞痛等。治疗期间，大黄入方自始至终，或取其攻积导滞，或以之活血行瘀，均获良效。前两种疾病如今已愈，后两者亦基本得到控制。20多年来，我视身体情况和病情需要，每月坚持服大黄制剂——清宁丸，少则30g，多达150g，有效地实现了防病治病的目的。同时，对于增加食量，调和气血，健壮体质，亦收到意料不到的良好效果。自身的体验使我初步发现，老年病的治疗和抗衰延龄，不能拘执滋补一法，应视病情、体质以补泻之。诚如《中藏经》所说："其本实者，得宣通之性必延其寿；其本虚者，得补益之性必长其年。"大黄一味，为历代医家所推崇，认为是一味"出将入相"的良药，故有"黄良"之称。其调气和血、推陈致新之能甚受赏识。我认为，大黄作为老年抗衰延龄的药饵，具有以下几点好处：

第一，通腑降浊，增进食欲。服用少量大黄，具有健胃作用。《神农本草经》谓："荡涤肠胃，推陈致新。"食欲正常，是老年人延龄益寿的重要因素。进食少量大黄，助胃吐故纳新，以滋后天之化源。

第二，抗菌、抗病毒，增强免疫功能。药理研究认为，大黄有效成分对流感和葡萄球菌、链球菌及伤寒杆菌、副伤寒杆菌、肺炎双球菌、痢疾杆菌等有不同程度的抑制作用；亦有人认为，大黄是一种抑制体液免疫功能的中药，且有增强细胞免疫作用。这正是老年人抗病延年所不可少的。

第三，调和气血，疏通经络。老年人往往因气血失调而诱发疾病。我之心绞痛病得以控制，可能与持续少量服用大黄有关。同时，我在临床上治疗此类疾病，凡体质较强者，均嘱服"清宁丸"，多谓有效。其作用机制，可能在于大黄具有行气活血的功能。

总之，大黄对老年病和抗衰延年，看来尚不失为一味良药。然"治者不可畏而不用，亦不可忽而妄用"。应在辨证论治原则指导下用药，进一步验证之，使其在老年病治疗和抗衰延年中发挥应有的作用。（赵凤金口述，赵希明整理《中医杂志》1983，3：73）

编者按：上述二文与其他文献资料表明，以通为补乃大黄抗衰老之能。大黄防治老年病的临床功效已无可非议。其作用机制也已被现代药理研究及动物实验所证实。由此可见，《本经》所谓大黄"推陈致新"，"安和五脏"等功效，乃实践经验的总结。值得深入研究，加以开发。

古今文献还论及大黄治疗"虚证"。所谓虚证不忌大黄有两种含义：一是虚中夹实者，治应在补益剂中酌加大黄以泻实；二是纯属虚证者，但虚不受补，可于补虚方中少佐大黄以治之。至于大黄是否确有补虚之功效，尚待深入研究。

纵览中医学发展史，历代医家之创新，都与其时代背景有关。当代人们生活水平的提高，"富贵病"日益增加。对如此吃得好、活动少、体态肥胖而导致的高脂血症、高尿酸症、高血压病、冠心病、糖尿病等营养过剩性疾病，多为里实热证。对如此病证，大黄"推陈致新"之功，无疑是一味良药佳品。如牧驼人那样，常饮点大黄水（用好大黄 3~5g，或更多一点，沸水浸二三十分钟，待温和可口时饮之，具有清香之气，略带苦味。但泡之过久，则成苦浊之味矣），调和五脏，疏通六腑，荡除患者之痰浊、瘀血等病邪，邪去则正气自安，百病不生，自能延年益寿。但必须明确：饮大黄水的同时，还应控制饮食、加强活动、改变不良生活习惯，去除"富贵病"之各种病因，标本兼治，方为万全之策。

（三）妇科病

1.性交痛（阴肿）

妇人嫁痛（指"阴痛"或"性交痛"），小户（即"阴户"。此指妇女外生殖器官）肿痛也。大黄一两，酒一升，煮一沸，顿服。（《本草纲目》第十七卷"大黄"引《千金方》）

编者按：大黄苦寒沉降，力猛善行，可入血分以行瘀血，为攻积泻火，逐瘀止痛之要药。上述妇人病属瘀热者宜用大黄治之。

2.闭经

28 岁已婚妇女，因经期受凉而闭经 15 个月。就诊时瘦弱不堪，肌肤不荣，毛发脱落，脉涩，舌暗有瘀点，舌下脉络淡紫怒张，用独圣丸（即大黄研末为丸）1 个月，经复如常。（《北方医话》）

编者按：《本经》言大黄"下瘀血、血闭"；《别录》谓主"女子寒血闭胀"，本案可为佐证。《金匮》治妇人产后"经水不利"之下瘀血汤，以及杂病"妇人经水不利下"之抵当汤，两方皆用大黄。故当重视大黄治血瘀闭经之功效。

3. 产后恶血冲心，或胎衣不下，腹中血块等

锦纹大黄一两，杵罗为末，用头醋半升，同熬成膏，丸如梧桐子大，用温醋化五丸服之，良久下。亦治马坠内损。（《千金方》）

4. 产后会阴水肿，产后会阴切口肿痛硬结

产妇由于分娩时过度进气，胎头长时间压迫，分娩产伤及会阴侧切致产后会阴水肿，会阴切口肿痛硬结，给产妇带来难言之苦。我院产科使用大黄、芒硝对外阴水肿及会阴切口硬结的产妇进行外敷，效果显著。治疗方法：大黄40g，芒硝160g，研成细末，充分混合备用。外阴常规擦洗后，取30~40g药物用无菌纱布包好敷于患处，用丁字带固定。一般外敷2~4小时，每日2次，在产后24小时后开始使用。结果：所治会阴切口水肿硬结184例，年龄最大者38岁，最小20岁；经产妇12例，初产妇172例。产妇能坐立行动，自行哺乳。无一例切口感染和裂开发生。对于少数难产病人会阴切口有延撕者，如72小时硬结未完全化解者可继续用药外敷，也可带药回家使用，直至痊愈。（刘泽利，等《安徽中医临床杂志》1997，4：225）

原按：药理研究证明，芒硝有抗病毒、抗感染作用，大黄对葡萄球菌、痢疾杆菌、伤寒杆菌、绿脓杆菌及真菌均有抑制作用。大黄与芒硝以1：4剂量配方混合后外用，有逐瘀通经，消肿止痛及抗炎作用。

5. 乳痈

川大黄、粉草各一两。上为细末，以好酒熬成膏，倾在盏中放冷，摊纸上贴痛处，仰面卧至五更。贴时先用温酒调（服）一大匙，明日取下恶物，相度强弱用药，羸弱不宜服。（《妇人良方》金黄散）

6. 乳头皲裂

刘某，女，28岁。患者右乳头裂1周，哺乳时疼痛难忍，经服中西药及外用四环素软膏无效，即用生大黄30g，研细末，用香油适量调成糊状备用。先将乳头洗净擦干，再用上药涂擦，3次痊愈。（王书成《四川中医》1987，3：43）

7. 回乳

郄某某，女，25岁，1993年3月11日就诊。求断乳药。予大黄粉加

适量芒硝水调成糊状涂乳房，约 1cm 厚，塑料膜包扎保温、保湿，1 日乳汁减少，2 日断乳。（刘文汉治验）

（四）儿科病

小儿病因较单纯，实证居多，泻下法为常用法则之一。文献资料表明，以大黄为主的下法（或辨证配合其他方法）治疗小儿疾病用途广泛。大黄用于治疗小儿病源远流长，早在唐代杰出的医药学家孙思邈就在《千金要方》与《千金翼方》中论及治疗小儿急症、杂病等，共载方 371 首，其中用大黄之方近 50 首，尤其对小儿惊痫、伤寒、咳喘、癖结、胀满等病症，用大黄之方更多。尔后，历代医家有不少关于儿科诊治的专著、专论。关于下法的具体应用，清代《幼幼集成》说："邪之深入者，下而夺之，总欲其邪尽而后已。"可谓至理名言。下面将以大黄为主的泻下方法治疗儿科病作一概述。

1. 四诊要点

①大便不通或黏稠臭秽，或下利不爽，里急后重；②腹胀满拒按或腹痛啼叫，或四肢虽不甚热，但腹部灼热熨手；③小便短赤，浑浊臊臭；④苔黄燥或垢，浊腻不化；⑤口渴喜饮，口有热臭，唇干红，目赤面红；⑥厌食，反饱或有呕吐酸馊不化；⑦烦躁不安，夜寐惊啼或龂齿；⑧有热如潮，或有汗不解，或但头出汗，蒸蒸冒气；⑨脉滑数有力，指纹沉滞深红色。以上数条，不必悉具，但见二三证即可用泻法。总之，要形实、气实、脉实者，方为适宜。

2. 适应证

下列疾病表现为实证、热证者，可参照上述各条指征施用泻下法：①新生儿疾患有胎热、胎毒表现者，如口腔红、马牙、重龈、重颚、不乳、吐乳、二便不通等；②头面咽喉部疾患有胃热、便结者，如扁桃体红肿、鹅口疮、眼结膜炎、化脓性中耳炎、鼻窦炎、腮腺炎等；③小儿流感汗出热邪不退者，可用表里双解法，大便畅行则邪无所依附而热自退也；④疳积初起可导滞攻下，盖"积为疳之母"，若一味健脾补脾，往往误补遗患；⑤乙脑、流脑等温热病，高热抽搐用清热平肝息风法不效时，可加用釜底抽薪法，往往一泻而热减搐平；⑥小儿肺炎痰壅气憋而腹胀便秘者，可通腑以泄肺热；⑦小儿麻疹透发不畅，或出至腹以上即不再下达，属肺胃热毒壅滞者，可适当泻下，疹点很快可透出；⑧小儿黄疸性肝炎、新生儿溶血性黄疸（即胎黄）；⑨小儿单纯机械性肠梗阻、小儿阑尾炎、小儿坏死性结肠炎等急腹症；⑩小儿脂溢性皮炎、顽固性湿疹、小儿外科疮疖脓肿严重者，等等。

3. 关于大黄用于儿科之剂量

一般情况下，患儿越幼小，用量越宜少。如初生儿 1~3g 便可；数月至 1 岁 3~4g；2~3 岁可用至 5~6g……随年龄的增长，视病情的轻重，选定剂量，水煎或沸水泡后，分次服用，以利为度，不必尽剂。

4. 关于大黄的炮制

为了扩大其应用范围，减少其副作用，根据病情需要，可用蜜炙、土炒、醋炒、姜汁炒、朱砂拌等，但若取其攻下之性，仍以生大黄为宜。

需要明确，"大黄下之"只是治病八法之一，欲应付万变之病情，还是应辨证论治，以中病为目的。（吕志杰综述）

（五）外科急腹症

1. 以大黄为主的方药治疗可避免急腹症手术之苦

笔者从医二十多年对各种外科急症需施行手术治疗者，经以大黄为主的药物治疗，往往能避免一刀之苦。现仅将在外科急症中的施用经验介绍如下。①治疗机制：外科急症以急腹症为多，因浊气郁滞，热毒内蕴，经脉瘀阻，腑气不通。大黄通腑泄热，一方面攻下有形之积滞，釜底抽薪，开门逐贼，使邪有出路；另一方面泻血分实热，防止病邪进一步深入营血，起截断病势的作用，有利于正气的恢复。②使用方法：大黄的使用方法很多，临床上一般以内服为主。凡肠胃实热积滞，其证急剧者，用生大黄，因大黄不耐久煎，故入汤剂多取后下以保证药效，用量 10~30g 不等，当以病人体质强弱和病情轻重为依据。或以单味大黄研成粗末，沸水泡服，其效尤捷。对病邪在上者，可适当用酒浸大黄片后再入汤剂，以引药性上行。若年老体弱者多用熟大黄。（卜开初《中医杂志》1991，12：5）

2. 急腹症里实热证者，大黄为主治之药

外科急腹症大多属于火、热、积、瘀而引起，约 70% 的患者大便秘

结，治疗以通里攻下为主，活血化瘀、理气开郁为辅，清热解毒配合治之。气虚者加党参、黄芪；阴虚者加生地、麦冬；湿热者加生薏苡仁；高热者重用生石膏。本人体会，当采用非手术疗法时，中药的效果强于西药，而且疗效突出。急腹症患者常伴有恶心呕吐、便秘、发热等症，造成口服汤药的困难。本人采用中药浓煎法，每小时饮一小口。如欲吐者可用生姜片擦舌，一般能制止。若仍呕吐者，劝其继续服用，虽边饮边吐，而中药的摄入量仍大于吐出量，因而能达到治疗目的。（张小秋《中医杂志》1991，12：4）

3. 腹痛

对于腹痛里实热证，病位大多在六腑者，西医诊为急性胰腺炎、胆囊炎、胆石症者，大黄均可使用。

（1）急性胰腺炎

用单味大黄不同制剂治疗急性胰腺炎 300 例，与复方中、西药各 150 例作随机对照观察，结果证明三者的有效率相似，但用大黄治疗者绝大多数未使用胃肠减压，症状、体征消失快，并对重症胰腺炎也有一定的疗效。治疗时应按急症急攻原则，需采用大剂量大黄，如用生大黄煎剂，一般每天至少用 30g，还可适当加量，以舌苔黄腻程度及大便次数为调整药量的标准。在使用大黄中我们发现，随着腹泻的出现，腹痛减轻，腹胀消失，食欲大增，黄腻舌苔渐消，一般泻 6 次后则病渐愈。开始服大黄煎剂的半天至 1 天内，部分病人会发生恶心呕吐，这不应视为副作用，但吐出多少，应补服多少。单味大黄治疗急性胰腺炎的主要机制有：①大黄能抑制胰酶的分泌。②大黄能促进胆汁分泌而利胆。③重症胰腺炎大多并发厌氧菌感染，而大黄有抗厌氧菌作用，特别对常见的脆弱类杆菌的抑制作用尤为显著。

（2）胆囊炎

单味大黄治疗急性胆囊炎 20 例均获效，2~3 天内发热、腹痛消失，白细胞恢复正常。治疗方法与急性胰腺炎相同。

（3）胆石症

口服生大黄片，每次 0.6g，每日 3 次，共治疗 42 例。对照组 20 例，口服维生素 E 50mg，每日 3 次。30 天为 1 个疗程。服大黄患者多在 1 周

内开始排石，对照组的排石率为10%，治疗组排石率为73.8%。(焦东海《中医杂志》1988，11：67)

4. 肠痈

江汝洁治一男子病小肠痈，初起左小腹近肋下，一块如掌大，甚疼。江以蜂蜜调大黄末敷于痛处，再以生姜一大块，切片置于大黄之上，以火熨之四五度，逾半月而块自消。(《古今医案按》)

5. 粘连性肠梗阻

腹腔内粘连引起的肠梗阻在临床上相当常见，一般主张非手术治疗，但疗效不佳。我们自1996年以来用大黄煎剂保留灌肠治疗粘连性不完全性肠梗阻20例，简便有效。所有患者均有呕吐，腹痛，腹胀，大便未解。查体均腹膨隆，叩鼓音；可见肠型及蠕动波，肠鸣高调，闻及气过水声，腹部X线透视提示不完全性肠梗阻。

[治疗方法] 在补液、纠正酸中毒、调节水与电解质平衡的基础上，以生大黄60~100g，煎汁200ml保留灌肠。

[结果] 20例中痊愈16例，好转4例。5例肝功能异常者，灌肠3日后复查均有不同程度好转。(刘雪梅，等《成都中医药大学学报》1997，4：31)

6. 蛔厥（胆道蛔虫症）

胆道蛔虫症是蛔虫病的一种严重并发症，给病人造成极大的痛苦，如不及时治疗，可导致急性化脓性梗阻性胆管炎等，有生命危险。我们采用大剂量大黄治疗胆道蛔虫症41例，疗效良好，现介绍如下：①一般情况：患者都以突发或阵发性右上腹痛为主诉就诊，伴恶心、呕吐、大汗，呕吐物为胃内容物。B超检查证实胆道有蛔虫。②治疗方法：大黄总量600g，分3次煎服，依次为：300g、200g、100g，每天1剂。待水沸后投入大黄，煎约5分钟左右即可。服完后复查B超，待蛔虫退出胆道给予噻嘧啶0.1g×12片，头天晚上和第二天早晨各服6片。③结果：患者均于服第1剂后30~60分钟完全止痛，伴下坠感。服完3剂后复查B超：胆总管内平行光带消失，胆总管内径缩小至3~5mm，壁光滑。配合杀虫药后从粪便排出一至数条蛔虫。治疗过程中，大便次数多者13次，少者4次，伴轻度乏力，停药后恢复。(高桃珍，等《中医杂志》1991，12：5)

原按：大黄具有强力利胆、抗菌、抗病毒及消炎泻下等功能。通过首剂大剂量大黄强力利胆，使胆囊收缩，奥迪括约肌开放，另一方面，弱酸性胆汁对蛔虫有麻痹作用，促使蛔虫排出胆道，达到驱蛔止痛的作用。继服两剂，进一步加强和巩固疗效，疏肝利胆，清除胆汁淤积。经 B 超复查蛔虫退出胆道后，配合噻嘧啶进一步将蛔虫驱除肠外。

（六）痈疮肿毒、外伤、烫伤及皮肤病

1. 痈肿

痈肿振不可枨（忍）：大黄捣筛，以苦酒和贴肿上，燥易，不过三，即瘥减不复作，脓自消除。（《补缺肘后方》）

2. 丹毒

火丹赤肿遍身者，大黄磨水，频刷之。（《本草纲目》第十七卷"大黄"引《急救方》）

原按：大黄苦寒，泻热毒、破积滞、行瘀血。《日华子本草》曰："敷一切疮疖痈毒。"本方外涂以治丹毒之重症，有较强的解毒散结，消肿止痛之功。若内服外用并举，其效更速，正如《医学衷中参西录》所说："疗毒甚剧，诸药不效者，当重用大黄以通其大便自愈。"故张锡纯称之为"善解疮疡热毒"的"特效之药"。目前，用大黄治疗多种皮肤感染性疾病，均获良效。

编者按："大黄磨水，频刷之。"可变通应用如下：将大黄以沸水浸渍或煎煮数分钟，取浓汁外涂，或将大黄研细末，水调涂患处，或醋调加少许香油外敷亦佳。

3. 痈疽疔疮

治发背、痈疽、疔疮、恶疖一切无名恶疮肿毒，热疼痛，初起未溃者。锦纹大黄不拘多少，一半火煨熟、　半生用，甘草节等分。研为细末，每服一匙，空心温酒调服，以疏利为度。（《串雅内编》）

编者按：用大黄治疗痈疽历代相习沿用。上述之外，晋·葛洪《肘后方》用大黄面和苦酒贴肿处，治疗痈肿热。《外科精要方》用大黄、甘草熬成膏，内服治疗一切痈疽。

4. 冻疮

冻疮皮肤破烂，痛不可忍：川大黄为末，新汲水调，搽冻破疮上。（《卫生宝鉴》如神散）

编者按：大黄味苦，气香，性寒。冻疮寒郁化热，血腐肉败，成脓溃破，疼痛剧烈等，是大黄外用治疗冻疮的主要特征。

5. 横痃

治横痃（又称便毒，是指各种性病腹股沟淋巴结肿大，小如杏核，大如鹅卵，红肿灼热，溃后流脓，不易收口）便毒，未成者内消，已成者脓从大便下。大黄二钱，白芷二钱，穿山甲二钱（煅存性）为末，每服三钱，空心酒送下。（《串雅内编》黄甲串）

编者按：本方大黄祛瘀活血，泻热解毒；穿山甲消肿排脓，主治一切痈肿，且性善窜走，能行能散，通经络，达病所；白芷散风止痛，消肿除湿，有排脓的功效。三药配伍疗效更佳。

6. 肿毒

（1）诸肿毒

醋调大黄末，除。（《随息居饮食谱》）

（2）无名肿毒

无名肿毒在临床上泛指发生在体表部位的急性炎症。因其随处可生，表现多种多样，无适当名称，故称无名肿毒。笔者几年来治疗此病38例，采用大黄粉外敷，均收到了较满意的疗效。

[治疗方法] 选生大黄研成粉末，根据患处大小取适量大黄粉加植物油和白酒调成糊状敷患处，药敷厚度以0.2~0.4cm为宜，外裹纱布，每日换药1次，5~10天即可治愈。经治疗后，局部肿消、热退、痛止，诸症祛除。（朱金宏《实用中医药杂志》1998，12：20）

7. 外伤瘀血

（1）从高坠下，及木石所压，凡是伤损，瘀血凝积，气绝欲死，并久积瘀血，烦躁疼痛，叫呼不得及折伤等。鸡鸣散：大黄一两（酒蒸），杏仁三七粒（去皮、尖）。上研细，酒一碗，煎至六分，去滓，鸡鸣时服，次日取下瘀血即愈。若气绝不能言，取药不及，急擘开口，以热小便灌

之。(《三因方》)

（2）打仆伤痕，瘀血滚注，或作潮热者：大黄末、姜汁调涂。一夜，黑者紫，二夜，紫者白也。(《濒湖集简方》)

（3）治跌压瘀血在内胀满。导滞散：大黄、当归等分，炒研。每服四钱，温酒服，取下恶物愈。(《本草纲目》第十七卷"大黄"引《和剂方》)

8. 痤疮、脂溢性皮炎、酒渣鼻

颠倒散：大黄四两，硫黄四两。功用：破瘀活血，清除油垢。用法：用凉开水或鲜萝卜汁调搽，也可用鲜芦荟汁蘸药外用。注意事项：慎勿入口与目。(《医宗金鉴·外科心法要诀》)

9. 牛皮癣（银屑病）

笔者运用大黄治疗银屑病，取效满意。

[治疗方法] 生大黄 3~15g 后下（一般煎煮 3~5 分钟），熟大黄 6~20g（煎煮 20 分钟左右）。每日 1 剂，早晚两次各煎取药液 150ml 左右内服；以大黄酊（生大黄、熟大黄各 30g，加适量 30% 酒精浸泡 1 周，去渣取汁 100ml）每日外搽患部 1~2 次。1 个月为 1 个疗程，治疗 1 个疗程无效者则改用他法。

[结果] 于 1985 年至 1987 年将 77 例本病患者随机分成大黄治疗组（45 例）和西药常规药物乙双吗啉对照组（32 例），结果大黄组临床痊愈（皮损全部消退，或仅留有少量不明显的点状损害）28 例，好转（皮损消退 50% 以上）12 例，无效 5 例，总有效率达 88.9%。痊愈病员中，开始见效的平均时间为 2~3 周；疗程最短者为 38 天，最长者为 185 天，平均为 72.6 天。其疗效，病程短者较病程长者好，点滴状优于钱币状，钱币状优于地图状。近期疗效与乙双吗啉组无显著差异。临床痊愈者于停药后 1 年随访，大黄组获随访者 28 例，5 例于停药后 65~256 天复发，平均缓解期 104 天，复发率为 17.9%，复发率远远低于乙双吗啉组，而且复发之皮损均较治疗前为轻。(纪钧《中医杂志》1991，12：8)

原按：鉴于大黄炮制方法不一，功效有别，生大黄凉血祛邪力著，而熟大黄活血化瘀功擅，故本病进展期，内服生大黄剂量适当加重，而静止期熟大黄剂量则宜适当加重。同时二者在内服时，均当从小剂量开始，视情况而灵活调整剂量，必要时还可适当延长生大黄的煎煮时间，具体使用中当以大便软而不稀，邪去而正不伤为度。此外，涂搽外用药后，宜用手轻轻摩擦患部，使患部有微微发热感，这对帮助药物吸收，促使皮损恢复正常亦有重要作用。

编者按：银屑病俗称牛皮癣。银屑病与中医学文献中所说的"白疕"相类似。如《外科证治全书》白疕记载："皮肤燥痒起如疹疥而色白，搔之屑起，渐至肢体枯燥，拆裂血出痛楚。"本病好发在头皮及四肢伸侧，以青壮年为多，且多冬季发作，病程长而易复发。

10. 漆疮（漆性皮炎）

采用生大黄为主治疗漆性皮炎100例，其中97例服药1~4剂获得满意的临床效果，3例无效患者是服药1剂后一天内腹泻7~8次而没有坚持服药，红肿和痒痛都不减而改用其他方法的。笔者用此法治疗漆性皮炎，一是根据病人的体质强弱，青壮年和老年，病情的轻重来区别用药的。方中以生大黄荡涤胃肠积热，配润燥软坚的芒硝，两药相辅相成，引毒下行，即用"釜底抽薪，急下存阴"之法，达到了治疗的目的。但大黄、芒硝为寒下药，必须中病即止。所谓中病，指的是服药后一天内腹泻3~5次，而红肿消退，痒或痛完全消失。本法治疗漆性皮炎如老年体弱、血虚或病后津伤亡血者，均应慎用，孕妇忌服。（孙祖斌《贵阳中医学院学报》1997，2：27）

原按：漆性皮炎系指感受漆毒而致的皮肤病，中医称为"漆疮"，亦有称为"湿毒疡"者。漆的主要成分是漆酚。据报告，纯漆酚0.001mg可使患者发生皮炎。《诸病源候论》谓："人无问男女大小，·有禀性不耐者，见漆及新漆器，便着漆毒。"又谓："漆有毒，人有禀性畏漆，但见漆便中其毒。"皮损多发生于面、颈及前臂等暴露部位，甚至累及全身。由于感受或接受了漆液、漆树和生漆制品，甚至仅闻及其气味便可发病，说明个体对漆品之不耐是一个重要的内在因素。近年来研究，漆性皮炎是一种属第Ⅳ型迟发性变态反应。生漆既具有一定刺激性，同时也具有高度的致敏性。上述疗效表明，大黄是治疗漆疮的有效药物之一。

11. 烫伤

汤火伤灼。庄浪大黄（生研），蜜调涂之，不唯止痛，又且灭瘢。此乃金山寺神人所传方。（《本草纲目》第十七卷"大黄"引洪迈《夷坚志》）

（七）头面五官病

1. 口疮（口腔溃疡）

（1）口疮糜烂

大黄、枯矾等分。为末以擦之，吐涎。（《圣惠方》）

（2）复发性口疮

用单味生大黄 30g，加水 250ml，煎沸，取 200ml 药液，饭后温服，每日煎服 2 次。治疗 39 例，平均 2 天缓解。（焦东海《中医杂志》1988，11：67）

（3）口腔炎、口唇溃疡、毛囊炎、疖肿

用生大黄 9~24g，煎取 150~500ml（每剂最多使用 2 天），供漱口、湿热敷及洗涤用，每天 4~6 次。治疗前先清洗局部，除净分泌物。本法对于一般金黄色葡萄球菌感染的口腔炎、口唇溃疡、皮肤毛囊炎及头部疖肿等炎性疾患均有效，局部培养金黄色葡萄球菌的转阴时间亦比较迅速。（《中药大辞典》）

2. 乳蛾（急性扁桃体炎）

（1）单味生大黄 9~12g，用沸水 150ml 浸泡，待温时顿服，隔 2 小时服 1 次，每日服 1~2 剂。共治疗急性扁桃体炎 61 例，平均 2 天痊愈。（焦东海《中医杂志》1988，11：67）

（2）我科在 1984 年应用新清宁片（此药由中国中医研究院中药研究所提供）治疗 83 例患者，经临床观察证明，确有较好的疗效。新清宁片，系由单味大黄经炮制而制成的熟大黄糖衣片剂，每片 0.3g。（何绍芹，等《中医杂志》1991，10：6）

（3）应用一味大黄治疗 100 例急性化脓性扁桃体炎，年龄最大 55 岁，最小 3 岁；病程最长 5 日，最短 1 日。

[治疗方法] 取生大黄 10~15g（儿童酌减），用开水泡药，水量 150ml 左右，待不烫时饮之，间隔 2~3h 再泡第 2、第 3 汁，代茶饮用。为减轻药物的苦味可加适量的白糖。服药期间，停用一切中西药，不必多虑。

[结果] 100 例患者全部于 3 日内治愈。服药后 10h 热退者 66 例，24h 热退者 34 例。治愈标准为体温恢复正常，咽部疼痛消失，充血改善，扁

桃体红肿和渗出物消失，血常规恢复正常。（梅有成《安徽中医临床杂志》1997，4：225）

编者按：急性乳蛾即"急性化脓性扁桃体炎"，本病多因肺胃之火上升，风热之邪外侵，风火相搏，挟痰滞而成，或因过食辛辣烟酒，热毒蕴结而生。大黄气味俱厚，苦寒泄降，能荡涤阳明实热积滞，此药生用泻下力强，具有"釜底抽薪"之功。据药理研究，大黄有较强的抗菌作用，故药证合拍而显效，服药后仅有轻度便溏和腹部不适。

3. 牙痛

治一切牙痛，去口气，大效。大黄烧存性为末，早晨揩牙（擦抹牙齿）漱口。(《串雅内编》)

原按：《千金方》《疡医大全》均有此记载。古代用大黄烧存性揩牙漱口治疗胃热、风火上炎所致牙痛、口臭、口疮、齿衄等，具有泻火消肿、清热解毒、止血敛疮等功能。

4. 头痛

笔者在民间得一老中医介绍，用大黄治疗各种奇异性顽固性头痛则效如桴鼓。其用法是将大黄拌酒微火炒至微焦，凉后研成粉末，1次服大黄粉3~6g，每日3次，温开水送服。笔者用之临床验证，确有良效。……（杨树成，等《四川中医》1997，10：15）

编者按：《内经》说："头痛耳鸣九窍不利，肠胃之所生也。"头痛因内热上扰所致者，以酒制大黄载药上行，通腑泄热，头痛可止。

《素问·五常政大论》说："气反者，病在上，取之下。"张景岳解释说："气反者，本在此而标在彼也，其病即反，其治亦反。故病在上，取之下，谓如阳病者治其阴，上壅者疏其下也。"汪昂简要指出："通其下而上病愈。"这就揭示了治疗头面五官疾病的一个大法，即上病下取法。此法适应于阳病里实，邪火、热毒上冲所致的头面五官疾病，采用大黄为主的方法，通腑攻下，泄热排毒，常能获得其他方法所不能达到的疗效。

（八）其他

1. 走方郎中"无极丸"

治男女诸病，妇人经血不通，赤白带下，崩漏不止，肠风下血，五淋，产后积血，癥瘕腹痛。男子五劳七伤，小儿骨蒸潮热，其效甚速。大黄一斤分作四份：一份用童便一碗，食盐二钱，浸一日切晒；一份用醇酒一碗，浸一日切晒，再以巴豆仁三十五粒，用豆炒黄，去豆不用；一份用红花四两，泡水一碗，浸一日切晒；一份用当归四两，入盐醋一碗，同浸一日，去当归，切晒。为末，蜜丸如桐子大，每服五十丸，空心温酒下，利下恶物为验，未下再服。(《串雅内编》)

编者按：《本草纲目》大黄条下亦记载此方。本方大黄经过上述四种炮制，不仅使大黄原有的多种功效更加理想，且又具有所用药物的功能，以增强疗效。可治疗瘀血凝滞所造成的男、女及小儿诸病。

2.谈谈清代御医对大黄的应用

大黄，这是一种公认的苦寒通下、破瘀泻火的猛峻之药。如果说在宫廷中大黄也是一种常用且耗用甚多的药物，甚至于皇帝、后妃等也常使用，不少人可能还难以置信。然而，从大量的宫廷医药资料来看，实际情况确实是如此……御医对大黄的应用可归纳如下：

大黄用于攻积导滞、消导通利，在宫中医案中属较多见者……

凡有实热火邪或血热妄行之症，宫中御医也常用大黄治疗，以清热泻火凉血……

宫中还常用大黄治疗下痢……医案谓："里滞颇化，下痢已止。"

大黄在宫中的另一重要应用是治疗闭经和月经愆期……

宫中有时还以大黄作为煎剂的药引……通腑降浊。除用于煎剂之外，宫中也常用大黄代茶饮，作为日常调理，有清热、通腑、健胃之效，所用剂量也有大至每日五钱者。

宫中应用大黄还十分注重炮制，就御医处方中所见，有生大黄（生军）、熟大黄（熟军）、酒制大黄（酒军）及大黄炭（军炭）等。……据近年的药理研究，生大黄小剂量即有明显的泻下作用，内服后很快出现泻下，次数较多，以稀便为主；酒炒、醋炒大黄泻下效力降低30%左右；酒炖大黄（熟军）泻下效力降低95%左右，且泻下出现时间明显延长，次数明显减少，多为软便，但其抑菌效力与生品相近，且无服生大黄后所引起的恶心、呕吐、腹痛等副作用；大黄炭几乎无泻下作用。大黄炮制品泻下效力的变化，与所含泻下活性物质番泻苷等对热不稳定有关……

清代宫廷中还常用一些以大黄为主药的成药，最有代表性的有清麟丸、九制大黄丸、大黄丸、三黄丸……

纵观清代宫廷医案中大黄的应用，其范围之广泛，炮制之讲究，剂量之斟酌，用法之多样，临症之配伍，均有其独特的经验。通腑泻下法的运用也成为清代宫廷医药的重要特色之一。由此可知，御医在宫中治病决非囿于滋补一端，而是崇尚实效，颇具水平。这些都值得我们借鉴，并从临床和基础研究两方面深入探讨。从宫中运用大黄的经验来看，本药不愧为历代医家所推崇的一味"出将入相"的良药，明代著名医家张景岳将大黄与附子、人参、熟地共称"药中之四维"，认为"病而至于可畏，势非庸庸所济者，非此四物不可"，这是颇有见地的。但是，临床运用大黄时，还应特别注意病之虚实和禀赋体质等因素……结合御医们的实践经验，可知正确运用大黄的关键在于注重辨证，且要有胆有识。有谓："治者不可畏而不用，亦不可忽而妄用"，很值得我们体味。(《清代宫廷医话》)

结语

大黄，一味古老而神奇的灵药。中药学最古老的典籍《本经》论述了大黄的多种功效。仲景书为"方书之祖"，系统全面地揭示了汉代及汉代以前使用大黄的丰富经验。《伤寒论》与《金匮》两书中以大黄组成的复方有31首，其中以大黄为主的2~3味的小方占10首。历代医家以《本经》所论与仲景所用为根据，对大黄进行了广泛的应用和深入的研究，取得了多方面的疗效。

现代名老中医、学者吸取了前人的经验，在临床中对大黄的应用与研究越来越广泛而深入，大有方兴未艾之势。目前之所以出现大黄热，就在于该药的卓越功效及广泛的实用价值。我国已召开过数次全国性和首届国际性大黄专题研讨会，1993年在意大利召开第二届国际性大黄研讨会。大黄的临床应用范围已经扩大到内、妇、儿、外、五官、皮肤等各科领域，并用于抗衰老等。特别令人鼓舞的是，大黄对于部分温热病症、危急重症、疑难杂病的治疗取得了显著成就。

大黄在古今临床上的广泛应用及其显著的疗效，激发了学者们浓厚的研究兴趣。近几十年来，对大黄药理的现代实验研究越来越广泛而深入，取得了不少成果。根据文献资料，大黄的药理作用可归纳为如下 20 多个方面，即：止血、泻下、止泻、抗病原微生物、抗内毒素、抗炎、解热、利胆、保肝、抑制胰消化酶、利尿、助消化、类雌激素、降血脂、降血压、抗肾衰、抗肿瘤、抗衰老、增强免疫功能、双向调节等多种作用。据说"日本西冈五夫教授从大黄中分离出 140 多种化学成分。"上述研究可知，一味大黄就是一个复杂的复方，所以具备了广泛的治病功效。

有的学者（焦东海《中医杂志》1991，11：4）统计表明，目前全世界已有 19 个国家的药典中记载了我国的大黄，因此，大黄已成为世界性的生药。要想用好大黄，应注意三个问题：一是大黄的品种、产地不同，药效与副作用差别很大；二是煎煮方法或剂型不同，药效有别；三是病证、年龄不同，大黄之用量应因病、因人而异。

总而言之，大黄不愧是一味医家推崇的"出将入相"的良药。其既可治疗里实热结所致的危急重症，又可治疗各科杂病；既可内服（为汤、为丸、为散），又可外用。其临床用途之广，疗效之著，本文、本书内容可为证也。

（本文原自修订再版的《仲景方药古今应用·上部·第五章泻下逐水药》之一的大黄内容（中国医药科技出版社，2016 年），有所增补，稍作修饰而成。该文为笔者收集的近 20 年来关于大黄新的研究成果，个别内容与前述各论有点重复。）